"101 计划"核心教材
基础医学领域

"人体形态与功能"课程群

循环系统

主　　编　王庭槐　孔　炜

副 主 编　吴英理　郑　铭　毛峥嵘

编　　委　（按姓名汉语拼音排序）

蔡晓红（上海交通大学）
杜艳华（中山大学）
冯丹丹（中南大学）
贺　明（上海交通大学）
洪澍彬（中山大学）
孔　炜（北京大学）
李　敏（北京大学）
刘传绪（复旦大学）
刘翠苓（北京大学）
刘利梅（北京大学）
刘　玮（上海交通大学）
刘　岩（北京大学）
柳剑英（北京大学）
卢　莹（上海交通大学）
陆立鹤（中山大学）
栾丽菊（北京大学）
毛一卿（北京大学）
毛峥嵘（浙江大学）
梅　芳（北京大学）
孟　丹（复旦大学）
牛　挺（四川大学）
沈　静（浙江大学）
宋德懋（北京大学）
谈　智（中山大学）
汤慧芳（浙江大学）
王　华（北京大学）
王　君（北京大学）
王　凯（北京大学）
王庭槐（中山大学）
吴英理（上海交通大学）
席姣娅（华中科技大学）
冼勋德（北京大学）
向秋玲（中山大学）
谢志刚（北京大学）
阎　骅（上海交通大学）
于　卓（上海交通大学）
战　军（北京大学）
张　莉（西安交通大学）
张　艳（北京大学）
赵艾琳（四川大学）
郑俊克（上海交通大学）
郑　铭（北京大学）
周　虹（北京大学）
周　菁（北京大学）
周　蕊（南方医科大学）
朱旭冬（南京医科大学）

编写秘书　龙芷源（中山大学）　贾　石（北京大学）

北京大学医学出版社

XUNHUAN XITONG

图书在版编目（CIP）数据

循环系统 / 王庭槐，孔炜主编. -- 北京 : 北京大学医学出版社，2024. 7. -- ISBN 978-7-5659-3203-8

Ⅰ. R54

中国国家版本馆CIP数据核字第2024LT4436号

循环系统

主　　编： 王庭槐　孔　炜
出版发行： 北京大学医学出版社
地　　址：（100191）北京市海淀区学院路 38 号　北京大学医学部院内
电　　话： 发行部 010-82802230；图书邮购 010-82802495
网　　址： http：//www.pumpress.com.cn
E-mail： booksale@bjmu.edu.cn
印　　刷： 北京信彩瑞禾印刷厂
经　　销： 新华书店
责任编辑： 郭　颖　　**责任校对：** 靳新强　　**责任印制：** 李　啸
开　　本： 889 mm × 1194 mm　1/16　　**印张：** 24　　**字数：** 691 千字
版　　次： 2024 年 7 月第 1 版　2024 年 7 月第 1 次印刷
书　　号： ISBN 978-7-5659-3203-8
定　　价： 99.00 元

内容提要

本教材是根据教育部基础医学“101 计划”核心教材建设要求编写的关于循环系统的器官系统整合教材。全书以循环系统为主线，充分阐述了心血管系统及淋巴系统的发生、形态结构、生理功能、病理与病理生理、药理和相关临床疾病的联系等知识。全书共分 13 章，分别是绪论，血液，心脏，血管，局部血液循环障碍，动脉粥样硬化及其治疗药物，缺血－再灌注损伤，休克，高血压及抗高血压药，风湿性心脏病、感染性心内膜炎、瓣膜性心脏病，心功能不全，淋巴系统的结构和功能，淋巴系统的基本病理过程与疾病。本书主要面向基础医学及临床医学大类专业的医学生，在引导学生掌握循环系统基础理论知识的同时主动与临床实际相结合，为他们进入后继课程学习和未来从事医学研究与临床实践打下坚实的基础。

序

基础医学是一门研究人体生命现象和疾病规律的科学，是连接生命科学与临床医学、预防医学的桥梁。回望历史，现代医学的产生和发展都基于基础医学的重大发现，基础医学可谓现代医学的基石。

进入 20 世纪以来，生命科学取得了突飞猛进的发展。随着 DNA 双螺旋结构的发现、分子生物学的诞生以及人类基因组计划的完成，基础医学需要采用生命科学在分子层面的研究成果来探索疾病的发生机制并应用到诊断、治疗和预防中来，可以说基础医学的内涵和研究手段发生了重大变革。然而，基础医学人才的培养却未能同步跟上，面临诸多挑战，例如生命科学基础薄弱、与临床需求脱节、缺乏跨学科意识、原创性不足等。

我们期望培养的基础医学人才是科研的领跑者而非跟随者；他们应能实现从无到有的突破，而不仅仅是从有到多的积累；他们不仅能站稳在学科的高原，还应具备攀登学科高峰的潜力；他们不仅需要具备科学精神和创新能力，还要富有人文情怀。

教育部推出的基础学科拔尖学生培养计划 2.0 和基础学科系列“101 计划”正是为培养此类拔尖创新人才设计的中国方案。基础医学“101 计划”围绕“拔尖、创新、卓越”，致力于加强基础医学与临床医学、预防医学、医学人文及理学、工学和信息学等学科的交叉融合，提出“基础医学 + X”跨学科融合课程体系。

基础医学“101 计划”的核心教材是基于上述课程体系编撰的配套教材。这套教材的编写力求契合高标准人才培养目标，强调加强生命科学基础与临床的紧密结合，突出学科交叉。教材把原基础医学十三门以学科为基础的教材整合为医学分子细胞遗传基础、医学病原与免疫基础、人体形态与功能三个跨学科的教材群，并首次将理学、工学、信息学纳入基础医学专业学生的培养方案中，引发学生对重大医学问题及前沿科技的兴趣和创新志向。此外，这套教材还力争跳出传统医学教材的窠臼，努力把“教材”转变为学生自主学习的“学材”。

我期盼这套教材能受到大家的欢迎和喜爱，并在实践中不断修改完善，最后成为经典，为我国基础医学拔尖人才培养做出应有的贡献。

2024 年 7 月

出版说明

基础医学作为连接基础研究与临床应用的桥梁，被视为医学发展的创新基石、医学变革的动力之源。基础医学史上的每一次重大发现都推动了医学发展的变革和突破。而从医学发展趋势和国家对人才培养的战略需求出发去探索，又要打破基础医学的边界，把它作为推动新趋势、新理论、新技术、新方法的形成和发展的强劲动力，打牢系统医学、转化医学、精准医学发展的根基。基础医学在医学创新中处于重要的枢纽地位，它向上承接临床、护理和预防的基本需求，并通过整合多学科理论、技术、方法来实现医学进一步的创新和发展。与此同时，医学模式一直伴随社会和科技的发展，不断演变和革新，从神道医学到“医学 +X”、交叉医学模式的演变过程中，医生的职能也在发生着改变，从以治病为主逐渐变为全面的健康管理。此外，现代医学也正面临一系列挑战。受人口老龄化和人口迁移的影响，疾病谱正在发生显著变化。同时，互联网时代的信息爆炸和快速的知识更新，加上 ChatGPT 等人工智能技术的出现，正在改变学生获取知识和学习的方式。随着诊断和治疗技术的不断进步，人的寿命得以延长。在这一背景下，如何提升生存质量成为重要任务。与此同时，人们对医疗的期望值也不断提高，越来越多的人希望能够在生命的各个阶段获得全面的健康保障。

综上所述，当今社会发展和民众需求都对医学提出了更高的要求。医学的任务不再仅限于疾病诊疗，而是要综合疾病发生前的“预防”及疾病发生后的“治疗”和“康养”，为人们提供“生命全周期，健康全过程”的医疗服务。时代发展对医学专业人才培养提出了更高的要求。未来的基础医学人才不能再满足于记忆知识、理解知识，而是要更好地利用知识，甚至创造知识，主动探索前沿，推动学科交叉和学术创新。在沿袭上百年的医学课程体系中，由“学科”引领课程，诸如人体解剖学、生理学、组织胚胎学、病理生理学、病理解剖学和药理学等，学科割裂现象显著，课程之间界限分明。学生需要学习的课程门数多，学时长，并且由于不同课程由不同学科、学系管理，学生形成“科目”指导下的碎片化思维模式，比如解剖学以结构讲解为主，不甚关注功能，而生理学以功能阐述为主，不甚关注结构。学生通过一门课程的学习大概能窥探某一器官系统的某一方面，有如盲人摸象般单点看问题。具体到“某器官系统”的学习，学生需要从多门课程分别学习该器官系统相关的结构、功能、疾病或药物相关内容（图 1），自己从思维上逐步“整合”，形成一体化认识。这种以学科为中心的课程体系显然已不能适应当今创新型医学人才培养的需求。

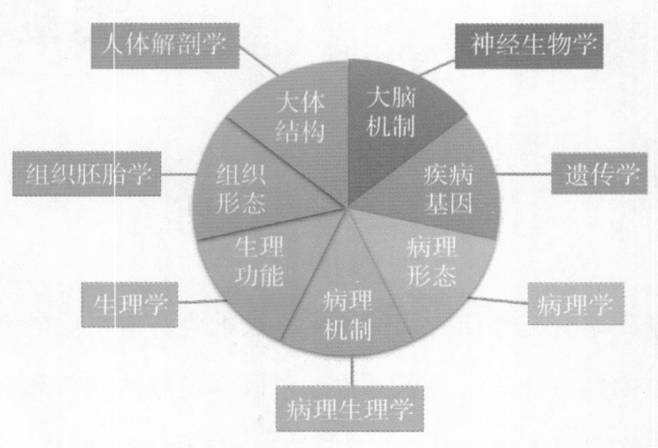

图 1　以学科为中心的课程模式

基于上述背景，基础医学拔尖人才培养课程体系打破了传统的以学科为主的模式，并依据各学科的特点进行整合与融合，构建了跨学科的融合课程体系。首次将理学、工学和信息学纳入其中，形成了五个融合课程群。“人体形态与功能”课程群将原先按照传统模式授课的生理学、神经生物学、人体解剖学、组织学与胚胎学、药理学、病理学和病理生理学 7 门课程，按照从结构到功能、从正常到异常的理念进行组织，形成总论、运动系统、神经系统、循环系统、呼吸系统、消化系统、内分泌系统、生殖系统和泌尿系统共 9 门核心融合课程。同样，从基因、分子和细胞水平将生物化学、细胞生物和医学遗传学整合为“医学分子细胞遗传基础”课程群；病原生物学与免疫学整合为“医学病原与免疫基础”课程群；并设立了与之相匹配的“基础医学核心实践与创新研究”课程群（图 2）。

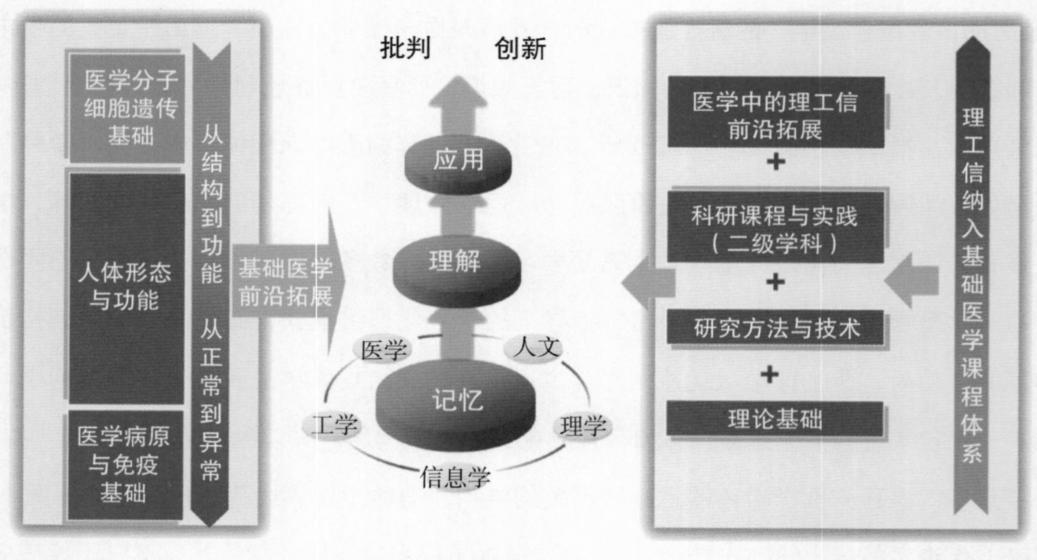

图 2　人体形态与功能、医学分子细胞遗传基础、医学病原与免疫基础、基础医学核心实践与创新研究及医学中的理工信五大课程群内容框架

“人体形态与功能”“医学分子细胞遗传基础”“医学病原与免疫基础”及“基础医学核心实践与创新研究”四大课程群构建了以学生为中心，以能力培养为导向，包括理论教学、实验教学、标本实习和基于问题学习（PBL）的小班讨论的多元课程模块，从知识、技能和素养多个层面提升学生的自主学习和终身学习能力（图3）。

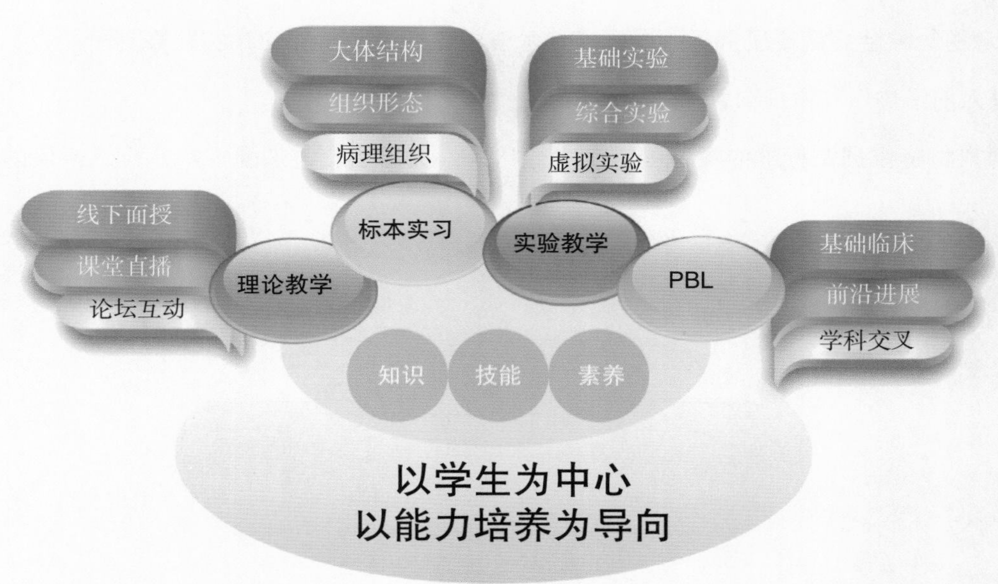

图3　以学生为中心、以能力培养为导向的多元课程模块

“医学中的理工信”课程群整合生物技术、生物统计、生物物理、生物信息和仪器分析等课程，包括基于理工信的人体系统仿真与功能检测及基于理工信的医学数据采集与分析等内容，将基础医学与理学、工学和信息学，从理论到应用，从实践到创新进行交叉融合。

由北京大学牵头，成立了以韩启德院士为编审委员会名誉主任委员，以乔杰院士为主任委员，北京大学、复旦大学、上海交通大学、华中科技大学、中山大学、四川大学、浙江大学、中南大学、南方医科大学、西安交通大学和南京医科大学11所获批教育部基础医学拔尖学生培养计划2.0基地的高校专家依据建设目标组建的编写团队，按照上述五个课程群编写出版了14部教材。

教材编写立足国际前沿，以培养未来能够引领我国医药卫生事业和高等医学教育事业发展的拔尖人才为目标，充分体现交叉融合。各章节的导学目标分为基本目标和发展目标，体现本科阶段人才培养目标，以及与下一培养阶段衔接所需达到的要求，兼具知识、技能、思维培养和价值观引领。正文前以案例引入，自然融入基础知识点，探索医学问题背后的基础科学原理，既体现了基础医学和疾病的关联，又能启发学生自主思考，提升学习兴趣，同时培养其转化医学思维和解决医学难题的能力。正文围绕基本概念、核心知识点和基础理论等展开，结构主线清晰，其中穿插“知识框”并以数字资源方式，融入前沿进展与学科发展趋势、先进技术和重大科研成果等，体现教材内容的先进性以及价值观引领和情感塑造。此外，在相关知识点处设置“小测试”模块，考查学生对知识点的理解和应用，启发思考，同时促进学生的自我评价。正文最后以简短的小结形式进行整体概括，高度凝练，升华理解，拔高思维水平。章节末尾的“整合思考题”结合疾病或研究等不同情境，考查学生综合分析和应用实践等高阶能力，同时在题目中融入前沿进展和价值引领等内容。

系列教材将依据课程群内容，着力于立德树人，突出融合，加强创新，打造一流的课程和教材。

主编简介

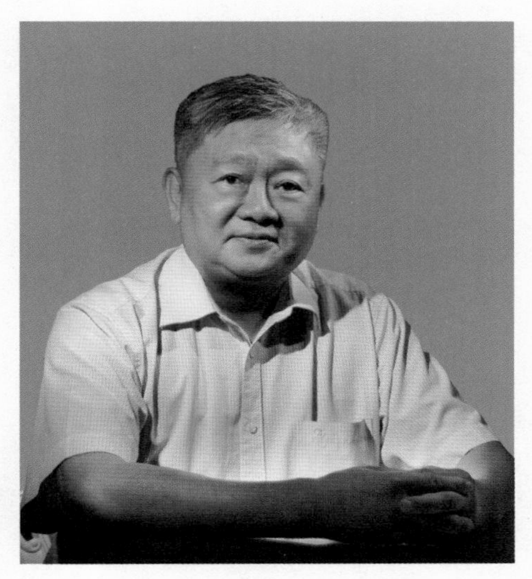

王庭槐，中山大学中山医学院生理学二级教授，博士生导师。现任教育部基础学科拔尖学生培养计划2.0专家委员会成员，全国高等医学教育学会教学管理研究理事会副理事长，教育部本科教学工作审核评估专家；“十一五”“十二五”“十三五”“十四五”高等医药院校国家级规划教材《生理学》及《中国大百科全书》（第3版现代医学卷医学生理学分支）主编；享受国务院政府特殊津贴；2007年获教育部国家教学名师奖，2014年入选中央组织部“万人计划”首批教学名师，2018年获中山大学卓越名师特等奖、中华医学教育杰出贡献奖。主要研究方向：雌激素的心血管效应及其信号转导机制和现代治疗学前沿生物反馈疗法的生理机制。

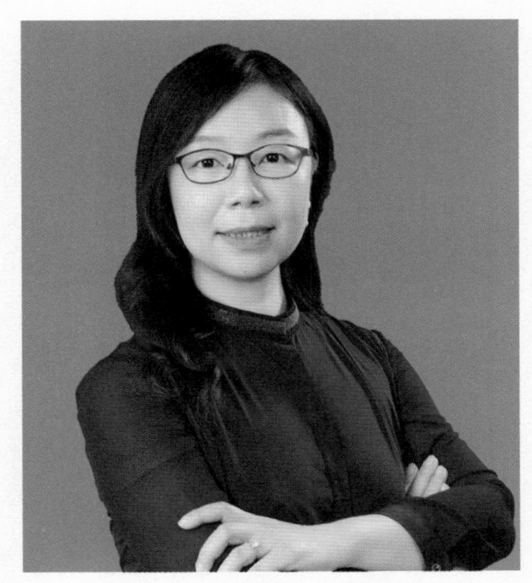

孔炜，教授，北京大学基础医学院院长。教育部长江学者，国家基金委杰出青年基金获得者；“万人计划领军人才”入选者，国家自然科学基金委创新群体首席科学家。担任中国生理学会副理事长，国际基质生物学会常务理事，担任*Am J Physiology-Cell Physiology*副主编及*Circ Res*，*Matrix Biology*，*Cardiovasc Res*等杂志编委。主持国家自然科学基金委创新群体、重点、国际合作及科技部多项基金。获得“中国青年科技奖”“教育部自然科学奖一等奖”“国家科技部·比尔盖茨基金会创新大挑战－青年科学家奖”等奖励。在*Circulation*，*Cell Res*，*Blood*，*Circ Res*等权威期刊发表SCI论文140余篇。主要研究方向：血管微环境与重大心血管疾病。

前　　言

基础医学是医学教育的基石，基础医学教育不仅担负基础医学相关专业学生的培养，还为临床专业医学生基础阶段的学习提供重要支撑。基础医学“101 计划”核心课程和教材建设以“基础医学 +X”学科交叉融合课程体系为基本框架，构建 5 大核心课程群，即“医学分子细胞遗传基础”“医学病原与免疫基础”“人体形态与功能”“基础医学核心实践与创新研究”“医学中的理工信”。这一课程体系强调学科交叉融合，既强调学生的“三基”（基本理论、基本知识和基本技能）培养，又注重学生的整合思维、批判性思维和创新能力培养，使其成为新时代具备跨学科综合素养的合格人才。

2023 年 7 月 12 日，教育部基础医学“101 计划”核心教材主编人会议在北京举行，启动了核心教材和课程建设工作。会议确定了基础医学核心教材的清单及分工，《循环系统》是确认的核心教材之一，隶属“人体形态与功能”课程群。

循环系统是基础医学和临床医学专业课程的重要组成部分。该教材将循环系统的形态、功能、病理、病理生理和临床理论学习整合为一体，旨在帮助学生建立整体系统思维，克服基础与临床脱节的短板，同时可缩短课程学习的时间，提高教学效率和质量。为保证教材编写质量，在北京大学医学出版社的大力支持下，我们组织了一批从事基础医学和临床医学教研一线的专家教授，编写了本教材，以期达成以下三方面目标：

1. 知识目标：主要内容涵盖循环系统的结构、功能以及相关疾病，旨在引导学生将循环系统的基础理论知识与临床实践相联系，从而使他们在系统层面更深入地理解循环系统。

2. 能力目标：培养学生对循环系统结构、生理以及相关疾病的认知与理解能力，培养学生基础与临床知识的应用和自主学习能力，同时培养其临床思维、科学思维和批判性思维能力。

3. 素质目标：结合课程重要知识点和原创性工作的发现，有意识地培养学生的医学科学精神和职业道德素养、社会责任感及人文关怀精神、团队精神、终身学习和不断探索的精神。

全书共分为十三章，主要内容如下：

第一章为绪论，高度概括了循环系统的构成及其生理功能，体现学科内及学科间知识内容的共性与特性，为后续章节的内容奠定重要的基础。

第二至四章依次介绍了血液、心脏及血管的发生、基本结构及其生理功能，心电的形成，心律失常药物干预的靶点等内容。

第五至九章依次介绍了与血管损伤相关的疾病，包括局部血液循环障碍、动脉粥样硬化及其治疗药物、缺血－再灌注损伤、休克、高血压及抗高血压药。

第十至十一章依次介绍了心脏疾病（包括风湿性心脏病、感染性心内膜炎、瓣膜性心脏病）和心功能不全的发病机制及治疗策略。

第十二至十三章依次介绍了淋巴系统的结构和功能及淋巴系统的基本病理过程与疾病。

本教材内容涵盖心血管系统的发生、结构、生理功能及心血管疾病、淋巴系统疾病的病理机制和治疗策略，同时结合临床案例教学，引导学生将基础理论知识与临床实践相联系，深化学生对知识点的理解，为他们未来进入医学研究和临床实践打下坚实的基础。

考虑到循环系统的重要性以及对“新医科”人才培养的需求，我们在本教材编写中充分结合循环系统的发生、结构、生理、病理知识，并将其与面向循环系统疾病的临床实践相结合。这一过程拓展和完善了课程知识体系，同时融合基础性、实用性和以学生为中心的可读性等特点，以提升课程教学中学生对知识点的理解和调动学生的学习积极性，从而提高课程教学效果和人才培养质量。因此，在编写教材的过程中，我们力求做到：

1. “少而精”，即精简内容，突出重点。

2. “易学易懂启思”，即内容易于理解，能够激发学生的思考。

3. 课程设计能引起学生兴趣、激发好奇心，促使学生积极参与学习。

4. 在知识传授的同时，也注重培养学生的品德和人文素养，体现教材思政“润物细无声”的特点。

5. 利用现代技术手段，使教材形式数字化、立体化、多样化、随身移动化，从而使教材更具交互性和便捷性。

这些标准将确保本教材内容既丰富深入又易于理解，能够激发学生的学习兴趣并培养他们的综合能力。

为了配合教学，本教材为读者(包括教师和学生)提供了丰富多样的教学资源，包括案例解析、小测试、整合思考题答案等，同时设置了知识拓展、文献来源等参考资料。本书汇聚的诸多具有启发性、与课程学习相关的问题和解答资料，可帮助读者快速和有效地解决学习和实践过程中遇到的各类问题。

本书内容遵循教育部“101 计划”基础医学课程制定的知识体系，覆盖了“101 计划”要求的循环系统课程知识点，可作为基础医学、临床医学大类专业的课程教材，也可作为学生和教师的参考用书。高校教师可配合使用本教材及相关材料制定生理学与循环系统课程相关的教学计划，明确课程教学目标、学时要求、教学内容、临床实践设计、考核方式等。

感谢北京大学同仁提供了宝贵的工作基础成果，本书的编写离不开你们的支持与帮助。同时，要感谢参与本次编写工作的副主编和编委们的大力支持和通力合作。在编写过程中，大家集思广益、取长补短，工作认真负责、严谨细致，特别是在交叉互审过程中的一丝不苟，定稿时的字斟句酌，体现了我国医学教育工作者的敬业精神和严谨治学的优良学风，也保证了本教材编写工作的高质量完成。此外，还要感谢龙芷源老师和贾石老师，她们为本书的编写承担了大量的编务秘书工作，付出了辛勤的劳动。正是因为大家拥有精益求精和无私奉献的精神，才使本教材的编写能够顺利完成，如期付梓。

尽管在本书的编写过程中，编者们已尽到了最大的努力，但书中不当和错漏之处仍在所难免，我们恳请广大师生不吝批评和指正！

王庭槐　孔　炜

2024 年 4 月

目 录

Note

Note

Note

Note

第一章　绪　　论

在自然界中，包括人类在内的所有脊椎动物体内都存在循环系统（circulatory system）。循环系统是一个封闭的管道系统，分布于人体各部，包括起主要作用的心血管系统（cardiovascular system）和起辅助作用的淋巴系统（lymphatic system）。心血管系统包括心、各级动脉、毛细血管、各级静脉以及其中的血液。淋巴系统则由淋巴管道、淋巴器官、淋巴组织以及其中的淋巴组成。

物质运输是循环系统的主要功能。血液在心的泵作用和心血管系统内瓣膜的作用下单向流动，循环不息，为全身各个部位的器官、组织和细胞带来其代谢所必需的 O_2 和营养物质，并将各种代谢产物运输至肾、肺、皮肤等器官而排出体外，以保证新陈代谢的持续进行。淋巴系统在物质运输过程中起着辅助作用，外周淋巴管收集部分组织液形成淋巴，淋巴携带着部分大分子物质沿淋巴管向心流动，最终汇入静脉。与此同时，机体内环境的稳态、正常的免疫功能、恒定体温的维持等也都有赖于循环系统的正常运行。除此之外，循环系统还具有内分泌功能，例如心肌细胞、血管平滑肌细胞与内皮细胞能够分泌心房利尿钠肽（心房钠尿肽）、肾素、血管紧张素、一氧化氮（NO）等多种生物活性物质，参与机体的功能调节。

循环系统的活动受到神经和体液因素的精密调控，并与全身各个系统相互协调。循环系统的正常结构和功能是维持生命所必需的，一旦循环系统的功能出现障碍，机体的新陈代谢便无法正常进行，从而累及重要脏器，乃至造成全身多个器官系统功能的紊乱并危及生命。

一、循环系统的认识历程

人类早在 2000 多年前就已初步建立了对循环系统——特别是对心脏的重要地位的认知。我国传统医学名著《黄帝内经 · 素问 · 痿论》描述到心的功能是“心主身之血脉”。在《素问 · 灵兰秘典论》和《素问 · 邪客》中即分别记载“心者，君主之官，神明出焉”“心者，五脏六腑之大主也，精神之所舍也”。公元 2 世纪，古罗马医学家克劳迪亚斯 · 盖伦（C. Galenus，129—199）提出关于心脏和血液流动的学说：人体的肝将吸收的食物转化为血液，血液从心输出到身体各个部位，像潮汐一样，一涨一落朝着一个方向运动，并逐渐被身体吸收而消失……由于中世纪宗教严令禁止解剖人体，造成人们对循环系统的确切结构和功能的认识局限在想象及推理的层面。直到 1543 年，解剖学之父安德烈 · 维萨里（A. Vesalius，1514—1564）发表人体解剖学开山之作《人体构造》（*De humani corporis fabrica libn septem*），循环系统解剖的神秘面纱方才被揭开。1628 年，威廉 · 哈维（W. Harvey，1578—1657）基于活体解剖和实验研究所写成的专著《心血运动论》（*De Motu Cordis*）出版，首次正确而全面地阐述了循环系统的生理功能，哈维也因此被誉为“实验生理学之父”（图 1-1）。哈维去世 4 年之后，组织学家马尔比基（M. Malpighi，1628—1694）发现了连通动、静脉系统的桥梁——毛细血管，进一步证实并完善了哈维的学说。

哈维发表《心血运动论》至今近 400 年间，人类对循环系统的认知逐步加深，对相关疾病的

Note

治疗手段也日新月异，表 1-1 总结了其间一些重要的成果，以供参考。需要注意的是，表 1-1 并未纳入 1976 年之后的进展，这主要是由于学科交叉和团队合作逐渐深化，越来越多的成果已经逐渐难以归功于一两位科学家。自 20 世纪 80 年代至今，心血管领域的突破层出不穷，同学们通过进一步的学习将逐一了解。

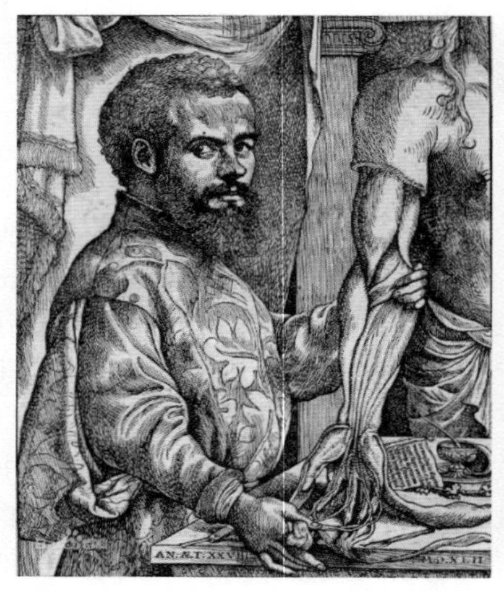

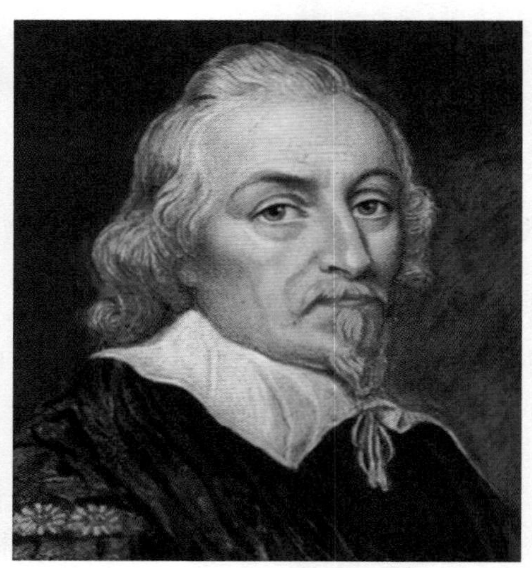

图 1-1　“解剖学之父”安德烈·维萨里（左）和“实验生理学之父”威廉·哈维（右）

表 1-1　循环系统研究历史上的部分重大成就

年份	科学家	贡献
1543	安德烈·维萨里（Vesalius）	《人体结构》，描述了心脏的正确结构
1628	威廉·哈维（Harvey）	《心血运动论》，建立了对循环系统生理功能的正确认知
1661	马尔比基（Malpighi）	发现毛细血管
1733	海尔斯（Hales）	首次测量哺乳动物血压
1772	威瑟林（Withering）	使用洋地黄治疗心力衰竭患者取得疗效
1823	拉内克（Laennec）	发明听诊器
1895	伦琴（Roentgen）	发现 X 射线
1896 和 1905	罗奇（Rocci），科罗特科夫（Korotkoff）	发明非侵入式血压测量技术
1903	艾因霍芬（Einthoven）	发明心电图
1929	福斯曼（Forssmann）	首次心脏介入操作
1941	库尔南德（Cournand），理查兹（Richards）	首次使用心导管检查测定心功能、诊断心脏病
1952	埃德勒（Edler），赫茨（Herz）	发明超声心动图
1953	吉本（Gibbon）	发明体外循环仪
20 世纪 60 年代	布莱克（Black）	发明 β 受体阻滞剂普萘洛尔
1967	巴纳德（Barnard）	进行首例心脏移植
1973	汉斯菲尔德（Hounsfield），科马克（Cormack）	发明计算机断层扫描（CT）
1973	劳特伯（Lauterbur），曼斯菲尔德（Mansfield）	发明心血管磁共振成像（CMR）
1970s	布朗（Brown），戈尔德斯坦（Goldstein）	发现、表征并克隆了细胞膜上的 LDL-C 受体
1976	远藤章	发现美伐他汀

Note

二、循环系统的组成与功能

（一）心血管系统的组成与功能

1．心血管系统的组成 心血管系统由心、各级动脉、毛细血管、各级静脉以及其中的血液组成。

心（heart）是连接动、静脉的枢纽，也是心血管系统的“动力泵”，同时也具有内分泌功能。心位于胸腔内，有 4 个空腔，左、右心房与左、右心室之间分别由房间隔和室间隔分开，同侧的心房和心室间则经房室口相通。左、右心房分别接受肺静脉和上、下腔静脉的血液回流，回流的血液又由左、右心室收缩分别泵入主动脉和肺动脉。心腔内房室口和动脉口有只能单向开放的瓣膜（valve），因而血液在心脏内单向流动。

动脉（artery）是运送血液离心的管道，管壁较厚，由内向外可分内膜、中膜和外膜 3 层。在此基础上，又可根据中膜内弹性纤维和平滑肌的比例不同，将动脉分为弹性纤维较多的弹性动脉和平滑肌较多的肌性动脉。动脉在行程中不断分支，越分越细，最后移行为毛细血管。

毛细血管（capillary）是连接动、静脉末梢的管道，管径 6 ~ 8 μm，仅允许红细胞单列通过。毛细血管壁仅由单层内皮细胞和基膜构成，彼此吻合成网，几乎遍布全身各处。毛细血管数量多、管壁薄、通透性大、血流缓慢，是血液与组织液进行物质交换的场所。

静脉（vein）是运送血液回心的血管。小静脉由毛细血管汇合而成，在回流过程中不断接受属支，汇合成中静脉、大静脉，最后注入心房。静脉管壁也可以分内膜、中膜和外膜 3 层，但其界线常不明显。与相应的动脉比较，静脉管壁薄、管腔大、弹性小、容血量较大。

2．血液循环的途径 血液循环（blood circulation）是循环系统行使功能的基础，包括体循环（systemic circulation，大循环）和肺循环（pulmonary circulation，小循环）两条途径。体循环是血液由左心室泵出，经主动脉及其分支到达全身毛细血管，再回流至各级静脉，最后回流至右心房的途径；肺循环则是血液由右心室搏出，经肺动脉及其各级分支到达肺泡毛细血管，回流入肺静脉并注入左心房的途径。机体内体循环与肺循环同时进行，缺一不可。体循环路程长、压力高、流经范围广，以动脉血滋养全身各部。肺循环路程短、压力低，只流经肺，主要使静脉血转为氧合的动脉血（图 1-2）。

需要指出的是，“动脉血”和“静脉血”并非依据流经的血管命名，而是按血液中 O_2 和 CO_2 的含量而命名的。动脉血含 O_2 量高、含 CO_2 量低，流经肺静脉和体循环各级动脉；静脉血含 O_2 量低、含 CO_2 量高，流经肺动脉和体循环各级静脉。

除了体循环和肺循环之外，在微动脉和微静脉之间还存在微循环（microcirculation）。微循环是机体与外界进行物质交换的场所，对维持组织细胞的新陈代谢和内环境稳态至关重要。微循环由微动脉、后微动脉、毛细血管前括约肌、真毛细血管、通血毛细血管、动 - 静脉吻合支和微静脉组成。微循环中的血流通路可分为迂回通路、直捷通路和动 - 静脉短路 3 类，与其分布的组织器官的结构和功能相适应（图 1-3）。微循环不仅是物质交换的直接场所，也参与对血流阻力、血流量的调节以及体温的维持和调节等生命活动（详见第四章第四节相关内容）。

3．心脏与血管的生理特性 血液之所以能在血管中单向流动、循环不息，主要是因为心脏节律性收缩和舒张对血液的驱动作用，即心脏的泵功能（pump function）。心脏（主要是心室）收缩时，血液便从心室泵至动脉内；心脏舒张时，血液便从静脉回流入心脏，同时外周动脉内的血液在弹性动脉的回缩力下继续向前流动。

泵功能是心脏的主要功能，而心肌细胞则是实现泵功能的基本单位。心肌细胞大致可分为起搏细胞（pacemaker cell）和工作细胞（working cell）两类，这两类细胞均具有可兴奋性和传导性。不同的是，起搏细胞作为特化的心肌细胞，不具有收缩功能，但其细胞膜表面有特殊的

Note

离子通道，使之能够自发地周期性去极化并产生动作电位（即具有自律性），故又称为自律细胞（autorhythmic cell）。起搏细胞产生的动作电位经传导兴奋工作细胞，并通过兴奋 - 收缩耦联（excitement-contraction coupling）使工作细胞以 ATP 依赖的方式发生收缩。可以说，起搏细胞的自发周期性去极化是心脏周期性收缩的电生理基础，而兴奋 - 收缩耦联则是连接心脏电生理和泵功能的桥梁。

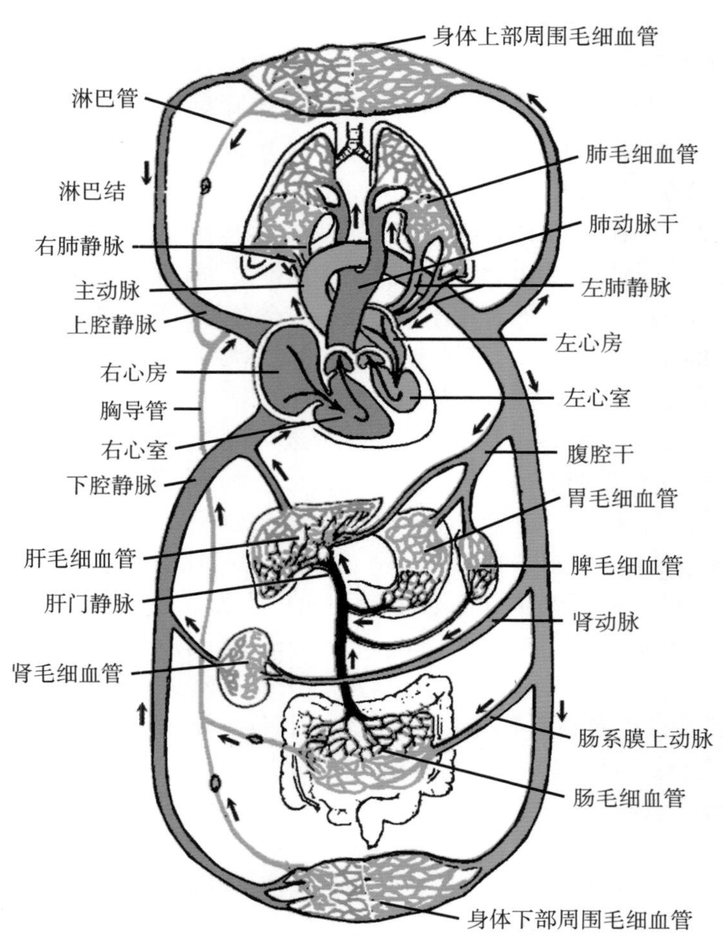

图 1-2 体循环与肺循环示意图

在生理状况下，心脏的舒缩受到神经 - 体液因素的精密调控，以时刻调整心脏的泵血能力，使机体更好地适应环境变化。例如，进行有氧运动时，心率会迅速升高，这是因为运动时耗氧量增加，交感神经系统兴奋，交感神经节后纤维通过释放去甲肾上腺素作用于心肌细胞相应受体，使得心率增加、心肌收缩力增加、兴奋传导速度增加（即正性变时、变力、变传导作用），从而使心脏在单位时间内泵出的血量增加，以满足机体增加的耗氧需求，并更快地运走产生的代谢废物。在病理状态下，心脏也能在神经 - 体液因素的调控下实现一定程度的代偿。此外，心脏也有一定的内分泌功能。例如，心房肌细胞在受到牵张刺激时能合成并释放心房利尿钠肽（又名心房钠尿肽，atrial natriuretic peptide，ANP），使血管平滑肌舒张，并促进肾排钠、排水，从而调节心脏泵血的阻力和全身血容量。

除心脏的泵功能外，血管正常的生理功能也是血液循环正常进行所不可或缺的。例如，弹性动脉在心脏舒张期回缩，使得血液循环得以持续进行。肌性动脉，尤其是小动脉平滑肌的舒缩则有效调节了循环系统的阻力，既参与血压的形成和维持，也调节血流在机体的分布。此外，血液

Note

之所以在血管中以液体形式流动而不凝固，也有赖于血管内皮的抗栓功能。血管的功能同样受到神经 - 体液机制的精密调控，血管（尤其是血管内皮）的损伤也与多种心血管疾病的发生和发展息息相关。随着对血管生理研究的不断深入，人们对心血管疾病的发病机制也愈发了解，并基于此开发出了许多新药物和新疗法。

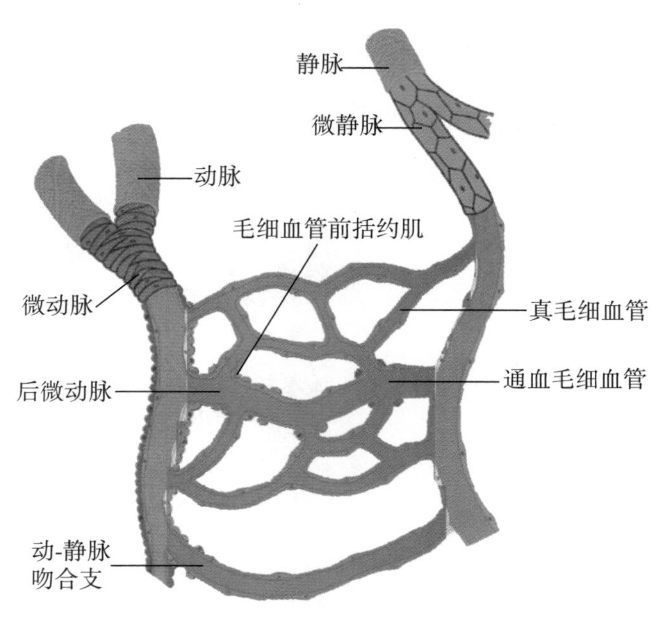

图 1-3 微循环示意图

（二）血液的组成与功能

1．血液的组成 如果说心和血管是循环系统的结构基础，那么血液则是循环系统功能的主要执行者。血液是循环于心血管内的液态组织，起着运输物质的作用。健康成人的血液占体重的7% ～ 8%，主要由血浆（plasma）和血细胞组成。血浆约占血液总体积的 55%，主要成分为水（约占 90%）和血浆蛋白（如白蛋白、球蛋白、纤维蛋白原）。血细胞则约占血液体积的 45%，包括红细胞、白细胞和血小板 3 类（图 1-4）。红细胞约占血细胞总数的 99%，直径 7 ～ 8 μm，呈双凹圆盘状，哺乳动物成熟红细胞内无细胞核与细胞器，因含有丰富的血红蛋白而呈红色，在血液中主要负责结合和运输 O_2 与 CO_2。白细胞则是一类有核球形细胞，包括粒细胞、淋巴细胞和单核细胞，粒细胞又可依据其特殊颗粒的不同，分为中性粒细胞、嗜酸性粒细胞和嗜碱性粒细胞，白细胞主要发挥免疫功能。血小板是骨髓巨核细胞脱落的小块细胞质，并非严格意义上的细胞，其表面吸附了含有多种凝血因子的血浆蛋白，能够分泌和释放多种与凝血相关的分子，主要参与止血和凝血过程。

2．血液的功能 血液的生理功能极为重要，为生存所不可或缺。血液最基本的功能是物质运输：一方面，血液将 O_2、营养物质和激素等运送到各组织细胞；另一方面，血液又将细胞代谢产生的 CO_2 等代谢产物运送到肺、肾、皮肤等排泄器官而排出体外。血液还具有缓冲功能，可缓冲酸性或碱性物质引起的 pH 变化。血液的比热容较大，有利于运送热量，参与维持体温的相对恒定。血液中还含有多种蛋白质和无机盐离子，对于正常组织渗透压的维持起着重要作用。此外，血液还具有重要的防御保护功能，参与机体的生理性止血，也参与机体的免疫反应，抵抗微生物引起的感染。当血液容量不足、成分与性质异常或运输受阻时，可以造成组织器官的损伤，严重时还可危及生命。

Note

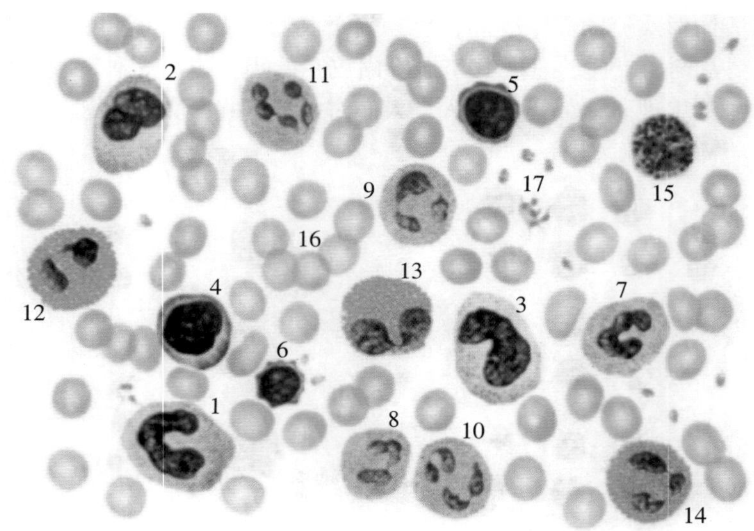

图 1-4　各种血细胞和血小板光镜结构模式图

1 ~ 3. 单核细胞；4 ~ 6. 淋巴细胞；7 ~ 11. 中性粒细胞；12 ~ 14. 嗜酸性粒细胞；15. 嗜碱性粒细胞；16. 红细胞；17. 血小板

（三）淋巴系统的组成与功能

淋巴系统由淋巴管道、淋巴组织和淋巴器官组成（图 1-5）。淋巴组织包括弥散淋巴组织和淋巴小结两类，广泛分布于消化、呼吸、泌尿、生殖管道以及皮肤。淋巴器官则包括淋巴结、胸腺、脾和扁桃体。

血液流经毛细血管动脉端时，部分血浆经毛细血管壁进入组织间隙形成组织液。组织液与细胞进行物质交换后，绝大部分（约 90%）经毛细血管静脉端吸收，小部分（约 10%）则进入毛细淋巴管，形成淋巴液，简称淋巴（lymph）。淋巴沿淋巴管道和淋巴结的淋巴窦向心流动，最后汇入静脉。正常成年人在安静状态下每小时约有 120 ml 淋巴进入血液循环，故淋巴系统是协助静脉引流组织液的辅助系统。此外，淋巴器官和淋巴组织还是免疫应答的重要场所，淋巴系统在脂肪和脂溶性维生素的吸收运输中也具有重要作用。

值得一提的是，长久以来，解剖学家一度认为大脑内没有淋巴系统的分布，直至 2015 年，科学家们才在硬脑膜中发现淋巴管结构，并且确定了其对脑代谢产物排泄运输的作用。此后数年，又有团队报道了位于脑实质深部的胶质淋巴系统。大脑淋巴系统的发现与研究不仅为解剖学填补了重要的空白，也为人类理解多种神经系统疾病，如阿尔茨海默病、孤独症等打开了新的思路。

三、循环系统相关疾病

循环系统是一个结构和功能高度协调，影响着全身几乎所有组织细胞的系统，因此，其任何结构或功能异常均可致病。按照损伤因素和累及结构不同，可将循环系统疾病分为心血管疾病、血液疾病和淋巴系统疾病三大类，其中以心血管疾病负担最重。目前，心血管疾病是全球首要死因，每年导致约 1790 万人死亡。根据《中国心血管健康与疾病报告 2022》，在我国城乡居民疾病死亡构成比中，心血管疾病占据首位。据估计，我国心血管疾病现患病人数约 3.3 亿，且这一数字还在不断上升。其中，缺血性心脏病、出血性脑卒中和缺血性脑卒中是我国心血管疾病死亡的三大主要原因，而高血压和动脉粥样硬化则是心血管系统最常见的疾病。

Note

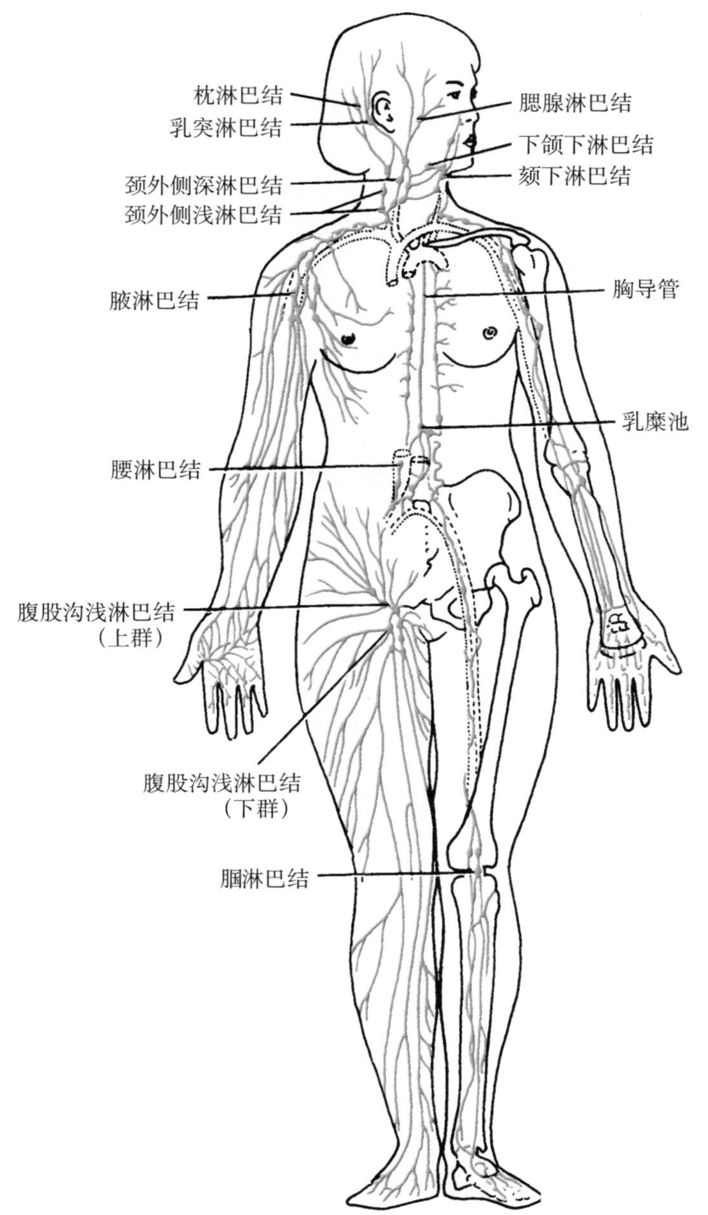

图 1-5 全身淋巴系统示意图

心血管疾病种类繁多，但无论其病变首先累及血管还是心脏，抑或二者同时累及，由于心血管的联系紧密，血管的病变往往也终将导致心脏的损伤，反之亦然。例如，当血管内皮因各种因素损伤后，动脉壁出现慢性炎症，并逐渐在一系列细胞的作用下形成粥样斑块，引起动脉粥样硬化。斑块的存在使动脉管径变窄、阻力增大，以致远端组织血供减少，心脏负荷加重。如果病变发生在冠状动脉，则可致冠心病和心绞痛；如果发生在颈动脉或脑动脉，则可引起神经系统症状；如发生在肾动脉，则可激活肾素 - 血管紧张素系统，引起顽固性肾血管性高血压。若斑块进一步进展为不稳定斑块并破裂，则会形成栓子阻塞远端动脉，引起相应组织的急性缺血和坏死，即梗死（infarction），例如心肌梗死、脑梗死等，造成严重后果。而心肌梗死患者由于心肌丢失，心脏收缩功能降低，易继发心力衰竭。可见，心血管疾病常“牵一发而动全身”，不仅心血管相互影响，还易累及脑、肾、肺等多脏器，因此在学习过程中应注重整体思维，从多角度以全面而

Note

动态的视角认知和理解心血管系统疾病。

此外，在学习心血管疾病时，还应注意“代偿”到“失代偿”的过程。“冰冻三尺，非一日之寒”，从致病因素打击到疾病的发生、发展和转归，机体的代偿机制至关重要。例如，当心肌收缩力下降时，机体会通过神经 - 体液机制调节心血管的功能来维持全身组织器官的血供，故患者早期往往没有明显症状。当机体代偿机制无法抵抗病理改变，抑或是代偿机制本身引起了其他副反应时，则可能进入“失代偿”阶段，表现出明显的症状和体征。若能在机体代偿阶段早期干预，往往能延缓疾病进展，降低治疗成本，改善患者预后。

在过去的数十年间，随着对心血管疾病机制的深入研究，更加精准有效的药物逐渐涌现。例如，在 20 世纪 70 年代末，科学家发现动脉粥样硬化与低密度脂蛋白介导的高胆固醇血症相关，并推动了他汀类化合物的诞生和应用，时至今日，他汀类药物仍是临床一线的调血脂药。到了 20 世纪 80 年代，科学家发现了低密度脂蛋白受体（LDLR）及其调节蛋白，证实降低细胞膜表面 LDLR 密度可减少胆固醇合成，并基于此研发了新一代降脂药 PCSK9 抑制剂。我国科学家王晓东发现并解析了 LDLR 调节蛋白 SREBP，为后续研究工作奠定了重要基础。未来，随着基因测序、组学、人工智能等技术的发展，对于各类心血管疾病的认知将越发深入，各类药物也必将推陈出新。

医学仪器与设备的进步也为心血管疾病的诊疗带来了新的突破。诊断方面，从切脉到听诊，再到心电图和超声心动图、心脏磁共振（cardiac magnetic resonance，CMR），医生所获取的诊断信息越发精准全面。治疗方面，体外循环技术为心内直视手术提供了可能，其衍生的体外膜肺氧合（extracorporeal membrane oxygenation，ECMO）更成为生命支持疗法的丰碑。影像和介入技术的发展和普及，使得许多既往需要通过大型手术才能实现的治疗变得微创化；人工心脏的发展也为终末期心力衰竭的患者带来了新希望，其中，由我国自主研制的磁悬浮式人工心脏已走在国际前沿。总而言之，无论是基础到临床的转化，还是医学与其他学科的交叉，都为人类认识和攻克心血管疾病提供了有力的保障。

正所谓“上医治未病”。对心血管疾病诊疗的进步固然可喜，但防患未然终归好于病后治疗。流行病学研究已经揭示了吸烟、糖尿病、高脂饮食、缺乏锻炼等心血管疾病的高危因素。希望同学们能够建立“关注生命全周期、服务健康全过程”的“大健康”理念，通过对循环系统的学习，将这些知识应用于日常生活，也传播给他人，从树立健康的生活习惯开始，远离心血管疾病。对于医学生来讲，通过对循环系统的学习，应将循环系统的结构与功能，正常与异常，基础与临床，宏观与微观，即生理、病理、病理生理、药理和临床相关疾病的知识有机整合、融会贯通，为后续课程中对疾病的认识，临床诊断、治疗和康复的学习与应用，乃至为今后探索和攻克医学难题奠定广博而又坚实的专业基础。

（王 凯 孔 炜 王庭槐）

Note

第二章 血　液

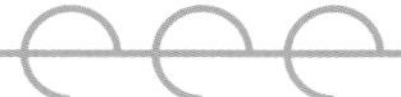

导学目标

通过本章内容的学习，学生应能够：

※ 基本目标

1. 描述血液的组成和造血细胞的结构、功能和特点。
2. 理解并举例说明造血发生的调控。
3. 说出血浆的生理功能和理化特性。
4. 说出红细胞、白细胞和血小板的生理特性及生理功能。
5. 总结凝血、抗凝、纤溶系统的作用及调控机制。
6. 理解正常凝血与抗凝血平衡的意义。
7. 总结常见的红细胞血型及其对输血的影响。
8. 解释血型鉴定与交叉配血的生理意义。
9. 解释 DIC 的基本概念、发生及发展的机制，并描述其临床表现。
10. 概括贫血的定义和形态学分类。
11. 区分骨髓增生异常综合征与急性髓系白血病的病理特征。
12. 说明血小板在生理性止血过程中的作用及 ITP 的诊断流程。

※ 发展目标

1. 举例说明造血调控异常导致的疾病。
2. 应用红细胞生成及其调节的知识，分析临床中常见的贫血发生的原因和机制。
3. 通过学习正常凝血、抗凝、纤溶系统，理解凝血功能障碍与出血的主要发病环节及机制。
4. 能应用血型免疫的原理，分析溶血性输血不良反应的病理生理机制。
5. 分析贫血的病因及发病机制，举例说明贫血的诊断流程。
6. 总结骨髓增生异常综合征的诊断标准和治疗策略。
7. 举出 3 例需要与 ITP 鉴别的常见血小板减少疾病，并分析鉴别诊断的要点。
8. 分析血友病的临床表现，总结血友病的诊断标准，并举例说明辅助检查手段。

第一节　血液的组成及造血发生

案例 2-1

患者，男，29 岁，以“口腔溃疡 2 个多月，头晕、乏力 1 个多月”为主诉入院。患者

2个月前开始出现无明显诱因口腔溃疡，创面大小约1.5 cm×0.8 cm，伴头痛、饮食差。1个多月前出现头晕、乏力，伴眩晕，恶心，结膜苍白，全身皮肤苍白，贫血貌，全身散在出血点，无发热、腹泻、胸闷等不适。既往史：无高血压、糖尿病、心脏病史，无家族遗传病史，无药物过敏史。辅助检查：血常规检查白细胞0.20×10^9/L，红细胞2.04×10^{12}/L，血红蛋白24.0 g/L，血小板6×10^9/L；骨髓活检显示造血组织6%，脂肪组织94%，骨髓组织增生低下，脂肪组织明显增多，粒细胞系增生低下，红细胞缺如，淋巴细胞、浆细胞比值相对增高，巨核细胞未见。

案例2-1解析

问题：

1. 该患者可能的诊断是什么？
2. 发病机制和治疗原则有哪些？

一、血液的组成

血液系统是维持机体各项生理功能的基础，机体所需的各种营养成分随着血液循环运输到机体各个器官，并将机体的代谢产物及时排出体外。健康成人的血液总量约为5 L，约占体重的7%，主要由血浆和造血细胞构成。

健康人血液经抗凝剂处理后，静置或低速离心后可分三层：上层为淡黄色的血浆，中间灰白色的薄层为白细胞和血小板，下层为红细胞。血浆（plasma）占血液容积的55% ~ 60%，pH为7.35 ~ 7.45，相对密度为1.050 ~ 1.060。其主要成分包括水（约占92%）、血浆蛋白（白蛋白、球蛋白、纤维蛋白原、其他蛋白等，约占7%）和其他溶质（无机盐、氧、二氧化碳、维生素和各种代谢产物等，约占1%）。血液流出血管后，溶解状态的纤维蛋白原转变为不溶解状态的纤维蛋白，将血细胞和大分子血浆蛋白包裹起来，凝固形成血块并析出淡黄色清亮的液体，即血清（serum）。

造血细胞（hematopoietic cells）主要包括红系细胞、粒系细胞、巨核系细胞、淋巴系细胞及单核系细胞。各种谱系造血细胞形成的过程称为造血发生（hematopoiesis）。血细胞约占血液容积的45%，包括红细胞、白细胞和血小板。临床血常规检查（也称全血细胞计数或血象）可利用血液分析仪计数血液中各类细胞的数量，测定血细胞的体积或某些生物学特性、血红蛋白含量等。血常规检查对机体内某些病理改变比较敏感，可以方便、快捷地对疾病进行诊断、鉴别诊断、评估严重程度及治疗效果等。

（一）红细胞

红细胞（erythrocyte，red blood cell，RBC）是血液中数量最多的血细胞，红细胞占全血容积的百分比称为红细胞比容，男性一般为40% ~ 50%，女性为37% ~ 48%。成熟红细胞无细胞核等细胞器，直径为7 ~ 8 μm，呈双凹圆盘状（图2-1）。扫描电镜下可见红细胞中央较薄（0.75 μm），周缘较厚（2.6 μm）。这种形态特点相对于球形不仅增加了20% ~ 30%的表面积，而且细胞内的每一点距细胞表面距离都不超过1.3 μm，更有利于细胞内外气体的迅速交换。红细胞的主要功能是运输O_2和CO_2。从肺泡进入毛细血管血液中的O_2，其中有98.5%与红细胞中的血红蛋白结合进行运输。从组织进入血液的CO_2，绝大部分扩散入红细胞，其中，7%以氨基甲酰血红蛋白的形式运输，88%以HCO_3^-的形式运输。红细胞胞质内充满血红蛋白（hemoglobin，Hb），占红细胞重量的32% ~ 36%。正常成人血液中的血红蛋白含量，男性为120 ~ 160 g/L，女性为110 ~ 150 g/L。成年男性血红蛋白含量< 120 g/L，非妊娠女性血红蛋白含量< 110 g/L，孕妇血红蛋白含量< 100 g/L被视为贫血。

Note

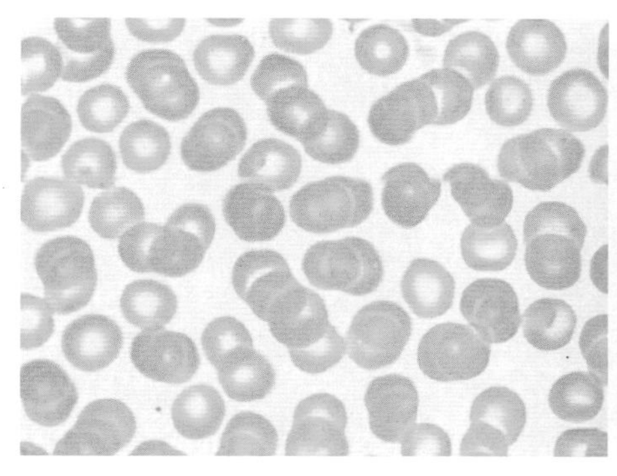
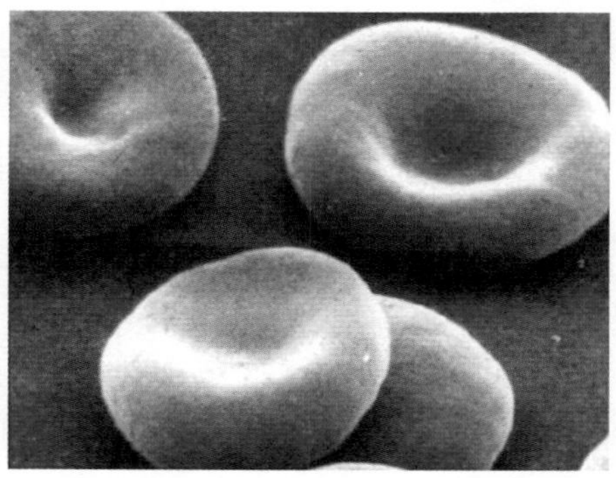

图 2-1 红细胞光镜（左）和扫描电镜（右）图

细胞膜内侧有血影蛋白（spectrin）、锚蛋白和肌动蛋白等组成的短纤丝网架，即红细胞膜骨架，使细胞具有一定的弹性和可塑性。在其约 120 天的寿命周期中，红细胞穿梭于全身组织器官。当红细胞通过小于自身直径的毛细血管时，可改变形状，然后在 ATP 的作用下再恢复其独特的双凹圆盘状。红细胞膜骨架异常可使红细胞变成棘形或球形，畸形的红细胞在通过脾时，极易被巨噬细胞吞噬清除，导致溶血性贫血、肝脾大等。

红细胞膜的部分蛋白质或糖链具有抗原性，是红细胞血型抗原的物质基础，由遗传基因决定。现已发现 400 余种抗原物质，分属于 20 余个血型系统。其中最重要的 ABO 血型系统是根据红细胞膜表面有无特异性抗原（凝集原）A 和 B 来划分的，临床输血前需要严格进行血型鉴定。

外周血中还有少量未完全成熟的红细胞，称为网织红细胞。网织红细胞呈球形，无细胞核，但含有少量的线粒体、高尔基复合体及核糖体。因此网织红细胞尚有合成血红蛋白的能力，约 35% 的血红蛋白合成于网织红细胞阶段。成人网织红细胞占红细胞总数的 0.5% ～ 1.5%，新生儿网织红细胞占比较多，达 3% ～ 6%。贫血患者如果骨髓造血功能良好，其外周血网织红细胞的含量增高。因此，外周血网织红细胞计数对骨髓红系造血能力、贫血性血液病的诊断和预后判断具有参考意义。

（二）白细胞

白细胞（leukocyte，LEU；white blood cell，WBC）是有核的球形细胞，主要发挥防御和免疫功能。正常成人白细胞数量为（4 ～ 10）$\times 10^9$/L，男女无明显差异，婴幼儿稍高于成人。光镜下，根据白细胞的胞质内有无特殊颗粒，可将其分为有粒白细胞和无粒白细胞。有粒白细胞根据其特殊颗粒的染色特性，又分为中性粒细胞、嗜碱性粒细胞和嗜酸性粒细胞；无粒白细胞则有单核细胞和淋巴细胞两种，细胞质内都含有细小的嗜天青颗粒（图 2-2）。各种生理和病理因素可影响白细胞总数及各分类比例。

1．中性粒细胞 中性粒细胞（neutrophilic granulocyte，neutrophil）占白细胞总数的 50% ～ 70%，是白细胞中数量最多的细胞，直径为 10 ～ 12 μm，核染色质呈团块状，细胞核呈杆状或分叶状。分叶核一般为 2 ～ 5 叶，叶间有染色质丝相连，2 ～ 3 叶者居多（图 2-3）。细胞核的叶数与其在血液中的时间呈正相关。一般认为核分叶越多，细胞相对越衰老，1 ～ 2 叶核或杆状核的细胞数量增多，称为核左移，提示机体有细菌感染等；4 ～ 5 叶核的细胞数量增多，称为核右移，表明骨髓造血功能障碍。中性粒细胞的细胞质染色呈粉红色，内含很多细小的浅紫色和淡红色颗粒。颗粒可分为嗜天青颗粒和特殊颗粒两种。嗜天青颗粒约占颗粒总数的 20%，是一种溶酶体，含有蛋白酶和抗菌蛋白，能消化分解吞噬的异物；特殊颗粒占颗粒总数的 80%，具有多种功能，包括分泌各种细胞外基质降解酶，如胶原酶，向吞噬体输送额外的杀菌蛋白，以及插入新的细胞膜成分。

Note

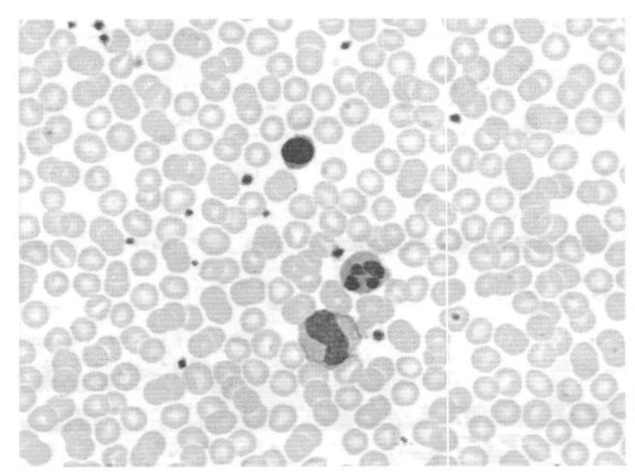

图 2-2　白细胞 Giemsa 染色图片

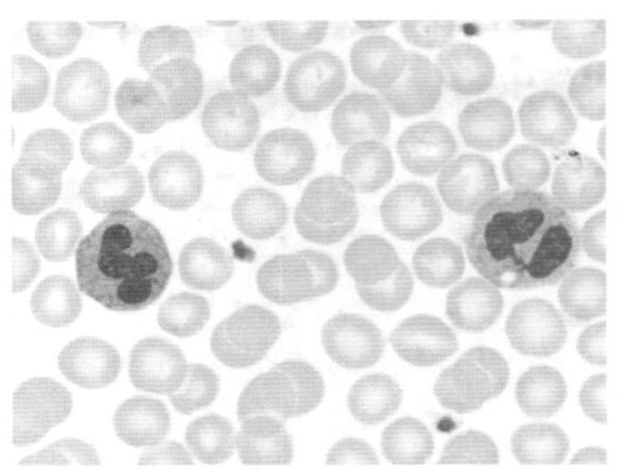

图 2-3　中性粒细胞 Giemsa 染色图片

中性粒细胞在细菌等异物刺激时具有很强的趋化性和吞噬功能，通常是第一个到达炎症部位的白细胞。中性粒细胞可大量吞噬细菌形成吞噬体，在杀死细菌后自身死亡成为脓细胞。中性粒细胞在血液中停留 6 ～ 8 h，在组织中存活 1 ～ 4 天。

2．嗜酸性粒细胞　嗜酸性粒细胞（eosinophilic granulocyte，eosinophil）占白细胞总数的 0.5% ～ 3%，直径为 10 ～ 15 μm，细胞核常为 2 叶，细胞质内充满粗大（直径 0.5 ～ 1 μm）的略带折光性的嗜酸性颗粒，呈橘红色（图 2-4）。电镜下，颗粒多呈膜包被的椭圆形，内含颗粒状基质和方形或长方形结晶体。颗粒含有酸性磷酸酶、芳基硫酸酯酶、过氧化物酶和组胺酶等，是一种溶酶体。嗜酸性粒细胞分布于全身的结缔组织，在消化管和呼吸管道的黏膜固有层结缔组织中尤为丰富。嗜酸性粒细胞也具有趋化性，能吞噬抗原 - 抗体复合物，释放组胺酶灭活组胺，释放芳基硫酸酯酶分解白三烯等，从而减轻过敏反应。嗜酸性粒细胞还能借助抗体或补体，杀灭寄生虫。因此，嗜酸性粒细胞具有抗过敏和抗寄生虫作用。该细胞于骨髓中储备停留 3 ～ 4 天，然后进入血液循环，6 ～ 10 h 后即离开血管进入结缔组织，生存 8 ～ 12 天。

3．嗜碱性粒细胞　嗜碱性粒细胞（basophilic granulocyte，basophil）仅占白细胞总数的 0% ～ 1%，直径为 10 ～ 12 μm，细胞核分叶或呈不规则形，着色较浅，常被细胞质内的嗜碱性颗粒所掩盖。嗜碱性颗粒大小不等，分布不均，染成蓝紫色（图 2-5）。颗粒具有异染性，甲苯胺蓝染色呈紫红色。电镜下，嗜碱性颗粒内充满细小微粒，呈均匀或螺纹状分布。颗粒内含有肝素、组胺和白三烯，肝素具有抗凝血作用，组胺和白三烯参与过敏反应。嗜碱性粒细胞和肥大细胞功能相似，都含有肝素和组胺的异染颗粒，具有免疫球蛋白 E（IgE）的表面受体，分泌颗粒成分以应对某些抗原和过敏原。但肥大细胞寿命为 1 到数月，而嗜碱性粒细胞在组织中只可存活 10 ～ 15 天。

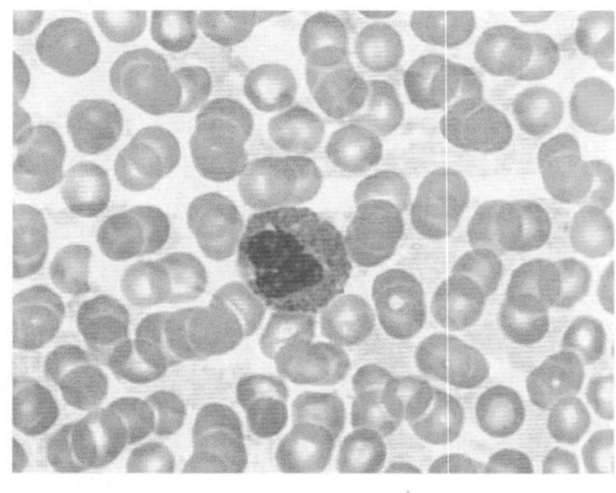

图 2-4　嗜酸性粒细胞 Giemsa 染色图片

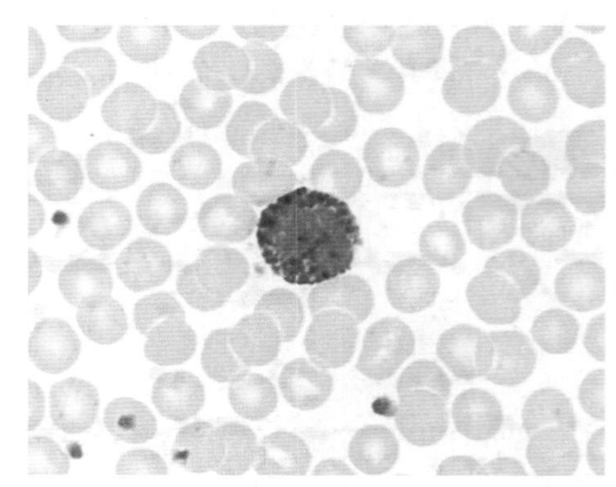

图 2-5　嗜碱性粒细胞 Giemsa 染色图片

Note

4．淋巴细胞　淋巴细胞（lymphocyte）占白细胞总数的 25% ～ 30%。血液中的淋巴细胞大部分为直径 6 ～ 8 μm 的小淋巴细胞，小部分为直径 9 ～ 12 μm 的大淋巴细胞。在淋巴组织中还有直径为 13 ～ 20 μm 的淋巴母细胞。小淋巴细胞的细胞核为圆形，占细胞的 90%，细胞核的一侧常有浅凹，染色质浓密呈块状，着色深。大淋巴细胞的细胞核染色质略稀疏，着色略浅，有的可见核仁。细胞质为嗜碱性，染色呈蓝色。细胞质中可含嗜天青颗粒。电镜下，淋巴细胞的细胞质含大量游离核糖体，可有小的溶酶体、粗面内质网、高尔基复合体和线粒体（图 2-6）。根据淋巴细胞的发生来源、形态特点和免疫功能等不同，可将其分为 3 类：① 胸腺依赖淋巴细胞（thymus dependent lymphocyte）：简称为 T 细胞，产生于胸腺，约占血液淋巴细胞总数的 75%；其体积小，细胞质内含数个溶酶体，参与细胞免疫并具有免疫调节作用。②骨髓依赖淋巴细胞（bone marrow dependent lymphocyte）：简称为 B 细胞，产生于骨髓，占 10% ～ 15%；其体积略大，一般不含溶酶体，有少量粗面内质网。B 细胞受抗原刺激后增殖分化为浆细胞，产生抗体，参与体液免疫。③自然杀伤细胞（nature killer cell）：简称为 NK 细胞，产生于骨髓，约占 10%；为大淋巴细胞，溶酶体较多，能非特异杀伤某些肿瘤细胞和病毒感染细胞，同时具有免疫调节作用。淋巴细胞是机体内唯一可从组织中返回血液的白细胞，在机体的免疫防御过程中发挥重要作用。淋巴细胞的寿命为几小时到几年。

5．单核细胞　单核细胞（monocyte）占白细胞总数的 3% ～ 8%，是白细胞中体积最大的细胞，细胞呈圆形或椭圆形，直径为 14 ～ 20 μm。细胞核呈肾形、马蹄形或不规则形。染色质颗粒细而松散，故着色较浅。细胞质较多，呈弱嗜碱性，细胞质内含有许多细小的嗜天青颗粒（图 2-7）。颗粒内含有过氧化物酶、酸性磷酸酶、非特异性酯酶和溶菌酶，这些酶不仅与单核细胞的功能有关，还可作为与淋巴细胞的鉴别点。电镜下，细胞表面有少许短的微绒毛，细胞质内含有许多吞噬泡、线粒体和粗面内质网，嗜天青颗粒即为溶酶体（图 2-7）。单核细胞在血流中停留 12 ～ 48 h 后，进入不同的组织，分化成不同种类的巨噬细胞，如小胶质细胞、破骨细胞等。机体内大多数具有吞噬能力的细胞均来源于单核细胞。所有单核细胞来源的细胞都是抗原呈递细胞，在组织的免疫防御中发挥重要作用。单核细胞除了具有吞噬和杀菌功能之外，还能消除体内衰老和损伤的细胞，并参与免疫作用。

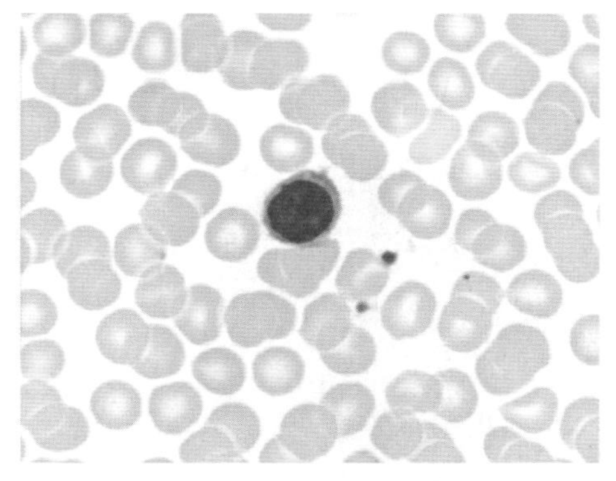

图 2-6　淋巴细胞 Giemsa 染色图片

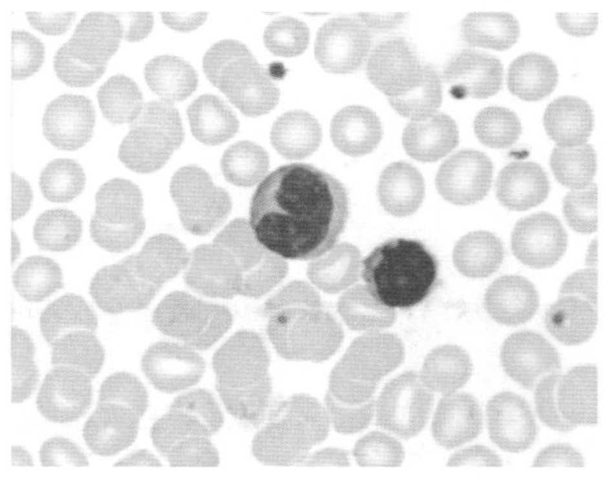

图 2-7　单核细胞 Giemsa 染色图片

Note

框 2-1 白细胞增多的原因

白细胞增多的原因主要包括生理性增多和病理性增多两类。①生理性白细胞增多可见于剧烈活动后、妊娠及分娩时或者严寒、酷热情况下，部分人可出现中性粒细胞增多的生理反应。另外，婴幼儿时期可能出现淋巴细胞比例偏高的现象。②病理性白细胞增多的原因较多，各种病毒感染性疾病如水痘、肝炎等和某些传染性疾病恢复期可导致患者淋巴细胞数目增多；某些过敏性疾病，如支气管哮喘、荨麻疹和寄生虫感染性疾病等可导致嗜酸性粒细胞升高；各种病菌导致的急性感染、严重的组织损伤以及白血病、恶性肿瘤等多种病因都可以导致中性粒细胞增多。如果出现大量异常形态的白细胞，则需要考虑造血系统恶性肿瘤等疾病，例如白血病、骨髓增殖性肿瘤等。

（三）血小板

血小板（platelet）是骨髓中成熟巨核细胞脱落下来的小块细胞质，无细胞核，并非严格意义上的细胞。人外周血中正常血小板计数为（150 ～ 350）×10^9/L。肝和肾生成的促血小板生成素（thrombopoietin，TPO）是血小板生成的主要调节因子。血小板呈两面微凹的椭圆形或圆盘形，直径约为 2 μm，平均体积为 5.8 fl。一旦被激活，血小板形态即发生改变，变为树突状（形变）、摊鸡蛋型（铺展）和蜂窝状（聚集）。在血涂片中，血小板常聚集成群。血小板中央部有蓝紫色的颗粒，称为颗粒区（granulomere）；周边部呈均质浅蓝色，称为透明区（hyalomere）。电镜下（图 2-8），血小板表面吸附有血浆蛋白，其中有多种凝血因子。透明区含有微管和微丝，参与血小板形状的维持和变形。颗粒区有特殊颗粒、致密颗粒和少量溶酶体。特殊颗粒又称为 α 颗粒，体积较大，圆形，中等电子密度，内含血小板因子 4、血小板源性生长因子（platelet derived growth factor，PDGF）、凝血酶敏感蛋白（thrombospondin）等。致密颗粒较小，电子密度大，内含 5- 羟色胺、ADP、ATP、钙离子、肾上腺素等。此外，血小板内还有开放小管系和致密小管系。开放小管系的管道与血小板表面细胞膜连续，借此可增加血小板与血浆的接触面积，并能摄取血浆物质和释放颗粒内容物。致密小管系是封闭的小管，管腔电子密度中等，能收集钙离子和合成前列腺素等（图 2-8）。

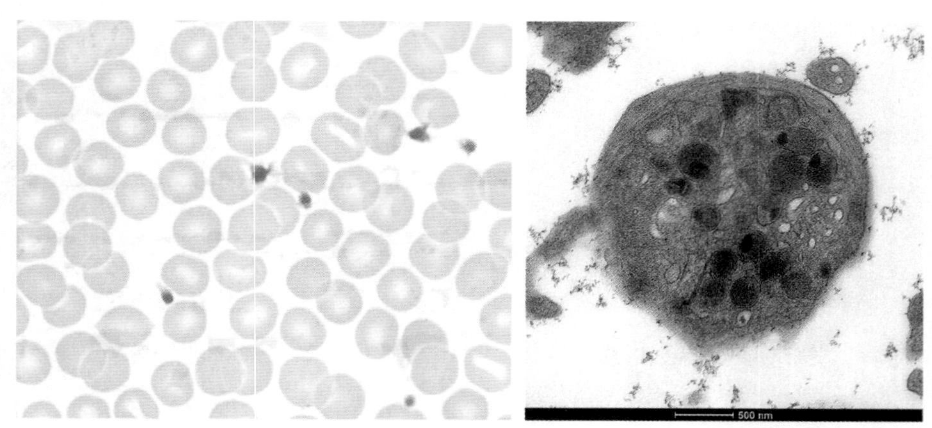

图 2-8 血小板光镜（左）和电镜（右）图

血小板参与止血和凝血过程。当血管内皮受损或破裂时，血小板迅速黏附、聚集于破损处，形成血栓，堵塞破损的血管。在这一过程中，血小板释放颗粒内容物，其中，5- 羟色胺能促进血管收缩，血小板因子 4 能对抗组胺的抗凝血作用，凝血酶敏感蛋白促进血小板聚集，血小板源性生长因子具有刺激内皮细胞增殖和促进血管修复的作用。血小板寿命为 7 ～ 14 天。

二、造血发生

正常成人每天每千克体重产生 25 亿个红细胞、25 亿个血小板和 10 亿个粒细胞，造血速度根据实际需要进行调控，可从近乎没有造血到数倍于正常造血水平。各种谱系造血细胞形成的过程，称为造血发生（hematopoiesis）。能产生和支持造血细胞增殖、分化和成熟的组织和器官，如骨髓、肝、脾、胸腺和淋巴结等，称为造血场所（hematopoietic organs）。

（一）造血发生过程

1．胚胎期造血

（1）中胚叶造血期：主要发生在胚胎发育第 2 ～ 6 周（图 2-9）。第 2 周时，在原肠胚形成的晚期，卵黄囊壁上的胚外中胚层细胞聚集形成血岛，并出现最早的造血细胞，形成原始造血系统。这种造血只是暂时性的，绝大多数产生的原始血细胞是红细胞，即第 1 代巨幼红细胞，在释放入血后才脱去细胞核。血岛内不产生粒细胞和巨核细胞，这一时期的造血又称为原始造血（primitive hematopoiesis）。与这一原始造血相重叠的是能够生成在成人体内可见的各种血细胞的定向造血（definitive hematopoiesis）。目前认为，主动脉 - 性腺 - 中肾区（AGM）是人类胚胎第 4 ～ 6 周产生定向造血细胞的主要部位，但目前的研究显示卵黄囊血岛的前部以及发育中胎盘的尿囊部也可出现定向造血，而定向造血的主要标志是造血干细胞的出现。造血干细胞在卵黄囊、AGM 区和胎盘并不分化，但从这 3 个部位来源的造血干细胞都可以通过血液循环转移到肝并种植于此，进而分化成熟为各种血细胞。

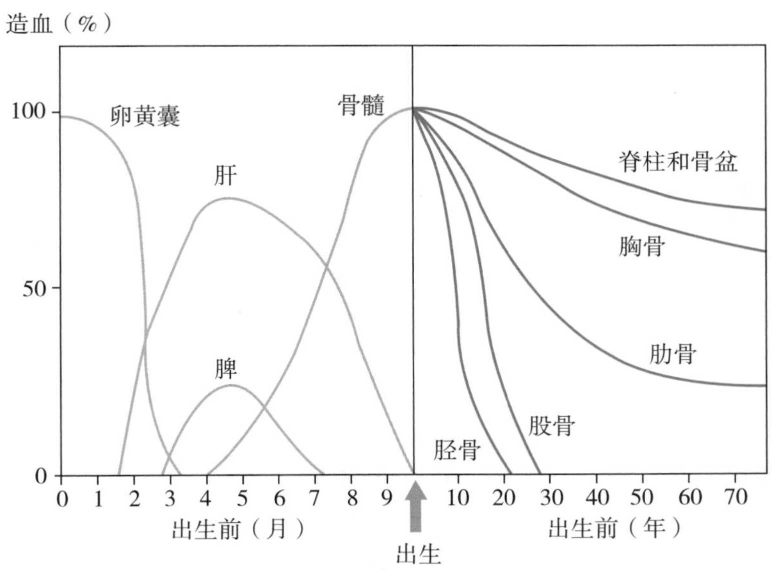

图 2-9 胚胎期和成体期造血发生过程

（2）肝造血（主要造血场所）：主要发生在胚胎发育第 6 周～ 7 个月。与原始造血相似，肝造血也以红细胞为主，即第 2 代巨幼红细胞，这些红细胞比原始造血产生的红细胞小，包含胚胎（以 HbF 为主）和成人血红蛋白链。胚胎 4 个月后胎肝也产生粒细胞和少量巨核细胞，5 个月后胎肝造血逐渐减少，至出生后停止。胚胎第 6 ～ 7 周时，胸腺产生淋巴细胞及少量的红细胞和粒细胞，在胚胎后期，经血流来自胎肝的造血前体细胞在胸腺内经诱导和分化为前 T 细胞。脾在胚胎第 3 个月时以产生红细胞为主，以后产生粒细胞，第 5 个月后，产生淋巴细胞和单核细胞，出生后成为产生淋巴细胞的器官。淋巴结短暂产生红细胞，胚胎第 4 个月后至终生只产生淋巴细胞和浆细胞。

（3）骨髓造血：主要发生在胚胎发育第 6 个月后（图 2-9）。胚胎第 8 个月时，骨髓造血高度发育，产生红细胞、粒细胞、巨核细胞、淋巴细胞及单核细胞。红细胞的血红蛋白除血红蛋白 F（HbF）外，还可合成少量的 HbA 和 HbA2。在骨髓造血旺盛时，肝、脾等造血功能逐渐减退。

小测试2-1：新生儿可以选取哪些部位进行骨髓检查?

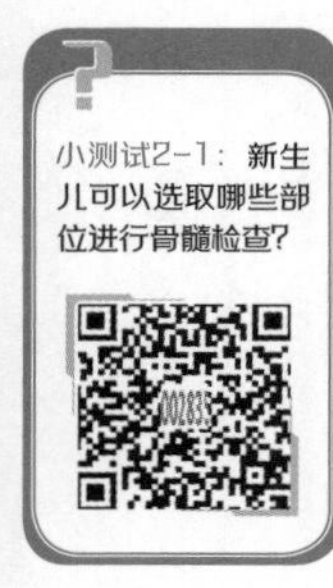

胚胎期各类血细胞形成的顺序是：红细胞、粒细胞、巨核细胞、淋巴细胞和单核细胞。红细胞的形态由巨型逐渐向正常形态演变。

2．出生后造血 生理情况下，人体主要的造血器官是骨髓。5 岁以下的儿童，所有骨骼的骨髓都参与造血，5 ～ 7 岁以后，骨髓逐渐开始脂肪化，18 岁以后，红骨髓仅存在于扁骨、短骨及长骨的近心端，如颅骨、胸骨、脊椎骨、肋骨、髂骨和股骨的近心端，具有造血功能（图 2-9）。骨髓是唯一可产生粒细胞、红细胞和巨核细胞的造血器官，同时也产生淋巴细胞和单核细胞。骨髓是 B 细胞发育成熟的场所，成熟的 B 淋巴细胞可随血流迁移到周围淋巴器官，因此骨髓是中枢淋巴器官。

此外，胸腺、脾、淋巴结等也参与造血，终生产生淋巴细胞。胸腺的主要功能是产生淋巴细胞和分泌胸腺素，是 T 细胞发育成熟的场所。脾的胸腺依赖区主要为 T 细胞定居场所。脾小体由大量 B 细胞构成，因此脾能产生大量的 T、B 淋巴细胞并参与免疫应答。淋巴结中也含有大量 T、B 细胞，淋巴小结生发中心主要是 B 细胞定居的场所；副皮质区主要是 T 细胞聚集之处；髓索主要含 B 细胞和浆细胞，以及吞噬细胞、肥大细胞和嗜酸性粒细胞等。出生后淋巴结只产生淋巴细胞和浆细胞，淋巴结可以促进 T、B 记忆细胞和抗原递呈细胞接触，以更好地进行免疫监控和应答。

3．髓外造血 在某些疾病状态下（骨髓纤维化），骨髓的造血组织受到破坏，肝、脾、淋巴结等组织重新恢复胎儿期的造血功能，以部分代偿骨髓的造血功能，称为髓外造血（extramedullary hematopoiesis）。髓外造血有很大的局限性，在外周血中可出现幼稚细胞，如有核红细胞、晚幼粒细胞、中幼粒细胞，甚至早幼粒细胞和原粒细胞。

（二）造血发生的调控

造血干细胞（hematopoietic stem cells，HSCs）是重要的成体干细胞，其自我更新和分化过程受到多种因素的影响，简单来讲可以分为内在因素和外在因素两个方面。内在因素通常指造血干细胞在发生、自我更新和分化过程中所受的基因调控网络，如转录因子的表达和表观遗传的改变等；外在因素通常指骨髓微环境成分对造血干细胞的作用，这些成分包括造血生长因子、细胞因子、细胞外基质等。不同方面的调控信息共同形成复杂的调控网络，维持造血发生的正常进行。

1．内在因素 无论是早期胚胎时期，还是成体期的造血发生都受到特定基因的精确调控，如：①有证据表明，Wnt、Notch 等信号对造血干细胞的调控具有非常重要的作用；一系列的转录因子，如 Meis1、HoxB4、Bim1、Hif1、FOXO、GFI1、ATM、p57 能维持造血干细胞的自我更新能力，c-MYC、c-MYB、JUNB、p18、p27 则能促进造血干细胞的增殖和（或）分化；②在造血干细胞分化成多能性祖细胞或定向祖细胞的不同阶段，相应的转录因子发挥着非常重要的作用，如 GATA1、FOG1 能促进红系 / 巨核细胞祖细胞向红细胞和巨核细胞的分化；GATA2、C/EBP 能促进粒系 / 巨噬细胞祖细胞向粒细胞的定向分化；PU.1、Ikaros、Pax5 能促进淋巴系祖细胞向 T、B 细胞的定向分化；③从定向祖细胞经由前体细胞到分化为成熟的谱系细胞（红细胞、巨核细胞、粒细胞和淋巴细胞）过程中，也同样受到相关基因的调控；④近年来，越来越多的证据显示，表观遗传，即 DNA 序列上的修饰，包括甲基化、乙酰化、羟基化等，对造血发育调控

Note

也发挥着重要的作用。⑤原癌基因（如 *ras*、*c-abl*、*bcl-2*、*c-kit* 等）和抑癌基因（*p53*、*Rb* 等）也参与了造血干细胞的增殖和分化。此外，这些调控正常造血发育的相关基因在化学、物理、生物等因素作用下，若出现点突变、缺失、重排或扩增等突变，则有可能导致细胞的恶性转化。

2．外在因素（骨髓微环境） 出生后，造血细胞位于骨髓腔特殊的微环境（microenviroment）中，这个局部微环境对造血细胞发育起着关键的支持作用，又称龛（niche）。造血干细胞微环境的概念是 1978 年由 Schofield 首次提出的，造血干细胞与其 Niche 的关系被喻为“种子”与“土壤”的关系。“土壤”的组成和性质直接影响着“种子”的发育和生长。组成造血微环境的主要成分包括血管系统、神经成分、各种类型非造血细胞、细胞外基质以及其他结缔组织。由于造血干细胞能进行自我更新和分化为所有的血液细胞，因而目前通常讲的造血微环境主要是指造血干细胞的微环境。

骨髓微环境中的各种 niche 细胞所分泌的生长因子（Wnt、FGF-2、ANGPTLs 等）、细胞因子（SCF、TPO、IL-3、IL-6 等）以及细胞外基质（蛋白聚糖、成黏连蛋白、整合素等），都可通过配体 - 受体介导等途径来调控造血干细胞的自我更新和分化，促进造血的发生和稳定。

细胞外基质对造血细胞的黏附、定位、迁徙等有支持生存的作用，同时也介导细胞与细胞、细胞与基质的各种物理、化学信号传递，影响细胞因子、生长因子、转移因子的分泌能力，以及抑制诱导凋亡基因的表达，从而调控造血。

框 2-2 造血干细胞

20 世纪 60 年代，Ernest McCulloch 和 James Edgar Till 共同发现和定义了造血干细胞（hematopoietic stem cells，HSCs）。HSCs 是成体骨髓内能进行自我更新并分化成所有成熟造血细胞的一群原始造血细胞，占有核细胞的 0.1% ~ 0.5%，大部分处于静息期（G0 期）。利用体内造血干祖细胞的活体成像技术，科学家们发现长期 HSCs 主要位于窦状毛细血管和骨膜内表面。以往认为低氧对维持 HSCs 的静息状态至关重要。研究发现，虽然长期 HSCs 附近的氧气含量较低，但是在氧气含量最低的区域却没有长期 HSCs，提示缺氧可能不是维持 HSCs 静息状态的先决条件。长期 HSCs 在空间上处于相对静止的状态，而激活的 HSCs 运动能力明显增加。并且，静息 HSCs 呈单细胞存在，而激活的 HSCs 则成簇存在，提示 HSCs 的激活可能受空间限制。相信随着更多新技术的发展，对 HSCs 本身的特征和骨髓微环境异质性的认识将更加深入，这将极大地推动 HSCs 体外扩增技术的发展及其临床应用。

（郑俊克 于 卓）

第二节 血浆和血细胞的功能

案例 2-2

女，23 岁，因面色苍白、乏力、活动后气促 3 个月，步行入院。既往体健，未体检。近 5 个月为减肥而节食。查体：血压 100/75 mmHg，呼吸 16 次 / 分，脉搏 102 次 / 分，体重 38 kg。面色苍白，双肺呼吸音清晰，心率 102 次 / 分，律齐，腹部平软，肝、脾无肿

Note

案例 2-2 解析

大。实验室检查：血红蛋白 68 g/L（115 ~ 150 g/L），平均红细胞体积 60 fl（82 ~ 100 fl），肝、肾功能正常。详细追问患者病史，患者每天进食 1 个苹果及青菜，未进食肉类及主食，每天饮浓茶及咖啡提神。月经欠规律，月经量增多。

问题：

1．该患者为何出现面色苍白、乏力、活动后气促的症状？

2．根据实验室检查结果和患者病史，该患者出现贫血最可能的原因是什么？

一、血浆的功能与理化特性

（一）血浆的功能

血浆是一种晶体物质溶液，包括水和溶解于其中的多种电解质、小分子有机化合物和一些气体。水的比热大，有助于维持正常体温。溶质参与渗透压、酸碱度等理化特性的维持，并与机体其他体液进行物质交换。

正常情况下，血浆中的各种离子浓度在一定范围内维持动态平衡，对于各项生命活动的产生与调节有重要意义。如细胞外液中 Na^+ 是维持血浆晶体渗透压从而保持血浆量的主要离子；血浆中 Na^+、K^+、Ca^{2+} 保持适当比例对于维持神经肌肉的正常兴奋性有重要意义。

血浆中含有多种分子大小及结构不同的蛋白质。正常成年人血浆蛋白含量为 65 ~ 85 g/L，其中白蛋白为 40 ~ 48 g/L，球蛋白为 15 ~ 30 g/L。正常情况下，白蛋白与球蛋白的浓度比是相对恒定的，为 1.5 ~ 2.5，肝病时白蛋白减少，常引起血浆白蛋白 / 球蛋白的比值下降。血浆蛋白的主要功能包括：①运输功能：血浆蛋白是多种代谢物质的运输载体。某些血浆蛋白可以与脂溶性物质结合，使其成为水溶性而便于运输；也可与分子较小的物质，如激素呈可逆性结合，防止它们从肾中流失。由于结合状态与游离状态处于动态平衡，可使这些物质在血液中游离状态的浓度保持相对稳定；②缓冲功能：白蛋白及其钠盐组成缓冲对，和其他缓冲对一起缓冲血浆中酸碱度的变化；③参与机体的免疫功能，抵御病原微生物（如病毒、细菌、真菌等）的入侵：血浆中的免疫球蛋白和补体都是实现免疫功能的重要成分；④参与血液凝固、抗凝和纤溶等生理过程；⑤形成并维持血浆胶体渗透压，调节血管内外水的分布；⑥营养功能。

框 2-3 低蛋白血症

以下情况可以引起血浆蛋白降低，从而出现低蛋白血症：极端饥饿或膳食中严重缺少蛋白质；肝脏疾病导致蛋白质合成障碍；肾脏疾病导致由尿中排出大量蛋白质；严重烧伤导致每天从身体表面丧失大量体液等。当血浆蛋白浓度降低，以致血浆渗透浓度降低时，体内组织液的生成增多，导致水分在组织中积聚，形成水肿，甚至导致腹腔内液体积聚，引起腹水。这一过程受到多种因素的影响。

（二）血液的理化特性

1．血液的比重 正常人全血的比重为 1.050 ~ 1.060。血浆的比重为 1.025 ~ 1.030，其高低主要取决于血浆蛋白的含量。红细胞的比重为 1.090 ~ 1.092，血液中红细胞数量越多，全血比重就越大。

2．血液的黏度 液体的黏度（viscosity）来源于其内部分子或颗粒之间的摩擦力。血液的黏度常以其与水的黏度比值来表示。如果水的黏度为 1，则全血的相对黏度为 4 ～ 5，血浆的相对黏度为 1.6 ～ 2.4（温度为 37℃时）。当温度不变时，全血的黏度和血浆的黏度分别主要取决于血细胞比容的高低和血浆蛋白含量的多少。血液的黏度是形成血流阻力的重要因素之一。

3．血浆的渗透压 血浆渗透压（osmotic pressure）由两部分物质的渗透压构成：晶体物质所形成的渗透压，称为晶体渗透压（crystal osmotic pressure），约 80% 来自 Na^+ 和 Cl^-；蛋白质所形成的渗透压，称为胶体渗透压（colloid osmotic pressure），75% ～ 80% 来自白蛋白。正常血浆渗透压约为 300 mmol/L 或 300 mOsm/(kg · H_2O)，约相当于 770 kPa（5790 mmHg）。由于蛋白质的分子量大，血浆中蛋白质分子数量少，所形成的胶体渗透压低，仅占 1.3 mOsm/(kg · H_2O)，约相当于 3.3 kPa（25 mmHg）。

正常情况下细胞外液与细胞内液总渗透压相等。由于细胞外液中的晶体物质绝大部分不易透过细胞膜，当其浓度发生变化时，可引起细胞外液晶体渗透压及总渗透压的变化，而影响细胞内外水的平衡。所以细胞外液的晶体渗透压对于保持细胞内外的水平衡和细胞的正常体积极为重要；水和晶体物质可自由通过毛细血管壁，血浆与组织液中晶体物质的浓度以及晶体渗透压基本相等。在生理情况下，由于血浆蛋白不易透过毛细血管壁，当血浆蛋白浓度发生变化时，将改变毛细血管两侧的胶体渗透压，从而影响毛细血管两侧水的平衡。因此，虽然血浆胶体渗透压较低，但在调节血管内、外水的平衡和维持正常的血浆容量中起重要的作用。当肝、肾疾病或营养不良导致血浆蛋白降低时，可因血浆胶体渗透压的降低导致毛细血管处组织液滤过增多而出现组织水肿。

在临床和生理学实验使用的各种溶液中，如果渗透压与血浆渗透压相等，即称为等渗溶液。渗透压高于或低于血浆渗透压者，称为高渗或低渗溶液。0.9% NaCl 溶液是等渗溶液，红细胞悬浮于其中可保持正常形态和大小。1.9% 的尿素溶液虽然与血浆等渗，但因尿素能透过红细胞膜（NaCl 不能透过红细胞膜），导致红细胞内渗透压升高，水进入细胞中导致肿胀破裂而溶血。一般把能够将红细胞置于其中而不发生溶血的等渗溶液称为等张溶液（isotonic solution），是因为它能维持红细胞膜的正常张力。因此，等张溶液是等渗溶液；而等渗溶液不一定是等张溶液，如等渗的尿素溶液。

小测试2-2：临床上给患者大量输液时为什么采用0.9%的生理盐水？

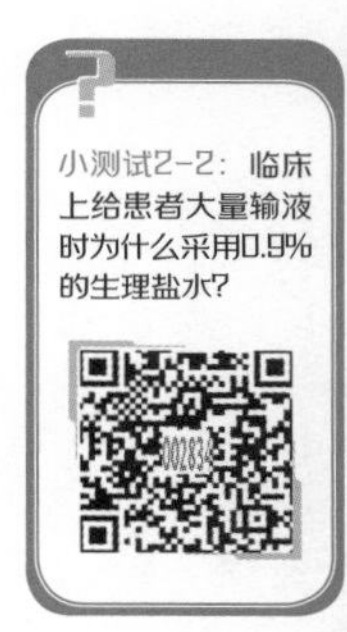

4．血浆的酸碱度 正常人血浆的 pH 为 7.35 ～ 7.45。血浆 pH 的相对恒定有赖于血液内的缓冲系统以及正常的肺、肾功能。血浆内主要包括 3 个缓冲对：$NaHCO_3/H_2CO_3$、蛋白质钠盐 / 蛋白质和 Na_2HPO_4/NaH_2PO_4，其中 $NaHCO_3/H_2CO_3$ 是最重要的缓冲对，其比值为 20。缓冲系统的存在可有效减轻酸碱物质对血浆 pH 的影响，肺和肾则可不断排出体内过多的酸或碱，使血浆 pH 仅在极小范围内波动。当血浆 pH 低于 7.35 时，称为酸中毒；高于 7.45 时，称为碱中毒。血浆 pH 低于 6.9 或高于 7.8 时都将危及生命。

二、血细胞的生理特性与功能

（一）红细胞的生理特性与功能

1．红细胞的生理特性 红细胞具有可塑变形性、悬浮稳定性和渗透脆性，这些特性都与红细胞的双凹圆碟形有关。

（1）可塑变形性：红细胞在血管中循环运行时，常常需要通过口径比其小的毛细血管和血窦孔隙，此时红细胞可发生形变，而在通过这些孔径后可再恢复其正常双凹圆碟形，这种特性称为

Note

可塑变形性（plastic deformation）。可塑变形性是红细胞生存所需的最重要的特性。红细胞的变形性主要取决于红细胞双凹圆碟形的几何形状，它使红细胞具有较大的表面积与体积之比，这使得红细胞在受到外力时易于发生变形。遗传性球形细胞增多症患者，由于红细胞呈球形，其表面积与体积之比降低，红细胞的变形能力减弱。

（2）悬浮稳定性：生理状态下，红细胞能相当稳定地悬浮于血浆中而不易下沉，这一特性称为悬浮稳定性（suspension stability）。将与抗凝剂混匀的血液静置于血沉管中，正常时红细胞下降很慢。通常以第一小时末红细胞沉降的距离表示红细胞的悬浮稳定性，称为红细胞沉降率（erythrocyte sedimentation，ESR），简称血沉。红细胞沉降率越大，表示红细胞的悬浮稳定性越差。正常成年男性红细胞沉降率为 0 ～ 15 mm/h，成年女性为 0 ～ 20 mm/h。红细胞沉降率加快主要是由于多个红细胞彼此以凹面相贴，形成红细胞叠连，发生叠连后的红细胞团块总表面积与总体积之比减小，与血浆的摩擦力减小所致。红细胞叠连形成的快慢主要决定于血浆的变化，而不在红细胞本身。通常血浆中球蛋白、纤维蛋白原及胆固醇含量增多时，可使血细胞叠连加速，红细胞沉降率加快。在某些疾病时（如活动性肺结核、风湿热等），由于炎症因子促进肝内纤维蛋白原的合成，可引起红细胞沉降率加快。

（3）渗透脆性：红细胞在低渗溶液中发生破裂溶血的特性，称为红细胞渗透脆性（osmotic fragility）。红细胞在等渗溶液（0.9% NaCl）中可保持其正常形态和大小，红细胞悬浮于一系列浓度递减的低渗 NaCl 溶液中，水将在渗透压差的作用下渗入红细胞，红细胞逐渐胀大，成为球形，当 NaCl 浓度降至 0.42% ～ 0.46% 时，部分红细胞开始破裂而发生溶血，当 NaCl 浓度降至 0.28% ～ 0.32% 时，则全部红细胞发生溶血。这表明红细胞对低渗溶液有一定的抵抗力。渗透脆性大，说明红细胞对低渗溶液的抵抗力小；反之，渗透脆性小，则抵抗力大。遗传性球形细胞增多症患者的红细胞脆性增大，缺铁性贫血患者的红细胞脆性则减小。故测定红细胞的渗透脆性有助于某些疾病的临床诊断。

2．红细胞的功能 红细胞的主要功能是运输 O_2 和 CO_2。从肺泡进入毛细血管血液中的 O_2，有 98.5% 是与红细胞中的血红蛋白结合进行运输的。从组织进入血液的 CO_2 主要以碳酸氢盐和氨基甲酰血红蛋白的形式存在，分别占 CO_2 运输总量的 88% 和 7%。双凹圆碟形使红细胞具有较大的气体交换面积，由细胞中心到大部分表面的距离都很短，故有利于细胞内外 O_2 和 CO_2 的交换。一旦红细胞破裂，血红蛋白逸出，即丧失运输 O_2 的功能。此外，红细胞内有多种缓冲对，能缓冲机体产生的酸碱物质。

3．红细胞的生成与调节 红细胞正常数量的维持是其不断生成和不断破坏保持动态平衡的结果。

（1）红细胞生成的原料：在红细胞生成的过程中，需要有足够的蛋白质、铁、叶酸和维生素 B_{12} 的供应。蛋白质和铁是合成血红蛋白的重要原料，而叶酸和维生素 B_{12} 是红细胞成熟所必需的物质。

铁是合成血红蛋白的必需原料。体内铁的来源有两部分，其中 95% 来自体内铁的再利用，体内的铁主要由衰老的红细胞被巨噬细胞吞噬后，血红蛋白分解所释放；剩下少量的铁来源于食物的供应，成人每天需要 20 ～ 30 mg 的铁用于红细胞生成，但每天仅需从食物中吸收 1 mg 以补充排泄的铁。当铁的摄入不足或吸收障碍，或长期慢性失血以致机体缺铁时，可使血红蛋白合成减少，引起缺铁性贫血（iron deficiency anemia）。

叶酸和维生素 B_{12} 是合成 DNA 所需的重要辅酶。缺乏叶酸或维生素 B_{12} 时，DNA 的合成障碍引起细胞核发育减慢，幼红细胞分裂减慢，而胞质 RNA 合成不受影响，胞质成分（包括血红蛋白）形成相对正常，胞核发育滞后于胞质，红细胞体积增大，导致巨幼细胞贫血（megaloblastic anemia）。维生素 B_{12} 的吸收需要内因子（intrinsic factor）的参与。内因子由胃黏膜的壁细胞产生，故当胃大部分切除或胃的壁细胞损伤时，机体缺乏内因子，可因维生素 B_{12} 吸收

Note

障碍而导致巨幼细胞贫血。

(2) 红细胞生成的调节：红细胞的生成主要受促红细胞生成素（erythropoietin，EPO）的调节。EPO是一种主要由肾间质细胞产生的糖蛋白，能促进骨髓中红系定向祖细胞的增殖、分化，促进网织红细胞的成熟与释放，加速红细胞生成。组织缺氧是促进EPO分泌的生理性刺激因素。任何引起肾氧气供应不足的因素，如贫血、缺 O_2 或肾血流量减少，均可促进EPO的合成与分泌，使血浆EPO含量增加。因此，双肾实质严重破坏的晚期肾脏病患者常因缺乏EPO而发生肾性贫血（renal anemia）。

框 2-4　EPO 的发现与研究进展

1882年研究者首次观察到人到达高原后体内红细胞数目增多，由此拉开了人们探索红细胞生成调控机制的序幕。20世纪以来，大量动物实验研究均提示，来自贫血或缺氧动物的血浆中存在可以促进红细胞生成的体液因子。1948年该因子被命名为促红细胞生成素（erythropoietin，EPO）。1950年研究证实，缺氧促进红细胞的生成依赖于体液因素EPO的介导。随着分子生物学技术的发展，对EPO的研究开始深入到分子生物学水平，人们发现低氧促进EPO基因表达的机制与低氧诱导因子-1（hypoxia inducible factors-1,HIF-1）的作用有关。HIF-1是一种转录因子。低 O_2 时肾内HIF-1的活性增强，可与位于EPO基因3′端的增强子结合而促进EPO的表达。有关HIF-1在细胞缺氧应答调控中的作用的研究获得了2019年诺贝尔生理学或医学奖。

雄激素可以提高血浆中的EPO浓度，促进红细胞的生成，也可以直接刺激骨髓红系祖细胞的增殖，促进红细胞生成；雄激素还可促进血红蛋白的合成。雌激素可降低红系祖细胞对EPO的反应，抑制红细胞的生成。雄激素和雌激素对红细胞生成的不同调节效应，可能是成年男性红细胞数和血红蛋白量高于女性的原因之一。此外，还有一些激素，如甲状腺激素、肾上腺皮质激素和生长激素等可改变组织对氧的需求而间接促进红细胞的生成。

（二）白细胞的生理特性和功能

各类白细胞均参与机体的防御功能。白细胞所具有的变形、游走、趋化、吞噬和分泌等特性，是执行防御功能的生理基础。除淋巴细胞外，所有白细胞都能伸出伪足做变形运动，凭借这种运动得以穿过血管壁，此过程称为白细胞渗出。渗出到血管外的白细胞，可在组织内游走，在某些物质的吸引下，迁移到炎症区实现防御作用。白细胞趋向某些化学物质游走的特性，称为趋化性。能吸引白细胞发生定向运动的化学物质称为趋化因子。人体细胞的降解产物、抗原-抗体复合物、补体活化产物、细菌毒素和细菌等都具有趋化活性。白细胞顺着趋化因子的浓度梯度游走到炎症部位，将细菌等异物吞噬，进而将其消化、杀灭。白细胞还可分泌白细胞介素、干扰素、肿瘤坏死因子、集落刺激因子等多种细胞因子，通过自分泌、旁分泌作用参与炎症和免疫反应的调控。

1．中性粒细胞　中性粒细胞是血液中主要的吞噬细胞，其变形游走能力和吞噬活动均较强。当细菌入侵时，中性粒细胞在炎症区域产生的趋化性物质作用下，自毛细血管渗出游走到炎症区域吞噬细菌。中性粒细胞作为体内游走速度最快的细胞，是最先到达炎症部位的效应细胞。中性粒细胞吞噬细菌后通过溶酶体酶，将吞噬的细菌和组织碎片分解，使入侵的细菌被包围在组织局部，防止病原微生物在体内扩散。中性粒细胞吞噬3～20个细菌后，其本身即解体，释放的各种溶酶体酶又可溶解周围组织而形成脓液。当血液中的中性粒细胞数减少到 1×10^9/L 时，机体的

Note

抵抗力明显降低，易发生感染。此外，中性粒细胞还可吞噬和清除衰老的红细胞和抗原 - 抗体复合物等。

2．嗜酸性粒细胞 嗜酸性粒细胞的吞噬能力较弱，可选择性吞噬抗原 - 抗体复合物，但吞噬缓慢，基本无杀菌作用，在抗细菌感染防御中不起主要作用。其主要功能有：①限制嗜碱性粒细胞和肥大细胞在速发型过敏反应中的作用。②释放一些可损伤蠕虫虫体的物质，参与对蠕虫的免疫反应。临床上嗜酸性粒细胞增多常提示过敏情况的存在或有寄生虫感染。

3．嗜碱性粒细胞 嗜碱性粒细胞的颗粒内含有肝素、组胺、嗜酸性粒细胞趋化因子 A 等。组胺和过敏性慢反应物质可使毛细血管壁通透性增加，引起局部充血水肿，并可使支气管平滑肌收缩，从而引起荨麻疹、哮喘等 I 型超敏反应症状。因此，嗜碱性粒细胞是参与超敏反应的重要效应细胞；肝素具有抗凝血作用，有利于保持血管的通畅，使吞噬细胞能够到达抗原入侵部位而将其破坏；此外，嗜碱性粒细胞被激活时释放的嗜酸性粒细胞趋化因子 A，可吸引嗜酸性粒细胞聚集于局部，以限制嗜碱性粒细胞在超敏反应中的作用。

4．单核细胞 单核细胞在血液中停留约 1 天后迁移至组织中，继续发育成巨噬细胞。巨噬细胞具有比中性粒细胞更强的变形运动和吞噬能力，可吞噬更多的细菌（多达 100 个）、更大的细菌和颗粒（包括红细胞）。巨噬细胞的溶酶体还含有大量的酯酶，可消化某些细菌（如结核分枝杆菌）的脂膜。激活的单核 - 巨噬细胞能合成和分泌多种细胞因子，如集落刺激因子、干扰素、肿瘤坏死因子及白介素等，参与机体的防御机制。

5．淋巴细胞 淋巴细胞在免疫应答反应过程中起核心作用。根据细胞生长发育的过程、细胞表面标志和功能的不同，可将淋巴细胞分成 T 淋巴细胞、B 淋巴细胞和自然杀伤细胞（natural killer，NK）三大类。T 细胞主要与细胞免疫有关，B 细胞主要与体液免疫有关，而 NK 细胞则是机体固有免疫的重要执行者，能够直接杀伤被病毒感染的自身细胞或者肿瘤细胞。

（三）血小板的生理特性和功能

1．血小板的生理特性 血小板的生理特性包括黏附、聚集、释放、收缩和吸附等，这些特性与血小板功能的实现密切相关。

（1）黏附：血小板与非血小板表面的黏着称为血小板黏附（platelet adhesion）。当血管损伤、暴露其内膜下的胶原组织时，血小板便黏附于胶原纤维上。血小板的黏附需要血小板膜上的 GPⅠb/Ⅸ/Ⅴ复合物（血小板表面主要的黏附受体）、内皮下成分（主要是胶原纤维）和血浆 vWF 的参与。血管受损后，血浆中的 vWF 可与血小板膜上的 GPⅠb/Ⅸ/Ⅴ复合物结合，从而使血小板黏附于胶原纤维上。在 GPⅠb/Ⅸ/Ⅴ复合物缺乏（巨大血小板综合征）、vWF 缺乏（von Willebrand 病）和胶原纤维变性等情况下，血小板的黏附功能受损，因而可能存在出血倾向。

（2）聚集：血小板与血小板之间的相互黏着，称为血小板聚集（platelet aggregation）。在静息时血小板并不发生聚集，当血小板黏附于血管破损处或有致聚剂的激活时，在 Ca^{2+} 的参与下，活化血小板膜 GPⅡb-Ⅲa，暴露出纤维蛋白原受体。一个纤维蛋白原分子可同时与至少 2 个 GPⅡb-Ⅲa 结合，因此血小板能通过各自表面的 GPⅡb-Ⅲa 和纤维蛋白原结合而聚集成团。血小板的聚集可分为两个时相：第一时相发生迅速，为可逆聚集；第二时相发生缓慢，为不可逆性聚集。第二时相的出现是由于血小板被外源性致聚剂活化后释放内源性 ADP 所致。目前已知多种生理和病理因素均可引起血小板聚集。生理性致聚剂主要有 ADP、肾上腺素、5-HT、组胺、胶原、凝血酶、TXA_2 等；病理性致聚剂有细菌、病毒、免疫复合物、药物等。

（3）释放：血小板受刺激后将储存在致密体、α- 颗粒或溶酶体内的物质排出的现象称为血小板释放或血小板分泌。从致密体释放的物质主要有 ADP、ATP、5-HT 和 Ca^{2+}；从 α- 颗粒释放的物质主要有 β- 血小板球蛋白、血小板因子 4（PF4）、vWF、纤维蛋白原等。此外，激活的血小板还能合成和释放血栓烷 A_2（thromboxane A_2，TXA_2）等颗粒外物质。能引起血小板聚集的因素多

Note

数能引起血小板释放反应，而且血小板的黏附、聚集与释放几乎同时发生。许多由血小板释放的物质可进一步促进血小板的活化、聚集，加速止血过程。临床上也可通过测定血浆中 β- 血小板球蛋白和 PF4 的含量来反映体内血小板的活化情况。

（4）收缩：在血小板中存在着类似肌细胞的收缩蛋白系统，包括肌动蛋白、肌球蛋白、微管和各种相关蛋白。血小板活化后，胞质内 Ca^{2+} 浓度增高可引起血小板的收缩反应，使血凝块回缩硬化，从而加固止血。

（5）吸附：血小板能吸附许多凝血因子（如凝血因子Ⅰ、Ⅴ、Ⅺ等）于其表面。如果血管内皮破损，随着血小板黏附和聚集于破损的局部，可使局部凝血因子浓度升高，有利于血液凝固和生理止血。

2．血小板的生理功能　血小板的生理功能主要包括以下方面。

（1）维持血管内皮的完整：血小板能随时沉着于血管壁，黏附并融合到血管内皮细胞中，填补内皮细胞脱落留下的空隙，保持内皮细胞完整。此外，血小板还可释放具有稳定内皮屏障的物质和生长因子，如血管内皮生长因子（vascular endothelial growth factor，VEGF）、血小板源生长因子（platelet derived growth factor，PDGF），促进血管内皮细胞、平滑肌细胞以及成纤维细胞增殖，有利于受损血管的修复。临床实践中早已观察到，当血小板数降至 50×10^9/L 时，患者的毛细血管脆性增高，微小的创伤或仅血压升高即可使之破裂出现小的出血点，在皮肤黏膜出现瘀点或紫癜，称为血小板减少性紫癜（thrombocytopenic purpura）。

（2）参与生理止血：血小板参与生理止血的各环节，在生理止血中有重要意义（详见本章第三节相关内容）。

（3）促进凝血：血小板表面吸附有大量凝血因子，并含有许多凝血相关因子。血小板所含的这些因子统称为血小板因子（PF），在促进血液凝固中发挥重要作用。

（冯丹丹　宋德懋）

第三节　血液凝固、抗凝和纤溶

案例 2-3

患者，男，27 岁，因拔牙后创口渗血不止来诊，行牙槽窝搔刮清理后用碘仿纱条填塞，并缝合一针。术后 2 天，患者因创口仍持续出血并自感头晕、乏力再次就诊。体格检查：轻度贫血面容，皮肤无出血点、紫癜，血压 110/70 mmHg，口内见血迹，牙槽窝渗血。血液分析：RBC 3.9×10^{12}/L，WBC 7.1×10^9/L，Hb 110 g/L，Plt 166×10^9/L，凝血酶原时间 13.1 s，活化部分凝血活酶时间 68 s。给予局麻下创口加密缝合，收住院观察。缝合处仍有轻微渗血，给予静脉滴注止血敏、止血芳酸，预防感染及营养支持治疗。请血液科会诊后，排除再生障碍性贫血和血液系统恶性肿瘤，经检验 F Ⅷ：C 检测结果为 12.8%（正常值 103%±25.7%），经凝血酶原时间纠正试验确诊为轻型甲型血友病。给予输注冷沉淀 12U、新鲜全血 600 ml，住院 7 天观察，创口止血，病情明显好转出院。

案例 2-3 解析

问题：

1．正常的止血过程是什么？该患者是止血中的哪一步骤出现了问题？

2．甲型血友病导致出血的原因是什么？

3．结合该病例，理解出血性疾病的基本特点。

Note

维持血管系统内血液的流动性是生命活动所必需的重要生理过程，这依赖于体内凝血与抗凝血之间的动态平衡与调节。

一、血液凝固

出血（haemorrhage/bleeding）是指血液经血管破损处溢出血管外的过程。小血管损伤后，出血会在短时间内自行停止。在这个过程中，一方面要有一些机制（包括局部血液凝固）进行止血；另一方面，要使止血反应限制在止血局部，保持全身血管内血液的流动状态（而不出现凝固）。

（一）生理性止血

小血管损伤后引起的出血在几分钟内自行停止的现象称为生理性止血（hemostasis），这段时间称为出血时间（bleeding time，BT），正常为 1 ～ 3 min。出血时间的长短可以反映生理性止血功能的状态。生理性止血过程包括受损局部血管收缩、血小板血栓形成和血液凝固 3 个时相。

1．血管收缩　首先是受损伤局部和附近的小血管收缩，使局部血流减少。损伤性刺激反射性引起血管收缩；血管壁的损伤引起局部血管肌源性收缩；黏附于损伤处的血小板释放 5- 羟色胺、儿茶酚胺和血栓素 A2（TXA2）等缩血管物质，引起血管收缩。

2．血小板血栓的形成　血管内膜损伤暴露了内膜下组织的胶原，导致血小板激活，引起血小板黏附和聚集，形成一个松软的血小板止血栓，堵塞于伤口，实现初步止血。

3．血液凝固　血管受损使血浆中的凝血系统被激活，在局部迅速发生血液凝固，形成纤维蛋白和血凝块，以加固血小板止血栓，称为二期止血，从而达到有效止血。最后，局部纤维组织增生，并长入血凝块，实现永久性止血。

需要注意的是，上述生理性止血的三个时相虽然相继发生，但它们也相互重叠，彼此密切相关。

（二）凝血因子及凝血途径

血液凝固（coagulation），简称凝血，是指血液由流动的液体状态变成不能流动的凝胶状态的过程，其本质为血浆中的可溶性纤维蛋白原转变成不溶性的纤维蛋白。纤维蛋白交织成网，将血细胞及血液的液体成分网罗在内，从而形成血凝块。凝血反应是凝血因子被级联激活、最终形成血凝块的复杂过程，这一过程通常在固相上（如受损血管管壁、活化血小板膜及微颗粒等表面）才能迅速进行。生理性凝血作为防止过度出血的抗损伤反应，其在凝血激活的同时也会激活抗凝和纤溶系统，因此凝血过程中始终存在一定的抗凝和纤溶作用的调节与制约，这既能保证凝血反应以一定强度在有限的局部进行，又不至于影响全身的凝血与抗凝血稳态。

凝血因子以发现的先后用罗马数字命名，如因子Ⅰ（即纤维蛋白原，fibrinogen，Fbg）、因子Ⅱ（即凝血酶原，prothrombin）、因子Ⅲ（即组织因子，tissue factor，TF）、因子Ⅳ（即 Ca^{2+}）、因子Ⅴ等。生理情况下，凝血因子多以蛋白酶原的形式存在于血浆中，而 TF 一般不存在于血浆中。最近发现，正常人体血液中也存在少量 TF，内皮细胞和单核细胞等来源的细胞微粒（microparticles，MP）提供了血液中的 TF。凝血因子大多在肝内合成，其中凝血酶原、凝血因子Ⅶ、Ⅸ和Ⅹ的合成依赖于维生素 K 的参与。

20 世纪 60 年代美国的 Davie、Ratnoff 和英国的 MacFarlane 提出凝血瀑布学说（coagulation cascade），这一经典学说认为血液凝固是一系列凝血因子相继酶解激活的过程，其关键是凝血酶（thrombin）的形成，其中每一步酶解反应均存在放大效应，结果少量凝血因子活化即能使大量凝血酶原转变为凝血酶，进而催化纤维蛋白原向纤维蛋白单体（fibrin monomer，FM）、纤维蛋白聚

Note

合体（fibrin，Fbn）转变。

瀑布式凝血可分为内源性凝血途径、外源性凝血途径和共同凝血途径 3 个部分（图 2-10）。内源性和外源性凝血途径的主要区别在于启动方式和参与的凝血因子不同。内源性凝血途径从因子Ⅻ激活到因子Ⅹ激活，由于参与的凝血因子全部来自血液内部，因此为内源性；临床上以活化部分凝血活酶时间（activated partial thromboplastin time，APTT）反映内源性凝血途径的状况。外源性凝血途径由 TF 暴露于血液而启动，到因子Ⅹ被激活，由于生理情况下 TF 一般不存在于血液中，因此为外源性；外源性凝血途径主要受组织因子途径抑制物（tissue factor pathway inhibitor，TFPI）的调节，临床上以凝血酶原时间（prothrombin time，PT）测定来反映外源性凝血途径的状况。内源性和外源性凝血途径的交合点在因子 Xa（activated factor X）形成，从因子 X 活化到凝血酶、Fbn 生成的过程称为共同途径。上述学说虽可由试管内的凝血过程所证实，但对许多临床现象无法解释，如机体缺乏高分子量激肽原（high molecular weight kininogen，HMW-K）、前激肽释放酶（prekallikrein，PK）或因子Ⅻ却无出血的表现，因此，近年来人们对这一学说不断进行修正。目前认为外源性凝血是体内凝血的主要途径，而内源性凝血在体内凝血过程不发挥主要作用。研究显示，外源性途径激活形成的Ⅶ/Ⅶa-TF-Ca^{2+} 复合物也能激活内源性途径的因子Ⅸ，这一途径被称为选择性通路（alternative pathway）；因子Ⅸa 与作为辅因子的Ⅷa 在磷脂（phospholipid，PL）表面形成Ⅸa-Ⅷa-X-Ca^{2+} 复合物，并由因子Ⅸa 酶解激活因子Ⅹ。这表明外源性途径和内源性途径并非截然分开的，两者之间存在密切的联系。

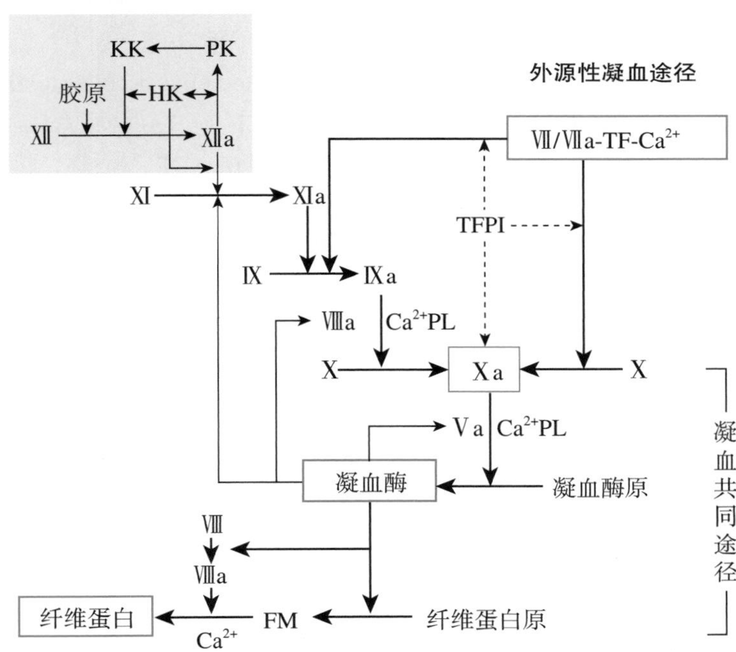

图 2-10 凝血激活的级联反应

TF. 组织因子；KK. 激肽释放酶；PK. 前激肽释放酶；HK. 即 HMW-K，高分子量激肽原；TFPI. 组织因子途径抑制物；FM. 纤维蛋白单体；
粗线箭头示凝血反应的主要过程；细线箭头示正反馈；虚线箭头示抑制反应；阴影部分示相对次要的凝血激活过程

凝血反应具有自我放大与制约两方面的特性，表现为凝血过程中形成的少量凝血酶能反馈激活因子Ⅴ、Ⅶ、Ⅷ、Ⅹ、Ⅺ和凝血酶原等，从而加速凝血的进程，这有利于局部止血栓的迅速形成。同时，大量凝血酶的形成又能继而加速因子Ⅷa 和因子 Va 的灭活及纤溶活性的加强，故亦有利于防止过度凝血及止血栓蔓延的作用。

二、抗凝系统

正常时，血液在心血管内循环流动而不发生凝固。在生理情况下，机体常常不可避免地会发生血管内皮损伤引起血液凝固，但这一过程只限于受损伤的局部，并不蔓延到其他部位。表明体内还存在着与凝血系统相对抗的抗凝血因素，分为细胞抗凝体系（主要是血管内皮细胞、巨噬细胞、肝细胞等）和体液抗凝体系（蛋白 C 系统、血浆抗凝血因子等）。下面介绍一些主要的抗凝因素及其作用。

（一）血管内皮细胞

血管内皮细胞（vascular endothelial cell，VEC）是一种多功能细胞，除屏障、物质转运与非特异性免疫外，还对血液流变学、血管通畅性、凝血、抗凝及纤维蛋白溶解具有调节作用。

正常 VEC 主要表现抗凝及抗血栓形成的特性。

（1）VEC 表面的肝素、HS、DS-B 等物质可大量吸附并增强 TFPI、AT 和 HCⅡ的抗凝作用。

（2）VEC 产生多种抗凝物质，如 TFPI、AT、α_2-MG 和蛋白酶连接素 I 等。

（3）VEC 通过其表面 TM 参与 PC 系统的活化及抗凝作用。同时，凝血酶与 TM 结合后，对纤维蛋白原、因子Ⅴ和因子Ⅷ的激活或对 PS 的灭活作用都受到抑制，并且能被 VEC 内吞清除。另外，TM 尚具有抑制凝血酶原活化及增强 AT 的作用。

（4）VEC 分泌、释放 t-PA 和 PAI，但以前者为主。VEC 膜上存在激肽原受体，形成因子Ⅻa 非依赖性表面激活系统，因此正常 VEC 具有很强的促纤溶功能。

（5）VEC 生成和释放 PGI_2、内皮源性舒张因子（endothelial derived relaxing factor，EDRF，即 NO）、6- 酮 - 前列腺素 E_1（6-O-prostaglandin E_1，6-O-PGE_1）、13- 羟十八碳二烯酸（13-hydroxy octadecadienoic acid，13-HODE）等活性物质，并在膜上存在 ADP 酶活性，因而有助于发挥抑制血小板活化与聚集的作用。

但是，在受损或病理因素刺激（如炎症介质、肿瘤坏死因子等）情况下，VEC 主要表现为促进止血、血栓形成以及加强炎症反应的作用。VEC 的反应取决于刺激的性质和强度，有些是快速而短暂的，有些是缓慢而较为持久的。

（二）蛋白 C 系统

蛋白 C（protein C，PC）系统由 PC、蛋白 S（protein S，PS）、血栓调节蛋白（thrombomodulin，TM）和内皮细胞蛋白 C 受体（endothelial protein C receptor，EPCR）组成（图 2-11）。PC 和 PS 是肝合成的维生素 K 依赖性血浆蛋白。凝血发生后，PC 及凝血酶可在 Ca^{2+} 参与下分别与血管内皮细胞（vascular endothelial cell，VEC）表面的 TM 及 EPCR 结合，一方面，与 TM 结合的凝血酶活性降低，从而可减少纤维蛋白的生成；另一方面，凝血酶 -TM 复合物可以大量激活 PC，活化的 PC（activated protein C，APC）以血浆中游离型 PS 为辅因子，促使因子Ⅴa 或Ⅷa 从膜磷脂上脱落并被降解灭活。APC 亦能阻碍因子Ⅹa 与血小板膜上因子Ⅴa 的结合，从而大大降低因子Ⅹa 的凝血活性。APC 还能刺激 VEC 释放组织型纤溶酶原激活物（tissue-type plasminogen activator，t-PA），并灭活纤溶酶原激活物抑制物 -1（plasminogen activator inhibitor-1，PAI-1），从而增强局部纤维蛋白溶解活性。因此，PC 系统主要发挥防止正常血管内皮部位凝血反应的发生及凝血块形成的作用。此外，PC 系统的活性亦受 APC 天然抑制物蛋白 C 抑制物（protein C inhibitor，PCI）的调控。

Note

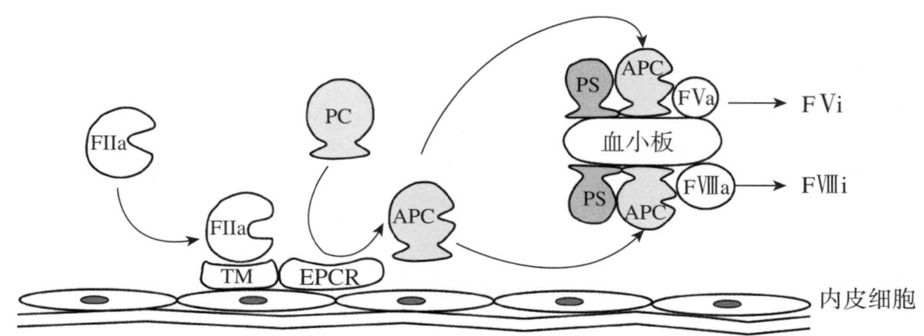

图 2-11 蛋白 C 系统的抗凝机制

Ⅱa. 凝血酶；Va. 活化的凝血因子Ⅴ；Ⅷa. 活化的凝血因子Ⅷ；PC. 蛋白 C；APC. 活化的蛋白 C；PS. 蛋白 S；TM. 血栓调节蛋白；EPCR. 内皮细胞蛋白 C 受体；Vi. 失活的凝血因子Ⅴ；Ⅷi. 失活的凝血因子Ⅷ

（三）血浆抗凝因子

（1）TFPI：TFPI 为单链糖蛋白，主要由内皮细胞合成。血管内的 TFPI 约 90% 与内皮细胞表面（尤其在微循环部位）的氨基葡聚糖（glycosaminoglycans，GAGs）非共价结合，5% ～ 10% TFPI 在血小板内，其余存在于血浆中。血浆中的 TFPI 以与脂蛋白结合的方式随血液循环。TFPI 广泛存在于肺、肝、肾、胎盘等组织，巨核细胞和某些恶性肿瘤细胞也能合成 TFPI。在 Ca^{2+} 参与下，TFPI 能够结合并灭活因子Ⅹa。TFPI、Ca^{2+} 和因子Ⅹa 结合后又能与 TF-Ⅶa 结合，进而抑制Ⅶ a 的活性。

（2）丝氨酸蛋白酶抑制物和肝素：人类血浆中至少包含 7 种丝氨酸蛋白酶凝血因子的抑制物，称为丝氨酸蛋白酶抑制物（serine protease inhibitors，serpins）。serpins 缺陷通常无止血和凝血功能紊乱的临床表现，但是抗凝血酶（antithrombin，AT）和肝素辅因子Ⅱ（heparin cofactor Ⅱ，HCⅡ）的缺乏可导致血栓性疾病的发生，意味着 AT 和 HCⅡ在抗凝方面的显著作用。

1）抗凝血酶：AT 曾被称为抗凝血酶Ⅲ，是体内最重要的 serpin 类抗凝因子，AT 能够以 1∶1 方式结合并中和凝血酶的活性。此外，AT 也能抑制因子Ⅹa、Ⅸa、Ⅺa、ⅩⅢa 及激肽释放酶的活性。AT 单独作用较弱，但与肝素结合后其抗凝作用可增强 2000 倍以上。

2）肝素辅因子Ⅱ：HC Ⅱ是体内仅次于 AT 的 serpins 家族成员，主要作用是通过与凝血酶形成 1∶1 复合物而使凝血酶失去蛋白酶活性。在适量的肝素或硫酸皮肤素（dermatan sulfate-B，DS-B）参与下，这种反应可以加快 1000 倍。由于 HC Ⅱ与肝素的亲和力较 AT 低，因此其肝素需要量为 AT 的 5 ～ 10 倍。HC Ⅱ对因子Ⅹa 的活性几乎没有影响。

3）血浆肝素和肝素样物：肝素是一种黏多糖硫酸酯，属于氨基葡聚糖（GAGs）。天然肝素或未分级肝素（unfractionated heparin，UFH）呈高度异质性。正常情况下，血浆中检测不到肝素；DS-B 和硫酸乙酰肝素（heparin sulfate，HS）等内源性肝素样物则大多结合于内皮细胞表面。肝素本身作用很弱，其强大的抗凝作用主要是通过肝素依赖性抗凝蛋白（如 AT 和 HC Ⅱ）来实现。此外，肝素还具有抑制血小板功能和抑制单核细胞、VEC 表达 TF 等作用。

4）蛋白 Z 和蛋白 Z 依赖抑制物：蛋白 Z（protein Z，PZ）是维生素 K 依赖的血浆蛋白，分子量为 62 kD。蛋白 Z 依赖的蛋白酶抑制物（PZ-dependent protease inhibitor，ZPI）是 serpins 家族成员，分子量为 72 kD。PZ 主要作为 ZPI 的辅因子发挥抑制因子Ⅹa 活性的作用，在 Ca^{2+} 和血小板 3 因子（platelet factor 3，PF3）存在下，PZ 可使 ZPI 抑制Ⅹa 的活性提高 1000 倍。ZPI 还具有抑制Ⅺ a 的作用，但此作用不依赖于 PZ、Ca^{2+} 和 PF3。

5）α_1- 抗胰蛋白酶：α_1- 抗胰蛋白酶（α_1-antitrypsin，α_1-AT）由肝合成，具有中和血浆中因子Ⅺ a 和Ⅹ a 活性的作用，但 α_1-AT 对凝血酶无明显抑制作用。

Note

6）C1- 酯酶抑制物：C1- 酯酶抑制物（C1-esterase inhibitor）是肝合成的单链糖蛋白，它能抑制Ⅺa、Ⅻa、激肽释放酶和纤溶酶的活性。

7）α_2- 巨球蛋白：α_2- 巨球蛋白（α_2-macroglobulin，α_2-MG）不是 serpins 成员，因此其作用并不局限于对丝氨酸蛋白酶活性的影响。α_2-MG 通过远离其丝氨酸活性中心的半胱氨酸和谷氨酸残基与凝血因子的赖氨酸残基相互结合，并经空间结构上的阻隔作用抑制凝血因子的活性，这种结合并不封闭丝氨酸蛋白酶的活性中心。因此，与 α_2-MG 结合的凝血因子可保留其酯解和氨基水解的酶活性。研究显示，在对激肽释放酶、凝血酶和Ⅹa 活性抑制作用中，α_2-MG 分别约占 50%、20% 和 10%。

8）蛋白酶连接素Ⅰ：蛋白酶连接素Ⅰ（protease nexin Ⅰ）也称为 SERPINE2，是 serpins 成员，由内皮细胞分泌，在循环中含量极低，主要作为细胞表面抑制物在局部发挥作用。它能与凝血酶形成连接素 - 凝血酶复合物，并经连接素受体（nexin receptor）介导细胞内吞，最终在溶酶体内降解凝血酶而发挥抗凝作用。此外，蛋白酶连接素Ⅰ也能通过相似方式灭活Ⅹa、胰蛋白酶、尿激酶型纤溶酶原激活物（urokinase-type plasminogen activator，u-PA）和纤溶酶。

（四）非特异性细胞抗凝作用

细胞抗凝系统主要包括单核 / 巨噬细胞系统及肝细胞。TF、免疫复合物、内毒素等促凝物质，或者活化凝血因子、纤溶酶等与相应抑制物形成复合物时，可被单核 / 巨噬细胞清除。肝细胞则能摄取并灭活已活化的凝血因子。

三、纤维蛋白溶解系统

纤维蛋白溶解（fibrinolysis），简称纤溶，分为两个阶段，首先是纤溶酶原的激活，接着是纤维蛋白的降解。纤溶系统由酶原及其激活物、纤溶抑制物和相关受体组成。其中酶原及其激活物包括：纤溶酶原（plasminogen，PLg）/ 纤溶酶（plasmin，PLn）、纤溶酶原激活物（plasminogen activator，PA）（表 2-1）。纤溶既是机体抗凝的组成部分，也是损伤修复过程中血栓溶解、VEC 再生及血管再通的关键机制之一。病理条件下，如果纤溶过度，也易引发出血性疾病。

表 2-1 纤溶系统的主要组成

类型	物质
酶原及其激活物	纤溶酶原（plasminogen，PLg） 组织型纤溶酶原激活物（tissue plasminogen activator，t-PA） 尿激酶型纤溶酶原激活物（urokinase-type plasminogen activator，u-PA，即尿激酶，UK）
纤溶抑制物	纤溶酶抑制物（plasmin inhibitors） α_2- 纤溶酶抑制物（α_2-plasmin inhibitor，α_2-PI） α_2- 巨球蛋白（α_2-macroglobin，α_2-MG） 纤溶酶原激活物抑制物（plasminogen activator inhibitors，PAI） PAI-1，PAI-2 C1 酯酶抑制物（C1-esterase inhibitor）； 蛋白酶连接素Ⅰ（protease nexin Ⅰ） 纤溶拮抗物（attenuator） 凝血酶活化的纤溶抑制物（thrombin-activatable fibrinolysis inhibitor，TAFI）
相关受体	膜联蛋白 2（annexin 2） $\alpha_M\beta_2$ 整合素（$\alpha_M\beta_2$ integrin） 尿激酶受体（urokinase receptor，uPAR）

Note

1．纤溶系统的激活　纤溶系统激活分为外激活途径和内激活途径。外激活途径是由 t-PA 和（或）u-PA 激活 PLg 生成 PLn 的过程。其中，由正常 VEC 产生 t-PA 所产生的促纤溶活性作用是防止血栓形成的主要因素。内激活途径指在凝血系统激活后，凝血酶使因子Ⅺ、Ⅻ和激肽释放酶（kallikrein，KK）系统活化，进而由凝血酶、因子Ⅺa、Ⅻa 和 KK 直接激活 PLg 生成 PLn 的途径。

实验证明，少量 Fbn 能刺激 VEC 释放 t-PA。因此，凝血激活后既能通过内激活途径，也能经外激活途径激活纤溶系统。当组织严重损伤，大量 t-PA 释放进入血液循环时，可引起纤溶功能亢进和出血倾向，在临床上称为原发性纤溶（primary fibrinolysis）。由各种原因引起凝血活化，并经内激活途径（或同时经外激活途径）引起纤溶亢进的过程，称为继发性纤溶（secondary fibrinolysis）。

框 2-5　VEC 表面纤溶激活系统

VEC、血小板和多形核中性粒细胞（polymorphonuclear neutrophil，PMN）的膜上存在 Zn^{2+} 依赖性的激肽原（kininogen）受体，每个 VEC 表面约有 10^6 个受体，形成因子Ⅻa 非依赖性纤溶激活的表面激活系统。其作用包括：①激肽释放酶原（PK）经与 VEC 膜上 HMW-K 结合，可被激活为 KK，后者能有效促进单链 u-PA（scu-UK）转化为高活性双链 u-PA（tcu-PA），导致局部微环境的 PA 活性超过 VEC 所分泌的 PAI-1；②由 KK 激活激肽原生成的缓激肽（BK）可刺激 VEC，促进其合成前列环素（prostacyclin，PGI2）、形成超氧阴离子和释放 t-PA。③与受体结合的激肽原能阻断凝血酶诱导的血小板聚集。

2．纤维蛋白的降解　PLn 是一种具有广泛特异性的丝氨酸蛋白酶，能水解 Fbn、Fbg、各种凝血因子以及其他血浆蛋白。Fbn 和 Fbg 被 PLn 水解后可生成各种大小不同的多肽片段，称为纤维蛋白（原）降解产物（fibrin/fibrinogen degradation product，FDP/FgDP），其中某些成分有抗凝、抗血小板聚集及增高血管通透性的作用。

3．纤溶过程的调节　与体内凝血过程受到精细调控相似，纤溶系统的激活、PLn 的生成以及纤维蛋白的降解同样受多方面因素的影响与调节，借此既可保证局部止血块的适时溶解，又可防止全身性纤溶的发生（图 2-12）。

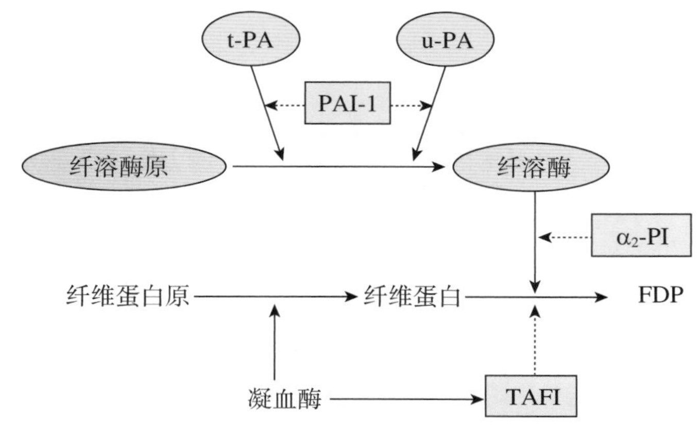

图 2-12　纤溶系统的组成及其作用

u-PA. 尿激酶型纤溶酶原激活物；t-PA. 组织型纤溶酶原激活物；PAI-1. 纤溶酶原激活物抑制物 -1；α_2-PI.α_2 纤溶酶抑制物；TAFI. 凝血酶活化的纤溶抑制物；FDP. 纤维蛋白降解产物

实线箭头表示激活作用，虚线箭头表示抑制作用

小测试2-3：在鼻出血时，凝血系统被激活，那为什么只有鼻局部出现凝血，而没有出现全身性凝血或血栓？

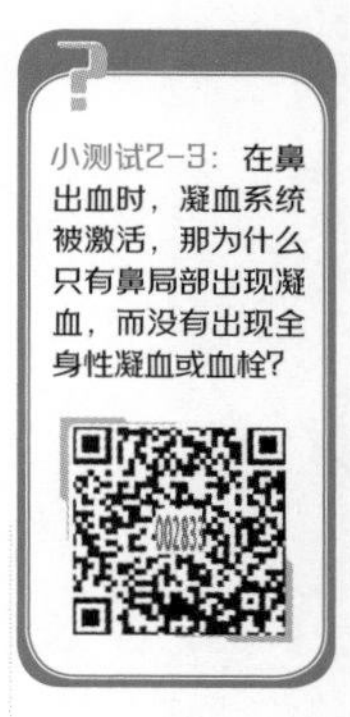

Note

四、凝血与抗凝血失衡的基本环节与表现

凝血与抗凝血失衡是指在致病因素作用下，机体凝血和抗凝血平衡失调，造成血液凝固性异常增高或止、凝血功能障碍，并具有相应临床症状与体征的病理过程。

机体凝血与抗凝血平衡发生紊乱的基本环节在于凝血与抗凝系统的失衡，包括凝血、抗凝及纤溶相关因子的数量及功能的异常等，而血管内皮与血细胞的异常、血液流变学的改变以及某些病理性因素如物质代谢障碍、免疫反应等，也与凝血与抗凝血失衡的发生密切相关。

许多临床疾病或病理过程存在凝血与抗凝血的平衡紊乱，可为原发性或继发性的、局部或全身性的，按其临床特征可以分为 2 种基本类型：①血栓形成，特点是血液凝固性增高和（或）抗凝功能减弱；②止、凝血功能障碍，引起出血倾向，特点是血液凝固性降低和（或）抗凝功能增强。值得注意的是，上述两种类型的凝血与抗凝血失衡有时单独发生，但有时也可在同一个体先后或同时发生，例如弥散性血管内凝血（disseminated intravascular coagulation，DIC）过程中出现的广泛微血栓形成和止、凝血功能障碍，正是体现了这种凝血与抗凝血平衡紊乱的动态改变（图 2-13）。

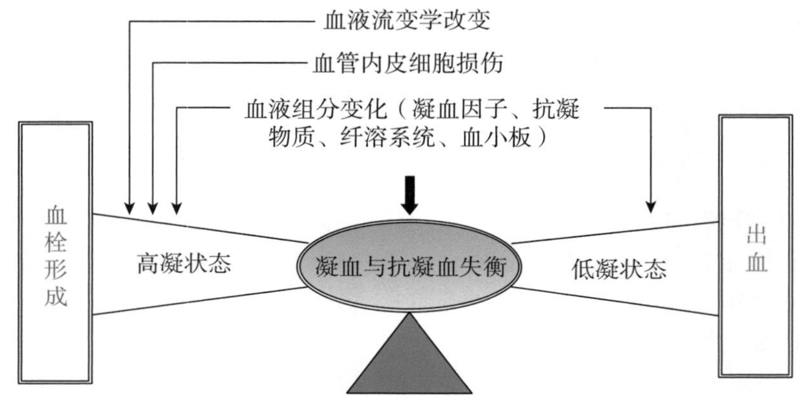

图 2-13 凝血与抗凝血失衡的动态改变

（刘 玮 贺 明）

第四节 血型与输血

案例 2-4

患者，女，50 岁，因“左膝疼痛，不能行走”入院，既往有输血史，入院诊断“左股骨远端恶性骨肿瘤”，行保肢手术，切除骨肿瘤，人工膝关节假体置换术。入院以来输血数次，术中共输血 10 U。术后患者恢复良好，但在术后第 8 天开始逐渐出现恶心、乏力、精神萎靡、皮肤和巩膜黄染、浓茶色尿液等溶血症状和体征。免疫血液学检查证实患者血浆中和红细胞上存在抗 E 抗体，患者血型鉴定为 E 抗原阴性，围手术期输入的多名献血者血液为 E 抗原阳性，从而诊断患者发生了抗 E 抗体导致的溶血性输血反应（hemolytic

Note

transfusion reaction，HTR）。随后予以输注 E 抗原阴性的 ABO/RhD 同型红细胞悬液，患者溶血症状得到有效改善，几日后康复出院。

案例 2-4 解析

问题：

1．什么是红细胞血型和血型抗体？血型抗体可以分为哪两类？

2．为什么输血可能发生溶血性输血反应？

3．如何避免发生溶血性输血反应？除了溶血性输血反应，血型免疫还可以引起什么疾病？

一、血型与红细胞凝集

广义的血型（blood group）是指个体间各种血液成分上抗原的遗传多态性差异，包括红细胞、白细胞、血小板、血浆蛋白等。通常所指的血型，则是指红细胞膜上抗原特异性的差异。目前已发现 40 余种红细胞血型系统，共计 300 余种抗原。其中，与临床关系最密切的是 ABO 血型系统和 Rh 血型系统。

1900 年，奥地利医学家、生理学家 Landsteiner 将不同人的血液交叉混合，发现某些血浆能促使另一些人的红细胞发生凝集（agglutination）现象，从而开启了人类 ABO 血型的发现之旅。红细胞的凝集常伴有溶血，当人体输入血型不相容的血液时，凝集成簇的红细胞可堵塞毛细血管，并发生溶血反应，同时常伴有过敏反应，甚至危及生命。

红细胞凝集的本质是抗原 - 抗体反应。红细胞膜上的一些特异蛋白质、糖蛋白或糖脂，它们在凝集反应中起着抗原的作用，称为凝集原（agglutinogen）。而在血浆中有一种能与红细胞膜上的凝集原起反应导致红细胞出现凝集的特异抗体，称为凝集素（agglutinin）。凝集素是由 γ- 球蛋白构成的，有 IgM 和 IgG 两种类型（图 2-14）。IgM 抗体分子较大，每个分子上具有 10 个与抗原结合的部位，可以直接凝集红细胞；IgG 抗体分子较小，每个分子上具有 2 个与抗原结合的部位，一般要通过抗人球蛋白试剂的“搭桥”（抗球蛋白试验），才能凝集红细胞。

（一）ABO 血型系统

1．ABO 血型系统的分型 Landsteiner 在日常工作中就已经发现不同人的血清与红细胞有时会交叉凝集，这个现象激发了他浓厚的兴趣，并开展了认真、系统的研究。在他精心设计的棋盘实验中，通过仔细观察，他终于发现人类的血液可按红细胞膜上所含的凝集原以及血清中凝集素的不同分为许多类型。ABO 血型系统的分型是以红细胞膜上所含凝集原的类型来确定的，而血浆中会产生自身红细胞上不存在的凝集原对应的凝集素（图 2-14，表 2-2）。

ABO 血型的基因位点有 3 个等位基因——*A*、*B* 和 *O*，即同个基因的 3 种不同形式。其中 *A* 和 *B* 等位基因为显性基因，*O* 等位基因为没有或几乎没有功能的隐性基因。因此在红细胞上，A 和 B 抗原表型为共显性，O 型则不表达任何 A 或 B 抗原。由于每个人都是基因双倍型个体，两个等位基因分别遗传自父亲和母亲，因此 3 种等位基因即存在 6 种等位基因双倍型组合：*AA*、*BB*、*OO*、*AB*、*AO* 和 *BO*。这些组合被称为基因型，每个人都是 6 种基因型中的 1 种。从表 2-2 中可以看出，*AO* 或 *AA* 基因型的人产生 A 凝集原，因此为 A 型血；*BO* 或 *BB* 基因型为 B 型血；*AB* 基因型为 AB 型血。*OO* 基因型的人不产生 A、B 凝集原，为 O 型血。

Note

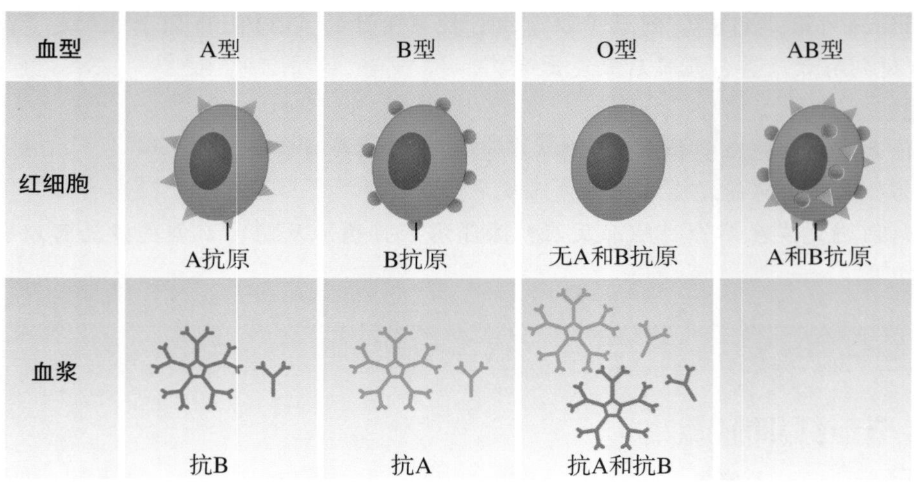

图 2-14 ABO 血型系统的凝集原和凝集素

表 2-2 ABO 血型系统的凝集原和凝集素

基因型	血型	凝集原	凝集素
AO 或 *AA*	A	A	抗 B
BO 或 *BB*	B	B	抗 A
OO	O	–	抗 A 和抗 B
AB	AB	AB	–

2．A 和 B 凝集原 A 和 B 凝集原的特异性是由红细胞膜上的糖蛋白或糖脂上的糖链组成与连接顺序决定的。H 抗原是形成 A、B 抗原的前体物质。在 *A* 基因控制下，在 H 抗原上连接 N 乙酰基 D 半乳糖形成 A 抗原；而在 *B* 基因控制下，在 H 抗原的结构基础上形成的是 B 抗原。

婴儿红细胞膜上 A、B 抗原的位点数仅为成人的 1/3，到 2 ～ 4 岁才发育完全。正常人 A、B 抗原的抗原性终身不变。

3．A 和 B 凝集素 血型抗体有天然抗体和免疫抗体两类。A 和 B 凝集素是天然抗体。新生儿的血液中几乎没有凝集素，出生后 2 ～ 8 个月开始产生，8 ～ 10 岁时达高峰。天然抗体多属于 IgM，分子量大，一般不能通过胎盘。

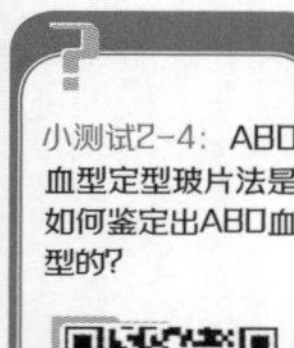
小测试2-4：ABO血型定型玻片法是如何鉴定出ABO血型的？

4．ABO 血型定型 ABO 血型定型的简易方法是在玻片上分别滴加一滴标准抗 A 和抗 B 血清，在上述每一滴血清上再加一滴待测红细胞悬液，用竹签涂抹混合物至 2 cm×4 cm 大小，并轻轻摇动，使红细胞和血清混匀，观察有无凝集现象。若待测红细胞与两种血清均发生凝集反应，为 AB 型；若与两种血清均不发生凝集反应，为 O 型；若与标准抗 A 血清发生凝集而与标准抗 B 血清不发生凝集，为 A 型；若与标准抗 B 血清发生凝集而与标准抗 A 血清不发生凝集，为 B 型。

（二）Rh 血型系统

Rh 血型系统目前发现的抗原有 50 多种，与临床关系密切的是 C、c、D、E、e 5 种，其中 D 的免疫原性最强。凡红细胞有 D 抗原者称为 Rh 阳性，而红细胞上不含 D 抗原者为 Rh 阴性。蒙古人种中，Rh 阴性者不到 1%，但是，在白种人中，Rh 阴性者可达 15%。Rh 抗原只存在于红细胞上。

Note

Rh 血型系统与 ABO 血型系统的重要不同是，不存在抗 Rh 的天然抗体，只有当 Rh 阴性者经过免疫刺激后，才可能产生抗 Rh 抗体。免疫后 2 ～ 4 个月，抗 Rh 抗体的水平可达高峰。因此，Rh 阴性者首次暴露于 Rh 阳性血液时，一般不产生输血反应，但在第二次或多次接受 Rh 阳性血液时，则有可能发生抗原 - 抗体反应，输入的红细胞被破坏而出现溶血。

由于 Rh 系统的抗体经由免疫产生，因此主要是 IgG 抗体，其分子较小，能透过胎盘。当 Rh 阴性的孕妇孕育 Rh 阳性胎儿时，胎儿的红细胞可少量进入母体，使母体产生抗 Rh 抗体，这种抗体可以通过胎盘进入胎儿的血液，使胎儿的红细胞发生溶血，造成胎儿和新生儿溶血病，严重时可致胎儿死亡。

框 2-6 红细胞血型抗原的多态性

随着分子生物学技术的发展与普及，通过检测血型基因突变来揭秘血型抗原多态性与变异的发生机制的研究正在全球如火如荼地开展。我国学者在该领域也进行了大量的研究，例如目前中国人群中首先发现的 ABO 亚型基因突变已超过 80 余种，RhD 变异型基因突变超过 60 种，分别约占全球提交的相应等位基因的 50% 和 30%，而且比例仍在不断上升。

二、输血与交叉配血

输血已经成为治疗某些疾病、患者急救和保证一些手术得以顺利进行的重要手段。为了保证输血安全和提高输血效果，必须遵守输血的原则。

（一）输血的原则

准备输血时，首先必须鉴定 ABO 和 Rh 血型，以确保受血者和供血者的 ABO 和 RhD 血型相同。此外，输血前还必须进行交叉配血，因为既可检验 ABO 血型鉴定是否有误，又能发现受血者和供血者的红细胞和血清中是否存在其他血型系统的不相容的血型抗原和抗体。这种抗体可能是 IgM 抗体，也可能是 IgG 抗体。

（二）交叉配血

交叉配血试验（cross-match test）是将供血者红细胞与受血者血清混合（主侧），并将受血者红细胞与供血者血清混合（次侧），通过适当的方法观察有无凝集和溶血反应（图 2-15）。可以发生以下 3 种情况。

（1）主侧、次侧都不发生凝集：表示配血相合，可以输血（同型输血）。

（2）主侧发生凝集：表示配血不合，禁止输血。因为输入的红细胞将被受血者血浆中的抗体所凝集。

（3）主侧不发生凝集而次侧凝集：预示在一般情况下不考虑输血，只有在充分评估情况下可慎重输入。此情况见于异型输血，如 O 型血输给其他血型者，AB 型者接受其他血型血；或患者红细胞上结合了抗体或者补体。当供血者为 O 型、受血者为 A 型时，供血者全血中的抗 A、抗 B 抗体可被受血者血浆稀释，不足以与受血者红细胞上的 A 抗原反应，但若输入量过多、过快，而未被受血者血浆足够稀释时，就可出现凝集现象，引起严重输血反应。然而，由于目前临床使用的绝大多数为成分血，而非全血，因此此类情况已非常罕见。

Note

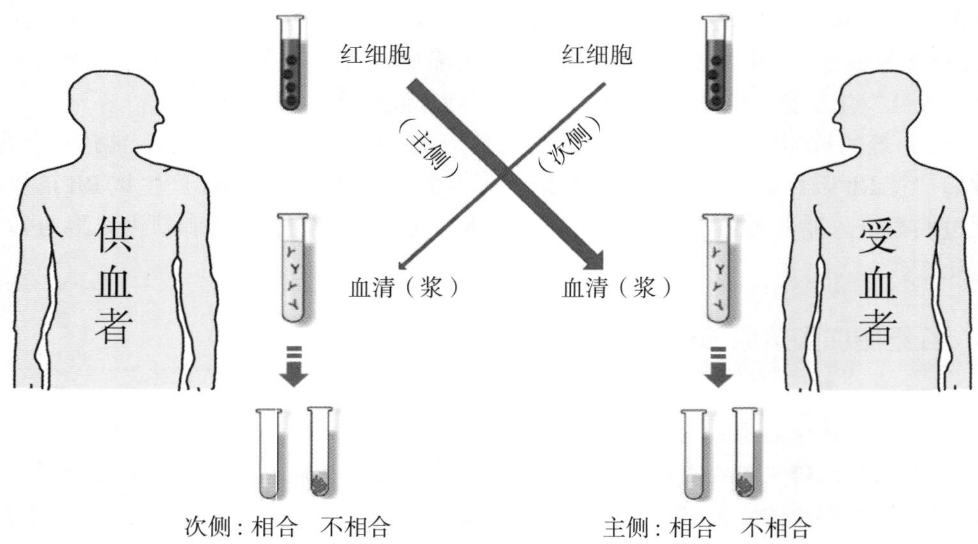

图 2-15　交叉配血试验

主侧指供血者的红细胞与受血者的血清（浆）相混合；次侧指受血者的红细胞与供血者的血清（浆）相混合

框 2-7　成分输血的临床应用

不同的患者需要输注的血液成分不尽相同，严重贫血患者主要是红细胞数量不足，总血量常常不减少，适宜输入红细胞成分血；大面积烧伤患者主要因创伤面渗出而导致血浆大量丢失，宜输入血浆或血浆代用品，如右旋糖酐溶液等；对各种出血性疾病的患者，可根据其出血原因，输入血小板成分血，或含凝血因子的新鲜冰冻血浆，以促进止血或凝血。故成分输血是更有针对性的治疗措施，可以提高疗效和减少不良反应，还能节约血源。

（蔡晓红）

第五节　弥散性血管内凝血

案例 2-5

患者陈女士，41 岁，因“前置胎盘，胎儿窘迫”行剖宫产，顺利娩出一男婴。手术结束，产妇神志清楚，答问切题，切口无渗血，阴道出血少。术后 10 min，发现患者呼之不应，面色发绀，腹部切口渗血，阴道出血增多，暗红色，为不凝血，约 800 ml。患者病发突然，病情危重，考虑羊水栓塞可能性大。持续阴道出血，色鲜红，为不凝血，估计出血量约 3000 ml，建议全子宫切除。术中化验回报（抽血时间：出现阴道和腹部切口出血时，即剖宫产术后 10 min）：纤维蛋白原 1.3 g/L，D- 二聚体 20.3 mg/L。初步诊断：羊水栓塞，DIC，产后出血，失血性休克。术中输红细胞悬液 18 U，血浆 2600 ml，冷沉淀 20 U，纤维蛋白原 2 g，氨甲苯酸 0.3 g 加入液体中静脉滴注，地塞米松 20 mg。术前出血约 3000 ml，

Note

手术至今共计出血 2450 ml，总量约 5450 ml。术后胎盘及子宫送病理，符合羊水栓塞诊断。患者于 24 h 后清醒，神志清，生命体征平稳，经输血、输液治疗 12 天后，治愈出院。

案例 2-5 解析

问题：

1．羊水栓塞导致 DIC 的机制是什么？

2．DIC 导致出血的机制是什么？

3．人文讨论：临床工作中如何更好地与患者家属沟通？由于病情凶险，需要争分夺秒，家属的态度及配合情况将很大程度影响救治的效果，所以如何沟通也成为 DIC 抢救的关键因素。

弥散性血管内凝血（disseminated intravascular coagulation，DIC）是一种以止血和凝血功能严重障碍为特征的复杂病理过程，历史上对其认识经历了一个逐步发展的过程，曾将其命名为“消耗性凝血病”“去纤维蛋白综合征”“血栓性出血”等。DIC 是指各种原因引起大量促凝物质入血，凝血系统被激活，使凝血酶增多，微血管中形成广泛微血栓，继而因凝血因子和血小板大量消耗，引起继发性纤维蛋白溶解功能亢进，机体出现以止血和凝血功能障碍为特征的病理生理过程。DIC 主要为全身性的病理过程，但有时也仅限于某一器官。由于引起 DIC 的基础疾病各异，故其发生、发展的机制相当复杂，临床表现亦形式多样，因此常常为临床诊断及治疗带来较大的难度。急性重症 DIC 预后较差，如不及时救治，常危及生命。

一、DIC 的病因

DIC 并非独立的疾病，它是继发于特定疾病、并经相应诱发因素作用而引发的病理过程。临床资料显示，各系统均有能够伴发 DIC 的疾病，其中常见的有严重感染性疾病、恶性肿瘤、广泛组织创伤和产科意外等（表 2-3）。因此临床上诊断 DIC 时，必须考虑患者是否存在能够引起 DIC 的基础疾病。一般情况下，存在易于引发 DIC 基础疾病的患者，如果出现无法用现有临床证据解释的出血症状与体征，应考虑其发生 DIC 的可能。

表 2-3　DIC 的常见病因

分类	主要疾病或病理过程
感染性疾病	细菌感染引起的败血症，内毒素血症，严重病毒感染等
广泛组织损伤	大手术，多发性创伤，大面积烧伤，脂肪栓塞
恶性肿瘤	各种实体瘤，血液 / 淋巴肿瘤（急性早幼粒细胞白血病）
产科意外	羊水栓塞，胎盘早剥，宫内死胎
肝、胰、肾疾病	严重肝衰竭，急性胰腺炎，急进型肾炎
休克	出血性、过敏性或内毒素性休克
血管疾病	Kasabach-Merritt 综合征，心室瘤或大动脉瘤
免疫疾病	SLE，新生儿硬肿症，移植物抗宿主病（GVHD）
代谢性疾病	糖尿病，高脂血症
血管内溶血	血型不合引起的溶血性输血反应
其他	主动脉内气囊装置，体外循环，动物毒素等

Note

以上疾病或病理过程由于存在能够触发凝血系统激活的因素，因此可以导致 DIC 的发生与发展，这些因素也称作 DIC 的触发因素（triggering event），主要包括：①组织损伤，释放 TF；②血管内皮细胞损伤；③细菌内毒素；④免疫复合物；⑤蛋白水解酶；⑥颗粒或胶体物质；⑦病毒或其他病原微生物。

二、DIC 发生、发展的机制

DIC 的发生、发展过程可因基础疾病不同而异，其机制也十分复杂。除外基础疾病的影响，DIC 时微血管内血栓形成或纤维蛋白沉积存在 4 个方面的改变及相应机制：①组织因子（TF）介导为主的凝血系统异常激活；②抗凝系统功能降低；③纤溶系统功能紊乱；④血管内皮细胞、白细胞异常及相互作用导致炎症介质、细胞因子大量溢出。总体而言，这些变化存在内在联系或因果关系，它们在 DIC 发生过程中先后或同时存在，推动病情的进展。

（一）DIC 广泛微血栓形成的机制

1．凝血系统异常激活 DIC 的起始环节是大量促凝物质入血，激活凝血系统，启动凝血反应。凝血系统激活是一个顺序性连锁反应，存在正反馈的放大效应，同时也受到抗凝和纤溶系统的制约。在正常生理性止血和凝血反应中，主要由 TF 表达并与因子Ⅶa/Ⅶ共同激活因子Ⅹ，启动凝血活化过程。在病理因素作用下，只要引起凝血反应链中凝血因子的活化，如大量 TF 进入循环，或 VEC 损伤与白细胞激活使 TF 大量表达，或因子Ⅹ大量活化和凝血酶生成，都可以通过凝血反应的正反馈放大作用和（或）抗凝作用的相对或绝对降低，引发过度的凝血反应。

框 2-8 微血栓形成与降解平衡

由于开放的微血管床总容量明显大于动脉系统的血管容量，加之微循环局部神经、体液等因素的调控和影响，血液流经微循环时流速明显变慢，血液与管壁内皮细胞的接触面积增大，接触时间延长，微血管内皮细胞与大血管内皮细胞的表型不完全相同，所以当各种促凝物质、VEC 损伤因素进入循环系统时，易于在微血管内启动凝血系统激活，引起凝血与抗凝血平衡失调，导致微血栓形成。由此可知，若促凝物质到达循环系统，可以直接激活凝血系统，如果凝血的强度大于抗凝因子的作用，在消耗抗凝因子的同时，就有 Fbn 形成（例如急性 DIC 时，由于 AT、PC 等抗凝物质也大量消耗，其血浆浓度与凝血因子同样都处于较低的水平）。如果 Fbn 形成的速率大于纤溶系统激活和 PLg 降解 Fbn 的速率，就有 Fbn 沉积并形成血栓的可能。如果伴随激肽系统或补体系统的活化，尤其是在 VEC 受损的状态下，血管壁通透性增大、血液浓缩和血流减慢，则血栓形成的可能性更大。

其主要原因和机制如下：

（1）组织严重损伤：临床上严重创伤、烧伤、外科手术、产科意外、病变器官组织的大量坏死、癌细胞血性转移等，都可促使 TF 大量释放入血，导致 DIC 的发生。TF 是由 263 个氨基酸残基构成的跨膜糖蛋白，其蛋白上带负电荷的 γ- 羧基谷氨酸（γ-carboxyglutamate，LA）能与 Ca^{2+} 结合。因子Ⅶ通过 Ca^{2+} 与 TF 结合形成复合物而激活为Ⅶa。TF/ Ⅶa 可通过激活因子Ⅹ（传统通路，classical pathway，即外源性凝血途径）或因子Ⅸ（选择通路，alternative pathway）启动凝血反应。其中凝血酶又可以正反馈加速因子Ⅴ、Ⅷ和Ⅸ激活，从而加速凝血反应及血小板的活化、

Note

聚集过程。目前认为，在血管外层的平滑肌细胞、成纤维细胞及周围的周细胞、星形细胞、足状突细胞恒定表达 TF；而与血液接触的内皮细胞、单核细胞、中性粒细胞及巨噬细胞，正常时并不表达 TF，但在各种感染因素或炎症介质（如内毒素、IL-1、TNF 等）的刺激下，这些细胞可在短时间内表达 TF，引起凝血反应。

此外，组织细胞破坏可释放溶酶体酶，引起凝血因子的水解与活化，导致凝血系统的激活。

（2）血管内皮细胞损伤：细菌、病毒、内毒素、免疫复合物、持续性缺氧、酸中毒、颗粒或胶体物质进入体内时，都可以损伤 VEC，尤其是微血管部位的 VEC。以往认为，VEC 损伤后，通过因子Ⅻ的固相激活和液相激活两个过程导致内源性凝血系统启动是 DIC 发病的主要环节，但是目前认为血管内皮损伤激活凝血系统的机制主要为：①受损 VEC 表达大量 TF：研究表明，微小静脉和毛细血管的 VEC 受损时能表达 TF，可在局部激活凝血系统。应用组织因子途径抑制物（TFPI）能够阻断内毒素引起的动物 DIC 的发生。因此，TF 的作用被认为是血管内皮损伤引起 DIC 的主要机制。②血小板激活：VEC 损伤暴露内皮下组织，引起血小板黏附、聚集和释放反应，可加剧凝血反应及血栓形成。但是迄今尚未能在实验中证明血小板激活或血小板来源的凝血辅助因子（如 PF3）能单独促发 DIC 的发生。③白细胞的作用：如前所述，血管内皮损伤不是一个孤立事件，受损 VEC 可趋化并激活单核 / 巨噬细胞、PMN 和 T 淋巴细胞，这些细胞与 VEC 相互作用，释放 TNF、IL-1、干扰素（interferon，IFN）、PAF 和超氧阴离子等，加剧 VEC 损伤与 TF 释放。

（3）血小板激活：除血管内皮损伤可以造成血小板黏附、活化以外，某些微生物及其代谢产物如病毒、内毒素等，也可引起血小板活化。此外，外源性的或 DIC 早期形成的凝血酶，也具有极强的活化血小板作用。血小板活化加速并加重 DIC 进程的机制为：①血小板聚集直接形成血小板血栓；②血小板活化启动花生四烯酸代谢，产生 TXA_2 等，导致血管收缩及血小板聚集反应加强；③活化血小板释放 PF3，加速凝血反应；④血小板释放反应中产生的 ADP 和 5-HT 等，具有引起血小板聚集和收缩血管的作用；⑤在一定条件下，活化血小板还能直接激活因子Ⅻ和因子Ⅺ。

（4）激活凝血系统的其他途径和因素：在某些病理条件下，尚有一些其他凝血激活途径与因素，例如：①当异型输血、恶性疟疾、输入过量库存血等因素造成红细胞大量破坏时，可以释放出大量 ADP 和红细胞素。ADP 促进血小板聚集，红细胞素具有 TF 样作用，因此可激活凝血系统。②许多肿瘤细胞能生成、释放 TF 类物质激活凝血系统。例如，急性早幼粒细胞白血病（acute promyelocytic leukaemia，APL）患者由于早幼粒白血病细胞的胞质中含有大量 TF 样的促凝物质，这些促凝物质在白血病细胞崩解时大量释放入血，从而启动凝血过程而导致 DIC。③急性出血性胰腺炎时，胰蛋白酶大量入血，由于其具有直接激活凝血酶原的作用，因此能够导致大量微血栓形成。④羊水栓塞时，羊水中大量 TF 样成分能够激活凝血系统。⑤蜂毒、蛇毒等外源性促凝物质能直接激活因子Ⅹ、凝血酶原或直接使纤维蛋白原（Fbg）转变为纤维蛋白单体（FM）。

需要指出的是，尽管表面接触活化系统在生理性凝血反应中的作用被否定，但是一旦凝血系统活化后，并不排除反馈激活形成的因子Ⅻa、KK 和 HMW-K 也有加速凝血过程的可能。因为与其他恶性肿瘤患者相比，并发 DIC 的肿瘤患者因子Ⅻ、KK 和 HMW-K 的血浆水平明显降低。败血症患者的因子Ⅻ也明显减少。另外，血浆中游离饱和脂肪酸、某些免疫复合物、植入的“异物”或医疗操作中的器械表面等，亦可直接激活因子Ⅻ。

2. 抗凝功能减弱 凝血系统激活以后，微血栓是否形成首先取决于凝血活化与机体抗凝功能的强弱对比。研究显示，在 DIC 过程中，体内主要抗凝系统的功能几乎均受到不同程度的抑制或损害，从而有利于凝血酶、Fbn 的大量生成。DIC 时机体抗凝功能减弱主要表现在：①作为抗凝血酶活性最重要的物质，DIC 患者血浆 AT 水平明显下降，这与其消耗过多、被 PMN 释放的弹性蛋白酶降解以及合成减少等有关。②由于 PC 合成下降、各种细胞因子作用于 VEC，使其表达 TM 减少，加上游离 PS 的浓度降低，导致 PC 系统显著受抑。研究发现，用病原微生物感染实验小鼠，PC 基因敲除的小鼠较对照小鼠更易发生 DIC 及器官功能障碍。体内 PC 系统功能降低

Note

和纤溶活性低下，以及凝血酶清除减少，可导致血液的高凝状态。③在 TF 介导凝血系统活化和 DIC 发生过程中，TFPI 的负调控作用也受到抑制；反之，重组 TFPI 能有效治疗严重感染、DIC、MODS、高凝状态和血栓栓塞性疾病等。

大量研究显示，上述这些抗凝方面功能的减弱与 VEC 的损伤密切相关。此外，在酸中毒的情况下，肝素抗凝作用减弱等因素也能促进凝血和抗凝血平衡的失调。

3．纤溶功能降低 当凝血强度足够引起大量 Fbn 生成时，微血管血栓能否形成尚与机体纤溶功能的强弱相关。当局部纤溶功能相对或绝对降低，不能及时降解、清除 Fbn 时，Fbn 才能得以沉积并保留下来成为血栓。大量动物实验和临床研究显示，在 DIC 进展过程中，当体内凝血活性达到最强时，纤溶系统的功能往往处于明显抑制的状态，而这种纤溶功能的降低与患者血浆中 PAI-1 水平的持续增高直接相关。同时受损 VEC 分泌 t-PA 减少、细胞膜上 HMW-K 受体功能降低，也能促使局部纤溶功能降低与 Fbn 清除的减少。

4．血管舒缩性和血液流动性的改变 在基础性疾病和不同触发因素作用引起 DIC 的过程中，常存在交感 - 肾上腺髓质系统兴奋和（或）局部血管舒缩调节活性的改变，后者与微血管 VEC 损伤使 NO 和 PGI_2 产生减少、ET 生成增加有关。血小板活化产生的 TXA_2、PAF、组胺和缓激肽（bradykinin，BK）也可引起血管通透性增高，局部血液黏度增加。由于微血管舒缩和血流状态的变化，无论是血管收缩、血流减少，还是血管舒张、血流淤滞，都不利于促凝物质和活化凝血因子从局部清除，反之却有利于 Fbn 在局部沉降和微血栓的形成。

近年来，对于 DIC 发病机制的研究取得了较大进展。目前认为，各种原发疾病通过凝血与抗凝血平衡的不同环节发挥促凝作用，其中启动凝血活化和凝血酶形成的关键是 TF/ Ⅶ a。在严重创伤、败血症等引起 DIC 的过程中，全身性炎症反应综合征（systemic inflammatory response syndromes，SIRS）所导致的炎症介质、细胞因子泛滥以及由其介导的 VEC 与白细胞之间相互作用，是凝血亢进、抗凝与纤溶受损的主要原因与机制（图 2-16）。

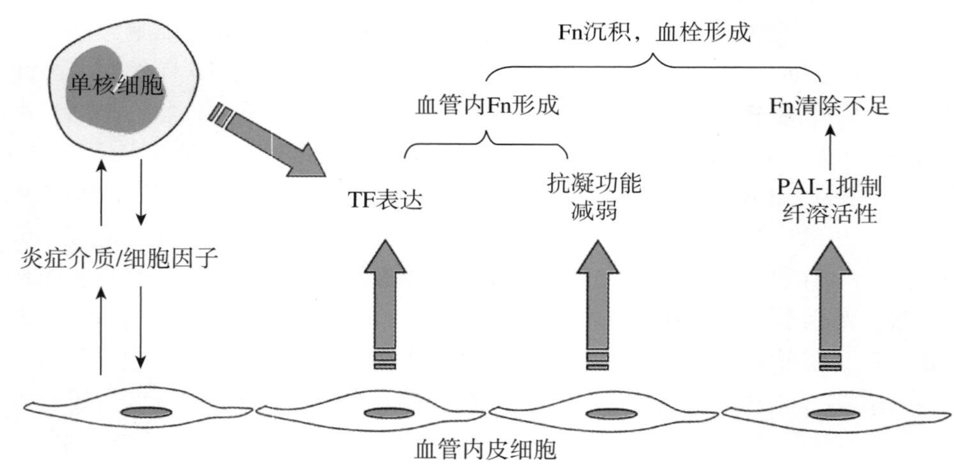

图 2-16 DIC 时微血栓形成的主要机制

TF. 组织因子；Fn. 纤维蛋白；PAI-1. 纤溶酶原激活物抑制物 -1

框 2-9 微血管体系在 DIC 中的重要作用

2001 年国际血栓与止血学会（ISTH）DIC 专业委员会在 *Thrombosis and Haemostasis* 发布：“DIC 是由不同原因所致、以丧失局限性的血管内凝血系统激活为特征的获得性综合征，它可以源于或引起微血管体系损伤；若损伤严重，可导致多器官功能障碍综合征（multiple organ dysfunction syndrome，MODS）的发生。

微血管体系（microvasculature）是一个独特的功能体系，由血液和接触血液的血管结构组成，主要包括单核/巨噬细胞与血管内皮细胞。生理情况下，微血管体系是血液运输和血管内外物质转运的系统，在维持内环境稳定分泌中具有重要作用。当机体遭受致病因素侵袭时，微血管体系受损，单核/巨噬细胞被激活，血管内皮细胞功能紊乱，其抗凝作用减弱而促凝作用增强，导致血栓形成。多数情况下，微血管体系的损伤是暂时的，在止血完成、出血停止后，微血管体系启动修复过程，可使内环境逐渐恢复稳态。而在重度感染、内毒素血症、严重创伤等情况下，微血管体系严重失控，SIRS 和凝血系统激活相互促进，机体止血和凝血过程突破局部的限制，进而蔓延造成广泛微血管血栓及 DIC 的发生与发展，最终引发 MODS。

（二）DIC 止血和凝血功能障碍的机制

1．凝血物质的大量消耗　由于凝血系统的活化，Fbn 大量生成并形成广泛微血栓，从而导致各种凝血因子和血小板被大量消耗，血液凝固性逐步降低。

2．继发性纤溶功能增强　DIC 时，可同时存在继发性和原发性纤维蛋白溶解功能增强。继发性纤溶是凝血系统活化时产生各种因子（如凝血酶等）相继引起 PLg 激活的过程。其生理意义在于发挥溶解凝血活化产物 Fbn 的作用以限制其生成量，进而维持凝血与纤溶的相对平衡，或促进止血栓溶解和损伤修复过程使血管再通。DIC 时继发性纤溶功能过度增强，在使微血栓溶解的同时，加剧了机体止、凝血功能的障碍而引起出血，故表现为病理性作用（详见下述）。同时，继发性纤溶增强也是 DIC（尤其是急性 DIC）的特征之一。

DIC 发病过程中，引起继发性纤溶功能增强的机制为：①凝血活化时产生的凝血酶、因子Ⅺ a、KK 以及Ⅻ a 都能使 PLg 转化为 PLn，即纤溶系统的内激活途径。②凝血系统和激肽系统活化使微血管内相对正常的 VEC 分泌、释放 t-PA，KK 使单链 u-PA 转化为高活性的双链 u-PA。t-PA 和 u-PA 作用于 PLg 生成 PLn，这也是体内最重要的生理性纤溶活化途径。③凝血酶经 VEC 上的 TM 介导，激活 PC 为 APC，APC 具有抗凝和促进纤溶的作用。

小测试2-5：DIC 时血液凝固性紊乱的特点及其发生机制是什么？

应当指出，DIC 的发生、发展是一个动态过程，微血栓形成与微血栓溶解在时相上并不截然分开，两者之间可存在不同程度的重叠。DIC 发生、发展的原因、机制以及对机体的影响归纳如图 2-17 所示。

三、DIC 发生、发展的影响因素

在某些基础疾病及凝血触发因素存在的情况下，DIC 是否发生或 DIC 发生、发展的轻重缓急程度，尚与机体凝血与抗凝血平衡调节的基本状态有关。临床观察与研究显示，以下因素能够影响凝血与抗凝血平衡，尤其是通过抑制机体的抗凝功能，使平衡倾向于凝血功能的相对增强，进而促进 DIC 的发生与发展。

1．单核/巨噬细胞系统功能受损　单核/巨噬细胞具有清除各类促凝物质、活化凝血因子、FDP、补体成分以及血细胞碎片等作用。因此，能够引起单核/巨噬细胞系统功能降低或受损的因素，可以导致机体非特异性细胞抗凝功能的下降，进而促进 DIC 的发生与发展。早在 1924 年，Sanarelli 报道以亚致死剂量霍乱弧菌滤液经静脉注射给家兔 24 h 后，再次注射大肠埃希菌或变形杆菌滤液，动物因休克和出血而死亡，这被称为全身性 Shwartzman 反应（general Shwartzman reaction，GSR）。Shwartzman 反应的病理变化特点是组织的出血性坏死，GSR 的发生机制为：首

Note

次注射细菌或其毒素后，单核/巨噬细胞系统由于吞噬大量内毒素、Fbn 而被封闭；第二次注射细菌毒素时，该系统进一步吞噬灭活内毒素以及清除活化凝血因子的能力大大降低，由于内毒素具有激活凝血因子、促使血小板聚集和收缩血管的作用，所以能引起 DIC 样的病理变化。

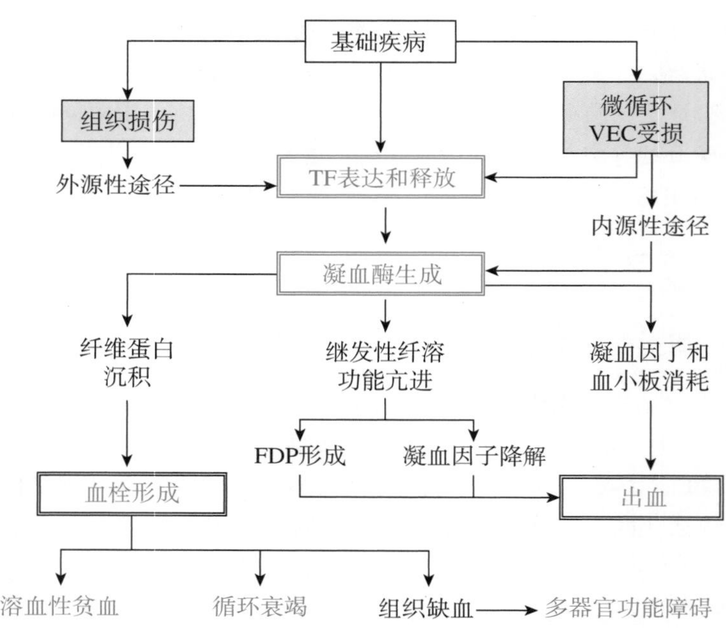

图 2-17 DIC 发生、发展的机制及其对机体的影响
VEC. 血管内皮细胞；TF. 组织因子；FDP. 纤维蛋白降解产物

临床上长期大量应用糖皮质激素、反复感染、脾切除术后或严重肝疾病时，单核/巨噬细胞系统功能明显减低，因此可成为某些患者发生 DIC 的诱因。

2. 严重肝疾病 严重肝疾病时，一旦有促凝物质进入血液，极易造成血栓形成或出血倾向。严重肝疾病诱发 DIC 的机制有以下几个方面：①引起肝病变的一些因素如病毒、免疫复合物和某些药物等可激活凝血系统。②肝内合成抗凝物质减少。抗凝物质 PC、PS、AT 和 PLg 由肝合成，慢性迁延性肝炎和肝硬化时，肝合成抗凝物质减少，血液处于高凝状态，易诱发 DIC。③肝产生与灭活凝血因子减少。凝血因子大多在肝合成，在凝血系统激活过程中，活化的凝血因子Ⅸa、Ⅺa、Ⅹa、凝血酶-抗凝血酶复合物（thrombin-antithrombin complex，TAT）等也在肝内被清除和灭活。因此，一方面，凝血因子灭活减少使 DIC 易于发生；另一方面，凝血因子合成减少也造成 DIC 患者的出血倾向。④急性重型肝炎时，大量坏死肝细胞可释放 TF。

3. 血液高凝状态 血液高凝状态（hypercoagulable state）是指在某些生理或病理条件下，血液凝固性增高，有利于血栓形成的一种状态。原发性高凝状态见于遗传性 AT、PC、PS 缺乏症和凝血因子Ⅴ结构异常引起的 PC 抵抗症。继发性高凝状态见于各种血液和非血液疾病，如肾病综合征、恶性肿瘤、白血病、妊娠中毒等。

高龄产妇或妊娠后期可有生理性高凝状态。从妊娠第 3 周开始，孕妇血液中血小板及凝血因子（Ⅰ、Ⅱ、Ⅴ、Ⅶ、Ⅸ、Ⅹ、Ⅻ等）逐渐增加，胎盘产生的纤溶酶原激活物抑制物（PAI）也增多，而抗凝物质 AT、t-PA、u-PA 降低，使血液渐趋高凝状态，至妊娠末期最明显。故发生产科意外（如胎盘早剥、宫内死胎、羊水栓塞等）时，易导致 DIC。

酸中毒可使 VEC 损伤、肝素抗凝活性减弱、凝血因子活性和血小板聚集性增强，因此是严重缺氧（如循环系统功能障碍）引起血液高凝状态的重要原因之一。

4. 微循环障碍 微循环障碍可以是局部的，也可以是全身性的。对于局部微循环障碍，可

Note

以由于血管舒缩活性的改变，使微血管内缺血或血流缓慢、血液黏度增高、血液淤滞，局部产生酸中毒和 VEC 损伤，或发生白细胞反应并通过释放炎症介质引起 TF 表达，从而启动凝血反应。当局部反应产生的活性成分不能被及时清除时，可导致 DIC 样病理变化的发生。

全身性微循环障碍与局部微循环障碍对凝血功能的影响在本质上无明显差异，但前者有一定全身性因素的影响。休克是机体有效循环血量急剧减少所致的急性循环衰竭，其主要病理变化是微循环障碍，组织、器官血液灌流不足及由此引起的缺血缺氧损伤性改变。休克可以是 DIC 的重要临床表现之一，也可以是 DIC 发生的重要诱因。休克引起凝血功能异常改变的原因与机制包括：①血液流变学改变；②血管内皮细胞受损；③组织细胞损伤使 TF 和溶酶体酶释放；④应激、免疫反应的影响和血管舒缩活性的失调；⑤炎症反应和炎症介质的作用；⑥器官功能障碍引起内环境的严重紊乱。

5. 其他因素 吸烟、糖尿病患者，或者临床上不恰当地应用纤溶系统的抑制剂如 6- 氨基己酸（6-aminocaproic acid，EACA）或对羧基苄胺（p-aminomethyl benzoic acid，PAMBA）等，可使机体纤溶系统功能明显降低。动物实验表明，单用凝血酶、内毒素、蛇毒或可溶性 Fbn 行静脉注射，形成的 Fbn 微血栓在存活动物的微循环中保留的时间很短，约仅 1 h；若同时给实验动物使用纤溶抑制剂 6- 氨基己酸（EACA），则微血栓能够被保留下来。因此，在机体纤溶系统功能受到抑制的情况下，若发生感染、创伤等，容易诱发 DIC。此外，当机体处于应激状态时，交感 - 肾上腺髓质系统强烈兴奋，使微血管收缩、微循环障碍，并且凝血因子和血小板处于易激活状态，AT 抗凝作用减弱，这些因素也有利于 DIC 的发生和发展。

四、DIC 的临床表现

DIC 的临床表现因原发疾病的存在而呈现出多样性和复杂性。由 DIC 单独引起的临床表现主要为出血、循环衰竭（休克）、多器官功能障碍和溶血性贫血。急性 DIC 时以前三种表现较为多见。值得注意的是，由于 DIC 患者出血的症状相当突出，所以常被简单地认为是一种全身性出血综合征。而事实上，临床上真正导致 DIC 患者死亡的原因，通常是表现较为隐匿的、由大量微血管血栓或部分较大血管内血栓引起的循环缺血及相应器官的不可逆损害。

（一）出血

1. 出血的表现 出血是 DIC 最常见也往往是最早被发现的临床表现。有 70% ～ 80% 的 DIC 患者在发病初期存在程度不同的出血表现（表 2-4）。DIC 时的出血有以下特点：①多部位同时出现出血现象，而且无法用原发疾病进行解释；②出血常比较突然，可同时伴有 DIC 其他临床表现；③用一般止血药治疗无效。

表 2-4 DIC 患者的出血表现及频度

出血表现	频度（%）	出血表现	频度（%）
皮肤紫癜或出血点	63	咯血	24
胃肠道出血	50	黏膜出血	20
伤口出血	46	阴道出血	10
血尿	32	鼻出血	9
血肿	26	眼底出血	7

Note

2．出血的机制

（1）凝血物质大量消耗：广泛微血栓的形成消耗了大量血小板和凝血因子，虽然肝和骨髓可代偿性产生增多，但由于消耗过多而代偿不足，尤其是在急性DIC情况下，使血液中Fbg、凝血酶原、Ⅴ、Ⅷ、Ⅸ、Ⅹ等凝血因子和血小板明显减少，故DIC在以往又被称为消耗性凝血病（consumptive coagulopathy）。

（2）继发性纤溶功能增强：如前所述，凝血活化时产生的凝血酶、因子Ⅺa、因子Ⅻa以及激肽释放酶等都能使纤溶系统活化。一些富含纤溶酶原激活物（PA）的器官（如子宫、前列腺、肺等），由于脏器内形成大量微血栓而导致缺血、坏死性病变时，可释放大量PA，激活纤溶系统。由于PLn不但能降解Fbn，还能水解包括Fbg在内的各种凝血因子，从而使血液中凝血物质进一步减少，加剧凝血功能障碍并引起出血。

（3）纤维蛋白（原）降解产物的形成：PLn水解Fbg/Fbn生成各种分子量大小不等的蛋白质组分和多肽物质，统称为纤维蛋白（原）降解产物（FDP/FgDP）。FDP/FgDP包括较大的X片段和Y片段，较小的D和E片段以及小肽A、B等，其中许多成分具有很强的抗凝作用：①X、Y片段可与FM形成可溶性FM复合物（soluble fibrin monomer complex，SFMC），阻止FM相互交联形成可溶性纤维蛋白；②Y、E片段有抗凝血酶作用；③D片段对FM交联聚集有抑制作用；④大多数降解片段具有抑制血小板黏附和聚集作用。FDP/FgDP各种成分强大的抗凝血和抗血小板聚集作用，使机体止血和凝血功能明显降低，是DIC时引起出血的重要原因。

FDP片段检查在DIC诊断中具有重要意义：①D-二聚体（D-dimer，DD）检查：纤溶酶分解纤维蛋白多聚体的产物，在继发性纤溶亢进时出现。原发性纤溶亢进时，因血中没有纤维蛋白多聚体形成，故D-二聚体并不增高。因此，D-二聚体是反映继发性纤溶亢进的重要指标。②“3P”试验：即血浆鱼精蛋白副凝试验（plasma protamine paracoagulation test）。FDP某些片段可以与纤维蛋白单体（FM）形成可溶性纤维蛋白单体复合物，并阻止FM之间的聚集。鱼精蛋白可分离FDP与FM的复合物，使游离FM聚集成肉眼可见的凝胶状物析出，即为阳性反应结果，反映血液中有无FDP。

（4）血管损伤：在DIC发生、发展过程中，各种原发病因或继发性因素引起的缺氧、酸中毒、细胞因子和自由基作用等可导致微小血管壁的损伤，这也是DIC患者易于出血的原因和机制之一。

但是，出血并不是DIC患者必须具备的临床表现，如慢性代偿型DIC。

（二）休克

DIC（特别是急性DIC）常伴有休克。此类休克表现为一过性或持续性血压下降，早期即出现肾、肺、脑等器官功能不全表现，常伴严重、广泛的出血，但休克程度与出血量常不成比例。顽固性休克是DIC病情严重、预后不良的征兆。DIC和休克可互为因果，形成恶性循环。

DIC时易发生休克的具体机制：①毛细血管和微静脉中大量微血栓形成，回心血量明显减少；②广泛出血使血容量丢失，有效循环血量减少；③心肌受累发生结构损伤和功能障碍，心排血量减少；④DIC的形成过程中，凝血因子Ⅻ的激活，可相继激活激肽系统、补体系统和纤溶系统，产生血管活性物质，如激肽、组胺、补体成分（C3a、C5a等）。C3a、C5a可使肥大细胞和嗜碱性粒细胞脱颗粒而释放组胺，组胺、激肽可舒张血管平滑肌，增强血管壁通透性，使外周血管阻力降低，回心血量减少。这也是急性DIC时动脉血压下降的重要原因；FDP的某些部分（如裂解碎片A、B等）能增强组胺和激肽的作用，促进微血管舒张。

（三）多器官功能障碍

Note

DIC形成的血栓位于微血管（包括细动脉、细静脉和毛细血管），与动静脉栓塞的临床表现不同，多由于重要脏器的微血管栓塞而表现为顽固性的休克、呼吸衰竭、意识障碍、颅内高压和肾衰竭等，严重者可导致多器官功能衰竭。微血管栓塞也可发生于浅层的皮肤、消化道黏膜，但较少出现局部坏死和溃疡。

DIC 患者尸检或活检时，常发现微血管内有微血栓存在。但在某些情况下，患者虽然有典型的 DIC 临床表现，但病理检查却未能发现阻塞性微血栓，这可能是由于体内凝血系统启动后，纤溶系统同时被激活，使微血栓溶解所致；也可能是继发性纤溶亢进导致纤维蛋白聚合不全。

（四）微血管病性溶血性贫血

DIC 时，纤维蛋白丝在微血管内形成细网状结构（图 2-18）。当红细胞随血流通过沉着的 Fbn 细丝或 VEC 裂隙处时，不断受到冲击和挤压，造成红细胞发生机械性损伤，导致循环中出现各种形态特殊的变形红细胞或呈盔形、星形、多角形、小球形等不同形态的红细胞碎片，称为裂体细胞（schistocyte）（图 2-19）。这些红细胞及细胞碎片的脆性明显增高，容易破裂发生溶血。这种病理改变常发生于慢性 DIC 及部分亚急性 DIC，称为微血管病性溶血性贫血（microangiopathic hemolytic anemia）。当外周血破碎红细胞数大于 2% 时，具有辅助诊断意义。

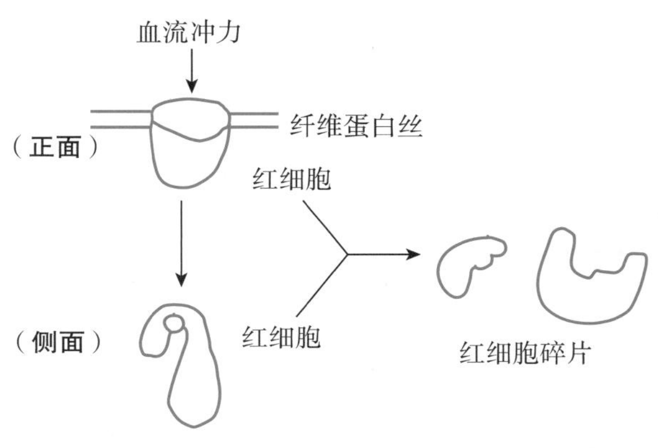

图 2-18 红细胞碎片的形成机制

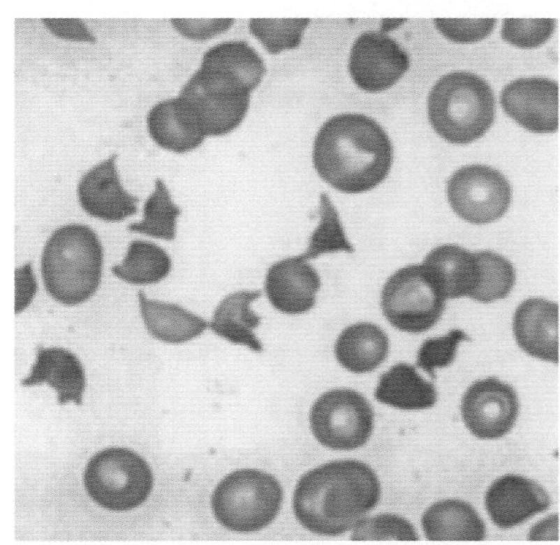

图 2-19 DIC 血涂片中的裂体细胞

DIC 早期溶血程度较轻，不易察觉。后期因红细胞大量破坏，可出现明显的溶血症状，包括寒战、高热、黄疸、血红蛋白尿等。须注意的是，微血管病性溶血性贫血并非 DIC 独有，也可在急性肾衰竭、血栓性血小板减少性紫癜、广泛癌转移和恶性高血压等疾病中出现。

五、DIC 防治的病理生理基础

（一）防治原发性疾病及消除诱因

预防和迅速去除引起 DIC 的病因和诱因是防治 DIC 的根本措施。例如，控制感染，治疗肿瘤，及时处理产科意外和外伤，纠正缺血、缺氧及酸中毒等。

（二）抗凝治疗

抗凝治疗是终止 DIC 的病理过程、减轻器官损伤、重建凝血与抗凝动态平衡的重要措施。

一般认为，DIC 的抗凝治疗应在处理原发疾病的前提下，与凝血因子补充同步进行。临床

Note

上常用的抗凝药物为肝素，治疗 DIC 的机制主要是阻止微血栓继续形成，但对已形成的血栓无效。但下列情况时应慎用或禁用肝素：① DIC 晚期，患者有多种凝血因子缺乏及明显纤溶亢进；②手术后或损伤创面未经良好止血者；③近期有大咯血或有大量出血的消化性溃疡；④蛇毒所致的 DIC。

（三）替代治疗

DIC 时由于大量凝血因子及血小板被消耗，因此对已进行病因及抗凝治疗、DIC 未能得到良好控制、有明显出血表现者，可适当输入新鲜冷冻血浆、血小板悬液及纤维蛋白原等，在严重肝病合并 DIC 时可考虑应用因子Ⅷ及凝血酶原复合物。

（四）其他

1. **支持对症治疗** 抗休克治疗，纠正缺氧、酸中毒及水、电解质平衡紊乱。

2. **纤溶抑制药物** 目前临床上一般少用，仅适用于 DIC 的原发病因及诱因已经去除或控制，并有明显纤溶亢进的临床及实验依据，继发性纤溶亢进已成为迟发性出血的主要或唯一原因者，常用氨基己酸（EACA）、氨甲苯酸（对羧基苄胺、PAMBA）等。

3. **糖皮质激素** 不做常规使用，但如果原发疾病需要糖皮质激素治疗，或感染性休克合并 DIC 已经有效抗感染治疗，或 DIC 并发肾上腺皮质功能不全时可适当应用。

（刘 玮 贺 明）

第六节 常见血液疾病

案例 2-6

案例 2-6 解析

患者，男，50 岁。1 个月前晨练结束后发现小腿皮肤瘀斑，未予重视及特殊处理。入院前 1 天患者无明显诱因解黑便 1 次。入院后查血红蛋白 52 g/L，活化部分凝血活酶时间（APTT）70.2 s，APTT 延长不能被正常血浆纠正；凝血因子Ⅷ 活性 2.9%，明显下降；凝血因子Ⅷ 抗体 22.70 BU/ml，高滴度，诊断为获得性血友病 A。

问题：

1. 什么情况下需要考虑获得性血友病的诊断？
2. 如何鉴别获得性血友病与先天性血友病合并抑制物？

血液疾病指原发于造血系统和主要累及造血系统的疾病，常见的临床表现为贫血、发热、出血等，主要分为红细胞疾病、白细胞疾病和出凝血疾病等。

一、红细胞疾病

贫血是最常见的红细胞疾病，指人体内红细胞数量或血红蛋白含量减少，导致血液携氧能力下降的一种病理状态。血红蛋白（hemoglobin，Hb）浓度是诊断贫血和判断其严重程度的最佳指标（表 2-5）。我国贫血诊断标准为，海平面地区，成年男性体内 Hb ＜ 120 g/L，成年女性（非妊

Note

娠）Hb ＜ 110 g/L，孕妇＜ 100 g/L。血红蛋白的浓度受到各种生理和病理因素的影响，在诊断贫血时需要综合判断（表 2-6）。

贫血的临床表现主要由组织内供氧不足所致，最常见的症状为乏力，同时可有多个系统受累的表现（表 2-7）。

根据贫血的病因、贫血的发生机制、红细胞形态学、骨髓增生程度、贫血发生速度以及严重程度，可有多种方法对贫血进行分类。临床中常采用综合病因及发病机制的分类方法（表 2-8）。另外，贫血细胞形态学分类（表 2-9）和骨髓增生程度分类方法（表 2-10）在贫血病因诊断方面也具有重要价值。

贫血的诊断重在明确病因，当病因不明时也要尽可能判断贫血的性质。在详细采集病史资料和进行全面体格检查的基础上，结合辅助检查（包括血常规、骨髓和贫血发病机制的相关检查）以查明贫血的发病机制或病因（图 2-20）。

贫血性疾病的治疗分为两方面：①对症支持治疗：通过输血、补充血容量等减轻贫血症状；②针对贫血发病机制及病因的治疗。

表 2-5　贫血严重程度划分标准

血红蛋白浓度	贫血严重程度
＜ 30 g/L	极重度
30 ～ 59 g/L	重度
60 ～ 90 g/L	中度
＞ 90 g/L	轻度

表 2-6　影响血红蛋白水平的生理、病理因素

因素	对 Hb 的影响
生理因素	
月经女性	比同龄男性低
新生儿至 3 月龄	比其他年龄组稍高
婴儿、儿童	比成人低约 10%
妊娠期	比非妊娠状态低
久居高海拔地区人群	比海平面地区人群高
病理因素	
血液浓缩状态，如严重脱水、大面积烧伤、利尿等	增高
血液稀释状态，如低蛋白血症、充血性心力衰竭、少尿性肾衰竭、脾大及巨球蛋白血症等	降低

表 2-7　常见贫血相关的临床表现

受累系统或器官	临床表现
神经系统	头晕、嗜睡、失眠、多梦、耳鸣、记忆力减退、注意力不集中、肢体麻木等
心血管系统	心悸、气短、活动耐力下降
皮肤黏膜	苍白，皮肤干燥、粗糙，下肢皮肤溃疡
消化系统	食欲下降，腹胀，排便习惯和性状改变
泌尿生殖系统	蛋白尿、月经失调
其他	毛发缺少光泽

Note

小测试2-6：贫血的诊断步骤是什么？

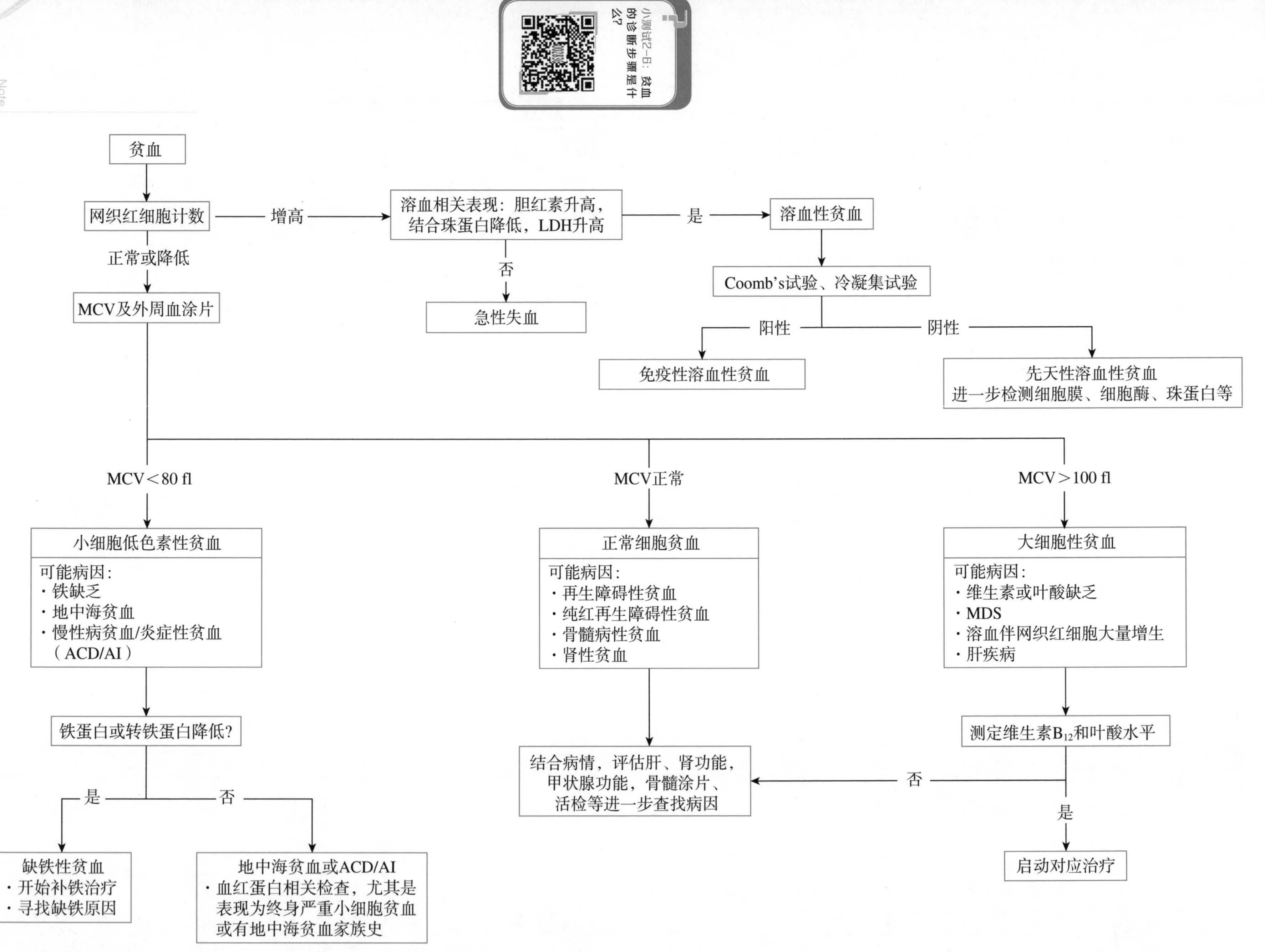

图 2-20 贫血的诊断思路

表 2-8 贫血病因及发病机制分类

病因	发病机制
红细胞生成减少	
造血干细胞异常	（1）自身免疫性：再生障碍性贫血 （2）先天性：范科尼贫血，舒 - 戴综合征，先天性角化不良
红系祖细胞异常	（1）获得性：纯红细胞再生障碍性贫血 （2）先天性：Diamond-Blackfan 综合征
红细胞生成与成熟障碍	（1）DNA 合成障碍：维生素 B_{12} 缺乏，叶酸缺乏 （2）Hb 合成障碍：血红素合成缺陷（缺铁性贫血），珠蛋白合成缺陷（地中海贫血）
其他原因：慢性病贫血，铁粒幼细胞贫血，肿瘤骨髓转移等	
红细胞破坏增多	
遗传性	（1）血红蛋白病：镰状细胞贫血，不稳定血红蛋白病 （2）红细胞膜疾病：遗传性球形红细胞增多症，遗传性棘形红细胞增多症，遗传性口型红细胞增多症 （3）红细胞酶缺陷：葡萄糖 -6- 磷酸脱氢酶缺乏症，丙酮酸激酶缺乏症 （4）卟啉病
获得性	（1）机械性：行军性血红蛋白尿症，人工心脏瓣膜 （2）免疫性：自身免疫性溶血性贫血，冷球蛋白血症，输血反应 （3）脾功能亢进 （4）化学、物理因素：中毒、辐射伤等
失血	急、慢性失血

表 2-9 贫血细胞形态学分类

类型	MCV（fl）	MCHC（%）	常见疾病
大细胞性贫血	＞100	＞34	巨幼细胞贫血、骨髓增生异常综合征，伴网织红细胞大量增生的溶血性贫血，肝疾病
正常细胞性贫血	80 ~ 100	27 ~ 34	再生障碍性贫血，纯红细胞再生障碍性贫血，溶血性贫血，骨髓病性贫血，急性失血性贫血
小细胞低色素性贫血	＜80	＜27	缺铁性贫血，铁粒幼细胞贫血，珠蛋白生成障碍性贫血，慢性病性贫血

表 2-10 贫血骨髓增生程度分类

骨髓增生程度	常见疾病
增生性贫血	缺铁性贫血，失血性贫血，溶血性贫血
增生不良性贫血	再生障碍性贫血，纯红细胞再生障碍性贫血
细胞成熟障碍	巨幼细胞贫血，慢性病性贫血，珠蛋白合成障碍性贫血，骨髓增生异常综合征

二、白细胞疾病

白细胞疾病中，淋巴瘤、白血病将在其他章节进行阐述，本节主要介绍骨髓增生异常综合征

Note

(myelodysplastic syndrome，MDS)。

MDS 是一组起源于造血干细胞的异质性血液系统恶性肿瘤，其特征为髓系克隆性造血、血细胞减少和细胞形态发育异常。患者可出现贫血相关症状、感染、出血和其他并发症，具有转化为急性髓系白血病和骨髓衰竭的风险。MDS 在老年人中高发。

MDS 的诊断依赖于多项实验室检测技术的综合使用，其中全血细胞计数、骨髓穿刺涂片细胞形态学和细胞遗传学 / 分子学检测是 MDS 诊断的核心。MDS 的诊断属于排除性诊断，需要同时满足 2 个必要条件和 1 个主要标准（表 2-11）。

表 2-11 骨髓增生异常综合征的诊断标准

项目	标准
必要条件（均需满足）	①持续 4 个月一系或多系血细胞减少（中性粒细胞绝对值＜ 1.8×10^9/L，血红蛋白＜ 100 g/L，血小板计数＜ 100×10^9/L） （如检出原始细胞增多或 MDS 相关细胞遗传学异常，无需等待即可诊断 MDS） ②排除其他可导致血细胞减少和发育异常的造血及非造血系统疾病
主要标准（至少满足一条）	①发育异常：骨髓涂片中红细胞系、粒细胞系、巨核细胞系发育异常细胞的比例≥ 10% ②环形铁粒幼细胞占有核红细胞比例≥ 15%，或≥ 5% 且同时伴有 *SF3B1* 突变 ③原始细胞：骨髓涂片原始细胞达 5% ～ 19%（或外周血涂片 2% ～ 19%） ④常规核型分析或荧光原位杂交检出有 MDS 诊断意义的染色体异常

MDS 患者常用危险度分层系统包括国际预后积分系统（IPSS）、WHO 分型预后积分系统（WPSS）和修订的国际预后积分系统（IPSS-R）。IPSS-R 积分系统是 MDS 预后评估的金标准（表 2-12）。

表 2-12 骨髓增生异常综合征修订国际预后积分系统（IPSS-R）

预后变量	积分						
	0	0.5	1	1.5	2	3	4
细胞遗传学	极好		好		中等	差	极差
骨髓原始细胞（%）	≤ 2		＞ 2 ～＜ 5		5 ～ 10	＞ 10	
血红蛋白（g/L）	≥ 100		80 ～＜ 100	＜ 80			
血小板计数（$\times10^9$/L）	≥ 100	50 ～＜ 100	＜ 50				
中性粒细胞绝对计数（$\times10^9$/L）	≥ 0.8	＜ 0.8					

注：细胞遗传学分类见二维码资源；IPSS-R 危险度分类：极低危：≤ 1.5 分，低危：＞ 1.5 ～ 3 分；中危：＞ 3 ～ 4.5 分；高危：＞ 4.5 ～ 6 分；极高危：＞ 6 分

MDS 患者治疗方案的选择应根据预后分组，同时结合患者年龄、体能状况、合并疾病、治疗依从性等进行综合分析。较低危组（IPSS-R ≤ 3.5 分）的治疗目标是改善造血、提高生活质量；较高危组（IPSS-R ＞ 3.5 分）的治疗目标是延缓疾病进展、延长生存期和治愈。目前治疗方法包括应用生长因子、免疫调节剂、免疫抑制剂、去甲基化药物以及化疗、异基因造血干细胞移植等（图 2-21）。

Note

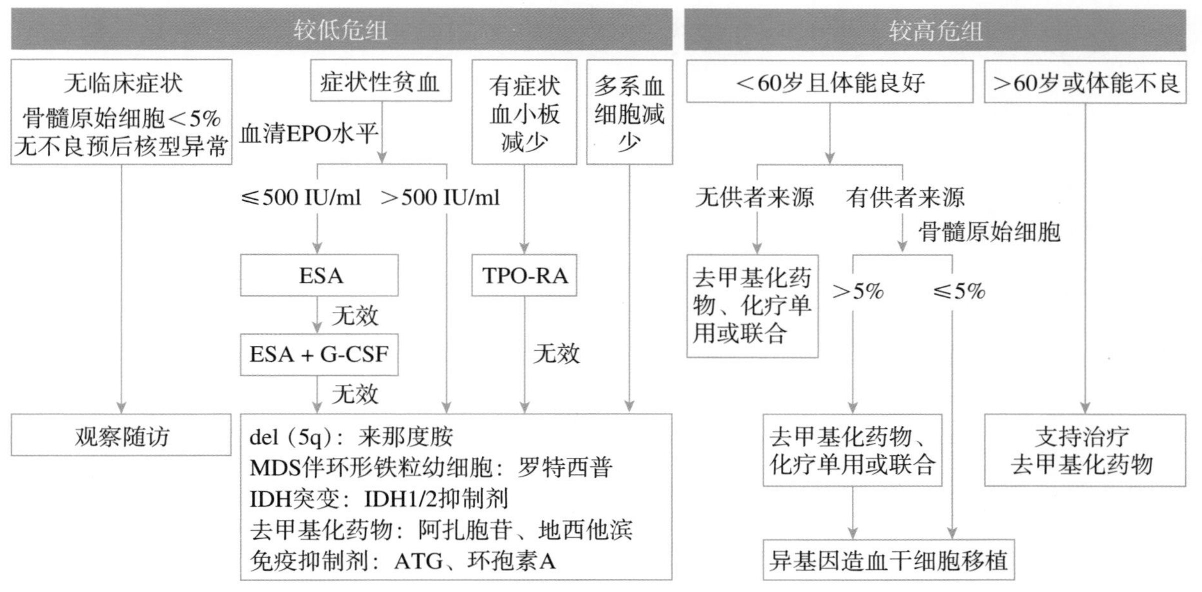

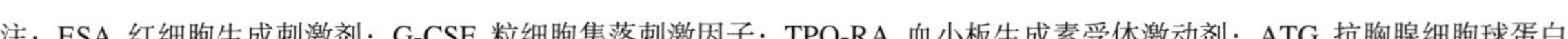
注：ESA. 红细胞生成刺激剂；G-CSF. 粒细胞集落刺激因子；TPO-RA. 血小板生成素受体激动剂；ATG. 抗胸腺细胞球蛋白

图 2-21　骨髓增生异常综合征的治疗

小测试2-7：MDS鉴别诊断时需要考虑的其他导致血细胞减少和发育异常的造血及非造血系统疾病有哪些？

三、出凝血疾病

1．免疫性血小板减少症　人体正常的止血过程依赖于血管、血小板、凝血、抗凝及纤维蛋白溶解等多因素参与，而当相关要素缺陷或异常时，则会导致以自发性或轻微外伤后过度出血为特征的疾病，称为出血性疾病。出血性疾病可分为遗传性与获得性两类（表 2-13）。免疫性血小板减少症（immune thrombocytopenia，ITP）以无明确诱因的孤立性血小板计数减少为特点，是临床最常见的获得性自身免疫性出血性疾病。

ITP 的发病机制为血小板自身抗原免疫耐受性丢失，体液和细胞免疫异常活化，共同介导血小板破坏增加及生成不足。ITP 的诊断基于临床排除法，需与其他因素引起的血小板减少症相鉴别（图 2-22）。

表 2-13　出血性疾病的分类

分类	发病机制	常见疾病
遗传性	血管壁异常	遗传性出血性毛细血管扩张症
	血小板异常	血小板无力症、巨大血小板综合征、贮存池病、范可尼综合征、血管性血友病
	凝血异常	血友病 A、血友病 B、遗传性凝血因子（Ⅰ、Ⅱ、Ⅴ、Ⅶ、Ⅺ、Ⅻ）缺乏症、血管性血友病
	抗凝及纤维蛋白溶解异常	遗传性 α2- 纤溶酶抑制物缺乏症
获得性	血管壁异常	败血症、过敏性紫癜、药物性紫癜、维生素 C 缺乏症、糖尿病、系统性红斑狼疮
	血小板异常	免疫性血小板减少症、血栓性血小板减少性紫癜、再生障碍性贫血、白血病、系统性红斑狼疮、弥散性血管内凝血、放疗或化疗后骨髓抑制、抗血小板药物、肝素诱导的血小板减少症、尿毒症、异常球蛋白血症、脾功能亢进
	凝血异常	肝疾病、维生素 K 缺乏症、肾病综合征、抗因子Ⅷ、Ⅸ抗体形成，弥散性血管内凝血
	抗凝及纤维蛋白溶解异常	肝素使用过量、香豆素类药物过量、敌鼠钠中毒、蛇咬伤、系统性红斑狼疮、弥散性血管内凝血

Note

临床表现	体格检查	实验室检查
无症状或不同程度出血表现（皮肤黏膜出血、严重内脏出血、致命性颅内出血），可伴有乏力、焦虑	出血表现、脾一般不大	**外周血**：至少连续2次血常规检查示血小板计数减少，涂片镜检血细胞形态无明显异常 **骨髓**：巨核细胞增多或正常，伴成熟障碍

↓

通过病史采集、体格检查、实验室检查排除其他血小板减少疾病：

自身免疫病、甲状腺疾病、淋巴系统增殖性疾病、骨髓增生异常综合征、再生障碍性贫血、各种恶性血液病、肿瘤浸润、慢性肝病、脾功能亢进、普通变异型免疫缺陷病、感染、疫苗接种等所致继发性血小板减少；血小板消耗性减少；药物所致血小板减少；同种免疫性血小板减少，妊娠期血小板减少;先天性血小板减少及假性血小板减少

↓

确诊免疫性血小板减少症

图 2-22 免疫性血小板减少症的诊断流程

ITP 的治疗目标是维持安全水平的血小板计数，以防止发生有临床意义的出血。治疗遵循个体化分层管理原则，治疗时机取决于出血风险：对于血小板计数 ≥ 30×10^9/L、无出血表现且不从事增加出血风险工作、无出血风险因素的患者，可予观察随访。若患者有活动性出血症状，不论血小板减少程度如何，都应给予治疗（表 2-14）。对于妊娠合并免疫性血小板减少症，当血小板减少孕妇有可疑 ITP 病史或血小板计数 < 80×10^9/L 时，应排查妊娠合并 ITP 的可能，重点鉴别妊娠期血小板减少症（生理状态）、子痫前期及 HELLP 综合征等。自然分娩和剖宫产的血小板安全水平分别需大于 50×10^9/L 与 80×10^9/L。适用于妊娠患者的治疗药物包括泼尼松、静脉注射免疫球蛋白、rhTPO 等。

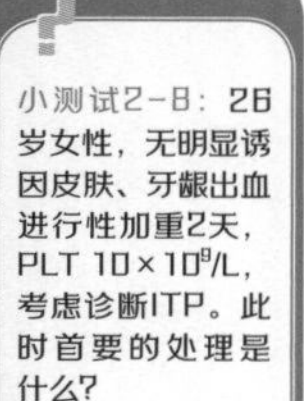

小测试2-8：26岁女性，无明显诱因皮肤、牙龈出血进行性加重2天，PLT 10×10^9/L，考虑诊断ITP。此时首要的处理是什么?

拓展：ITP 治疗领域的中国声音——海曲波帕

表 2-14 免疫性血小板减少症的治疗流程

流程	治疗方案
紧急治疗	血小板输注 静脉注射免疫球蛋白 静脉应用甲泼尼龙 重组人血小板生成素（rhTPO）
一线治疗	糖皮质激素（大剂量地塞米松、常规剂量泼尼松） 静脉注射免疫球蛋白
二线治疗	促血小板生成药物（rhTPO、艾曲泊帕、罗米司亭、阿伐曲泊帕、海曲泊帕） 利妥昔单抗 rhTPO 联合利妥昔单抗 注册临床试验（Ⅲ期） 脾切除术
三线治疗	全反式维甲酸联合达那唑 地西他滨 硫唑嘌呤 环孢素 A 达那唑 长春碱类

Note

2．血友病　血友病是一组由于某些凝血因子缺乏而导致凝血功能障碍的遗传性出凝血异常疾病。包括血友病 A（遗传性因子Ⅷ缺乏症）、血友病 B（遗传性因子Ⅸ缺乏症）和血友病 C（遗传性因子Ⅺ缺乏症）。其中以血友病 A 最为常见，占总数的 80% ～ 85%，呈 X 连锁隐性遗传，我国男性发病率为 1/5000，患者血浆中缺乏因子Ⅷ凝血活性（Ⅷ：C），不能与因子Ⅸ a、Ca^{2+} 和磷脂组成复合物，导致内源性凝血途径障碍。血友病 B 的遗传方式和出血表现与血友病 A 相似，在男性中的发病率约为 1/25 000，低于血友病 A，占血友病总数的 15% ～ 20%，患者血浆中缺乏因子Ⅸ。遗传性因子Ⅺ缺乏症属常染色体不完全隐性遗传性疾病，临床出血表现类似血友病，约占血友病总数的 3%，纯合子的凝血障碍较为严重，其因子Ⅺ的血浆水平常在 0 ～ 20%，杂合子的凝血障碍较轻，其因子Ⅺ的血浆水平多在 20% ～ 60%。

血友病的临床表现为出血倾向和软组织血肿，包括皮肤黏膜出血、肌肉出血和血肿、关节出血、内脏出血，其中关节出血引起的跛行性血友病性关节病是本病的特征性表现。诊断依赖于临床表现、家族史、辅助检查（筛选试验、确诊试验、抑制物检测、基因检测）等，并与其他出凝血疾病鉴别（图 2-23）。血友病的治疗主要包括凝血因子替代治疗、非因子治疗（药物治疗、基因治疗）、并发症的处理（表 2-15）等。

关节、肌肉、内脏和深部组织自发性或轻微外伤后出血不止，反复关节出血可致关节肿胀、畸形、活动障碍而致残，血肿压迫出现相应部位的症状

自幼发病、阳性家族史

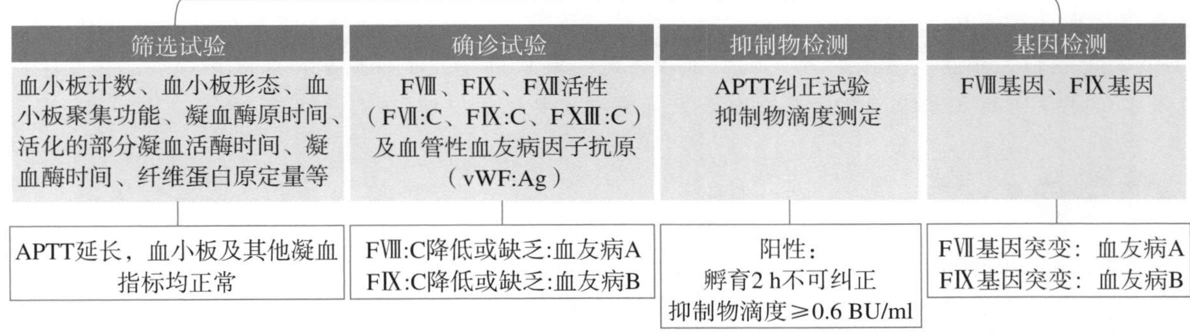

鉴别诊断：血管性血友病、获得性血友病、其他遗传性凝血因子缺乏症、维生素K依赖性凝血因子缺乏症

图 2-23　血友病的诊断流程

表 2-15　血友病的治疗流程

流程	治疗方案	
凝血因子替代治疗	预防治疗 按需治疗 围手术期替代治疗	血友病 A：基因重组 FⅧ制剂、病毒灭活的血源性 FⅦ制剂、冷沉淀、新鲜冰冻血浆 血友病 B：基因重组 FⅨ制剂、病毒灭活的血源性凝血酶原复合物、新鲜冰冻血浆
非因子治疗	艾美赛珠单抗（血友病 A） 去氨基 -8-D- 精氨酸加压素（血友病 A） 抗纤维蛋白溶解药物：氨甲环酸、6- 氨基己酸等 基因治疗	

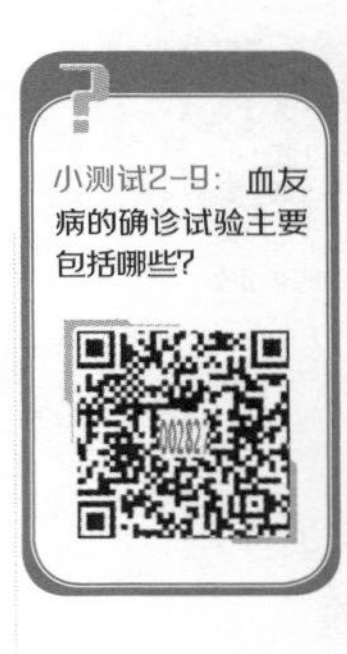

Note

续表

流程	治疗方案	
并发症处理	合并抑制物	控制出血：低滴度者可以加大剂量使用FⅧ/FⅨ制剂；高滴度者使用基因重组的活化FⅦ制剂、凝血酶原复合物；艾美赛珠单抗预防出血
		清除抑制物：长期规律性频繁接受血源性凝血因子制剂（血友病A）、人源CD20单抗
	血友病性关节病	物理治疗、康复训练、滑膜切除、关节置换等矫形手术
	血友病性假肿瘤	手术切除
	血液传播疾病	抗病毒治疗

（牛 挺 赵艾琳）

小 结

血液包含血细胞（红细胞、白细胞和血小板）和血浆，具有物质运输、信息传递和免疫防御等功能。红细胞运输氧气和二氧化碳，白细胞参与免疫防御，血小板在凝血过程中起重要作用。骨髓内生成的所有血细胞均来源于造血干细胞。造血干细胞的增殖、分化和死亡受到其所处微环境（各种细胞和细胞外基质）和细胞内在因素（遗传学和表观遗传学）的调节。血浆由水、电解质和蛋白质等组成。其中，凝血与抗凝血平衡对血液流动至关重要，其异常可导致血栓和出血。DIC为严重凝血障碍疾病，需早期诊断和治疗。血型系统特别是ABO和Rh系统在输血中至关重要，交叉配血试验可避免溶血性输血不良反应。血液系统疾病主要涉及血细胞及出凝血系统异常。恶性血液系统疾病主要见于白细胞的异常。

整合思考题

1．与造血干细胞调控异常相关的疾病有哪些？为什么？

2．根据红细胞生成的过程和调节机制，试分析哪些原因可引起贫血？并简述其引起贫血的机制。

3．血管内皮细胞在凝血与抗凝中的作用有哪些？

4．凝血与抗凝血失衡的三种表现及机制是什么？

5．案例：患儿，女，汉族，年龄10天，体重2.7 kg，足月，出生时皮肤苍白，出生后20 h出现黄疸，第10天转院治疗。其母孕3产2，第1胎健在，第2胎流产，第3胎为本例患儿。血常规和生化检测提示患儿存在溶血性贫血。免疫血液学检查结果提示患儿血型为O型，RhD阳性；母亲为AB型，RhD阴性；而且在母亲及患儿血浆中，以及患儿红细胞上检出抗D抗体。实验室诊断证实为RhD血型系统引起的胎儿和新生儿溶血病。

（1）试从遗传学、解剖学、病理生理学方面分析胎儿和新生儿溶血病母胎间同种免疫发生机制。

（2）Rh血型胎儿和新生儿溶血病为什么通常情况下第一胎不发病？

6．DIC的临床表现及机制。

7．DIC与休克的关系是什么？

参考答案

第三章 心 脏

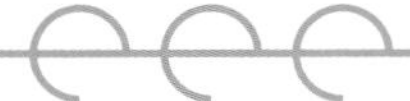

导学目标

通过本章内容的学习，学生应能够：

※ **基本目标**

1. 描述原始心血管系统的发生特点及组成、原始心房及心室的分隔过程，以及房间隔、室间隔缺损的常见原因。
2. 解释心球和动脉干的分隔过程及常见畸形的原因。
3. 描述心脏的位置、外形和毗邻，心脏各腔的形态结构；概括心脏的体表投影，心瓣膜的体表投影、听诊部位。
4. 列举心传导系的主要组成。
5. 定义心包腔的概念并拓展其临床意义；说明心脏防止血液逆流的装置。
6. 描述心脏的泵血过程和影响泵功能的因素。
7. 分析窦房结 P 细胞和心室肌细胞动作电位的异同。
8. 了解心电图各波的意义。
9. 概括心律失常发生的机制和药物干预的靶点；说明常用抗心律失常药物的作用机制。
10. 描述传统抗心律失常药物分类中常用药物的临床应用和主要不良反应。

※ **发展目标**

1. 应用原始心脏分隔的知识，分析房间隔缺损和室间隔缺损的临床表现。
2. 结合心球和动脉干的分隔过程，解释法洛四联症的原因和临床表现。
3. 运用已掌握的心脏的形态结构特点，判断临床心脏发育及器质性病变、心律失常和传导阻滞的部位。
4. 根据心脏泵血过程，分析房室瓣关闭不全对心脏泵功能的影响。
5. 综合分析高钾血症对心脏电活动的影响。
6. 说明现代抗心律失常药物分类中常用药物的作用机制和临床应用。
7. 总结容易引起心律失常作用的抗心律失常药物。

案例 3-1

患儿 3 岁 10 个月 9 天。入院前 1 个多月，体检时查体发现心前区无隆起，叩诊心界无增大，震颤（–），心音有力，律齐，胸骨左缘第 2、3 肋间收缩期杂音 3/6 级，向左上传导，可及 S_2 固定分裂，P_2 亢进。行心脏彩超检查，发现“房间隔缺损”。复查心脏彩超

案例 3-1 解析

检查提示：右房室内径中度增大，左房室内径尚可。室间隔及左室后壁未见明显增厚，运动幅度正常。房间隔中段回声脱失。房间隔总长约 38.9 mm。室间隔回声连续、完整。主、肺动脉内径稍增宽。各瓣膜形态及活动未见明显异常。主动脉弓降部未见明显异常。诊断意见：先天性心脏病房间隔缺损（继发孔），肺动脉血流速度增快，三尖瓣反流（少量）。

问题：

1．患者心脏杂音是如何形成的？

2．患者先天性房间隔缺损是胚胎期间哪些发育障碍形成的？

案例 3-2

男，56 岁。近 1 个月来常感觉疲劳，尤其是在运动后。3 天前体检行心电图检查发现心房颤动，为持续性，无心悸、胸闷、气短，无心前区疼痛，无尿少及水肿，无头晕及头痛，现为进一步治疗入住我院心内科。有高血压家族史。3 年前诊断为高血压，最高达 160/110 mmHg，曾口服“北京降压 0 号片”，具体剂量不详，血压控制不佳，波动于 140 ～ 160/80 ～ 90 mmHg。查体：体温 37.8 ℃，脉搏 120 次 / 分，呼吸 16 次 / 分，血压 150/85 mmHg。患者神志清楚。心前区无异常凹陷及隆起，心尖搏动位于第 5 肋间左锁骨中线，未扪及抬举感、震颤及心包摩擦感，心率 120 次 / 分，心律绝对不齐，第一心音强弱不等，各瓣膜听诊区未闻及病理性杂音，无心包摩擦音。双肺呼吸音略粗，左下肺可闻及少许湿啰音。肝、脾肋下未触及。双下肢无水肿。心电图示快速心房颤动；胸部 X 线检查示心影增大。医生给予抗心律失常药和口服抗凝药利伐沙班进行治疗。

案例 3-2 解析

问题：

1．心房颤动引起患者疲劳的原因是什么？

2．简述心房颤动的主要危害。

3．简述利伐沙班的药理作用。

案例 3-3

案例 3-3 解析

女，60 岁。因“反复胸闷、心悸 3 年，加重 1 个月”入院。患者自觉近 2 年来无明显诱因出现胸闷、心悸，呈间歇性，每次发作时自觉脉律不齐，无胸痛，无黑朦和晕厥等。外院心电图检查示：心房颤动，给予普罗帕酮长期口服治疗。冠心病史 10 年。查体：BP 136/78 mmHg，HR 140 次 / 分，第一心音强弱不等，心律绝对不齐，脉搏短绌。心电图检查提示：心房颤动伴快速心室率。超声心动图检查未见明显异常。

问题：

1．医嘱停用阿司匹林，改用华法林的药理学依据是什么？

2．医嘱停用普罗帕酮，改用美托洛尔的主要目的是什么？

第一节 原始心血管系统的建立

心血管系统是胚胎器官系统发生中最早进行功能活动的，约在人胚第 3 周末开始发育，使胚胎很早即能获得充足的氧气和营养物质，排出二氧化碳和代谢废物，保证胚胎在子宫内的生长发育。心血管系统主要由中胚层分化而来，首先形成原始心血管系统，然后再经过复杂的生长、合并、新生和萎缩等改建过程，使结构逐渐完善。

人胚发育第 15 ~ 16 天，卵黄囊壁的胚外中胚层间充质细胞聚集，形成许多细胞团，称为血岛（blood island）。第 18 ~ 20 天，血岛内出现裂隙，裂隙周边的细胞逐渐变扁，分化为内皮细胞，内皮细胞围成原始血管。血岛中央的游离细胞变圆，分化为原始血细胞，即造血干细胞（图 3-1）。原始血管以出芽方式不断向外延伸，与相邻血岛形成的原始血管相互融合通连，逐渐形成一个丛状分布的血管网。与此同时，在体蒂和绒毛膜的胚外中胚层内以同样方式形成血管网，这些血管网共同形成了胚外中胚层毛细血管网。

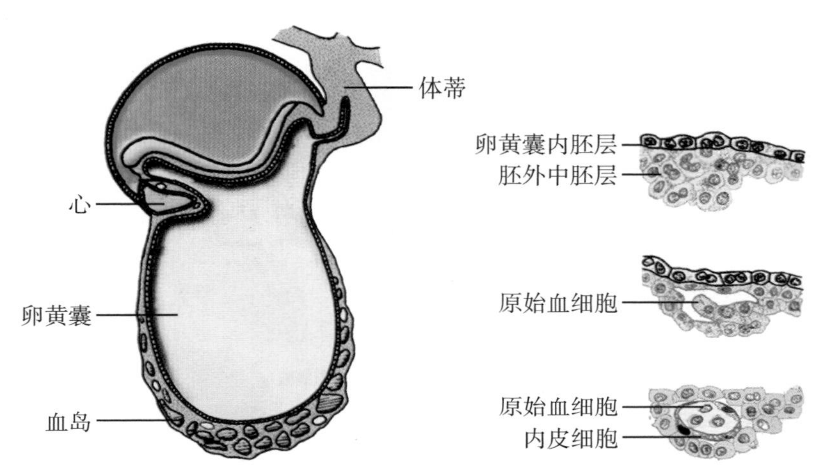

图 3-1　人胚血岛与血管形成模式图

随后，胚体内各处的间充质内出现裂隙，裂隙周围的细胞变扁，分化为内皮细胞，围成内皮性原始血管。原始血管也以出芽的方式相互融合通连，逐渐形成胚内毛细血管网。

人胚发育第 3 周末，胚外和胚内的血管网在体蒂处彼此相通，逐渐形成原始心血管系统（primitive cardiovascular system），并开始血液循环（图 3-2）。此时的原始血管在结构上无动、静脉之分，可根据其未来的归属以及与发育中心管的关系而命名。以后随着人胚的发育，原始血管周围间充质细胞分化为平滑肌和结缔组织，形成血管的中膜和外膜，显示出动脉和静脉的结构。

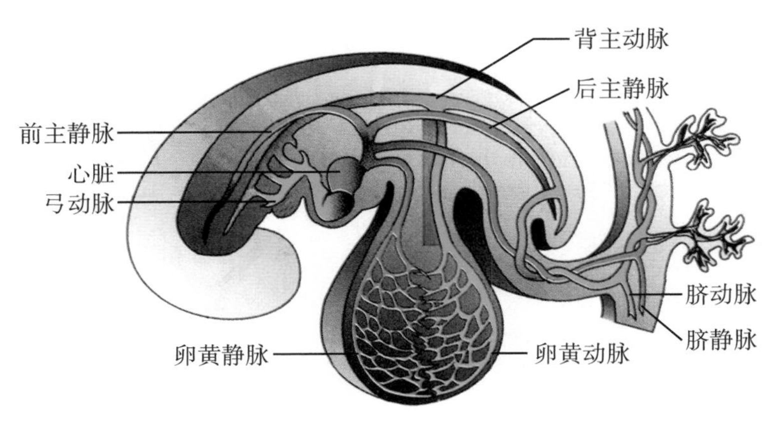

图 3-2　人胚原始心血管系统模式图（第 4 周人胚的血管）

Note

原始心血管系统左右对称，该系统包括：

（1）心管：一对心管，位于前肠腹侧。人胚发育至第 4 周时，左右心管合并为一条。

（2）动脉：一对背主动脉（dorsal aorta）位于原始消化管的背侧，以后从咽至尾端的左、右背主动脉合并成为一条，沿途发出许多分支。从腹侧发出数对卵黄动脉（vitelline artery）分布于卵黄囊；一对脐动脉（umbilical artery）经体蒂分布于绒毛膜。从背侧发出多对节间动脉，从两侧还发出其他一些分支。在人胚胎头端还有 6 对弓动脉（aortic arch），分别穿行于相应的鳃弓内，将背主动脉连于心管头端膨大的动脉囊。

（3）静脉：一对前主静脉（anterior cardinal vein）收集上半身的血液。一对后主静脉（posterior cardinal vein）收集下半身的血液。两侧的前、后主静脉分别汇合成左、右总主静脉（common cardinal vein），分别开口于心管尾端静脉窦的左、右角。卵黄静脉（vitelline vein）和脐静脉（umbilical vein）各一对，分别来自卵黄囊和绒毛膜，均回流于静脉窦。

小测试3-1
1. 人造血干细胞最早起源于胚胎发育的哪个时间段？哪个部位？
2. 早期心管出现3个膨大，由头端至尾端依次名称是什么？

（战 军）

第二节 心脏的发生

一、心管的发生

心脏发生于胚盘头端、口咽膜前方中胚层的生心区。生心区前方的中胚层为原始横膈（图 3-3）。人胚发育第 18 ～ 19 天，生心区的中胚层内出现围心腔（pericardial coelom）。围心腔腹侧的中胚层细胞密集，形成前后纵行、左右并列的一对细胞索，称为生心索（cardiogenic cord）。生心索内逐渐出现腔隙，形成两条纵行并列的内皮管道，称为心管（cardiac tube）。最初心管位于胚体的头端，由于头褶的形成，胚体头端向腹侧卷褶，使位于口咽膜头侧的心管和围心腔转到咽的腹侧、口咽膜的尾端。原来口咽膜在围心腔腹侧的心管则转至围心腔的背侧（图 3-4）。由于胚体左右侧褶的发生，一对并列的心管逐渐向围心腔中线靠拢，并从头端向尾端融合成一条心管。同时，围心腔向心管背侧扩展并连接，在心管的背侧形成心背系膜（dorsal mesocardium）。围心腔则发育为心包腔，心管借心背系膜连于心包腔的背侧壁。随着发育，心背系膜仅在心管的头、尾端存留，中部很快退化消失，形成一个左右交通的孔道，即心包横窦（图 3-5）。当心管融合并陷入心包腔时，心管周围的间充质逐渐密集，发育为心肌膜和心外膜。由心肌膜产生的胶样结缔组织充填于内皮和心肌膜之间，称为心胶质（cardiac jelly）。心胶质将分化为心内膜的内皮下层和心内膜下层。

Note

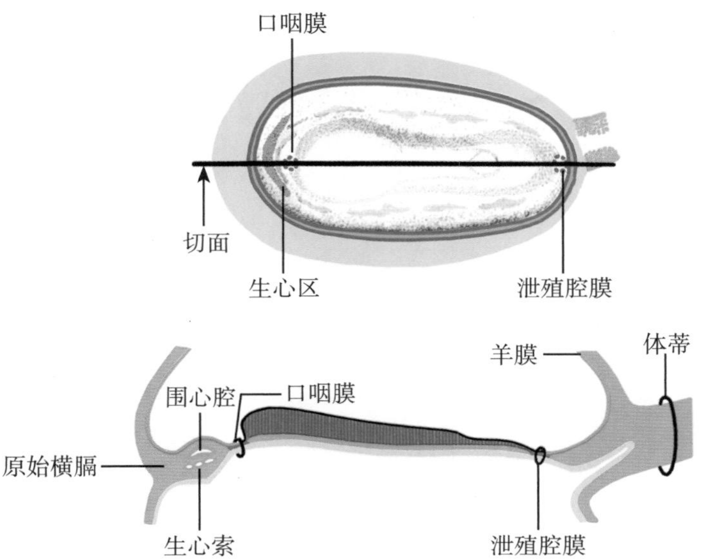

图 3-3 人胚原始心的发生示意图

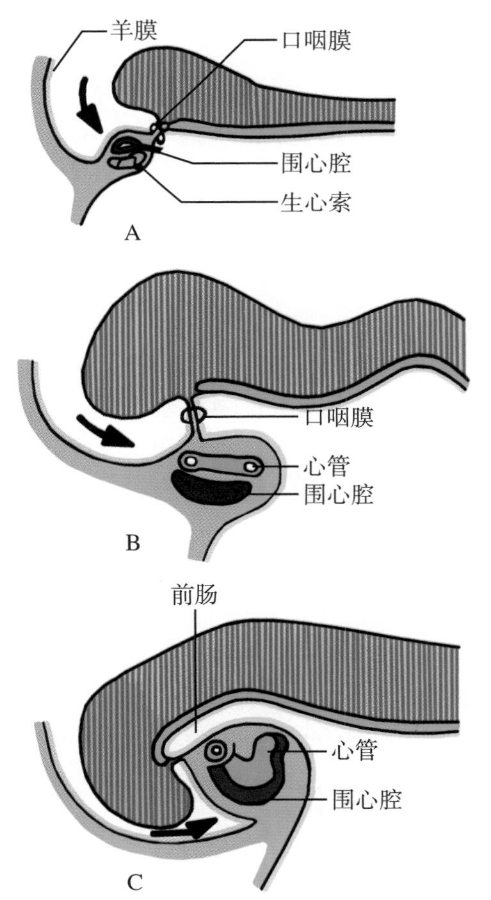

图 3-4　人胚原始心的位置变化（头部纵切）示意图
A．第 20 天；B．第 22 天；C．第 28 天

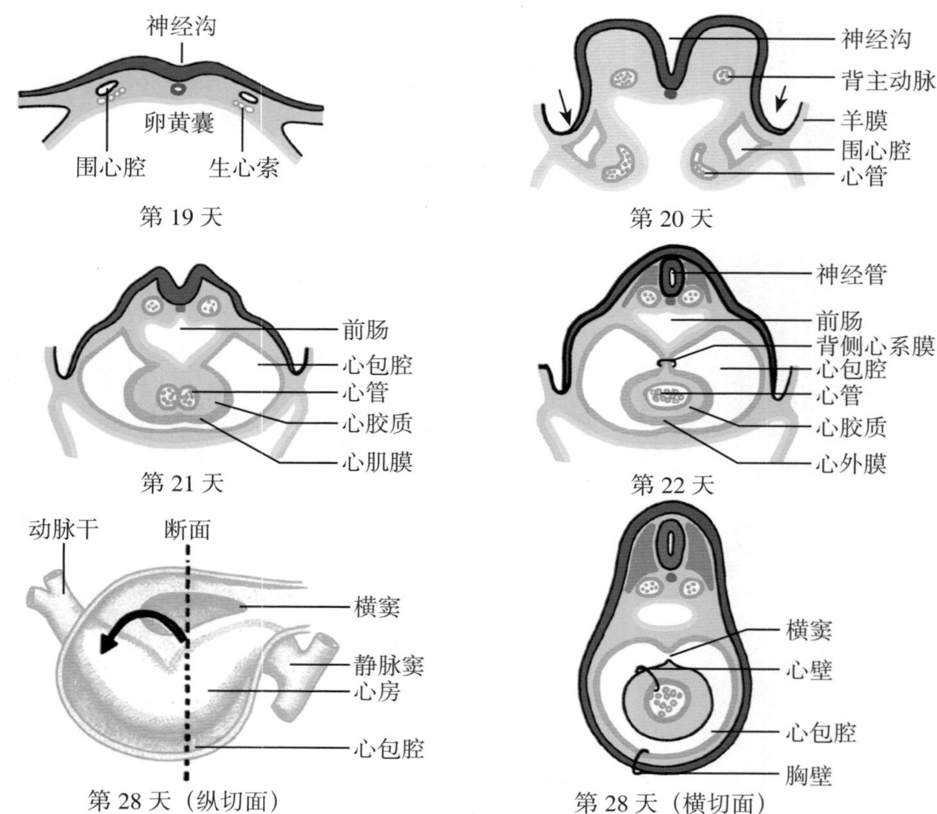

图 3-5 人早期胚胎心的发生示意图

拓展：第二生心区与胚胎心脏的发育

二、心脏外形的建立

心管的头端经动脉囊与弓动脉相连，固定于鳃弓；尾端与静脉相连，固定于原始横膈。心管各段因生长速度不同，首先出现 3 个膨大，由头端向尾端依次称为心球（bulbus cordis）、心室和心房。以后在心房的尾端又出现一个膨大，称为静脉窦（sinus venosus）。心房和静脉窦早期位于原始横膈内。静脉窦分为左、右两角。左、右总主静脉，脐静脉和卵黄静脉分别通入两角（图 3-6）。心球的远侧份细长，称为动脉干（truncus arteriosus）。动脉干前端连接动脉囊（aortic sac）。动脉囊为弓动脉的起始部。在心管发生过程中，由于其两端固定，而心球和心室部又较心管其余部分生长速度快，因而心球和心室形成“U”形弯曲，称为球室袢（bulboventricular loop），凸面向右、腹和尾侧（图 3-6）。不久，心房离开原始横膈，逐渐移至心室头端背侧，并稍偏左。继之，静脉窦也从原始横膈内游离出来，位于心房的背面尾侧，以窦房孔和心房通连。此时心外形呈“S”形弯曲，心房由于受腹侧的心球和背侧的食管限制，从而向左、右方向扩展膨出于动脉之间，逐渐形成狭窄的房室管（atrioventricular canal）。心球近侧段并入心室，成为原始右心室。原来的心室成为原始左心室。左、右心室的表面出现室间沟。至此，胎心已初具成体心脏的外形，但内部仍未完全分隔。

Note

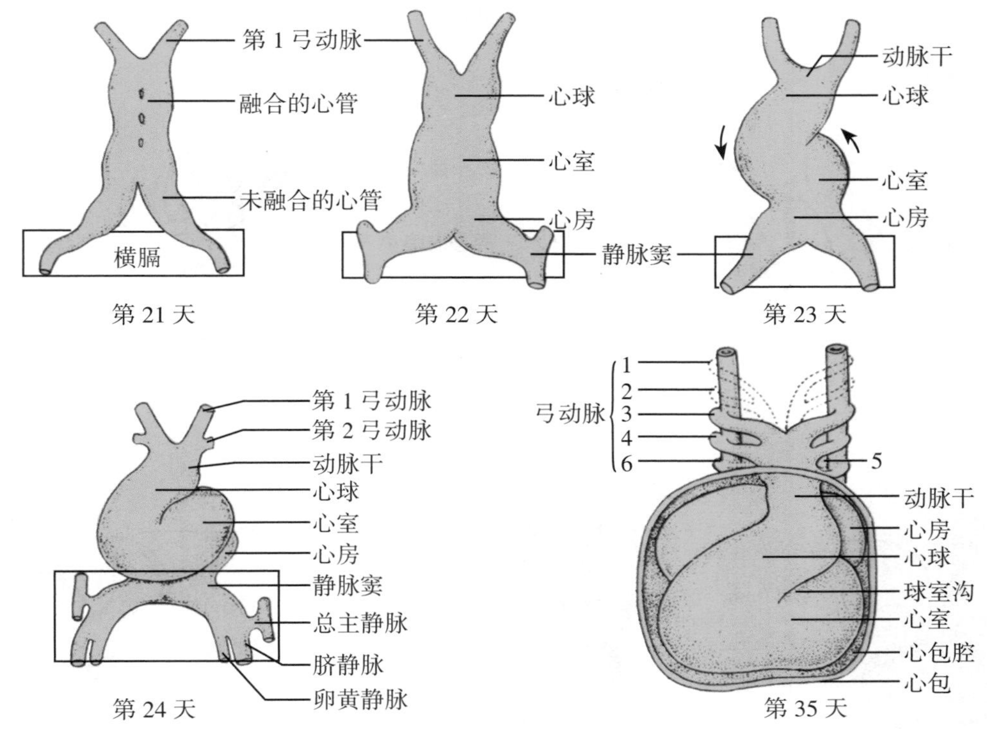

图 3-6　早期人胚心外形的建立模式图

三、心脏内部分隔

心脏内部的分隔始于人胚发育的第 4 周，至第 8 周末基本完成。心各部的分隔是同时进行的。

1．房室管的分隔　心房与心室之间的狭窄通道称为房室管。人胚发育第 4 周末，房室管背侧壁和腹侧壁的心内膜下组织增生，各形成一个隆起，分别称为背侧和腹侧心内膜垫（endocardial cushion）。至第 5 周，两个心内膜垫对向生长，互相融合，将房室管分隔为左、右房室孔（图 3-7）。围绕房室孔的间充质局部增生并向腔内隆起，逐渐形成房室瓣，右侧为三尖瓣，左侧为二尖瓣。

2．原始心房的分隔　在心内膜垫发生的同时，原始心房顶部背侧壁的中央发生一镰状隔膜，称为第Ⅰ房间隔或原发隔（septum primum）。此隔沿心房背侧壁和腹侧壁向心内膜垫方向生长，在其游离缘和心内膜垫之间暂时留有一孔，称为第Ⅰ房间孔或原发孔（foramen primum）。此孔逐渐变小，当第Ⅰ房间隔和心内膜垫完全融合后，第Ⅰ房间孔消失。在第Ⅰ房间孔消失前，第Ⅰ房间隔的上部中央变薄并出现小孔，多个小孔融合形成一个大孔，称为第Ⅱ房间孔或继发孔（foramen secundum）（图 3-7），原始心房被分隔为左、右心房，两心房仍以第Ⅱ房间孔相交通。

人胚发育第 5 周末，在第Ⅰ房间隔的右侧，从心房顶端腹侧壁又长出一个较厚的半月形隔，称为第Ⅱ房间隔或继发隔（septum secundum）。此隔渐向心内膜垫生长，并遮盖第Ⅱ房间孔。第Ⅱ房间隔下缘呈弧形，当其前、后缘与心内膜垫接触时，下方留有一个卵圆形的孔，称为卵圆孔（foramen ovale）。第Ⅰ房间隔贴于左心房顶的部分逐渐消失，剩余部分恰好在第Ⅱ房间隔的左侧覆盖于卵圆孔，称为卵圆孔瓣（valve of foramen ovale）。出生前，由于肺循环不行使功能，右心房的压力大于左心房，从下腔静脉进入右心房的血液可推开卵圆孔瓣流入左心房，而左心房的血液由于卵圆孔瓣的存在而不能流入右心房。出生后，肺循环开始，左心房压力增大，致使两个房

Note

间隔紧贴并逐渐愈合，形成一个完整的房间隔，此时卵圆孔关闭，形成卵圆窝，左、右心房完全分隔。

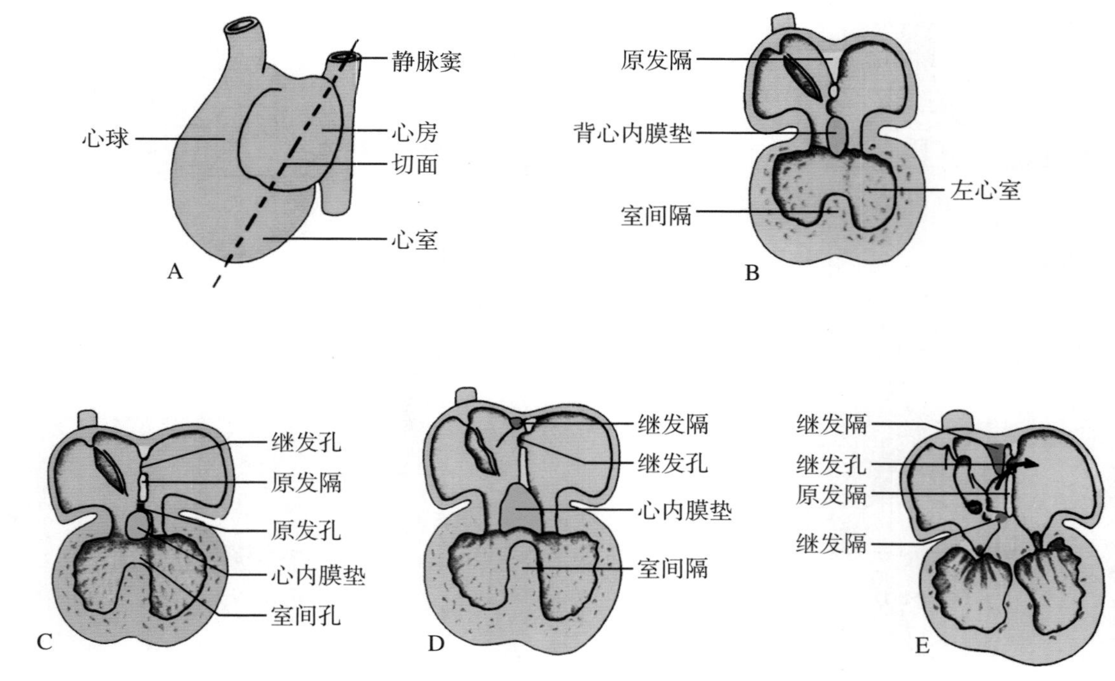

图 3-7 人胚房室管、心房和心室分隔的发生示意图

3．静脉窦的演变和永久性左、右心房的形成 最初，静脉窦位于原始心房尾端背面，开口于心房背侧壁中央，左、右两个角是对称的，分别与同侧的总主静脉、脐静脉和卵黄静脉通连。以后由于大量血液流入右角，右角逐渐变大，窦房孔也逐渐移向右侧，左角则逐渐萎缩变小，其远侧端成为左房斜静脉的根部，近侧端成为冠状窦。

汇入静脉窦血管的变化如图 3-8 所示，即左、右卵黄静脉的尾段分支吻合，发育形成门静脉，中段并入肝内，形成肝血窦，左卵黄静脉头段消失，右卵黄静脉头段则形成下腔静脉头段。右脐静脉以及肝和静脉窦之间的左脐静脉退化消失，从脐至肝的一段左脐静脉则一直保留至出生，并与脐带内的脐静脉通连，将从胎盘回流的血液经肝内形成的静脉导管直接导入下腔静脉，继而流入静脉窦右角。在左、右前主静脉之间形成一个吻合支，吻合支从左至右呈斜行走向，左前主静脉血液经此吻合支流入右前主静脉。吻合支成为左头臂静脉，右前主静脉的近侧段和右总主静脉成为上腔静脉。后主静脉大部消失，部分保留形成奇静脉根部和髂总静脉。因此，体循环的血液均流入静脉窦右角。

人胚发育第 7 ~ 8 周，原始右心房扩展很快，将静脉窦右角并入右心房，成为永久性右心房的光滑部，原始右心房则成为右心耳。原始左心房最初只有单独一条肺静脉在第 I 房间隔的左侧通入，此静脉分出左、右属支，各支再分为两支。当原始心房扩展时，肺静脉根部及其左、右属支逐渐并入左心房，结果有 4 条肺静脉直接开口于左心房，参与形成永久性左心房的光滑部，原始左心房则成为左心耳。

4．原始心室的分隔 人胚发育第 4 周末，心室底壁近心尖处组织向心内膜垫方向生长，形成一个较厚的半月形肌性隔膜，称为室间隔肌部（muscular part of interventricular septum）（图 3-7），此隔不断向心内膜垫方向生长，其上缘凹陷，与心内膜垫之间留有一孔，称为室间孔（interventricular foramen），使左、右心室相通。人胚发育第 7 周末，分隔心球的左、右心球嵴相对生长融合，并向下延伸，分别与室间隔肌性部的前后缘融合，心内膜垫也向室间孔延伸，分

Note

别和左右心球嵴、肌性室间隔游离缘融合，形成室间隔膜部（membranous part of interventricular septum），封闭室间孔（图 3-9）。室间孔封闭后，肺动脉干与右心室相通，主动脉与左心室相通。

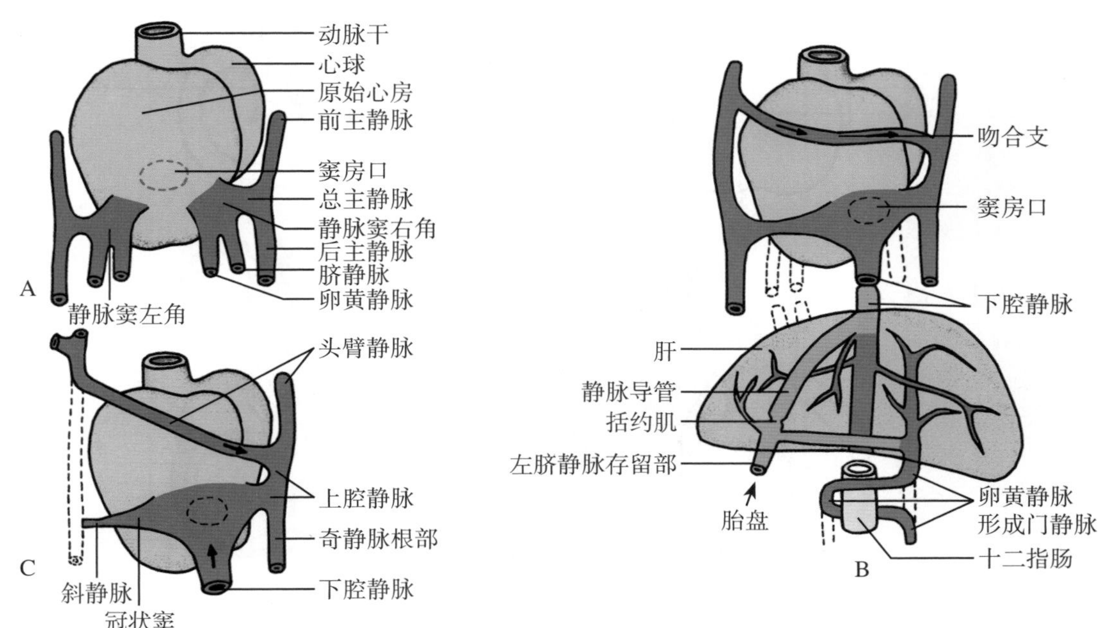

图 3-8　人胚静脉窦及其相连静脉的演变（背面观）示意图
A．第 4 周；B．第 7 周；C．第 8 周

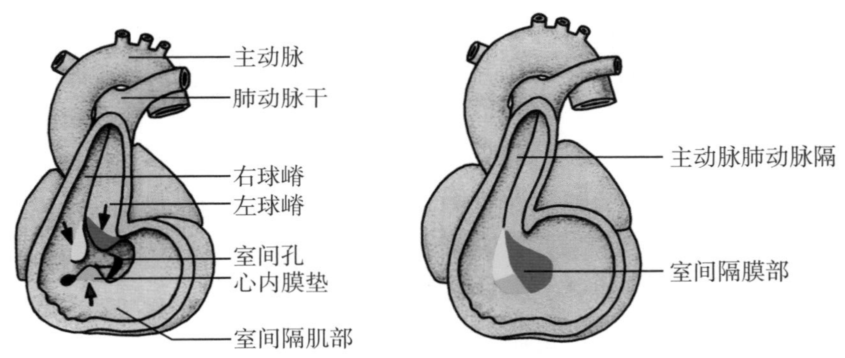

图 3-9　人胚室间隔膜部的形成及室间孔封闭示意图

5．动脉干和心球的分隔　人胚发育第 5 周，心球远端的动脉干和心球内膜下组织局部增生，形成两条相对的纵嵴，上段称为动脉干嵴（truncal ridge），下段称为心球嵴（bulbar ridge）。两条嵴向下延伸呈螺旋状走行，并在中线愈合，形成螺旋状走行的隔，称为主动脉肺动脉隔（aortico-pulmonary septum），将动脉干和心球分隔为肺动脉干和升主动脉（图 3-10）。

因为主动脉肺动脉隔呈螺旋状走行，故肺动脉干呈扭曲状围绕升主动脉。当主动脉和肺动脉分隔完成时，主动脉通连第 4 对弓动脉，肺动脉干通连第 6 对弓动脉。主动脉和肺动脉干起始处的内膜下组织增厚，各形成 3 个隆起，逐渐发育为薄的半月瓣。

Note

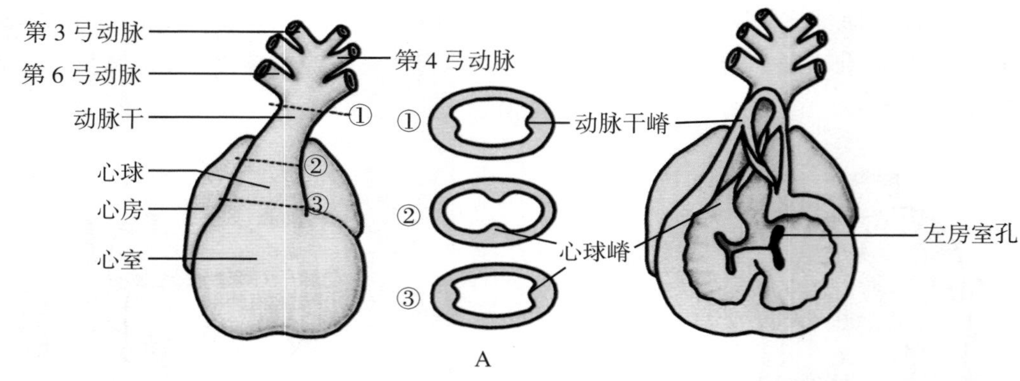

拓展：弓动脉的演变

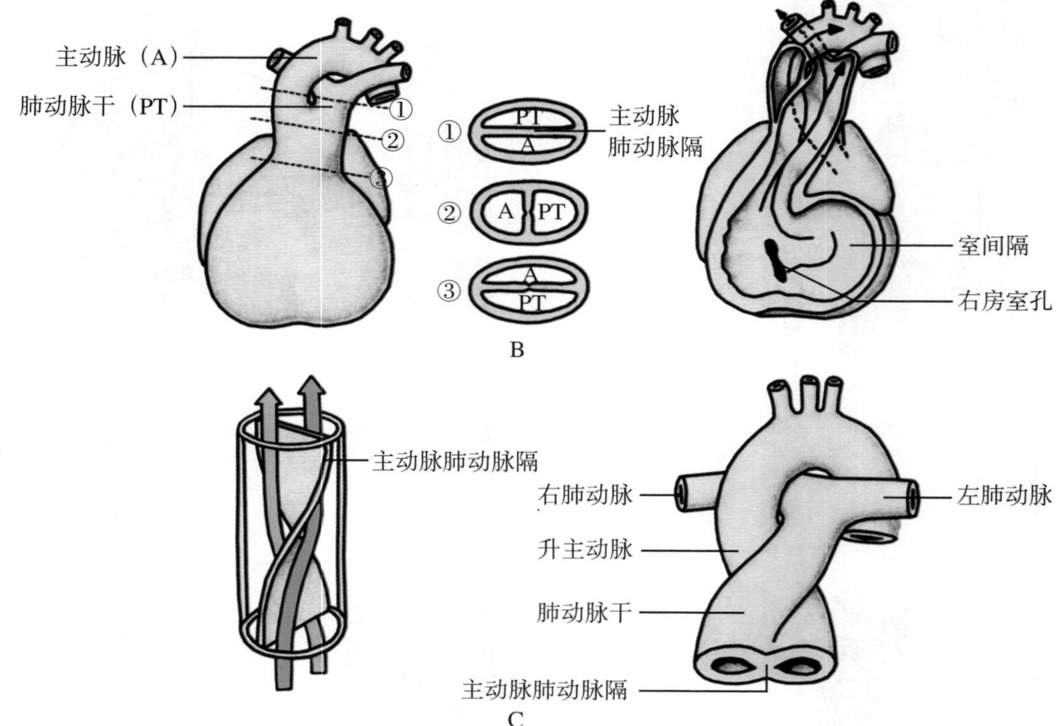

图 3-10 人胚动脉干和心球分隔（第 5 ～ 6 周）发生示意图

四、心血管系统的常见先天畸形

由于心血管系统的发生较为复杂，因而先天畸形的发生也较多见，最常见的有以下几种。

1．房间隔缺损 最常见的房间隔缺损（atrial septal defect）为卵圆孔未闭（patent foramen ovale），可因下列原因产生。

（1）第Ⅰ房间隔在形成第Ⅱ房间孔时过度吸收，导致卵圆孔瓣过小，不能完全遮盖卵圆孔。

（2）卵圆孔瓣上有穿孔。

（3）第Ⅱ房间隔发育不全，形成的卵圆孔过大，第Ⅰ房间隔形成的卵圆孔瓣不能完全关闭卵圆孔。

（4）第Ⅰ房间隔过度吸收，同时第Ⅱ房间隔又形成大的卵圆孔（图 3-11）。此外，心内膜垫发育不全，第Ⅰ房间隔不能与其融合，也可造成房间隔缺损。

Note

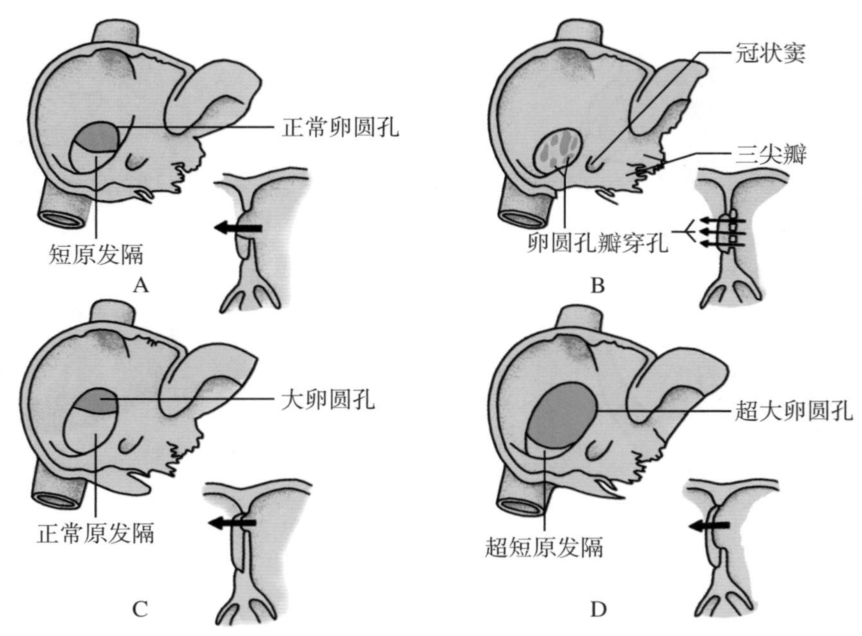

图 3-11 人胚房间隔缺损（右面观）示意图

2．室间隔缺损 室间隔缺损（ventricular septal defect）分为室间隔膜部缺损和室间隔肌部缺损两种情况。以室间隔膜部缺损较为常见，是由于心内膜垫或心球嵴发育不良，在室间隔膜部形成时不能与室间隔肌部融合所致。室间隔肌部缺损较为少见，是由于室间隔肌部形成时心肌膜组织过度吸收所致，过度吸收形成的孔可见于室间隔任何部位，使左、右心室相通。

3．动脉干和心球分隔异常

（1）主动脉和肺动脉错位：主动脉和肺动脉错位主要是由于动脉干和心球分隔时，形成的主动脉肺动脉隔不呈螺旋方向走行，而呈直行，导致主动脉和肺动脉干相互错位，主动脉位于肺动脉干的前面，从右心室发出，肺动脉干则从左心室发出，常伴有室间隔缺损或动脉导管未闭，使肺循环和体循环之间出现直接交通（图 3-12）。

（2）主动脉狭窄或肺动脉狭窄：由于主动脉肺动脉隔偏位，使动脉干和心球分隔不均等，造成一侧动脉粗大，另一侧动脉狭小，即主动脉或肺动脉狭窄。偏位的主动脉肺动脉隔常不能与室间隔正确融合，导致室间隔缺损，较大的主动脉或肺动脉干骑跨在缺损部。

（3）永存动脉干：永存动脉干（persistent truncus arteriosus）是由于主动脉肺动脉隔未能正常发生，导致动脉干不能分隔形成升主动脉和肺动脉干。其表现为单一的动脉干骑跨在左、右心室之上，常伴发室间隔缺损。左、右心室血液均可进入动脉干，肺动脉直接与动脉干相连，因此入肺血量增加，可导致肺动脉高压。同时体循环血液的含氧量低，患儿表现为发绀、心力衰竭，多在 1 岁内死亡。

（4）法洛四联症：法洛四联症（tetralogy of Fallot）包括肺动脉狭窄、主动脉骑跨、室间隔膜部缺损和右心室肥大（图 3-13）。这种畸形发生的主要原因是动脉干分隔不均，致使肺动脉狭窄和室间隔缺损，粗大的主动脉向右侧偏移，骑跨在室间隔缺损处。肺动脉狭窄造成右心室压力增高，引起右心室代偿性肥大。

4．动脉导管未闭 动脉导管未闭（patent ductus arteriosus）畸形多见于女性。发生的原因可能是出生后的动脉导管壁肌组织不能收缩，使肺动脉和主动脉保持相通。主动脉的血液分流入肺动脉，肺循环血量增加，体循环血量减少，引起肺动脉高压、右心室肥大等。

Note

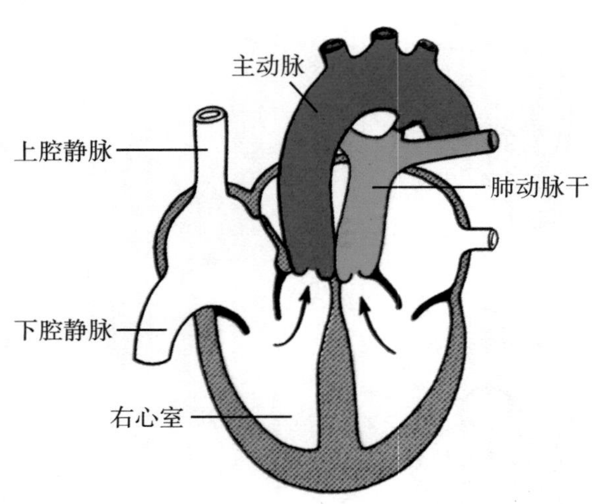

图 3-12 人胚主动脉和肺动脉分隔异常示意图

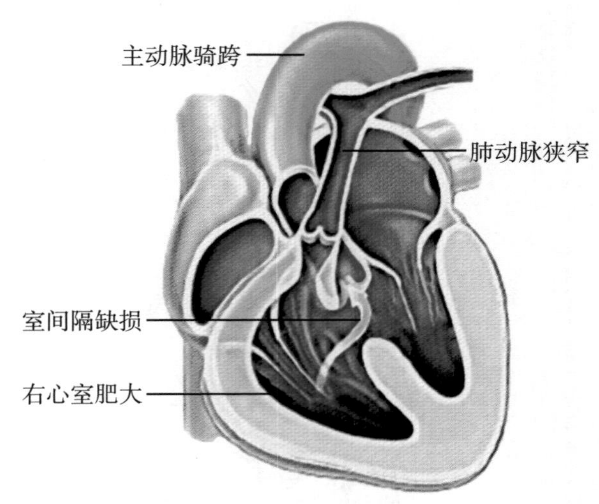

图 3-13 人胚法洛四联症示意图

（战 军）

第三节 心脏的形态与结构

心脏（heart）是中空的肌性器官，其主要功能是为血液循环提供动力。心脏有 4 个腔，即左心房、左心室、右心房和右心室，借房间隔和室间隔分成互不相通的左半心和右半心。左、右心房之间有房间隔，左、右心室之间有室间隔，同侧的心房和心室之间有通道相连接。心房肌和心室肌交替收缩和舒张，驱使血液按一定的循环路径和方向周而复始地运行。心房接受静脉的血液汇入，心室射出血液到动脉。在每个房室口和动脉的出口处均有瓣膜，瓣膜顺血流开放，逆血流关闭，以保证血液沿一个方向流动。来自外周的静脉血进入右半心，从右半心发出肺动脉形成肺循环，动脉血从肺静脉进入左半心，左半心发出主动脉形成体循环。

一、心脏的位置和外形

（一）心脏的位置和毗邻

心脏位于胸腔中纵隔，全部被心包所包裹，约 2/3 在身体正中矢状面的左侧，1/3 在右侧。心脏的前方对着胸骨体和第 2 ～ 6 肋软骨，大部分被肺和胸膜遮盖，只有左肺心切迹内侧部分与胸骨体下部左半及左侧第 4 ～ 6 肋软骨相邻。因此，自胸前壁进行心内注射时，为了避免伤及肺或胸膜，应在靠近胸骨左缘的第 4 肋间隙处进针。心脏的后方平对第 5 ～ 8 胸椎，有食管和胸主动脉等毗邻，临床常利用食管造影观察左心房的变化，如果左心房扩大，食管就会向后移位。心脏的上方连有出入心的大血管。心脏的下方是膈，膈上升可使心的位置上移。心脏的两侧隔胸膜腔与肺相邻（图 3-14）。

框 3-1 胸外心脏按压

胸外心脏按压是通过节律性按压胸腔外壁的方法帮助患者恢复自主循环的一种急救措施。按压点位于胸骨的中、下 1/3 交界处，也就是两乳头连线中点，抢救患者时两手重叠放于按压点，借助于外力挤压胸腔和心脏，一方面可以维持暂时的人工循环，改善心、脑的血供；另一方面通过按压的机械刺激，有助于患者恢复自主心律。

胸外按压常常被用于各种原因导致的循环骤停（如心搏骤停），在对患者实施心肺复苏时，正确有效的胸外按压配合人工呼吸可以帮助患者维持血液循环，减少循环骤停引起的组织器官缺血缺氧等问题。人体各个器官的正常运作都需要充足的血氧供应，尤其是脑组织对于缺血缺氧的伤害是不可逆的，因此，正确有效的复苏措施可以帮助患者挽回生命。

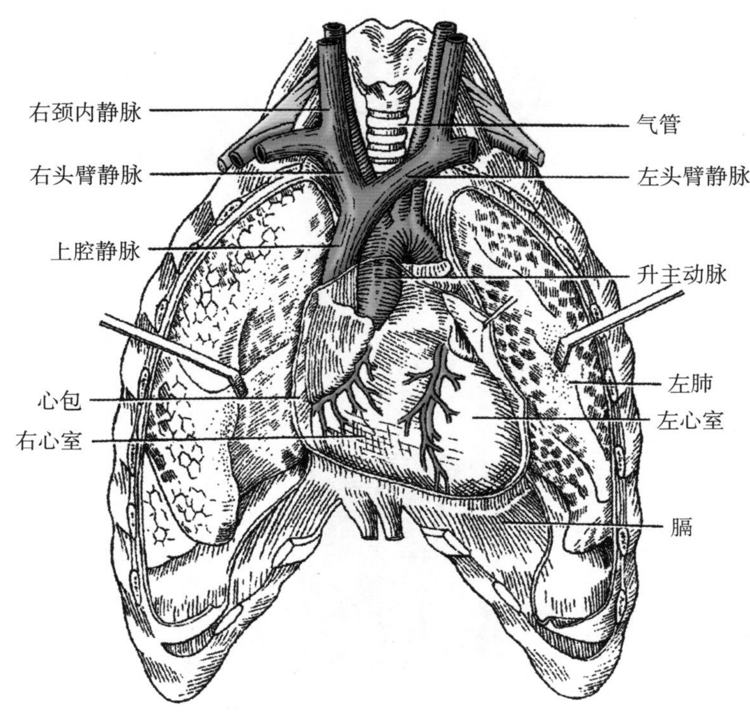

图 3-14 心的位置

（二）心脏的外形

在形态上，心近似一个倒置的、前后略扁的圆锥体，表面裹以心包。心脏的大小与个体的性别、年龄、身高和体重有关，大致与本人的拳头相当。我国成年男性心脏的重量为 255 ～ 345 g，女性的略轻。

心脏可分为一尖、一底、两面、三缘和四条沟（图 3-15，图 3-16）。

心尖（cardiac apex）指向左下前方，由左心室构成，心尖的体表投影常在左侧第 5 肋间隙，锁骨中线内侧 1 ～ 2 cm 处。在活体此处可触到心尖搏动。

心底（cardiac base）朝向右后上方，大部分由左心房、小部分由右心房构成。上、下腔静脉分别从上、下方开口于右心房；左、右两对肺静脉分别从两侧注入左心房。心底后面隔心包后壁与食管、左迷走神经和胸主动脉等相邻。

Note

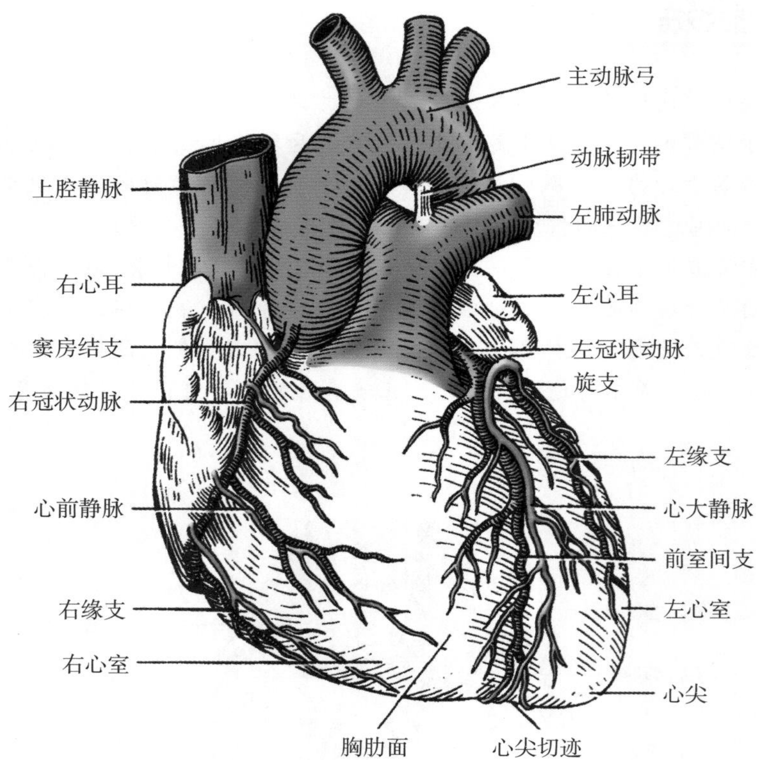

图 3-15　心的外形和血管（前面）

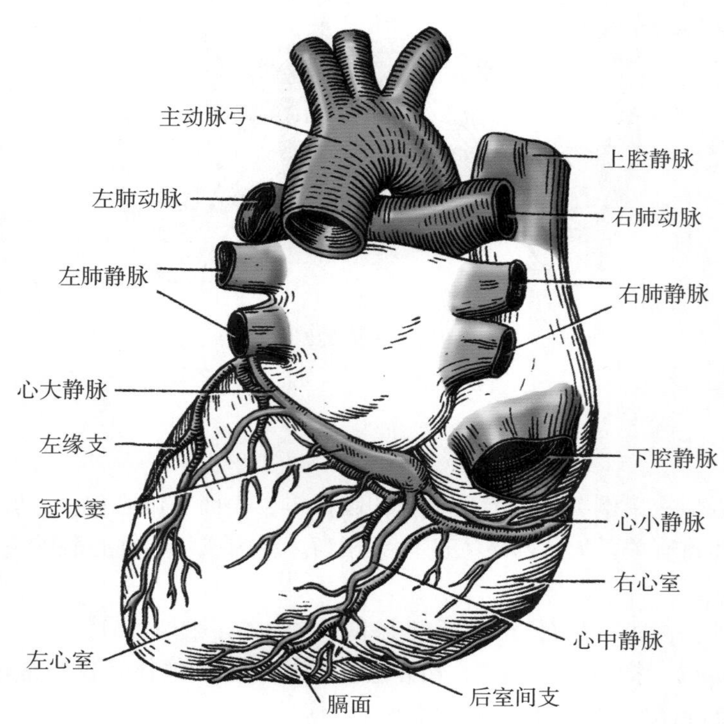

图 3-16　心的外形和血管（后面）

Note

心的“两面”为胸肋面和膈面。胸肋面（sternocostal surface）（或前面）朝向前上方，此面的右侧部为右心房和右心耳，中间部是右心室，左侧部为左心室和左心耳。胸肋面上部可见起于右心室的肺动脉干，行向左上方，起于左心室的升主动脉在肺动脉干后方向右上方走行。膈面（diaphragmatic surface）（或下面）朝向下后方，与膈相对，近乎水平位，膈面朝向下后，隔心包紧贴于膈，约 2/3 由左心室构成，另 1/3 由右心室构成。

心的“三缘”即下缘、左缘和右缘。下缘较锐利，近水平位，略向左下方倾斜，大部分由右心室构成，仅心尖处由左心室构成。左缘斜向左下、钝圆，绝大部分由左心室构成，仅上方小部分有左心耳参与。右缘垂直向下，由右心房构成。左、右两缘隔心包分别与左、右膈神经，心包膈血管，左、右纵隔胸膜及肺相邻。

心的“四条沟”为冠状沟、前室间沟、后室间沟和房间沟，可以作为各心腔在心脏表面的分界。冠状沟（coronary sulcus）位于心底的下界，近似冠状位，是一条环形沟，前方被肺动脉干所中断，是心房与心室的表面分界。前室间沟（anterior interventricular groove）位于胸肋面上，其上端起自冠状沟，下端是心尖切迹（cardiac apical incisure）。后室间沟（posterior interventricular groove）位于膈面，与冠状沟和房间沟的相交处称为房室交点（atrioventricular crux），前端终于心尖切迹，此处是左、右心房与左、右心室在心脏后面相互接近之处，其深面有重要的血管和神经等结构。前室间沟和后室间沟是左右心室在心表面的分界线。在心底后面，上、下腔静脉口的左侧有一浅沟，称为房间沟（interatrial groove），是左、右心房的表面分界。

小测试3-2：简述心脏表面的分界及心脏各部的重要标志

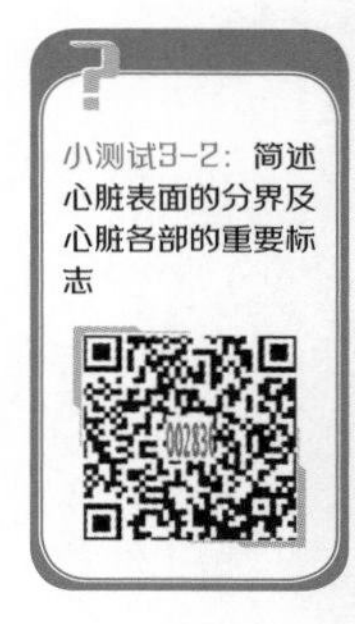

二、心腔

在发育过程中，心脏沿其纵轴轻度向左旋转，这种旋转改变了心腔的位置，左半心位于右半心的左后方。右心房、右心室位于房、室间隔的右前方，右心室是最前方的心腔；左心房是最靠后的心腔，与食管、胸主动脉毗邻，左心室是最靠左侧的心腔。临床利用计算机断层扫描（CT）或磁共振成像（MRI）检查心脏时，应注意根据扫描层成像方向，正确理解心腔的位置和临床应用。

（一）右心房

右心房（right atrium）（图 3-17）略呈三棱柱形，位于心脏的右上部，有 3 个壁：外侧壁向右前方膨出，左后壁是房间隔（interatrial septum），左前壁有右房室口。右心房内腔分为两部分，前部为固有心房，后部为腔静脉窦，两部分之间在心表面以靠近心右缘表面的浅沟即界沟（sulcus terminalis）为界，在腔面以与界沟相对应的界嵴为界。界嵴（crista terminalis）是一束由上腔静脉口前方向下至下腔静脉口的肌隆起。固有心房是胚胎时期的原始心房，固有心房前上部突出一个憩室状的盲囊，称为右心耳（right auricle）。固有心房内面粗糙，在外侧壁处形成许多平行的肌束，称为梳状肌（pectinate muscles），肌束之间心肌纤维极少，是右心房最薄弱的部位，稍有损伤便会引起心房破裂，右心耳内面肌束交织成网状，似海绵状，当心功能障碍时，心耳处因血流缓慢、血液淤积，易导致血栓形成。

Note

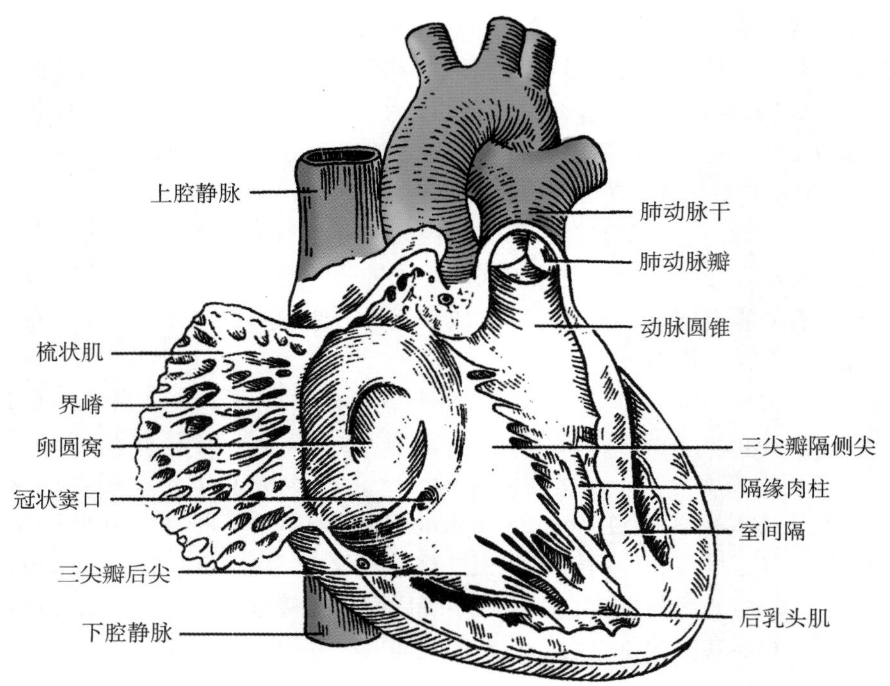

图 3-17 右心房和右心室

腔静脉窦由胚胎时期的静脉窦演化而成，内壁光滑，其前界是界嵴，腔静脉窦上端有上腔静脉口，下端有下腔静脉口，后者有一半月形的下腔静脉瓣，此瓣膜向内延伸至房间隔的卵圆窝前缘。卵圆窝（fossa ovalis）是胎儿时期右心房通向左心房的卵圆孔的遗迹，下腔静脉瓣起引导血流的作用，出生后卵圆孔关闭，下腔静脉瓣也失去作用而退化，有的人此瓣完全消失。在下腔静脉口与右房室口之间，有冠状窦口（orifice of coronary sinus），心脏的静脉血绝大部分由此口流入右心房。右心房接受上、下腔静脉和冠状窦回流的静脉血，再经右房室口输送入右心室。

（二）右心室

右心室（right ventricle）（图 3-17）略呈尖端向下的圆锥形，底朝右上，尖向左下，有入口和出口。右心室腔被一弓形的肌性隆起室上嵴（supraventricular crest）分为流入道和流出道。

1．右心室流入道 又称固有心腔（窦部），由右房室口至右心室尖，此部壁较厚，厚度 4 ～ 5 mm。内面粗糙，形成许多交错排列的肌隆起，称为肉柱（trabeculae carneae）。由室壁突入室腔的锥体状肌束，称为乳头肌（papillary muscle）。按乳头肌起自室壁的位置分为 3 组：前乳头肌发自前壁，有 1 ～ 2 个，较大，其基底部与室间隔之间有 1 条肌束相连，称为隔缘肉柱（septomarginal trabecula）（节制索 moderator band），内有心传导系纤维通过；后乳头肌发自后壁，有数个，比前乳头肌略小；隔侧乳头肌数目多而细小，位于室间隔右侧面。

右房室口呈卵圆形，在其周缘有由致密结缔组织构成的右房室口纤维环，三尖瓣（tricuspid valve）（右房室瓣 right atrioventricular valve）附着于该环。三尖瓣有 3 个帆状的瓣膜，其基底附着在房室口周缘的纤维环上，游离缘垂入心室腔，按其位置分别称为前尖、后尖和隔侧尖。相邻瓣膜之间有约 0.5 cm 宽的连合区，连合区在纤维环缩小时折叠起来，使瓣膜互相靠拢。每个乳头肌尖端发出的腱索（chordae tendineae）与 2 个瓣膜相连（图 3-18）。当右心室收缩时，由于右房室口纤维环缩小以及血液推动，使三尖瓣紧闭，又由于乳头肌收缩和腱索牵拉，使瓣膜不致翻向右心房，从而防止血液反流到右心房。右房室口纤维环、三尖瓣、乳头肌和腱索在结构和功能上是一个整体，故称为三尖瓣复合体（tricuspid valve complex），是防止血液返流的装置，保证血液的单向流动。上述 4 种结构中任何一种受损，都可以导致三尖瓣关闭不全，引起血液返流回右心房。

Note

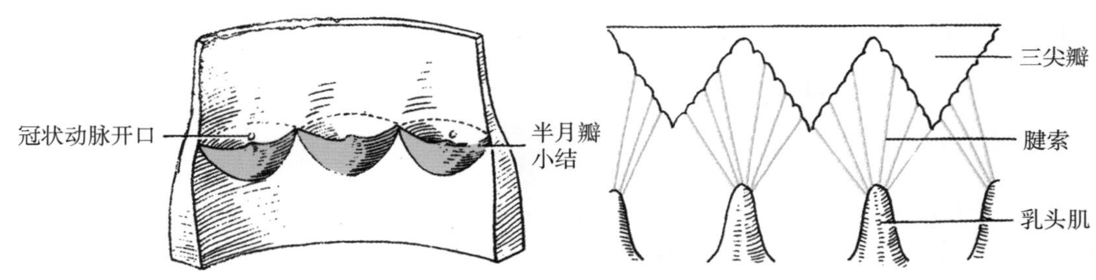

图 3-18　瓣膜示意图
主动脉瓣和三尖瓣形状（将主动脉口和右房室口切开展平）

2. 右心室流出道　又称动脉圆锥（conus arteriosus），位于室上嵴和肺动脉口（orifice of pulmonary trunk）之间，腔面光滑无肉柱，是右心室最薄弱的部分，当右心室负荷过大时，动脉圆锥首先呈现扩大。肺动脉口周缘有 3 个彼此相连的半环形纤维环，称为肺动脉口纤维环，环上附有 3 个半月形的瓣膜，称为肺动脉瓣（pulmonary valve），瓣膜游离缘朝向肺动脉干。每瓣游离缘中央有一增厚的半月瓣小结（nodules of semilunar valve）。肺动脉瓣与其相对的肺动脉壁之间的袋状空腔称为肺动脉窦（pulmonary sinus）。当右心室舒张时，肺动脉干内的血液流入肺动脉窦内，使肺动脉瓣紧密靠拢，肺动脉口关闭，防止血液逆流入右心室。

（三）左心房

左心房（left atrium）（图 3-19）是 4 个心腔中最靠后的一个心腔，在右心室的左后上方，其后与食管和胸主动脉毗邻。左心房向前突出的部分为左心耳（left auricle），其内肌性小梁交织成海绵状结构，当血流缓慢时易形成血栓。左心耳根部较细，与左房室口邻近，是二尖瓣手术常用的入路。除左心耳外，左心房的其余部分内壁光滑，两侧分别有左肺上、下静脉和右肺上、下静脉的开口，开口处无瓣膜，但心房肌可延伸到肺静脉根部 1 ～ 2 cm，具有括约肌作用。左心房前下部有左房室口（left atrioventricular orifice），向下通左心室。

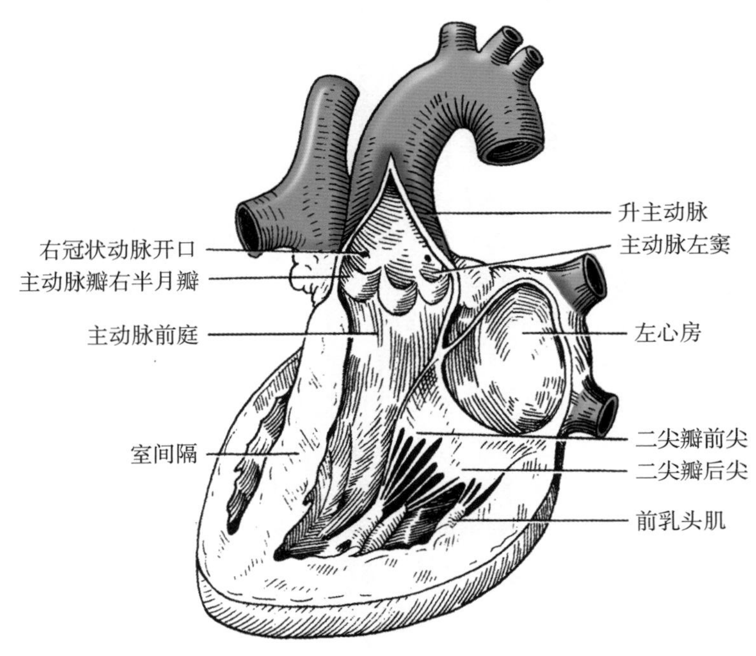

图 3-19　左心房和左心室

Note

（四）左心室

左心室（left ventricle）位于右心室的左后下方，室腔呈倒置的圆锥体状，锥底被左房室口和主动脉口所占据，锥体的尖即心尖（图 3-19）。左室壁厚度约为右室壁厚度的 3 倍，但心尖的端部很薄，约为 2 mm。左心室亦分为流入道和流出道，二者之间以二尖瓣的前尖作为分界标志。

1．左心室流入道 又称窦部，入口为左房室口，口周缘有致密结缔组织环绕构成的左房室口纤维环（fibrous rings of left atrioventricular orifices）。两片帆状的瓣膜附着于此纤维环上，称为二尖瓣（bicuspid valve）（左房室瓣 left atrioventricular valve）。二尖瓣的瓣膜分为前尖和后尖，二者之间有深陷的切迹。前尖较大，呈半卵圆形，附着于纤维环的前内侧部，位于左房室口和主动脉口之间，是左心室流入道和流出道的分界标志。后尖呈半月形，附着于纤维环的后外侧部。前、后尖在两个切迹的对应处互相融合，分别称为前外侧连合和后内侧连合。左心室乳头肌有前、后两组。前乳头肌位于左心室前外侧壁中部，后乳头肌位于左心室后壁的后内侧部。每组都有 1 ~ 3 个大乳头。每一乳头肌通常发出数条腱索附着于二尖瓣。腱索断开或乳头肌坏死都可以造成二尖瓣脱垂而翻向左心房。流入道腔面也有肉柱，但较右心室细小。左心室入口也有与右心室入口相似的防止血液反流的装置，包括左房室口纤维环、二尖瓣、腱索和乳头肌，这四者在结构和功能上是一个整体，合称为二尖瓣复合体（bicuspid complex）。当左心室舒张时，乳头肌松弛，被牵拉的腱索放松，瓣膜开放；左心房血液流入左心室。当左心室收缩时，由于左房室纤维环缩小和血流推动，使二尖瓣关闭；乳头肌收缩，腱索被拉紧，瓣膜不会翻向左心房。

小测试3-3：按血流方向简述心脏各腔的出入口、瓣膜及有关结构。

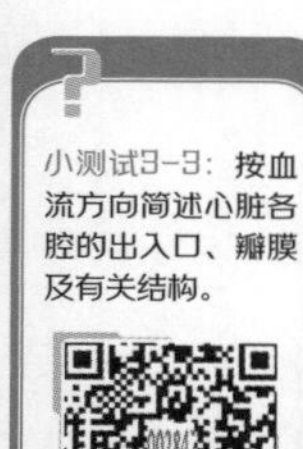

2．左心室流出道 左心室的前内侧部分。此部的出口是主动脉口（aortic orifice），在主动脉口下方腔壁光滑无肉柱，缺乏伸缩性，称为主动脉前庭（aortic vestibule）。主动脉口周围被致密结缔组织包绕构成主动脉口纤维环（fibrous ring of aortic orifice），该环上有 3 个半月形瓣膜附着，称为主动脉瓣（aortic valve），分为左瓣、右瓣和后瓣。每个瓣膜的游离缘中部也有增厚的半月瓣小结。每个瓣膜相对的主动脉壁向外膨出，瓣膜与壁之间的腔隙称为主动脉窦（aortic sinuses），可分为左、右、后 3 个窦。主动脉左、右窦分别有左、右冠状动脉的开口（图 3-19）。

框 3-2 心脏瓣膜病和人工心脏瓣膜

心脏瓣膜病是由于炎症、黏液样变性、退行性改变、先天性畸形、缺血性坏死、创伤等原因引起的单个或多个瓣膜结构（包括瓣叶、瓣环、腱索或者乳头肌）的功能或结构异常，导致瓣膜狭窄和（或）关闭不全。心室和主、肺动脉根部严重扩张也可产生相应房室瓣和半月瓣的相对性关闭不全。心脏瓣膜的结构改变大致分为两种——狭窄和关闭不全。狭窄指瓣膜张开的幅度不够，造成进入下一个心腔的血液减少；关闭不全指瓣膜关闭不严，造成部分血液返流。两种情况都可使心脏负担加重，逐渐导致心力衰竭的发生。

视频：心脏瓣膜置换

人工心脏瓣膜是可植入心脏内代替心脏瓣膜（主动脉瓣、三尖瓣、二尖瓣）、能使血液单向流动、具有天然心脏瓣膜功能的人工器官。当心脏瓣膜病变严重而不能用瓣膜分离手术或修补手术恢复或改善瓣膜功能时，则须采用人工心脏瓣膜置换术。1960 年人工心脏首次被应用于临床，之后经历了机械瓣、生物组织瓣、介入瓣等阶段。全部用人造材料制成的称为机械瓣；全部或部分用生物组织制成的称为生物瓣；介入瓣又名支架瓣膜，是随着介入心脏病学的迅速发展而产生的微创介入心瓣膜。相对于外科手术，介入治疗对人体的创伤微小，术后恢复快，解除了很多患者的疾苦。

Note

三、心脏的构造

（一）心壁

心壁可分为 3 层，从内向外为心内膜、心肌层和心外膜。

1．心内膜（endocardium） 覆盖在心腔的内面并参与形成瓣膜和腱索。心内膜的厚度在不同部位差别很大（20 ~ 500 μm），一般心房的心内膜比心室的厚，左半心的心内膜比右半心的厚。心内膜分为 3 层：①内皮层：与血管的内皮相连续；②内皮下层：为较致密的结缔组织，含较多的弹力纤维；③心内膜下层：为一层疏松的结缔组织，含有血管、神经和浦肯野（Purkinje）纤维网。心瓣膜是由心内膜折叠并夹一层致密的结缔组织而构成的。

2．心肌层（myocardium） 为心壁的主体，心肌组织不同于骨骼肌或平滑肌，其由心肌细胞和心肌间质构成。心肌细胞互相连接成网状，连接处的某些部位电阻低，因此，一个心肌细胞兴奋可直接传导至与其相连接的心肌细胞，最后使全部互相连接的心肌细胞都兴奋起来。心房肌（atrial muscle）和心室肌（ventricular muscle）分别附着在纤维支架的上方和下方。心房肌可分为 2 层：浅层为 2 个心房的共同环绕纤维；深层则分别包绕左心房和右心房，纤维有的呈环状，有的呈袢状，环状纤维环绕静脉口和心耳，袢状纤维起止于房室口纤维环。心室肌也分为浅层、中层和深层：浅层起自各个纤维环，斜行至心尖处，呈漩涡状转入成为深层；在浅、深层肌之间是中层，肌纤维环行，亦起自纤维环，分别环绕左、右心室；深层的一部分纤维分别环绕左、右心室，一部分纵行至纤维环、室间隔和乳头肌。浅深层纤维不同方向的走行有助于增强室壁承受压力的能力。

3．心外膜（epicardium） 位于心肌外面。其表面为一层光滑的浆膜，是浆膜心包的脏层，浆膜下有弹性纤维和脂肪细胞，血管和淋巴管走行于心外膜下。

（二）心纤维支架

心纤维支架（图 3-20）由致密结缔组织构成，又称心纤维骨骼。心纤维支架质地坚韧而富有弹性，为心肌纤维和心瓣膜提供附着处，对心肌的收缩运动起支持和稳定作用。主要包括 4 个纤维环以及左、右纤维三角。

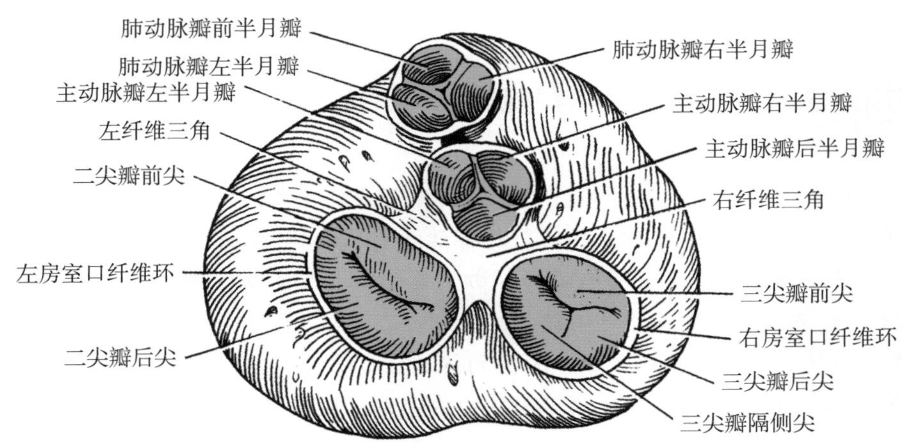

图 3-20 心瓣膜与心纤维支架（上面）

1．右纤维三角（right fibrous trigone） 位于左、右房室口纤维环与主动脉口纤维环之间的

Note

三角区，又称为中心纤维体（central fibrous body），有心传导系统的房室束通过。前方与室间隔膜部相延续，向后发出 Todaro 腱，位于右心房心内膜深面，终于下腔静脉瓣的前端。中心纤维体的病变或钙化可影响或压迫房室束而产生房室传导阻滞。

2．左纤维三角（left fibrous trigone） 位于主动脉左瓣环外侧与二尖瓣环之间，呈三角形，体积较小，其前方与主动脉左瓣环相连，向后方发出纤维带，与右纤维三角发出的纤维带共同形成二尖瓣环。左纤维三角位于二尖瓣前外连合之前，外侧与左冠状动脉旋支相邻近，是二尖瓣手术时的重要外科标志，也是易于损伤冠状动脉的部位。

3．纤维环 指肺动脉口纤维环、主动脉口纤维环和左、右房室口纤维环，共 4 个。这些纤维环均是瓣膜附着的部位。二尖瓣环、三尖瓣环和主动脉瓣环彼此靠近，肺动脉瓣环位于较高平面，借圆锥韧带（又称漏斗腱）与主动脉瓣环相连。主动脉瓣环和肺动脉瓣环各由 3 个弧形瓣环首尾相互连结而成。位于 3 个半月瓣的基底部，主动脉左、后瓣环之间的三角形致密结缔组织板称为瓣膜间隔，向下与二尖瓣前瓣相连续，同时向左延伸连接左纤维三角，向右与右纤维三角相连。

（三）房间隔和室间隔

1．房间隔（interatrial septum） 位于左、右心房之间（图 3-17），向左前方倾斜，由双层心内膜及其间的结缔组织和心房肌纤维组成。其前缘与升主动脉后面相适应，稍向后弯曲，后缘邻近心表面的后房间沟。房间隔右侧面中下部有卵圆窝，此处最薄，窝中央仅厚 1 mm 左右，为胚胎时期卵圆孔闭合后的遗迹。房间隔缺损最常见的类型为卵圆孔未闭，如缺损较大，由于左心房的压力高于右心房，会导致血液由左向右分流，右心负荷增加，引起肺动脉高压和肺淤血。

2．室间隔（interventricular septum） 位于左、右心室之间（图 3-17，图 3-19），分为肌部（muscular part）和膜部（membranous part）。①肌部占室间隔的大部分，主要由心肌纤维及两侧的心内膜构成，厚 1 ～ 2 cm。其左侧面的心内膜深面有左束支及其分支通过，右侧面有右束支通过。②膜部是室间隔上缘较小的区域，即心房与心室的交界部位，为胚胎时期室间孔闭合而成，由致密结缔组织和两侧的心内膜构成。膜部上方为主动脉右瓣和后瓣下缘，下方是室间隔肌性部的上缘。膜部右侧面被三尖瓣的隔侧尖附着，故其上方介于右心房与左心室之间，称为房室间部；下方位于左、右心室之间，称为室间部。膜部的后下缘有房室束通过，下缘与肌部之间为房室束的分叉部。膜部是室间隔缺损的好发部位，缺损修补术时要注意这些结构的关系。室间隔前、后缘分别与前、后室间沟相对。

框 3-3 常见先天性心脏病的解剖学基础

1．房间隔缺损最常见的类型为卵圆孔未闭。若缺损较大，由于左房压力高于右房，导致血流由左向右分流，右心负荷增加，引起肺动脉高压和肺淤血。

2．室间隔缺损常发生于室间隔膜部。由于膜部邻近房室结、房室束、三尖瓣和主动脉瓣，手术修补时应注意避免损伤这些结构。

3．法洛四联症的主要病理表现：①室间隔缺损；②右心室肥厚；③右心室流出道（漏斗部）狭窄或肺动脉口狭窄；④主动脉骑跨于左、右心室之上。

Note

四、心传导系

心脏的传导系统位于心壁内，由特殊分化的心肌细胞组成，具有产生和传导兴奋的功能，是心脏产生自动节律性的解剖学基础。心传导系包括：窦房结、结间束、房室结、房室交界区、房室束及其左右束支和浦肯野纤维网（图 3-21）。

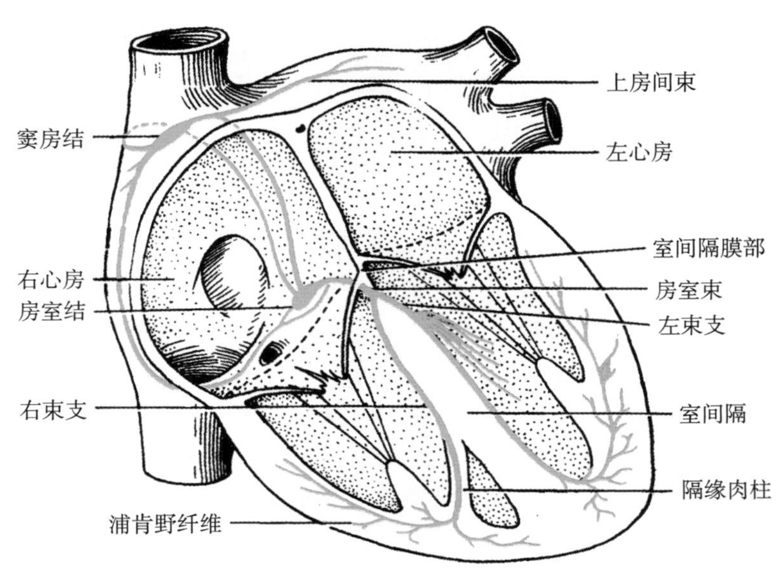

图 3-21 心传导系统模式图

（一）窦房结

窦房结（sinoatrial node）位于右心房界沟上端的心外膜深面，是心脏的正常起搏点，呈扁椭圆形（长 15 mm、宽 5 mm、厚 1.5 mm），其长轴与界沟大致平行，结的中央有窦房结动脉通过，在动脉的周围有许多能产生兴奋的起搏细胞（P 细胞 pacemaker cell）。P 细胞发出冲动传至心房肌，使心房肌收缩，同时向下可能经结间束传至房室结。

（二）结间束

窦房结产生的兴奋由结间束（internodal tract）传导至房室结。结间束分为 3 束下行。

1. 前结间束　从窦房结的前缘发出向左行，弓状绕上腔静脉前方和右心房前壁，向左行至房间隔上缘，分为两束：一束称为上房间束（Bachmann 束），进入左心房；另一束由房间隔前部下行至房室结。

2. 中结间束　从窦房结的后缘发出，由上腔静脉口后方至房间隔后部，再向前下绕经卵圆窝前缘至房室结上缘，此束即 Wenchebach 束。

3. 后结间束　从窦房结的后缘发出，沿界嵴下行，然后转向下内，再经下腔静脉瓣至冠状窦口上方，至房室结的后缘。此束在行程中分出纤维至右心房壁。

关于结间束的存在与构造，目前尚有不同见解，有人认为在心房壁内存在由特殊心肌细胞构成的结间束，也有人认为一般心房肌纤维就有传导作用。

（三）房室交界区

房室交界区又称房室结区，是心传导系在心房与心室相互连接部位的特化心肌结构，位于房

Note

室间隔内，其范围基本与房室隔右侧面的 Koch 三角一致。房室交界区由 3 部分组成：房室结、房室结的心房扩展部（结间束的终末部）及房室束（His 束）的近侧部。

房室结（atrioventricular node）位于房间隔下部，冠状窦口上方的心内膜下，略呈扁椭圆形（长 6 mm、宽 3 mm、厚 1.5 mm）。房室结是重要的次级起搏点，其内主要细胞成分为过渡细胞和起搏细胞，细胞突起交织成迷路状，兴奋传导速度在此减慢。房室结的前端变细，形成房室束。房室结、结间束的终末部（房室结的心房扩展部）和房室束的起始部一起被称为房室交界区，此区的病变会引起许多复杂的心律失常。

房室交界区将来自窦房结的兴奋延搁后再传至心室，使心房肌和心室肌按照先后顺序分别收缩。房室交界区是冲动从心房传向心室的必由之路，且为最重要的次级起搏点，许多复杂的心律失常在此区发生，这一区域有重要的临床意义。

（四）房室束

房室束（atrioventricular bundle）（His 束），起自房室结前端，前行穿入右纤维三角，此部称为房室束穿通部；穿过右纤维三角后抵达室间隔膜部后缘，在膜部下方向前至室间隔肌性部的上缘，然后分为左、右束支。从室间隔后缘至其分支前的房室束段，称为非穿通部。房室束及其分支由浦肯野纤维构成。房室束的长度为 15 ～ 20 mm。

1．右束支（right bundle branch） 为一圆束，从室间隔下缘沿室间隔的右心室面向前下走行，大部分纤维由室间隔经隔缘肉柱至右心室的前乳头肌根部，分支连于心内膜下浦肯野纤维网。

2．左束支（left bundle branch） 为一扁束，在室间隔的左心室面呈瀑布状向前后散开，因此，大致将散开分支分成 3 组：左前上支、左后下支和室间隔支。3 组分支分别下行到达前乳头肌、后乳头肌和室间隔，再分支连于心内膜下浦肯野纤维网。

（五）浦肯野纤维网

左、右束支的分支在心内膜下交织成心内膜下网，即浦肯野纤维网（Purkinje fibers），该网深入心室肌形成心肌内纤维网。由窦房结发出的节律性冲动，最终通过浦肯野纤维网，由心内膜传向心外膜，分别兴奋心房肌和心室肌，从而引起心脏的节律性搏动。

（六）传导束的变异

有少数人存在一些异常传导束或纤维，加快了兴奋的传导，可使冲动过早到达心室肌，使之提前接受兴奋而收缩。下面列举一些变异的传导束，它们与预激综合征有关，因而有重要的临床意义。

1．Kent 束　又称副房室束，为直接连于心房肌与心室肌之间的肌束，有 1 条或多条，多位于左、右房室口纤维环外侧，少数位置表浅，位于心外膜下的脂肪组织内。

视频：心脏射频消融

2．James 纤维　后结间束的一部分纤维，绕过房室结右侧面，直接进入房室结的下部或房室束。

3．Mahaim 纤维　与心传导系相连的一种副束，可分为两种：①结室副束：由房室结直接发出纤维至室间隔心肌；②束室副束：由房室束或束支直接发出纤维连于室间隔心肌。

五、心包

心包（pericardium）是一个纤维浆膜囊，包裹心及大血管根部，可分为外层的纤维心包和内层的浆膜心包（图 3-22）。

Note

（一）纤维心包

纤维心包（fibrous pericardium）由结缔组织构成，包裹于浆膜心包壁层的外面，向上移行于大血管的外膜，下方紧附于膈的中心腱，前方及两侧附着于纵隔胸膜、胸骨体下部左半及第 4、5 肋软骨，后方与食管和胸主动脉的结缔组织相连接。

（二）浆膜心包

浆膜心包（serous pericardium）由浆膜构成，分为脏层和壁层。脏层形成心外膜；壁层附于纤维心包的内面。脏层和壁层在进出心的大血管根部互相移行。脏层和壁层之间的腔隙称为心包腔（pericardial cavity），内含少量浆液，起润滑作用。

（三）心包窦

在心包腔内，脏、壁层转折处的腔隙称为心包窦（pericardial sinus）。位于升主动脉、肺动脉干后方与上腔静脉、左心房前方之间的腔隙称为心包横窦（transverse sinus of pericardium）（图 3-22）。在左心房后方与心包后壁之间的腔隙称为心包斜窦（oblique sinus of pericardium），其两侧界是左肺静脉、右肺静脉和下腔静脉。心包横窦和斜窦在心外科中有实用意义。此外，心包腔前下部即心包胸肋部与膈部转折处的间隙称为心包前下窦（anterior inferior sinus of pericardium），在直立时位置最低，心包积液常存于此窦中，是心包穿刺的安全部位。

心包的主要功能：一是可减少心脏搏动时的摩擦；二是可防止心脏过度扩张。同时作为一种屏障，可有效防止邻近部位的感染波及心脏。浆膜心包在机体出现炎症时可产生过多的液体，称为心包积液，导致心脏压迫，影响心脏的泵血功能。在缩窄性心包炎时，心包形成纤维瘢痕，使心包增厚、收缩，限制心的舒缩活动，导致血流动力学障碍和心功能不全。

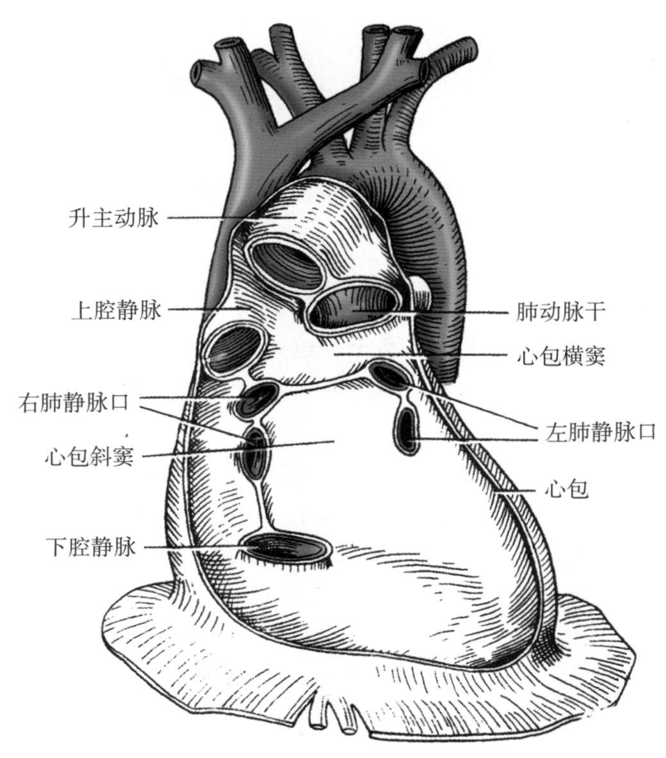

图 3-22　心包

六、心脏的体表投影

以胸前壁的 4 个点及其连线表示心脏在胸前壁的体表投影（图 3-23）。

（1）右上点：位于右侧第 3 肋软骨上缘，距胸骨右缘 1.2 cm。

（2）左上点：位于左侧第 2 肋软骨下缘，距胸骨左缘 1.2 cm。

（3）右下点：位于右侧第 6 胸肋关节处。

（4）左下点：位于第 5 肋间隙，距锁骨中线内侧 1 ～ 2 cm，即心尖的投影位置。

右上、下点的连线是心右缘，略向右凸，最凸处在第 4 肋间隙；左上、下点的连线是心左缘，略向左凸；左、右上点的连线是心上界；左、右下点的连线是心下缘。了解心在胸前壁的投影，对叩诊时判断心界是否扩大有实用意义。临床上瓣膜听诊部位与瓣膜的解剖部位不完全一致，但一般与相应瓣膜的开放方向一致，即对着瓣膜开放的方向杂音较响，这是由于血流方向、瓣膜位置深浅及组织传音的性质不同所致。

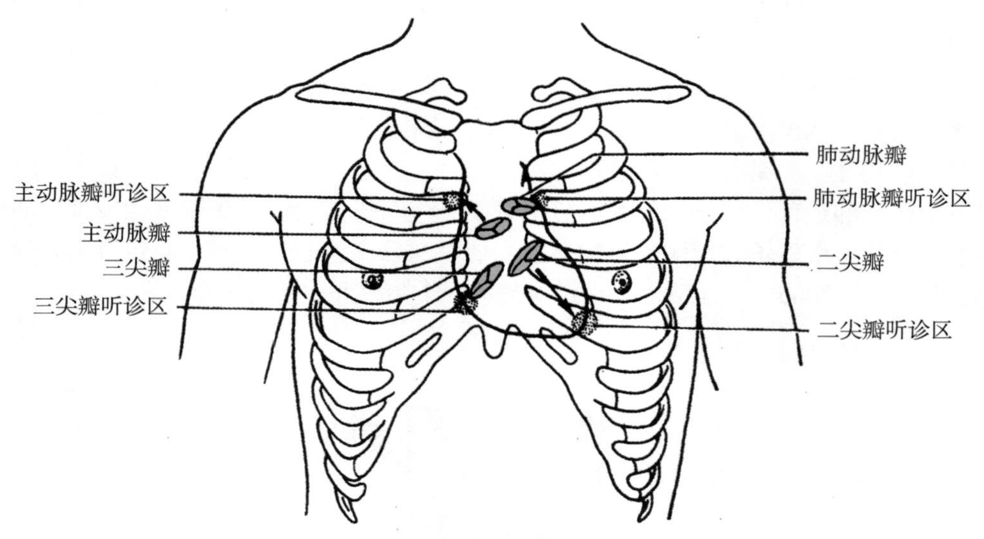

图 3-23　心脏的体表投影

框 3-4　心的神经

心有丰富的神经纤维，它们来自交感干和迷走神经的心支，在主动脉弓的下方和后方构成心丛，再由心丛发出纤维随冠状动脉进入心壁，少数纤维直接进入心房。分布于心的神经有如下 3 类。

1．交感神经　交感神经的节前纤维发自脊髓的第 1 ～ 5 胸髓节段侧角，经第 1 ～ 5 胸神经前根和白交通支至交感干，止于颈部及胸 1 ～ 5 交感神经节；由交感神经节发出的节后纤维，组成颈上、颈中、颈下和胸心神经，加入心丛，再由心丛随冠状动脉及其分支至心传导系统、心肌及冠状动脉壁。交感神经兴奋使心率加快、心肌收缩加强及冠状动脉舒张。

2．副交感神经　副交感神经的纤维主要发自延髓的迷走神经背核，在迷走神经主干中下行，离开主干组成颈上、颈下和胸心支，加入心丛，随冠状动脉及其分支终止于心壁内的副交感神经节，心壁内的副交感神经节有 10 余个，主要位于心房的心外膜下和心传导系附近；副交感神经节发出的节后纤维止于心传导系、心肌及冠状动脉。副交感神经兴奋时，心率减慢、心肌收缩力减弱。

3．感觉神经　心壁内有丰富的感觉神经纤维，尤其是心内膜。感觉神经纤维走行于交感神经和迷走神经内，终止于脊髓和延髓。

（张　艳）

第四节　心脏泵血功能

心脏的节律性收缩和舒张对血液的驱动作用称为心脏的泵功能（pump function）或泵血功能，是心脏的主要功能。心脏收缩时将血液射入动脉，并通过动脉系统将血液分配到全身各组织；心脏舒张时则通过静脉系统使血液回流到心脏，为下一次射血做准备。正常成年人安静时，心脏每分钟可泵出血液 5 ～ 6 L。

一、心脏的泵血过程及其机制

（一）心动周期和心率

心脏每收缩、舒张一次构成的机械活动周期，称为心动周期（cardiac cycle）。在一个心动周期中，心房和心室的机械活动都可分为收缩期（systole）和舒张期（diastole）。由于心室在心脏泵血活动中起主要作用，故心动周期通常是指心室的活动周期。

每分钟心脏收缩和舒张的次数称为心率（heart rate）。心动周期的时程长短与心率成反变关系。以健康成年人的心率为 75 次 / 分计算，则每个心动周期为 0.8 s。在一个心动周期中，心房和心室的活动按一定的次序和时程先后进行，左、右两个心房的活动是同步进行的，左、右两个心室的活动也是同步进行的。如图 3-24 所示，在心房的活动周期中，先是心房收缩约 0.1 s，继而心房舒张约 0.7 s。在心室的活动周期中，心室收缩约 0.3 s，心室舒张约 0.5 s。心房收缩发生在心室舒张期最后的 0.1 s。心室舒张期的前 0.4 s 期间，心房也处于舒张状态，这一时期称为全心舒张期。冠脉供血与心室充盈的大部分过程都在心舒期完成。心率增加时，心动周期缩短，收缩期和舒张期都相应缩短，但舒张期缩短更明显。因此，心率过快将影响冠脉供血和心室充盈，对心脏的持久活动是不利的。

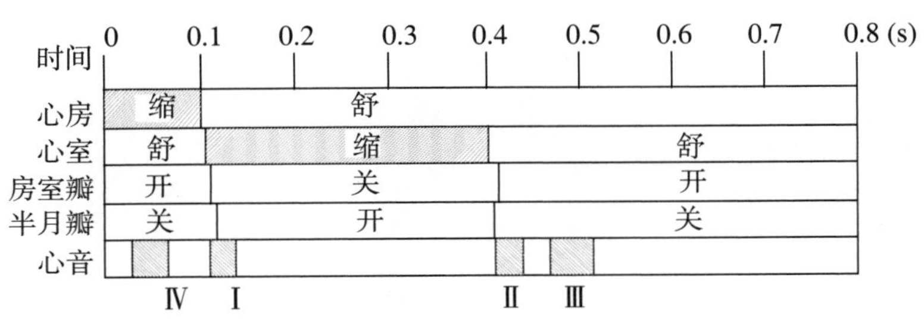

图 3-24　心动周期中房室舒缩及瓣膜开闭的时序关系

Note

（二）心脏的泵血过程

在心动周期中，心腔内压力的变化和心脏瓣膜的开放和关闭决定血液的定向流动。由于左、右心室的泵血过程相似，而且几乎同步进行，在此主要以左心室为例，具体说明心动周期中心脏的泵血过程（图 3-25）。

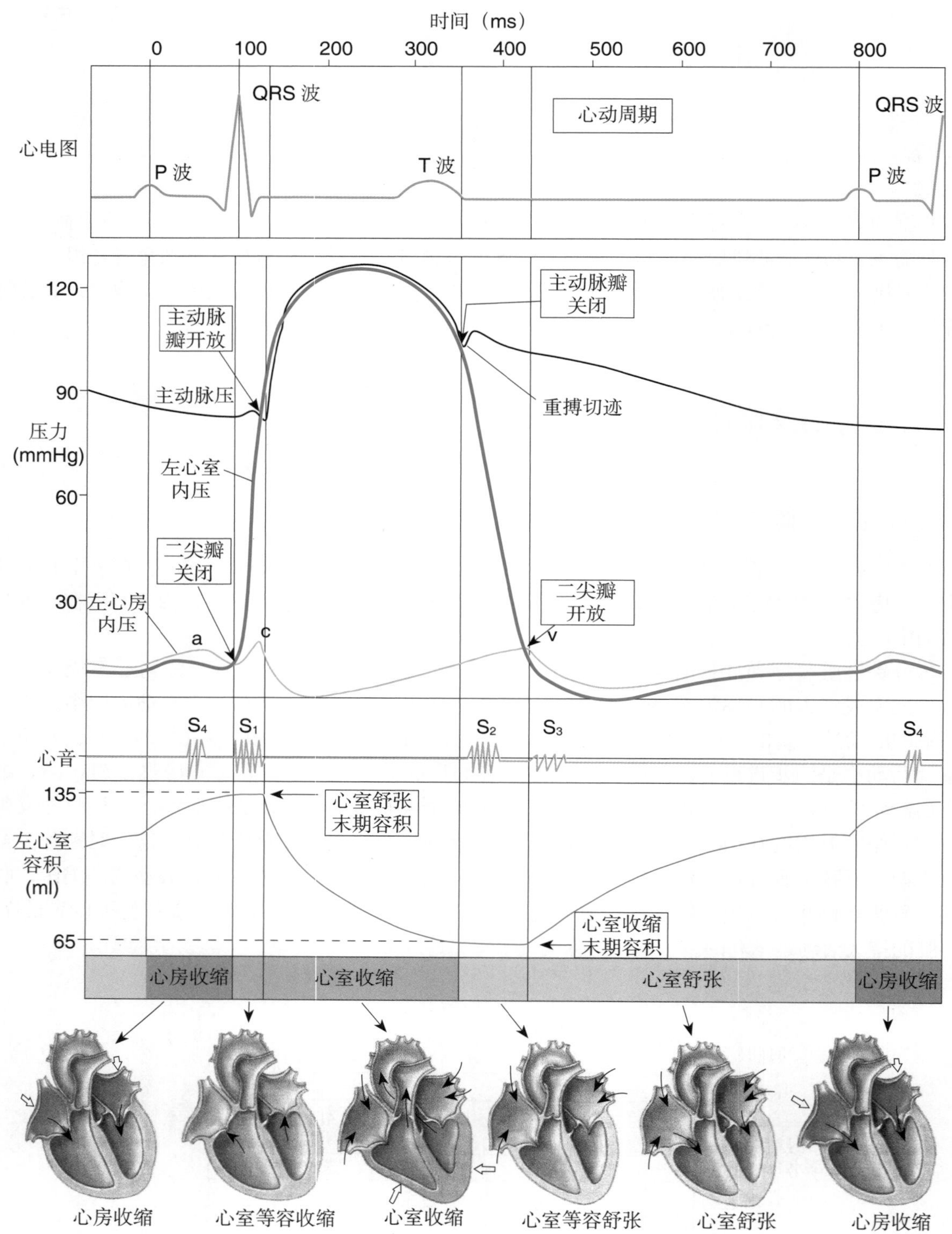

图 3-25　心动周期中左心室压力、容积及瓣膜启闭状态等变化及其相互关系示意图

a、c、v：心动周期中 3 个向上的心房波；S_1 ~ S_4：表示第一至第四心音

对心室活动周期而言，心房收缩期（period of atrial systole）实际上是前一周期的心室舒张末期。心房收缩前，心脏处于全心舒张期，此时主动脉瓣关闭，房室瓣处于开放状态，血液从静脉经心房流入心室，使心脏不断充盈。在全心舒张期内，回流入心室的血液量占心室总充盈量的约75%。全心舒张期之后进入心房收缩期，历时 0.1 s，心房壁较薄、收缩力不强，由心房收缩推动进入心室的血液通常只占心室总充盈量的 25% 左右。心房收缩时，心房内压和心室内压都轻度升高，但由于大静脉进入心房入口处的环形肌也收缩，再加上血液向前的惯性，所以虽然静脉和心房交界处没有瓣膜，心房内的血液也很少会反流入大静脉。

1．心室收缩期　心室收缩期（period of ventricular systole）可分为等容收缩期和射血期，而射血期又可分为快速射血期和减慢射血期。

（1）等容收缩期：心室开始收缩后，心室内的压力立即升高，当室内压升高到超过房内压时，即推动房室瓣使之关闭，阻止血液倒流入心房。但此时室内压尚低于主动脉血压，因此主动脉瓣仍处于关闭状态，心室暂时成为一个封闭的腔。从房室瓣关闭到主动脉瓣开启前的这段时期，心室收缩但不射血，心室的容积不变，故称为等容收缩期（period of isovolumic contraction）。由于此时心室继续收缩，因而室内压急剧升高，此期历时约 0.05 s。在主动脉血压升高或心肌收缩力减弱时，等容收缩期将延长。

（2）射血期：当心室收缩使室内压升高至超过主动脉血压时，主动脉瓣开放。这标志着等容收缩期结束，此时血液由心室射入主动脉，进入心室射血期（period of ventricular ejection）。射血期又可根据射血速度的快慢而分为两期。

1）快速射血期：在射血的早期，由于心室射入主动脉的血液量较多，血液流速也很快，故称为快速射血期（period of rapid ejection）。快速射血期历时约 0.1 s，此期心室射出的血液量约占总射血量的 2/3。由于心室内的血液很快进入主动脉，故心室容积迅速缩小，但由于心室肌强烈收缩，室内压仍继续上升，并达到峰值，主动脉血压也随之进一步升高。

2）减慢射血期：在射血后期，由于心室收缩强度减弱，射血的速度逐渐减慢，故称为减慢射血期（period of reduced ejection）。减慢射血期持续约 0.15 s，此期室内压和主动脉血压都由峰值逐渐下降。需要注意的是，在快速射血期的中期或稍后，乃至整个减慢射血期，室内压已略低于主动脉血压，但此时心室内的血液因具有较高的动能，故仍可逆压力梯度继续进入主动脉。

2．心室舒张期　心室舒张期（period of ventricular diastole）可分为等容舒张期和心室充盈期，心室充盈期又可分为快速充盈期和减慢充盈期，也包括心房收缩期在内。

（1）等容舒张期：心室舒张开始以后，心室内压迅速下降。当左心室压力低于主动脉血压时，主动脉内的血液向心室方向反流，从而关闭主动脉瓣。此时心室内压仍然高于心房压，房室瓣尚未开启，心室又再次成为一个封闭腔。从主动脉瓣关闭到房室瓣开放的这段时间，心室舒张而无血液充盈，心室容积恒定，此期称为等容舒张期（period of isovolumic relaxation），历时 0.06 ～ 0.08 s。由于此时心室肌继续舒张，因而室内压急剧下降。

（2）心室充盈期：经过心室收缩期和等容舒张期后，心房内充满了血液。随着心室肌的舒张，室内压进一步下降，当室内压下降并低于心房压时，房室瓣开放，心房内血液顺着房室压力梯度从心房流入心室，进入心室充盈期（period of ventricular filling）。

1）快速充盈期：在心室充盈的大约前 1/3 期间，由于心室肌很快舒张，室内压明显降低，远低于心房压，甚至成为负压，心房和大静脉内的血液被快速“抽吸”入心室，心室容积迅速增大，称为快速充盈期（period of rapid filling），历时约 0.11 s。在快速充盈期内进入心室的血量占到了总充盈量的 2/3。

2）减慢充盈期：随着心室内血液充盈量的不断增加，心室、心房、大静脉之间的压力梯度减小，血液流入心室的速度减慢，故心室舒张期的这段时间称为减慢充盈期（period of reduced filling），历时约 0.22 s。在心室舒张期的最后 0.1 s，心房收缩期开始，使心室进一步充盈（见下

Note

文“心房的初级泵作用”)。此后心室活动便进入新一轮周期。

总之，心室肌的收缩和舒张是造成心室内压变化、导致心房与心室之间以及心室与主动脉之间产生压力梯度的根本原因；而压力梯度则是推动血液在心房、心室以及主动脉之间流动的主要动力。由于心脏瓣膜的结构特点和启闭活动，使得血液只能沿一个方向流动。

右心室的泵血过程与左心室基本相同，但由于肺动脉血压约为主动脉血压的 1/6，因此在心动周期中右心室内压的变化幅度要比左心室内压的变动小得多。

（三）心房在心脏泵血中的作用

1．心房的初级泵作用 心房在心动周期的大部分时间里都处于舒张状态，在心室收缩和射血期间，心房的主要作用是接纳、储存从静脉不断回流的血液；在心室舒张的大部分时间里，心房也处于舒张状态（全心舒张期），这时心房只是静脉血液反流回心室的一个通道。只有在心室舒张期的后期心房才收缩。由于心房收缩时间短，并且心房壁薄，收缩力量不强，其收缩对心室的充盈仅起辅助作用。心房收缩期间，进入心室的血量约占每个心动周期心室总回流量的 25%。然而，心房的收缩可使心室舒张末期容积进一步增大，使得心室肌收缩前的初长度增加，从而使心肌的收缩力加大，提高心室的泵血功能。如果心房不能有效地收缩，房内压将增高，不利于静脉回流，并间接影响心室射血功能。因此，心房的收缩起着初级泵的作用，有利于心脏射血和静脉回流。

小测试3-5：心率过快对心脏射血和持久工作有何影响？为什么？

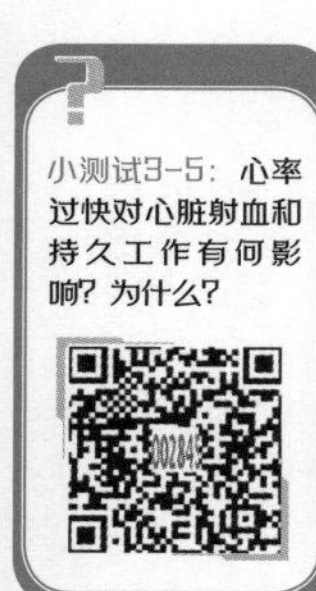

心房颤动（atrial fibrillation，AF）简称房颤，是指规则有序的心房电活动丧失，代之以快速无序的颤动波，是严重的心房电活动紊乱。房颤是最常见的心律失常之一，当发生房颤时，心房无序颤动即失去了有效的收缩与舒张，其初级泵作用丧失，心室充盈量减少。这时，如果机体处于安静状态，则心室的每次射血量不至于受到严重影响；但是，如果心室率增快或心室顺应性降低而使心室舒张期的被动充盈量减少，则可因心室舒张末期容积减小而使心室的射血量明显降低，出现心输出量不足等心泵功能的严重损害。

2．心动周期中心房内压的变化 在心动周期中，心房压力的变化幅度较小，左心房内压力曲线依次出现 a、c、v 3 个较小的正向波（图 3-25）。a 波是心房收缩的标志，当心房收缩时房内压升高，形成 a 波的升支；随后心房舒张，房内压回降，形成 a 波的降支。当心室收缩时，心室内的血液向上推顶已关闭的房室瓣并使之凸入心房，造成房内压略有升高而形成 c 波的升支；随着心脏射血，心室容积减小，房室瓣向下移动，使心房容积扩大，房内压降低，形成 c 波的降支。此后，由于血液不断从静脉回流入心房，而此时房室瓣仍处于关闭状态，房内压持续升高，形成 v 波的升支；当心室舒张、充盈时，房室瓣开放，血液迅速由心房进入心室，房内压快速下降，形成 v 波的降支。在心动周期中，右心房也有类似的房内压波动，并可逆向传播到腔静脉，使腔静脉内压也出现同样的波动。

二、心音

在心动周期中，心肌收缩、瓣膜启闭、血液流速改变形成的湍流和血流撞击心室壁和大动脉壁引起的振动都可通过周围组织传递到胸壁，用听诊器在胸部某些部位可听到相应的声音，即为心音（heart sound）。若用传感器将这些机械振动转换成电信号记录下来，便可得到心音图（phonocardiogram）（图 3-25）。心音发生在心动周期的一些特定时期，其音调和持续时间也有一定的特征。正常心脏在一次搏动过程中可产生 4 种心音，即第一、第二、第三和第四心音。通常用听诊的方法只能听到第一和第二心音（在某些青年人和健康儿童可听到第三心音），心音图可记录到 4 个心音。某些心脏疾病或瓣膜活动异常可导致心音变化，产生相应特征性的改变。临床

Note

上听取心音或记录心音图可协助诊断某些心脏疾病。

（一）第一心音

第一心音出现在心室收缩期，标志着心室收缩的开始，其特点是音调较低，持续时间较长。第一心音是由于房室瓣突然关闭引起心室内血液和室壁的振动，以及心室射血引起的大血管壁振动和血液湍流所发生的振动而产生的，在心尖搏动处（左锁骨中线第 5 肋间）听诊最清楚。

（二）第二心音

第二心音出现在心室舒张期，标志着心室舒张期的开始，其特点是频率较高，持续时间较短。第二心音主要由主动脉瓣和肺动脉瓣关闭，血流冲击大动脉根部引起血液、管壁及心室壁的振动而引起，在胸骨左、右两旁第 2 肋间（即主动脉瓣和肺动脉瓣听诊区）听诊最清楚。

（三）第三心音

在部分健康儿童和青年人，偶尔可听到第三心音。第三心音是血液从心房流入心室，在快速充盈期末室壁和乳头肌突然伸展及充盈血流突然减速引起的振动所致，是紧随第二心音之后出现的一种低频、低幅的振动。

（四）第四心音

第四心音出现在心室舒张的晚期，是与心房收缩有关的一组发生在心室收缩期前的低频振动，也称心房音。正常心房收缩时一般不产生声音，但异常强烈的心房收缩和在左心室壁顺应性下降时，可产生第四心音。

三、心脏泵血功能的评定

心脏的主要功能是泵血，在临床医学实践和科学研究工作中，常需对心脏的泵血功能进行判断，即心功能评价。

（一）每搏输出量与每分输出量

一侧心室一次心脏搏动所射出的血液量，称为每搏输出量（stroke volume，SV），简称搏出量。正常成年人在安静状态下，左心室舒张末期容积（end-diastolic volume，EDV）为 120 ～ 140 ml，收缩末期容积（end-systolic volume，ESV）减少至约 60 ml，两者差值即为搏出量，为 60 ～ 80 ml。

每搏输出量乘以心率即为每分输出量，它反映一侧心室一分钟输出的血液量，即通常所说的心输出量（cardiac output），是评定心脏泵血功能的重要基本指标。以平均心率 75 次 / 分，搏出量 60 ～ 80 ml 计算，则每分输出量约为 4.5 ～ 6 L/min。每分输出量与机体新陈代谢的水平相适应，可因性别、年龄及不同生理状况而异，如女性比同体重男性的心输出量约低 10%，青年人心输出量高于老年人，体位变换可使心输出量增减 10% ～ 20%，其他生理因素如活动、情绪激动、妊娠等情况下，心输出量均增加。由于左心和右心从血流关系上看是串联的，所以左室和右室的输出量基本相等。但临床上提到心输出量，一般指的是左心室输出量。

（二）射血分数

心脏每次射血，心室收缩并不能将心室内血液全部射入动脉，即射血结束时心室内尚剩余一定量的血液。搏出量占心室舒张末期容积的百分比，称为射血分数（ejection fraction，EF）。健康

Note

成年人射血分数为 55% ~ 60%。生理情况下的心搏出量始终与心室舒张末期容积相适应，即当心室舒张末期血液增多时，心搏出量也相应增加，射血分数基本不变。但因某些心脏病变出现心功能减退，如心室异常扩大的患者，尽管其搏出量可能与正常人无明显差异，但心室舒张末期容积增大，因此射血分数降低。

每搏输出量和射血分数都能反映心室泵血的效率。但射血分数考虑了泵血前心室舒张末期的差异，与搏出量相比，能更准确地反映心脏泵血功能。临床上，射血分数是反映心脏收缩功能的重要指标，一般用超声心动图进行测量，对早期发现慢性心力衰竭患者的心功能异常具有重要意义。一般认为，射血分数如果低于 50 %，则表示有心泵功能不全（心功能不全）存在。

（三）心指数

对不同身材的个体测量心功能时，若用心输出量作为指标进行比较，是不全面的。因为身材不同的机体具有不同的耗氧量和能量代谢水平，心输出量也就不同。人体静息时的心输出量与体表面积成正比。按每平方米体表面积计算的每分输出量，称为心指数（cardiac index，CI）。安静和空腹情况下测定的心指数称为静息心指数，可作为比较不同身材个体的心功能评价指标。中等身材的成人体表面积为 1.6 ~ 1.7 m^2，静息每分输出量为 4.5 ~ 6.0 L/min，故其心指数为 3.0 ~ 3.5 L/(min · m^2)。由于女性基础代谢率低，同龄女性的心指数比男性低 7% ~ 10%。在同一个体的不同年龄段或不同生理情况下，心指数也可发生变化。10 岁左右，静息心指数最大，可达 4.0 L/(min · m^2) 以上，以后随年龄增长而下降，到 80 岁时接近 2.0 L/(min · m^2)；运动时，心指数随运动强度的增加大致成比例地增高；在妊娠、情绪激动和进食时，心指数均有不同程度的增高。心指数是分析比较同一个体不同功能状态和不同个体心脏功能时常用的指标。

但应该指出，在心指数的测定过程中，并未考虑心室舒张末期容积的变化，因此，对心脏扩大患者心泵功能的评价，其价值不如射血分数。

（四）心力储备

健康人的心输出量能在机体需要时显著增加，如健康成年人安静时心输出量约为 5 L/min，运动时的最大输出量可增至 25 ~ 30 L/min，为安静时的 5 ~ 6 倍，表明健康人心脏泵血功能具有很大的储备。这种心输出量随机体代谢需要而增加的能力称为心脏泵功能储备或心力储备（cardiac reserve）。心力储备反映心脏的健康状况，通常用最大心输出量来表示。对于训练有素的运动员，心脏的最大输出量可达 35 L 以上，较安静时增加约 7 倍或更多；而心功能不全患者心力储备明显降低，尽管静息时心输出量可能与健康人无明显差别，但在活动增强时心输出量不能相应增加，最大心输出量较正常人显著减少。可见心力储备也是反映心脏泵血功能的一个重要指标。

心力储备的大小主要取决于搏出量和心率能够提高的程度，因而心力储备包括搏出量储备（stroke volume reserve）和心率储备（heart rate reserve）两部分。

1. 搏出量储备 搏出量是心室舒张末期容积和收缩末期容积之差，所以，搏出量储备可分为收缩期储备和舒张期储备两部分。前者是通过增强心肌收缩能力和提高射血分数来实现的，而后者则是通过增加舒张末期容积而获得的。由于正常心室腔不能过分扩大，健康成年人舒张期储备仅 15 ml 左右。而当心肌做最大程度收缩时，心室收缩末期容积可减小到 20 ml 以下，因而收缩期储备可达 35 ~ 40 ml。相比之下，收缩期储备要比舒张期储备大得多。

2. 心率储备 正常健康成年人安静时的心率为 60 ~ 100 次 / 分。假如搏出量保持不变，使心率在一定范围内加快，当心率达 160 ~ 180 次 / 分时，心输出量可增加至静息时的 2 ~ 2.5 倍，称为心率储备。但如果心率过快（大于 180 次 / 分），由于舒张期过短，心室充盈不足，可导致搏出量和心输出量减少。

Note

在进行强烈的体力活动、情绪激动或者过度紧张时，体内交感 - 肾上腺髓质系统的活动增强，机体主要通过动用心率储备和收缩期储备而使心输出量增加。在训练有素的运动员，收缩期储备和心率储备均增加，搏出量可提高到 200 ml，在心率增加到 200 ～ 220 次 / 分时，心输出量依然增加，在剧烈运动时，其心输出量可较安静时增加约 7 倍或更多；而心功能不全患者心力储备明显降低，心肌收缩力减弱，搏出量减少，射血后心室内的剩余血量增多，心室舒张末期容积增大，表明收缩期储备和舒张期储备均下降。在这种情况下，常出现心率代偿性加快，以保证心输出量不致过低，即患者在安静状态下已动用心率储备。心力衰竭患者往往在心率增快到 120 ～ 140 次 / 分时心输出量就开始下降，表明其心率储备也显著低于正常人。

（五）心脏做功

心脏所做的功可分为外功和内功，前者主要是指由心室收缩而产生和维持一定压力并推动血液流动所做的机械功；后者指心脏活动中用于完成离子跨膜主动转运、产生兴奋和收缩、产生和维持心壁张力、克服心肌组织内部的黏滞阻力等所消耗的能量。

血液在心血管内的流动依赖于心脏做功，心室一次收缩所做的机械外功称为每搏功（stroke work），简称搏功，它包含压力 - 容积功（pressure-volume work）和动力功（dynamic work）。前者是将一定容积的血液提升至一定的压力水平（动脉血压）而增加的势能，是心脏做功的主要部分；后者是使一定容积的血液以较快的流速向前流动，以动能表示，该部分所占比重小，在正常静息状态下可以忽略不计。因此，每搏功可用下面公式表示：

$$\text{每搏功} = \text{搏出量} \times (\text{左心室射血期室内压} - \text{左心室舒张末期室内压}) \tag{3-1}$$

为方便计算，通常用平均动脉血压代替左心室射血期室内压，以左心房平均压代替左心室舒张末期室内压，并经力学单位换算，每搏功的计算可变化为下式：

$$\text{左心室每搏功 (J)} = \text{搏出量 (L)} \times 13.6\ \text{(kg/L)} \times 9.807 \times (\text{平均动脉血压} - \text{左心房平均压})\ \text{(mm)} \times 0.001 \tag{3-2}$$

上式中，每搏功单位为焦耳（J），搏出量单位为升（L），汞的密度单位为 kg/L，乘以 9.807 指将力的单位由千克换算为牛顿，乘以 0. 001 指将高度单位由毫米换算为米。若按搏出量为 70 ml、平均动脉血压为 92 mmHg、平均心房压为 6 mmHg 计算，则每搏功为 0. 8 J。

心室每分钟做的功称为每分功（minute work），其值等于搏功乘以心率。若心率按 75 次 / 分计算，则每分功为 60 J/min。

拓展：心脏收缩的耗能

当动脉血压升高时，为克服增大的射血阻力，心脏需通过增强收缩才能使搏出量保持不变，心脏做功必然增加。可见，用心脏做功量来评定心脏泵血功能比心输出量这一指标更为全面，尤其是在动脉血压不同的个体之间，心脏做功是衡量比较心脏泵血功能更具优越性的指标。

四、心输出量的调节

心输出量等于搏出量和心率的乘积。因此，凡能影响搏出量和心率的因素，都能影响心输出量。

（一）搏出量的调节

在心率不变时，心脏的每搏输出量取决于心肌收缩的前负荷、后负荷和心肌收缩能力等因素。

1. 心室肌的前负荷与心肌异长自身调节 心室肌的前负荷（preload）指心室收缩之前承载的负荷，其使心室肌伸展形成一定的初长度。对于心脏来说，心室舒张末期的容积即心室的前

Note

负荷。由于测量心室内压比测定心室容积方便，且心室舒张末期容积与心室舒张末期压力（end-diastolic pressure，EDP）在一定范围内具有良好的相关性，故在实验中常用心室舒张末期压力来反映前负荷。正常人心室舒张末期压力几乎与心房内压力相等，且房内压的测量更方便，故常用心房内压力反映心室的前负荷。

（1）心肌异长自身调节：与骨骼肌相似，心肌的初长度对心肌的收缩力量具有重要影响。但心肌的初长度和收缩功能之间的关系具有其特殊性。

为了分析前负荷或心肌初长度对搏出量的影响，在实验中可逐步改变心室舒张末期压力（横坐标），测量其相对应的搏出量或每搏功（纵坐标），可绘制出心室功能曲线（ventricular function curve）（图 3-26）。心室功能曲线可分为 3 段。

1）心室舒张末期压力（充盈压）在 5 ～ 15 mmHg 时为曲线的上升支，每搏功随心室舒张末期压增大而增加。通常状态下，心室舒张末期压为 5 ～ 6 mmHg，而心室舒张末期压在 12 ～ 15 mmHg 时为心室最适前负荷。此时，肌小节处于最适初长度 2.0 ～ 2.2 μm，粗、细肌丝处于最佳重叠状态，肌小节收缩产生的张力最大，表明心室有较大的初长度储备，即在较大范围内，增加心室充盈量可明显增加每搏功。心肌初长度与张力的关系类似于骨骼肌，但是体内骨骼肌的自然长度已接近最适长度，故骨骼肌初长度储备很小，即通过改变初长度调节骨骼肌收缩功能的范围很小。

2）心室舒张末期压在 15 ～ 20 mmHg 时，心室功能曲线逐渐平坦，表明前负荷在其上限范围内变动时，对每搏功的影响不大。

3）心室舒张末期压大于 20 mmHg 时，曲线呈平坦状，甚至轻度下倾，但并不出现明显的降支，表明正常心室充盈压即使超过 20 mmHg，每搏功不变或仅轻度减小。通常只有在心脏发生严重病变时，心室功能曲线才出现降支。

这种通过改变心肌初长度而改变心肌收缩力的调节，称为心肌异长自身调节（myocardial heterometric autoregulation）。这是因为在一定范围内，随着肌小节初长度的增加，粗、细肌丝有效重叠的程度增加，心肌收缩增强。心肌异长自身调节由生理学家 Otto Frank 和 Ernest Starling 发现，也称为 Frank-Starling 定律（Frank-Starling law of the heart）。

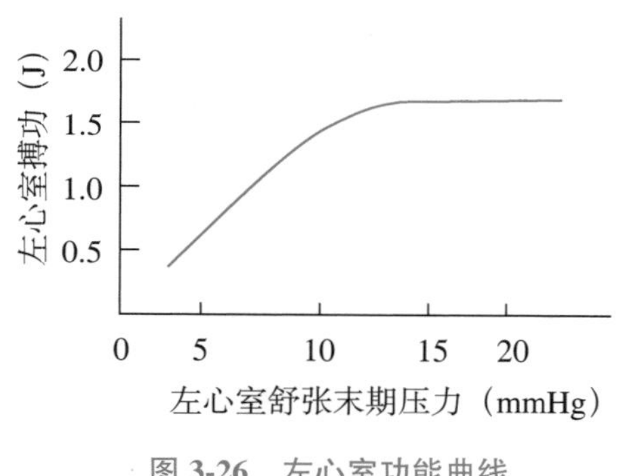

图 3-26　左心室功能曲线

（2）正常心室肌的抗过度延伸特性：初长度对心肌收缩力影响的机制与骨骼肌相似，即不同的初长度可改变心肌细胞肌节中粗、细肌丝的有效重叠程度、活化时形成的横桥连接的数目，影响肌节乃至整个心室的收缩力，最终影响搏出量和每搏功。

与骨骼肌不同的是，正常心室肌具有较强的抗过度延伸的特性，肌节一般不会超过 2.25 ～ 2.3 μm，如果强行将肌节拉伸至 2.60 μm 或更长，心肌将会断裂。因此，心功能曲线不会出现明显的下降支（图 3-26），这是与骨骼肌长度 - 张力曲线明显的不同之处。心室肌可抗过度延伸的原因如下：①心肌肌节内连接蛋白的存在。连接蛋白是一种大分子蛋白质，有很强的黏弹性，将肌球蛋白固定在肌节的Z盘上，可限制肌节的被动拉长。当心肌收缩后发生舒张时，由连接蛋白产生的弹性回缩力是心室舒张初期具有抽吸力的细胞学基础；②心肌细胞外的间质内含大量胶原纤维；③心室壁多层肌纤维呈交叉方向排列。以上3点使得心室肌具有较强的抗过度延伸的特性，当心肌肌节处于最适初长度时，产生的静息张力已经很大，这也使心肌不易被伸展。

（3）心肌异长自身调节的生理学意义：心肌异长自身调节可对搏出量的微小变化进行精细调节，使心室射血量与静脉回心血量之间保持平衡，从而使心室舒张末期容积和压力保持在正常范围内。例如，在体位改变或动脉血压突然升高时，以及在左、右心室搏出量不平衡等情况下，心室的充盈量可发生微小的变化。此时，通过心肌异长自身调节来改变搏出量，使搏出量与回心血量之间重新达到平衡状态。但若循环功能发生大幅度、长时间的改变，如肌肉活动时的循环功能改变，仅靠心肌异长自身调节不足以使心脏的泵血功能满足机体当时的需要。在这种情况下，需要通过调节心肌收缩能力来进一步加强心脏的泵血功能（见下文“心肌收缩能力”）。

（4）影响前负荷的因素：在整体情况下，心室前负荷取决于心室舒张末期充盈的血量，是心室射血后心室内的余血量和静脉回心血量的总和，而静脉回心血量是决定前负荷的主要因素。静脉回心血量主要受以下因素影响。

1）心室舒张充盈期持续时间：心率加快时，充盈期缩短，心室充盈不完全，静脉回心血量减少，搏出量减少；反之亦然。但如果在心室完全充盈后继续延长心室充盈时间，则不能进一步增加静脉回心血量。

2）静脉回流速度：取决于外周静脉压与心房压和心室压之差，压差越大，静脉回流速度愈快，心室充盈量愈大，搏出量相应增加。

3）心室顺应性：心室顺应性（ventricular compliance，Cv）是指单位压力的变化能够引起的心室容积改变。心室顺应性取决于心室的几何形状和质量、心室的黏弹性以及心包，是一个被动过程。心室顺应性高时，在相同的心室充盈压条件下能容纳更多的血量；反之，则心室充盈量减少。当发生心肌肥厚或心肌纤维化时，心室顺应性降低，使舒张期特别是减慢充盈期和心房收缩期的心室充盈量降低。这种心室充盈量的降低可通过提高心房压而代偿。

4）心室舒张功能：心室舒张时，心肌细胞内升高的Ca^{2+}主要被泵回肌质网，这是一个耗能的过程。舒张期Ca^{2+}回降速率越快，Ca^{2+}与肌钙蛋白解离并触发舒张的过程越快，心肌舒张速率就越快，在快速充盈期的心室负压增大，抽吸作用加强，在相同的外周静脉压条件下，静脉回心血量增多，心室充盈量增加。可见心室舒张功能与收缩期末的心肌细胞内升高的Ca^{2+}浓度下降速率有关。如果质膜或肌质网膜上的钙泵等受损，舒张期Ca^{2+}回降速率减慢，即可诱发心肌舒张速率下降，使舒张期的静脉回心血量减少，尤其是使快速充盈期的静脉回心血量减少。

5）心包腔内压：正常情况下，心包有助于防止心室的过度充盈。心包内压力升高，妨碍心室充盈，减少静脉回心血量。

2．心室收缩的后负荷 心室肌收缩后遇到的负荷或阻力，是心室的后负荷（afterload）。心室收缩时产生的压力必须大于动脉血压，才能射血入动脉。因此大动脉血压是心室收缩的后负荷。

在心率、心肌初长度和收缩能力不变的情况下，大动脉血压增高，等容收缩期室内压的峰值将增高，导致心室等容收缩期延长，射血期相应缩短、射血速度减慢，每搏输出量减少；反之，大动脉血压降低，则有利于心室射血。

但是在整体情况下，健康人动脉血压于80～170 mmHg范围内变化时，心输出量并无明显改变，只有当动脉血压升高到170 mmHg以上时，心输出量才开始下降。这与体内的多种调节机制有关。当动脉血压增高时，一方面由于左心室搏出量减少，射血后心室内余血量增多，使左心室舒张末期容积增加，通过心肌异长自身调节作用，维持左心室的正常心输出量；另一方面，后负荷增大也可使心肌收缩能力增加，以适应动脉血压的增高。但当动脉血压持续增高时，心室肌长期加强收缩活动，心脏做功量增加，心肌将逐渐发生肥大，此期为代偿性肥厚，又称为向心性

Note

肥厚，使心脏效率降低，导致泵血功能逐渐减退。如长期高血压病可导致左心室离心性肥厚和扩张，进而引起左心衰竭。

3．心肌收缩能力 肌肉本身的功能状态也是决定肌肉收缩效果的重要因素。心肌收缩能力（myocardial contractility）指心肌不依赖于前、后负荷而改变其力学活动的一种内在特性。在完整的心室，心肌收缩能力增强可使心室功能曲线向左上移位，说明在同一前负荷下，搏出量或搏功增加，心室泵血功能明显增强。心肌收缩能力减弱可使心室功能曲线向右下移位，搏出量减小，心脏泵血功能减弱（图 3-27）。这种与心肌初长度无关，通过心肌收缩能力的改变来调节搏出量的方式称为心肌等长调节（myocardial homometric regulation）。

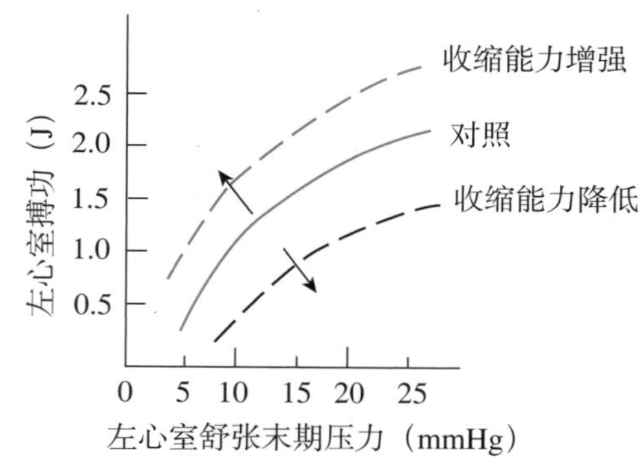

图 3-27 心肌收缩力对心室功能曲线的影响

- - - -：给予肾上腺素；——：正常；- - - -：甲状腺功能低下患者

心肌收缩能力受神经、体液及药物等多种因素的影响。凡能影响心肌细胞兴奋 - 收缩耦联过程的因素都可影响收缩能力，尤其是活化的横桥数目和肌球蛋白头部 ATP 酶的活性，而活化的横桥数目又取决于兴奋时胞质内 Ca^{2+} 浓度和肌钙蛋白与 Ca^{2+} 的亲和力。生理情况下，支配心脏的交感神经及血液中的儿茶酚胺（catecholamine，CA）类物质（去甲肾上腺素和肾上腺素）是增加心肌收缩能力的重要因素。儿茶酚胺与心肌细胞膜上的 β_1 肾上腺素受体结合后，通过兴奋型 G 蛋白激活腺苷酸环化酶，使 cAMP 信号通路激活，引起细胞膜上的 L 型电压门控钙通道磷酸化，促进 Ca^{2+} 内流，再通过钙触发钙释放机制使胞质内 Ca^{2+} 浓度进一步升高，从而增强心肌收缩能力。甲状腺激素可提高肌球蛋白 ATP 酶的活性，因而也能增强心肌收缩能力。老年人和甲状腺功能低下的患者，因为肌球蛋白分子亚型的表达发生改变，ATP 酶活性降低，故心肌收缩能力减弱（图 3-27）。

（二）心率的调节

健康成年人安静时心率为 60 ~ 100 次 / 分，平均为 75 次 / 分。若搏出量不变，在一定范围内（40 ~ 180 次 / 分），心率与心输出量成正比，心率增快，心输出量增加。但若心率过快（超过 180 次 / 分），则会因心室舒张不完全，充盈时间明显缩短，使心室充盈量减少，导致搏出量及心输出量减少；反之，如果心率过慢（低于 40 次 / 分），心输出量也减少，这是因为心率过慢虽使舒张期延长，但因心室充盈过程主要在舒张初期完成（占充盈量的 70%），加之心包的限制，延长的舒张期所致的搏出量增大不足以抵偿心率减慢所造成的不利影响。经常高强度训练的运动员由于其心肌舒缩功能强大，心室射血快、舒张快且舒张期心室对血液的“抽吸力”大，使心率在 180 ~ 200 次 / 分时，心输出量还能增加。

Note

在整体情况下，心率受神经和体液因素的调节。交感神经活动增强时心率加快，迷走神经活动增强时心率减慢。循环血液中肾上腺素、去甲肾上腺素和甲状腺激素水平增高时心率加快。此外，心率还受体温的影响，体温每升高 1℃，心率可增加 12 ～ 18 次 / 分。

（张　莉　郑　铭）

第五节　心脏生物电活动和心肌生理特性

心脏通过不停地节律性收缩和舒张实现其泵血功能，而心脏节律性兴奋的发生、传播和协调的收缩与舒张交替活动都与心脏的生物电活动密切相关。

临床案例及解析

心肌细胞按其结构和功能特点，可分为两大类：①工作细胞（working cell）：包括心房肌和心室肌，它们含有丰富的肌原纤维，具备收缩和舒张功能，此类细胞具有兴奋性、传导性和收缩性的特征，但缺乏自律性，故也称为非自律细胞；②自律细胞（autorhythmic cell）：这些细胞是经特殊分化的心肌细胞，构成心脏内特殊传导系统，包括窦房结、房室交界、传导束（结间束、房室束等）、浦肯野细胞（Purkinje cell），这类细胞具有自动节律性、兴奋性和传导性的特征，但因其肌质中肌原纤维甚少或完全缺乏，故无收缩性。

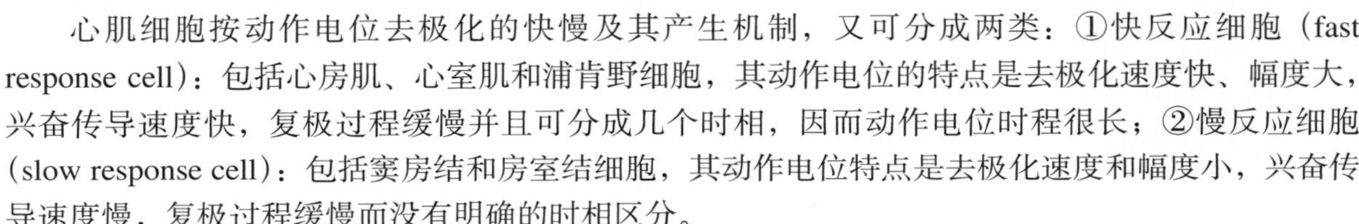

心肌细胞按动作电位去极化的快慢及其产生机制，又可分成两类：①快反应细胞（fast response cell）：包括心房肌、心室肌和浦肯野细胞，其动作电位的特点是去极化速度快、幅度大，兴奋传导速度快，复极过程缓慢并且可分成几个时相，因而动作电位时程很长；②慢反应细胞（slow response cell）：包括窦房结和房室结细胞，其动作电位特点是去极化速度和幅度小，兴奋传导速度慢，复极过程缓慢而没有明确的时相区分。

一、心肌细胞的跨膜电位及其形成机制

与神经细胞和骨骼肌细胞相比，心肌细胞的生物电活动更为复杂。不同类型心肌细胞的跨膜电位差异较大，从而具有不同的电生理特性。

（一）工作细胞的跨膜电位

1. 静息电位　人和哺乳动物心肌工作细胞的静息电位稳定，为 −90 ～ −80 mV，其形成机制与骨骼肌和神经细胞类似，即与静息时细胞膜对离子的通透性不同和离子的跨膜浓度差有关。心肌细胞膜内外几种主要离子的浓度如表 3-1 所示。跨膜电位是离子跨膜移动的结果。离子跨膜移动取决于膜对离子的通透性，以及离子的电 - 化学驱动力（electrochemical driving force）。电 - 化学驱动力是跨膜电场力和离子浓度差两种驱动力的代数和。当某种离子的电 - 化学驱动力为零时，该离子的净扩散量为零，此时的跨膜电位差称为该离子的平衡电位（equilibrium potential）。在电生理学中，阳离子内流，或阴离子外流形成内向电流（inward current），能使细胞膜去极化；阳离子外流，或阴离子内流形成外向电流（outward current），能使细胞膜复极化或超极化。

表 3-1 心肌细胞膜内外几种主要离子的浓度及平衡电位值

离子	浓度（mmol/L）		膜内 / 膜外浓度比值	平衡电位（mV）（根据 Nernst 公式计算）
	细胞内液	细胞外液		
Na^+	10	145	1 : 14.5	+70
K^+	140	4	35 : 1	–94
Ca^{2+}	10^{-3}	2	1 : 20 000	+132
Cl^-	9	104	1 : 11.5	–65

注：表中 Ca^{2+} 浓度指游离 Ca^{2+} 浓度

在静息状态下，心肌细胞膜对 K^+ 的通透性较高，而对其他离子的通透性很低。因此，K^+ 顺其浓度梯度经内向整流钾通道（inward rectifier K^+ channel，I_{K1} channel）由膜内向膜外扩散，而细胞内带负电的大分子物质不能透过细胞膜，形成膜外带正电而膜内带负电的跨膜电位，当膜电位达到 K^+ 的平衡电位（E_K）时，K^+ 的跨膜净通量等于零，此时的膜电位即静息电位。

因此，心肌细胞膜上的 I_{K1} 引起的 K^+ 平衡电位构成了静息电位的主要成分。I_{K1} 属于非门控离子通道，它不受电压和化学信号的控制，但其开放程度可受膜电位的影响。其次，静息时细胞膜对 Na^+ 也有一定的通透性，少量 Na^+ 内流形成静息时的 Na^+ 背景电流，这使静息电位的实际数值（绝对值）小于按 Nernst 公式计算所得的 K^+ 平衡电位的数值。此外，Na^+-K^+ 泵的活动也可影响静息电位的数值，Na^+-K^+ 泵每消耗 1 分子 ATP，可将 3 个 Na^+ 排出细胞外，同时摄入 2 个 K^+，产生的外向电流或泵电流使静息电位的绝对值略微增大。因此，在心室肌细胞实际测得的静息电位是 K^+ 平衡电位、Na^+ 背景电流和 Na^+-K^+ 泵电流的总和。

2．动作电位 不同心肌细胞的动作电位形态和形成的离子机制各不相同。以心室肌细胞为例，其动作电位与骨骼肌和神经细胞的明显不同。心室肌细胞兴奋过程中离子活动较复杂，因其复极化过程缓慢，动作电位的升支与降支不对称，动作电位时程可长达 250 ～ 350 ms。而骨骼肌细胞动作电位时程仅不到 2 ms。为便于分析，通常将心室肌细胞动作电位分为 5 个时期：即 0、1、2、3、4 期（图 3-28）。

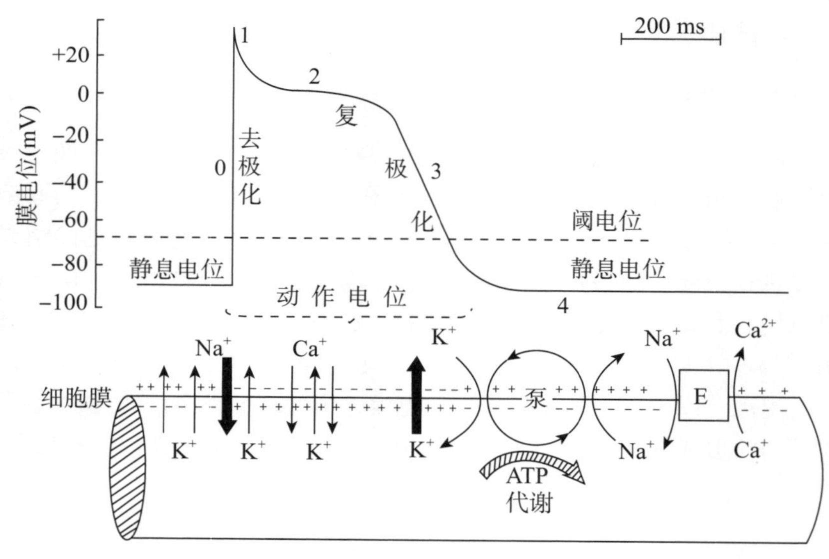

图 3-28 心室肌细胞动作电位及其主要离子机制示意图
箭头的粗细显示离子电流的大小

Note

（1）0 期（去极期）：0 期是心室肌细胞的去极化过程。当心室肌细胞受到刺激而兴奋时，膜发生去极化，膜电位由静息时的 −90 mV 迅速上升到 +30 mV 左右，形成动作电位的升支。0 期去极化持续时间短暂，仅为 1 ～ 2 ms，其幅度约为 120 mV，可见，心室肌细胞去极化的速度很快，最大去极化速率为 200 ～ 400 V/s。其中动作电位超过零电位的部分称为超射。

心室肌细胞 0 期去极化的离子机制与骨骼肌和神经细胞类似，主要由钠内向电流（I_{Na}）引起。当心室肌细胞受刺激使膜去极化达阈电位水平（-70 mV）时，膜上钠通道大量开放，Na^+ 的通透性剧增，Na^+ 顺其电化学梯度快速涌入细胞，使膜进一步去极化。0 期去极的钠通道是一种快通道（fast channel），它不但激活很快，而且激活后很快就会失活，当膜去极化到 0 mV 左右时钠通道就开始失活，至动作电位顶点（+30 mV）几乎完全关闭，最后终止 Na^+ 的内流。0 期去极化是一个再生性过程，即膜去极化达到阈电位时，I_{Na} 将超过 K^+ 外向电流，于是在净内向电流的作用下使膜进一步去极，从而引起更多的钠通道开放，产生更大的 I_{Na}，形成 I_{Na} 与膜去极化之间的正反馈，使膜在约 1 ms 的时间内迅速去极化到接近 Na^+ 平衡电位（E_{Na}）的水平，这就是心室肌细胞 0 期去极速度快、动作电位升支非常陡峭的原因，因此心室肌细胞是典型的快反应细胞。快钠通道可被河豚毒素（tetrodotoxin，TTX）所阻断，但心肌细胞的钠通道对 TTX 的敏感性仅为神经细胞和骨骼肌细胞的钠通道的 1/100 ～ 1/1000。

当 I_{Na} 受抑制时，0 期最大去极化速率降低，表现出去极化过程变慢，上升支幅度降低，结果导致兴奋传导减慢。临床上常用的 I 类抗心律失常药主要是以抑制 I_{Na} 的作用为特征，如利多卡因、普鲁卡因胺等。

（2）1 期（快速复极早期）：复极化初期，仅出现部分复极。膜电位由 +30 mV 迅速下降到 0 mV 左右，历时约 10 ms。0 期去极化和 1 期复极化期间膜电位的变化迅速，在记录的动作电位图形上呈尖峰状，称之为锋电位（spike potential）。

K^+ 的短暂外流是形成 1 期复极化的离子基础。在膜去极化到 −30 mV 时，瞬时外向钾通道被激活，该通道开放 5 ～ 10 ms，K^+ 迅速短暂外流，产生瞬时外向电流（transient outward current，I_{to}），使膜电位迅速复极到 0 mV 水平。I_{to} 可被钾通道阻滞剂 4- 氨基吡啶（4-aminopyridine，4-AP）选择性阻断。

（3）2 期（平台期）：在 1 期复极使膜电位降到 0 mV 左右后，进入动作电位的 2 期。此期复极化过程变得非常缓慢，膜电位几乎停滞在同一膜电位水平而形成平台，历时 100 ～ 150 ms，形成平台期（plateau phase）。这是心室肌细胞动作电位持续时间较长的主要原因，也是其区别于骨骼肌和神经细胞动作电位的主要特征。

平台期的形成主要是由于此期同时存在内向离子流和外向离子流。内向离子流主要是 L- 型钙电流（L-type calcium current，$I_{Ca\text{-}L}$）。心室肌细胞膜上存在一种电压门控钙通道，因其失活慢、电流持续时间长（long-lasting current），故称为 L- 型钙通道（L-type calcium channel）。当细胞膜去极化达到 −40 mV 时，该通道被激活，Ca^{2+} 顺电化学梯度缓慢内流，使膜去极化。由于这一通道的激活、失活以及再复活所需的时间均比钠通道的长，故又称为慢通道（slow channel）。此期内流的钙离子是触发心肌兴奋 - 收缩耦联（excitation-contraction coupling）的关键因素。

平台期的外向离子流包括内向整流钾电流（inward rectifying potassium current，I_{K1}）和延迟整流钾电流（delayed rectifier potassium current，I_K）。I_{K1} 通道的开放程度受膜电位的影响，静息时通透性很大，当膜发生去极化时，I_{K1} 通道的通透性降低，K^+ 外流减少。这种 I_{K1} 通道对 K^+ 的通透性因膜的去极化而降低的现象称为内向整流（inward rectification）。I_{K1} 通道的这一特性可阻碍平台期细胞内 K^+ 的外流，使得平台期复极缓慢，是平台期持续时间较长的一个重要原因。在 2 期另一个起重要作用的外向电流是 I_K。I_K 通道在动作电位 0 期去极至 −40 mV 时被激活，而在复极到 −50 mV 时去激活。其激活和去激活均很缓慢，持续数百毫秒，故称为延迟整流钾通道。在 2 期早期，I_K 形成的外向电流主要起抗衡以 $I_{Ca\text{-}L}$ 为主的内向电流的作用；在 2 期晚期，I_K 则成为

Note

导致膜复极化的主要离子电流。I_K 的增强与减弱对平台期的长短有重要意义。

在平台期的早期，Ca^{2+} 内流和 K^+ 外流的电荷量相当，因此膜电位稳定于 0 mV 水平。随着时间的推移，钙通道逐渐失活，K^+ 外流逐渐增加，导致膜电位的缓慢复极化，形成平台期的晚期。

（4）3 期（快速复极末期）：在 2 期结束后，复极过程加快，进入快速复极末期，直至膜电位恢复到 –90 mV，3 期历时 100 ～ 150 ms。3 期复极是由于 L 型钙通道失活关闭，$I_{Ca\text{-}L}$ 内向离子流终止，而外向电流 I_K 成为 3 期主要的离子流。I_K 的逐渐加强是促进膜复极的重要因素。K^+ 外流随时间而递增，促使膜电位转向负电位，而膜电位越负，K^+ 电流就越大，是一种正反馈式的再生性的外向电流。I_{K1} 对 3 期复极也起明显作用，它在复极化至 –60 mV 左右时开始加强，加速了 3 期的终末复极化。到 3 期末，随着膜电位负值越大，膜对 K^+ 的通透性越高，此正反馈效应导致膜的复极化越来越快，直至复极化完成。任何能影响上述各电流的因素都能改变复极化速率，使 3 期时程缩短或延长。例如，临床上的Ⅲ类抗心律失常药主要通过抑制 I_K，使动作电位时程明显延长。

从 0 期去极化开始到 3 期复极化完毕的这段时间，称为动作电位时程（action potential duration，APD）。心室肌细胞的动作电位时程为 200 ～ 300 ms。

（5）4 期（静息期）：4 期膜复极化完毕，膜电位恢复至静息电位水平。但此时离子的跨膜转运仍在活跃进行，细胞需要排出 Na^+ 和 Ca^{2+}，摄回 K^+，以恢复细胞内外各种离子的正常浓度梯度，保持心肌细胞的正常兴奋性，为下一次兴奋做好准备。Na^+ 的外运和 K^+ 的摄回靠钠 - 钾泵完成。细胞膜上钠 - 钾泵分解一分子 ATP，可将 3 个 Na^+ 排出细胞外，同时摄入 2 个 K^+。Ca^{2+} 主动转运出细胞主要是通过细胞膜上的 Na^+-Ca^{2+} 交换体（Na^+-Ca^{2+} exchanger）和钙泵（calcium pump）进行的。Na^+-Ca^{2+} 交换体是存在于细胞膜上的一种双向转运蛋白，在 4 期，Na^+-Ca^{2+} 交换体在将 3 个 Na^+ 转运入细胞的同时，将 1 个 Ca^{2+} 转运出细胞。进入细胞的 Na^+ 再由钠 - 钾泵的活动排出细胞。Na^+-Ca^{2+} 交换是一种继发性主动转运，其转运过程也是生电性的，产生的电流称为 Na^+-Ca^{2+} 交换电流。此外，有少量 Ca^{2+} 可直接由钙泵主动排出细胞。需要注意的是，钠 - 钾泵和 Na^+-Ca^{2+} 交换体的活动是持续进行的，而不只是在 4 期。在动作电位的不同时期，它们的活动强度可依当时膜内外不同离子分布情况而改变，其活动对维持细胞内外离子分布的稳态起重要作用。

（二）自律细胞的跨膜电位

特殊传导系统的心肌细胞属于自律细胞。其中浦肯野细胞属于快反应细胞，兴奋时产生快反应动作电位。窦房结和房室结细胞属于慢反应细胞，兴奋时产生慢反应动作电位（slow response action potential）。

自律细胞没有稳定的静息电位，其动作电位 3 期复极化末达到最大极化状态时的电位值称为最大复极电位（maximal repolarization potential，MRP），此后的 4 期的膜电位并不稳定于这一水平，而是立即开始自动去极化，这种 4 期自动去极化（phase 4 spontaneous depolarization）具有随时间而递增的特点。4 期自动去极化达到阈电位水平即触发动作电位产生，而发生兴奋。4 期自动去极化电流又称为起搏电流（pacemaker current），不同类型的自律细胞其 4 期自动去极化的速度及机制亦不同。

1．窦房结细胞的动作电位 窦房结的自律细胞是心脏在生理情况下的起搏者（pacemaker），故称为 P 细胞。窦房结 P 细胞的动作电位属慢反应电位，其动作电位形状与心室肌等快反应细胞动作电位很不相同。窦房结 P 细胞的动作电位的特征为：①由 0、3、4 期构成，无明显的复极 1 期和平台期；② 0 期去极化是由于细胞膜上慢钙通道被激活，Ca^{2+} 内流而形成，故动作电位幅度低（70 mV）、去极化速率慢（10 V/s）；③最大复极电位小（–70 mV）；④阈电位为 –40 mV；⑤ 4 期自动去极速率较其他自律细胞快（0.1 V/s）。

（1）0 期去极化与 3 期复极化：窦房结 P 细胞膜中 I_{K1} 通道较为缺乏，因此其最大复极电位仅约 –70 mV。当 4 期自动去极至阈电位水平（–40 mV）时即爆发动作电位。窦房结 P 细胞膜缺乏

Note

I_{Na} 通道，其动作电位 0 期的产生主要依赖 L- 型钙通道开放，Ca^{2+} 内流（$I_{Ca\text{-}L}$）形成 0 期去极化，膜电位由原来的 −70 mV 升至 0 ～ 15 mV。L- 型钙通道的激活过程比较缓慢，故 0 期去极化速率较慢（约 10 V/s），持续时间较长（约 7 ms）。这种 0 期去极化过程由慢钙通道介导的动作电位称为慢反应动作电位，故窦房结属于慢反应细胞。因为 0 期由 Ca^{2+} 内流而形成，所以其受细胞外 Ca^{2+} 浓度的影响明显，并可被钙通道阻滞药（如维拉帕米）所阻断，而对 TTX 不敏感。窦房结 P 细胞缺乏 I_{to} 通道，其动作电位无明显的 1 期和 2 期，0 期去极化后，P 细胞直接进入 3 期复极化过程，此时，Ca^{2+} 通道失活关闭使 Ca^{2+} 内流终止，同时 I_K 通道被激活，使 K^+ 递增性外流，膜电位逐渐恢复至最大复极电位。

（2）4 期自动去极化：4 期自动去极化的离子机制较为复杂，是多种离子流参与的结果，主要是外向电流（I_K）减弱和内向电流（I_f、$I_{Ca\text{-}T}$）增强两方面共同作用的结果（图 3-29）。

1）I_K：目前认为，I_K 通道的时间依赖性的去激活导致的 K^+ 外流的进行性衰减（递减性外流）是窦房结 P 细胞 4 期自动去极化重要的离子基础之一。I_K 在动作电位复极到 −50 mV 左右时逐步减小，其减小的速率正好与窦房结细胞的 4 期自动去极化速率同步，提示其是窦房结细胞主要的起搏电流（pacemaker current）之一。

2）I_f：1976 年，Seyama 等在研究兔的窦房结时，首次发现了 I_f 电流（funny current）。I_f 通道是一种特殊的离子通道，具有电压依赖性和时间依赖性，其激活程度随膜电位的超极化和时间的推移而增强，这与其他心肌电压依赖性通道的特性相反。最初的发现者不能解释该通道的奇特之处，故称其为“奇异”通道（funny channel，I_f 通道）。

I_f 电流是超极化激活的内向离子电流（hyperpolarization-activated inward ion current），也是 P 细胞 4 期发生自动去极化的离子基础之一。I_f 是一种随时间而进行性增强的内向离子流，主要由 Na^+ 负载。I_f 通道开放主要形成 Na^+ 内流，也有少量 K^+ 外流的参与，不同于心室肌 I_{Na} 通道。继膜电位复极达 −60 mV 左右时，I_f 通道开始被激活、开放，膜电位至 −100 mV 左右时充分激活，I_f 电流的产生和增强导致膜进行性去极，而去极达阈电位后又产生新的动作电位。因此，I_f 电流也称为浦肯野细胞的起搏电流。之后，当膜去极达 −50 mV 左右时，I_f 通道失活，I_f 电流随即终止。伊伐布雷定是窦房结 I_f 电流选择性抑制剂，具有减慢心率的作用，而对心肌收缩力和心脏传导无明显影响。

3）$I_{Ca\text{-}T}$：当 4 期自动去极化达到 −50 mV 左右时，将激活另一种缓慢激活的钙通道，因其开放时间较短（transient），被称为 T- 型钙通道（T-type calcium channel）。内向的 T 型钙电流（T-type calcium current，$I_{Ca\text{-}T}$）的加入进一步加速了 P 细胞 4 期自动去极化。当膜电位继续去极化到 −40 mV 时，$I_{Ca\text{-}L}$ 被激活，Ca^{2+} 内流，产生动作电位的上升支。

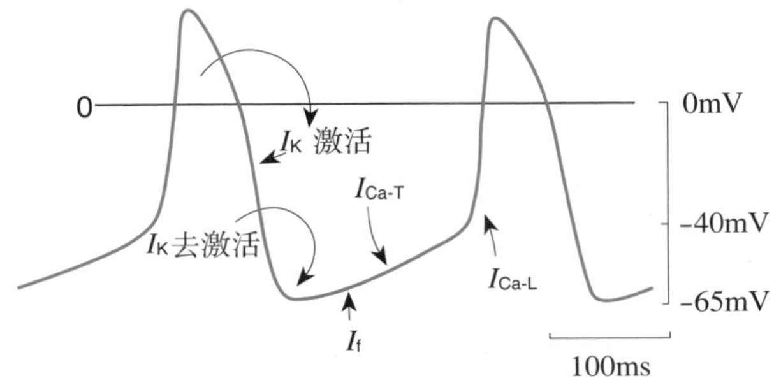

图 3-29 窦房结 P 细胞 4 期自动去极化和动作电位发生的离子机制示意图

2. 浦肯野细胞的动作电位 浦肯野细胞是一种快反应自律细胞，其动作电位形状与心室肌动作电位相似，也分为 0 期、1 期、2 期、3 期和 4 期五个时相，其中 0、1、2、3 期与心室肌细胞动作电位的形态和离子机制相似，所不同的是其 4 期不稳定，可自动去极化。

浦肯野细胞 4 期自动去极化的机制也包括外向电流的减弱和内向电流的增强两个方面。其

Note

中主要是由于 I_f 电流随时间而进行性的增强，也有外向 K^+ 电流的递减。在动作电位 3 期复极化至 –50 mV 左右时，I_K 通道去激活而关闭，I_K 电流逐渐减小，与此同时 I_f 通道开始激活开放，该通道具有电压依赖性和时间依赖性，其激活的程度随膜内负电位的加大和时间的推移而增强，至 –100 mV 左右时达到充分激活，I_f 达到最大值。浦肯野细胞在最大复极电位（–90 mV）时的 I_K 电流已经很小，因此，I_K 电流的衰减并不是引起浦肯野细胞 4 期自动去极化的主要原因。I_f 电流的增强在浦肯野细胞 4 期自动去极化过程中起主要作用。由于 I_f 通道在浦肯野细胞膜中的密度很低，且其激活和开放的速率均较慢，导致其 4 期自动去极化速度较慢（0.02 V/s），因而浦肯野细胞自动节律性较低。因此在正常窦性心律条件下，浦肯野细胞的节律性活动受到来自窦房结的超速驱动压抑。

二、心肌的生理特性

心肌的生理特性主要包括兴奋性、自律性、传导性和收缩性，其中前三者是心肌的电生理特性，收缩性是心肌的机械特性。一般而言，心肌工作细胞（心房、心室肌细胞）具有兴奋性、传导性和收缩性，无自律性；而自律细胞（浦肯野细胞、P 细胞）具有兴奋性、自律性和传导性，但无收缩性。心脏的收缩功能是心脏泵血的重要基础，而心肌细胞的收缩性却又受心肌细胞电生理特性的影响，所以心脏的电生理特性和机械特性是相互紧密联系的。心肌细胞在收缩前先有动作电位的产生，继而通过兴奋 - 收缩耦联引起心肌收缩。

（一）兴奋性

心肌细胞和神经、骨骼肌细胞一样，都是可兴奋细胞。心肌细胞受到刺激时产生动作电位的能力，称为心肌的兴奋性（excitability）。心肌兴奋性的高低通常用能引起心肌细胞兴奋的最小刺激强度即阈强度的大小来衡量。阈强度大，则兴奋性低；反之，则兴奋性高。

1．心肌细胞兴奋性的周期性变化 在一次兴奋过程中，心肌细胞的膜电位发生一系列有规律的变化，兴奋性也随之发生相应的周期性变化。兴奋性的周期性变化对心肌兴奋的产生和传导，甚至对收缩反应都会产生重要影响。现以心室肌细胞为例，说明在一次兴奋过程中兴奋性的周期性变化（图 3-30）。

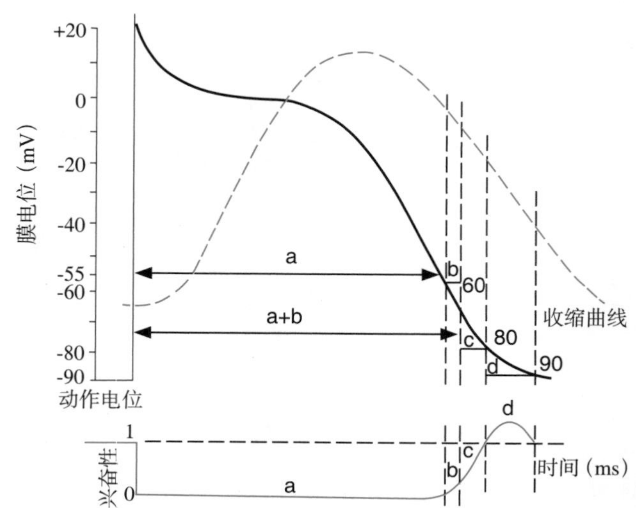

图 3-30 心室肌细胞动作电位期间兴奋性的变化及其与机械收缩的关系示意图
黑色的实线表示动作电位，绿色的实线表示兴奋性，绿色的虚线表示机械收缩
a：绝对不应期；b：局部反应期；a+b：有效不应期；c：相对不应期；d：超常期

（1）有效不应期：从 0 期去极到复极 3 期膜电位达到 -55 mV 这段时间内，无论给予心肌多大的刺激，都不会产生动作电位，这段时间称为绝对不应期（absolute refractory period，ARP）。其机制是此期膜电位过小，钠通道完全失活，还没有恢复到备用状态。从 –55 mV 继续复极到 –60 mV 这段极短时间内，钠通道刚开始复活，给予阈上刺激可使膜发生局部的部分去极化但不能产生动作电位，这一时期称为局部反应期（local response period，LRP）。绝对不应期与局部反应期合称为有效不应期（effective refractory period，ERP）。心肌的 ERP 特别长，是兴奋性变化的重要特点。

（2）相对不应期：从膜电位复极化的 –60 mV 继续复极到 –80 mV 这段期间，若给予阈上刺激，可使心肌细胞产生动作电位，此期称为相对不应期（relative refractory period，RRP）。在相对不应期并非所有的钠通道都已恢复到备用状态，在阈刺激下激活的钠通道数量仍不足以产生使膜去极化达阈电位的内向电流，故需加强刺激强度方能引起一次新的兴奋，但产生的动作电位 0 期去极化速度和幅度均低于正常。

（3）超常期：膜电位从 –80 mV 继续复极到 –90 mV 这段时间内，膜电位值虽低于静息电位，但此时钠通道基本恢复到正常备用状态，且膜电位水平更接近阈电位，若在此期给予一个阈下刺激，即可引起一次新的动作电位，表明兴奋性高于正常，故称为超常期（supranormal period，SNP）。由于此期钠通道开放能力还没有完全恢复正常，产生的动作电位 0 期去极化速度和幅度仍然低于正常。

2．兴奋性周期性变化的生理与临床意义　心肌细胞每次兴奋过程中，兴奋性的周期性变化是可兴奋细胞的共同特征。但心肌的 ERP 特别长（200 ～ 300 ms），该特性赋予了心肌诸多重要的功能特点和意义。

（1）不产生强直收缩：与神经细胞和骨骼肌细胞相比，心肌细胞的 ERP 特别长，相当于心肌收缩活动的整个收缩期和舒张早期（图 3-30）。在此期内无论用多强的刺激都不会使心肌产生动作电位和收缩，因此，心肌不会像骨骼肌那样发生完全强直收缩，而始终进行收缩和舒张交替的活动，以完成其正常的充盈和泵血功能。

（2）抗心律失常：由于心肌 ERP 很长，故任何额外刺激落在该期内均不能引发兴奋而导致心律失常。因此，临床上凡是能延长 ERP 的药物通常都具有抗心律失常的作用，如临床上Ⅰ类抗心律失常药奎尼丁，可抑制 Na^+ 通道而延长 ERP，起抗心律失常作用。

（3）期前收缩与代偿间歇：正常心脏是按窦房结的节律而兴奋的，如果在心室有效不应期后受到额外刺激，则可在下一次窦房结正常冲动传来之前产生一次正常节律以外的兴奋和收缩，称为期前兴奋（premature excitation）和期前收缩（premature systole）（图 3-31）。期前兴奋也有其自己的有效不应期，当紧接在期前收缩后的一次窦房结的兴奋传到心室时，如果正好落在期前兴奋的有效不应期内，则不能引起心室兴奋和收缩，形成一次“脱失”，必须等到再下一次窦房结的兴奋传到心室时才能引起收缩。因此，在一次期前收缩之后出现一段较长的心室舒张期，称为代偿间歇（compensatory pause）（图 3-31）。

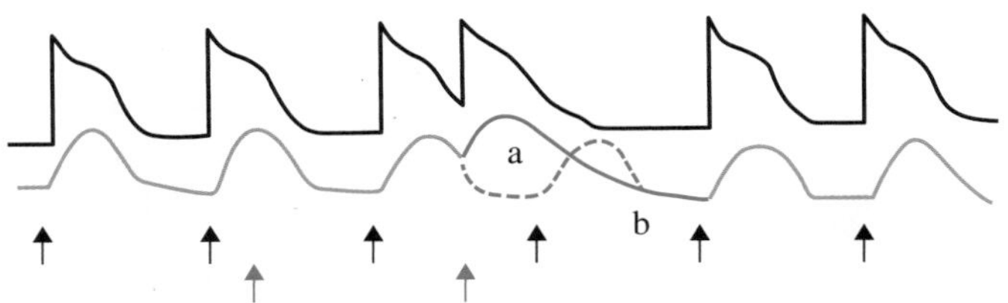

图 3-31　期前收缩和代偿间歇模式图
上图：心室肌细胞动作电位；下图：心肌收缩曲线
黑色箭头表示从窦房结传来的兴奋；绿色箭头表示期前刺激
a：期前收缩；b：代偿间歇

3．影响兴奋性的因素 组织细胞兴奋性的高低通常用刺激阈值的大小来衡量。阈值高者兴奋性低，阈值低者则兴奋性高。心肌细胞兴奋的产生包括细胞膜去极化达到阈电位水平，以及引起0期去极化相关离子通道的激活这两个环节。任何能影响这两个环节的因素均可改变心肌细胞的兴奋性。以快反应细胞为例，分析这两个环节对心肌兴奋性的影响。

（1）膜电位水平：若阈电位水平不变，而静息电位或最大复极电位增大，则膜电位与阈电位之间的差距增大，需更强刺激才能达到阈值引起兴奋，故兴奋性降低；反之，静息电位或最大复极电位减小时，距阈电位的差距缩小，兴奋性增高。但当静息电位显著减小时，由于部分钠通道失活，导致阈电位水平上移，结果兴奋性反而降低。

（2）阈电位水平：阈电位实质上是反映离子通道电压依赖性的一种内在特性，它决定了在什么条件下该通道可被激活而大量开放。若静息电位或最大复极电位不变而阈电位水平下移，则其与静息电位（或最大复极电位）之间的差距缩小，引起兴奋所需的刺激减小，兴奋性增高；反之，兴奋性降低。如低血钙时阈电位降低，导致兴奋性升高。而奎尼丁则因抑制钠内流而使阈电位升高，故兴奋性降低。但在生理情况下阈电位水平很少变化。

（3）Na^+通道的性状：细胞膜快钠通道存在“备用”“激活”和“失活”3种功能状态（图3-32）。每个钠通道有两个闸门（m门与h门）控制Na^+的通过，这两个闸门的启闭随膜电位的变化而变化。m门位于细胞膜外侧面，随膜去极化而开放，称为激活门；h门位于细胞膜内侧面，随膜去极化而关闭，称为失活门。m门与h门处于串联状态，如果m门与h门都打开，Na^+可以进入细胞内，只要有一个门关闭，无论是m门还是h门，则Na^+都无法通过。钠通道3种状态之间的转换是电压依赖性和时间依赖性的。当膜电位处于静息电位水平（–90 mV）时，钠通道处于备用状态，其特点是m门关闭，h门开启，Na^+不能进入细胞内，但备用状态下的钠通道可迅速被激活。当膜去极化至阈电位水平（–70 mV）时，分别引起m门的开放和h门的关闭。但m门的激活开放速度快，而h门的关闭速度稍慢于m门的激活开放，因此，有一个短暂的瞬间m门打开而h门尚未关闭，Na^+迅速内流，此时钠通道为激活状态。此后，随着h门的关闭，Na^+也不再能通过，此时钠通道为失活状态，Na^+内流迅即停止，细胞兴奋性降至最低。处于失活状态的钠通道不仅限制了Na^+的跨膜扩散，而且在短时间内不能再次被激活，须等待膜复极化到–60 mV或更负时才开始复活，且复活需要一定的时间过程。只有当膜电位恢复到静息电位水平时，钠通道才能恢复到备用状态，这个过程称为复活（recovery）。钠通道的复活不是激活、失活的逆过程，失活状态不能直接进入激活状态，必须先进入备用状态，然后才能进入激活状态。

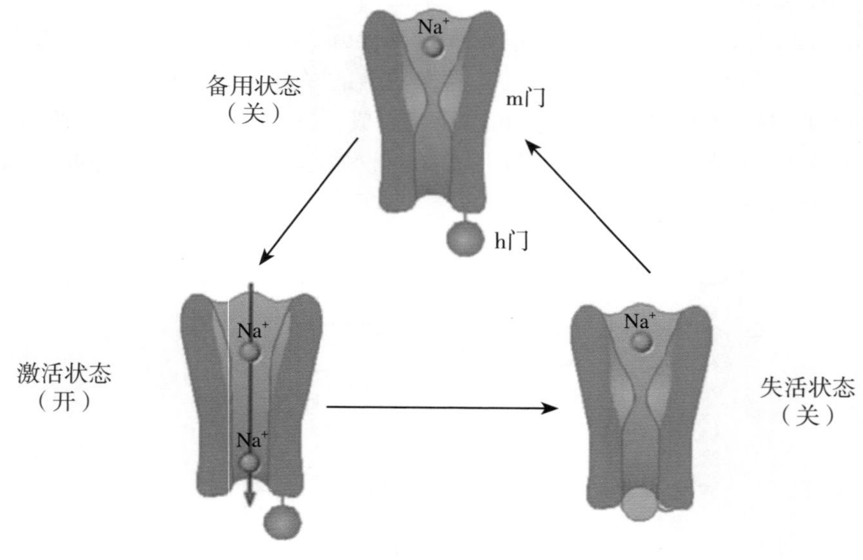

图3-32 Na^+通道的功能状态示意图

慢反应细胞的兴奋性取决于 L 型钙通道的功能状态，但 L 型钙通道的激活、失活和复活速度均较慢，其有效不应期也较长，可持续到完全复极之后。钠通道、钙通道处于备用状态是心肌细胞具有兴奋性的前提，而静息膜电位的水平和处于该水平的时程则是决定钠通道、钙通道是否处于备用状态的关键。例如，当细胞外 K^+ 浓度轻度升高时，由于膜电位轻度去极化，使膜电位与阈电位水平靠近，导致兴奋性升高；而当细胞外 K^+ 浓度明显升高时，则膜电位显著减小，部分钠通道将失活，因而兴奋性反而降低。钠通道、钙通道的状态还受许多药物的影响，使之激活或失活，这是多种抗心律失常药物发挥作用的基础。

（二）自律性

心肌能在没有外来刺激的条件下自动地发生节律性兴奋的特性，称为自动节律性（autorhythmicity），简称自律性。自动兴奋频率的快慢与规整度的高低是衡量自律性高低的指标。心脏内特殊传导系统各部位的自律性高低不同，其中以窦房结 P 细胞的自律性最高（90 ～ 100 次 / 分），其次是房室交界和房室束支（40 ～ 60 次 / 分），浦肯野细胞的自律性最低（15 ～ 35 次 / 分）。

1．正常起搏点与潜在起搏点 心脏的特殊传导系统绝大多数都具有自律性，但由一个起搏点主宰整个心脏的兴奋和收缩，对心脏的整体活动至关重要。在生理情况下，心脏活动总是按照自律性最高的组织所发出的节律性兴奋来进行的。由于窦房结细胞的自律性最高，其产生的兴奋“抢先”激动下游自律性较低的组织，使心房、心室依次按窦房结的节律性兴奋活动。因此，生理情况下窦房结是心脏兴奋的发源地，称为正常起搏点（normal pacemaker），由此产生的心脏节律称为窦性节律（sinus rhythm）。窦房结细胞自律性的高低决定心率的快慢。而窦房结以外的心脏自律组织生理情况下因受窦房结兴奋的控制，不表现出各自的自律性，只起着兴奋传导的作用，称为潜在起搏点（latent pacemaker）。当正常起搏点的兴奋及其传导发生障碍，或潜在起搏点的自律性增高时，潜在起搏点的起搏作用才显现出来，可代替窦房结产生可传导的兴奋，从而控制心脏的活动。此时，异常的起搏部位称为异位起搏点（ectopic pacemaker），由异位起搏点所引起的心脏节律称为异位节律（ectopic rhythm）。

2．正常起搏点控制潜在起搏点的机制 窦房结对于潜在起搏点的控制是通过两种方式实现的。

（1）抢先占领：窦房结的自律性高于其他潜在起搏点，故在其他自律细胞 4 期自动去极尚未达阈电位之前，窦房结传来的兴奋已抢先将其激活而产生动作电位，从而控制心脏的节律性活动。这一现象称为抢先占领（capture）。由于抢先占领的作用，使潜在起搏点自身的自律性不能表现出来。

（2）超速驱动压抑：窦房结对潜在起搏点不仅有驱动作用，还可以通过这种快速驱动抑制潜在起搏点。例如，当窦房结对心室潜在起搏点的控制突然中断后，心脏首先会出现一段时间的停搏，然后心室才能按其自身潜在起搏点的节律发生兴奋。这是因为在窦房结的长期“超速”驱动下，潜在起搏点被动兴奋的频率远超其本身自动兴奋的频率，其自身的节律活动被压抑；一旦窦房结的驱动中断，心室潜在起搏点需经过一定的时间才能从被压抑的状态中恢复过来，表现出其自身的节律。这种自身节律性由于超速驱动而受到压抑的现象称为超速驱动压抑（overdrive suppression）。压抑程度与两个起搏点自动兴奋的频率差呈正相关。频率差越大，受压抑越强，超速驱动中断后，恢复越慢（停搏时间越长）。因此在病理情况下，当窦房结兴奋停止或传导阻滞后，通常是与窦房结自动兴奋频率差最小、受超速驱动压抑最轻的房室交界代替窦房结作为新的起搏点。临床上为装有人工起搏器的患者更换起搏器时，应在更换之前逐步减慢起搏器的驱动频率，然后再取出更换，以免发生心脏停搏。

3．影响自律性的因素 心肌自律性的高低受自律细胞动作电位 4 期自动去极化的速度、最大复极电位和阈电位水平的影响，其中以 4 期自动去极化速度最为重要。

Note

（1）4 期自动去极化速度：在最大复极化电位和阈电位水平不变的情况下，4 期自动去极化速度越快，到达阈电位越快，单位时间内发生兴奋的次数增多，自律性增高。反之，则自律性降低。交感肾上腺素能 β_1 受体激动使 $I_{Ca\text{-}T}$ 和 I_f 增加，自律性升高，可导致心率加快，产生正性变时作用；而副交感神经末梢释放的递质 ACh 可增加 4 期外向钾电流而降低内向电流，使自律性降低。因此，自主神经的活动对窦房结 4 期自动去极的影响很大。

（2）最大复极电位水平：在 4 期自动去极化速度不变的情况下，最大复极电位减小（绝对值），则与阈电位距离变近，自动去极达阈电位更快，自律性则增高，心率变快。迷走神经兴奋时，释放的乙酰胆碱（acetylcholine，ACh）使细胞膜对 K^+ 通透性增高，使最大复极电位增大，导致心率减慢。

（3）阈电位水平：在 4 期自动去极化速度不变的情况下，阈电位水平下移可使最大复极电位与阈电位的距离缩短，4 期自动去极达阈电位快，自律性升高，心率加快。反之，则自律性降低。

（三）传导性

传导性（conductivity）指心肌细胞具有传导兴奋的能力。传导性的快慢可用动作电位的传播速度来衡量。相邻心肌细胞之间以闰盘相连接，而闰盘处的肌膜中存在较多的缝隙连接（gap junction），形成沟通相邻细胞的亲水性通道，起源于窦房结的动作电位通过细胞间的缝隙连接传到相邻的心肌细胞，实现细胞间的兴奋传导。但是，由于心房肌细胞与心室肌细胞被特殊的纤维系统分开，冲动不能直接从心房传导到心室，因此需要由窦房结、房室交界和浦肯野细胞组成的心脏特殊传导系统来传导兴奋。

1．兴奋在心脏内的传导途径和特点

（1）兴奋传导的途径：兴奋在心脏内的传导通过窦房结、房室交界和浦肯野细胞组成心脏的特殊传导系统有序进行。正常情况下，窦房结发出的兴奋通过心房肌传播至整个右心房和左心房，尤其是沿着一些心房小肌束组成的优势传导通路（preferential pathway）迅速传到房室交界区，进而经房室束和左、右束支传到浦肯野纤维网，最终传到心室肌，产生有序和协调的兴奋和收缩。

（2）兴奋传导的特点：兴奋传导的“全或无”特性。正常情况下，左、右心房或左、右心室的每次兴奋活动涉及全部的心房肌细胞或心室肌细胞，这种兴奋的“全或无”特性是由于心肌细胞间的闰盘上存在有大量的缝隙连接所致。缝隙连接构成细胞间的通道，兴奋可以局部电流的形式跨越这些低电阻区，在细胞间迅速传播，实现同步性活动，使心室和心房各自构成一个功能性合胞体（functional syncytium）。

各部分心肌细胞的特性不同，兴奋在心脏各个部位的传导速度也不同（图 3-33）。一般心房肌的传导速度较慢，约为 0.3 m/s，而优势传导通路的传导速度较快，为 1.0 ~ 1.2 m/s，窦房结的兴奋可通过优势传导通路很快传播到房室交界区。

生理状态下，房室交界是窦房结兴奋传入心室的唯一传导途径。房室交界（又称房室结区）包括房结区、结区和结希区 3 个功能区，传导速度慢，尤以结区最慢，仅约 0.02 m/s。兴奋通过房室交界耗时约 0.1 s，即心室的兴奋比心房的兴奋延迟了约 0.1 s，称为房 - 室延搁（atrioventricular delay）。房 - 室延搁保证了心房收缩后心室才收缩，有利于心室的血液充盈，具有重要的生理意义。同时，该处传导慢，也是病理情况下传导系统中最易发生传导阻滞的部位。由于房室交界的细胞为慢反应细胞，其有效不应期长，当心房传来快速兴奋（如室上性心动过速、心房颤动、心房扑动）时，房室交界较长的不应期可阻断部分下传的兴奋，是保护心室免受过快搏动的天然屏障，对心室节律有保护作用。兴奋在心室肌的传导速度约为 1 m/s，在浦肯野细胞传导最快，约为 4 m/s。

Note

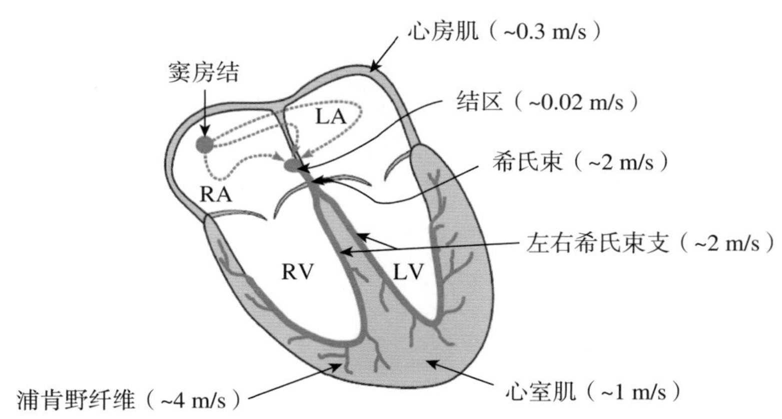

图 3-33 心脏内的特殊传导系统

括号中的数字为传导速度。浦肯野纤维的传导速度最快，而房室结的传导速度最慢

RA. 右心房；LA. 左心房；RV. 右心室；LV. 左心室

2．影响心肌传导性的因素

（1）结构因素：心肌细胞兴奋传导的速度与细胞直径和闰盘的密度有关。直径（横截面积）越大，对电流的阻力越小，兴奋传导速度越快。例如，结区细胞直径小（为 3 ~ 4 μm），兴奋传导速度慢（约为 0.02 m/s）；而浦肯野细胞直径最大（约为 70 μm），兴奋传导速度最快（为 2 ~ 4 m/s）。闰盘是心肌细胞间的缝隙连接，浦肯野细胞的闰盘密度大，传导速度快；房室交界闰盘密度小，传导速度慢。某些病理情况下，如心肌缺血等，可使细胞间缝隙连接关闭，使兴奋的传导明显减慢。

（2）生理因素：由于心脏解剖结构是相对固定的，因此影响心肌传导性的主要因素是心肌细胞的电生理特性。心脏内兴奋的传导受以下因素影响。

1）动作电位 0 期去极化的速度和幅度：0 期去极化速度越快，局部电流的形成越快，因而使邻近未兴奋部位膜去极达阈电位越快，故传导速度越快；0 期去极化幅度越高，与邻近未兴奋部位的膜电位差越大，形成的局部电流越强，电紧张扩布的距离也越长，传导速度越快。浦肯野细胞动作电位 0 期去极化速度比心室肌大 1 倍，这是其传导速度很快的原因之一。凡能减慢动作电位 0 期最大去极化速率和动作电位幅度的任何生理、病理或药物因素，都会引起传导速度减慢。

兴奋前膜电位水平是决定 0 期去极化幅度和上升速度的重要因素。在快反应细胞，钠通道性状决定着膜去极化达阈电位水平后通道开放的速度与数量，从而决定膜 0 期去极化的速度和幅度。而钠通道的效率（可利用率）具有电压依赖性，它依赖于受刺激前的膜电位水平。在一定范围内，膜电位（绝对值）降低，0 期去极化的速度和幅度减小，则兴奋传导速度减慢。若以膜电位为横坐标，以 0 期最大去极化速率为纵坐标，可得到“S”形的膜反应曲线（membrane response curve）（图 3-34）。膜反应曲线表明：心室肌膜电位在正常静息电位（–90 mV）时，细胞膜受刺激后，钠通道快速开放，0 期去极化速率可达最大值 400 ~ 500 V/s；若膜电位值减小，则 0 期去极化速度显著降低；当膜电位降至 –55 mV 时，钠通道处于失活状态，0 期去极化速度几乎为零，即传导完全阻滞。若在正常静息电位基础上继续增大膜电位值，去极化速度不再明显增加，这是由于钠通道已经全部处于备用状态。膜反应曲线反映的是钠通道效应的电压依从性。某些药物，如苯妥英钠可使膜反应曲线向左上移位，增加传导性；奎尼丁则相反，可使膜反应曲线向右下移位，降低传导性。

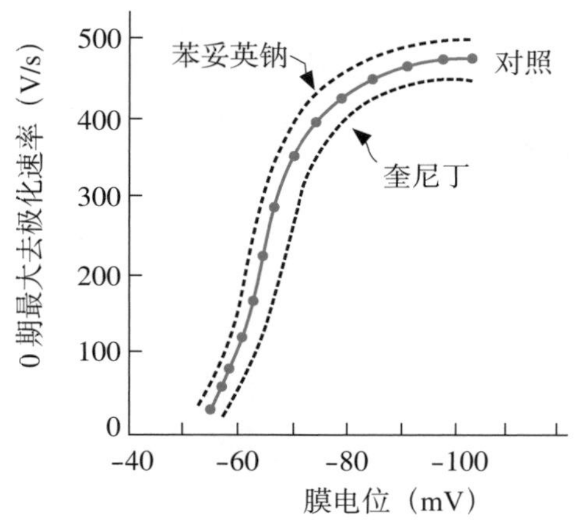

图 3-34　膜反应曲线

2）邻旁未兴奋部位膜的兴奋性：兴奋传导是细胞膜依序兴奋的过程，因此邻旁未兴奋部位膜的兴奋性必然影响传导。只有邻旁未兴奋部位心肌的兴奋性是正常的，处于非不应期时，兴奋才可以传导。当邻旁未兴奋部位膜电位（或最大复极电位）与阈电位差距增大时，所需刺激阈值增高，兴奋性降低，同时，膜去极化到达阈电位所需时间延长，故传导速度减慢。如果在邻旁部位受到额外刺激产生期前兴奋，由兴奋部位形成的局部电流落在期前兴奋的有效不应期内，则不能引起兴奋，而导致传导阻滞；如果落在期前兴奋的相对不应期或超常期内，则兴奋引起的动作电位去极化速率慢，幅度小，传导速度减慢，可导致不完全传导阻滞。

（四）收缩性

收缩性（contractility）是心肌的机械特性。心肌细胞和骨骼肌细胞都属于横纹肌，在受刺激发生兴奋时，首先是细胞膜产生动作电位，然后通过兴奋 - 收缩耦联，使肌丝滑行而引起收缩。但与骨骼肌相比，心肌细胞收缩有其自身的特点，使心脏能更好地完成泵血功能。

1．心肌收缩的特点

（1）“全或无”式收缩：参与骨骼肌同步收缩的肌纤维的数量取决于支配其的神经纤维和刺激强度的大小。与骨骼肌细胞不同，心脏内的特殊传导系统及相邻心肌细胞间大量的闰盘结构可使兴奋在细胞间迅速传播，因此，左、右心房和左、右心室可分别看作一个功能合胞体。心肌一旦兴奋，心房和心室这两个功能合胞体的所有心肌细胞将先后发生同步收缩，即“全或无”式收缩。这种“全或无”式收缩保证了心脏各部分之间的协同工作和发挥有效的泵血功能。

（2）不发生完全强直收缩：心肌细胞在发生一次兴奋后，其有效不应期长，相当于整个收缩期和舒张早期。在有效不应期内，心肌细胞接受任何刺激都不会再产生兴奋和收缩。因此，正常情况下，心脏不会发生完全强直收缩，这一特性保证了心脏节律性舒张和收缩活动的交替进行，有利于心脏的充盈和泵血功能。

（3）对细胞外 Ca^{2+} 的依赖性强：收缩的关键过程在于心肌细胞胞质中 Ca^{2+} 浓度变化。心肌细胞的肌质网不如骨骼肌细胞发达，Ca^{2+} 储备量较少，在 T 管与肌质网之间形成二联管而非三联管。因此，心肌细胞的兴奋 - 收缩耦联过程高度依赖于细胞外的 Ca^{2+} 内流。当心肌细胞兴奋时，经 L- 型钙通道内流的 Ca^{2+}（占 10% ～ 20%）触发肌质网释放大量 Ca^{2+}（占 80% ～ 90%），使胞质 Ca^{2+} 浓度迅速升高约 100 倍，从而引起心肌细胞收缩，此过程称为钙触发钙释放（calcium-induced calcium release，CICR）。细胞外 Ca^{2+} 浓度在一定范围内增加，可增强心肌收缩力；反之，细胞外 Ca^{2+} 浓度降低，则心肌收缩力减弱。当细胞外 Ca^{2+} 浓度很低或无 Ca^{2+} 时，虽然心肌细胞仍能产生动作电位，却不能引起收缩，称为兴奋 - 收缩脱耦联（excitation-contraction decoupling）。

Note

当心肌舒张时，肌质网上的钙泵逆浓度差将 Ca^{2+} 主动泵回肌质网（80% ～ 90%），另外，也通过肌膜中的钙泵和 Na^+-Ca^{2+} 交换体将 Ca^{2+} 排出胞外（10% ～ 20%），胞质 Ca^{2+} 浓度下降，使心肌细胞舒张。

2．影响心肌收缩性的因素

（1）细胞外 Ca^{2+} 浓度：心肌收缩对细胞外 Ca^{2+} 内流有显著的依赖性，故细胞外 Ca^{2+} 浓度变化对心脏收缩有重要影响。在一定范围内，细胞外 Ca^{2+} 浓度升高，心肌兴奋时 Ca^{2+} 内流增多，心肌收缩增强；反之，细胞外 Ca^{2+} 浓度降低时，心肌收缩减弱。

（2）神经和体液因素：生理条件下，支配心脏的交感神经及血液中的儿茶酚胺类物质是增加心肌收缩能力的最重要因素。儿茶酚胺能激活心肌细胞膜上的 β_1 受体，通过兴奋型 G 蛋白激活腺苷酸环化酶，使 cAMP 增加，促进 L- 型钙通道开放，Ca^{2+} 内流并触发肌质网 Ca^{2+} 释放增多，增加心肌收缩能力。此外，儿茶酚胺还可促进肌质网对胞质内的 Ca^{2+} 摄取，促进肌钙蛋白与 Ca^{2+} 的解离。因此，交感神经兴奋在增强心肌收缩的同时，也能促进心肌舒张。反之，支配心脏的迷走神经释放的乙酰胆碱（ACh）激活心肌细胞膜中的 M 受体，通过 G 蛋白 - 腺苷酸环化酶 -cAMP- 蛋白激酶 A（protein kinase A，PKA）通路，使细胞中 cAMP 水平降低，PKA 活性下降，从而抑制 L- 型钙通道开放，使 Ca^{2+} 内流减少，心肌收缩力减弱。

小测试3-6：高血钾和低血钾时心肌的兴奋性、传导性、自律性各有什么变化？其机制是什么？

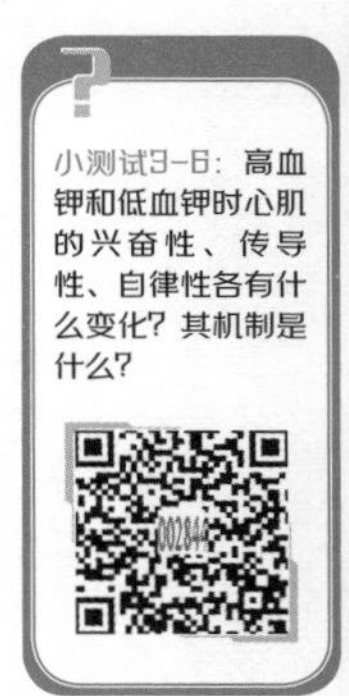

（3）缺氧和酸中毒：缺氧时酸性代谢产物增多，使细胞内 H^+ 浓度升高，后者可竞争性与肌钙蛋白结合，从而抑制 Ca^{2+} 与肌钙蛋白的结合，使心肌收缩能力减弱。此外，缺氧也可减少 ATP 生成，进一步抑制心肌收缩能力。

上述细胞外 Ca^{2+}、神经 - 体液因素、氧供给及酸碱度等可影响心肌收缩能力。在整体情况下，心脏收缩及泵血功能既与上述影响心肌收缩能力的因素有关，也受心脏前、后负荷改变的影响。

三、体表心电图

正常心脏的兴奋由窦房结发出，按一定的传导途径和时程依次传向心房和心室，引起整个心脏的兴奋。人体是一个大的容积导体，心脏各部分在兴奋过程中出现的生物电活动可通过心脏周围的导电组织和体液传到体表。将测量电极置于体表的特定部位记录出来的心脏兴奋过程中所发生的有规律的电变化曲线，称为心电图（electrocardiogram，ECG）。心电图与心肌细胞动作电位不同，动作电位是用细胞内记录方法采集到的单细胞生物电活动，而心电图的电极均置于体表，是一种细胞外记录方法，反映的是整个心脏在兴奋产生、传导和恢复过程中的综合的生物电变化，心电图上每一瞬间的电位数值反映的是当时整个心脏所有细胞生物电变化的综合向量。心电图与心脏的机械收缩活动无直接关系，不反映心肌的收缩能力。心电图作为一种无创记录方法，在临床上被广泛用于心律失常和心肌损害等多种心脏疾病的诊断。

（一）心电图的导联方式

记录心电图的测量电极安放位置和连线方式称为导联。1905 年 Einthoven 最早创立了国际通用的导联体系，在此基础上发展出被称为“标准导联”的心电记录导联系统，共有 3 类共 12 个导联，包括 3 个标准肢体导联（分别为Ⅰ导联、Ⅱ导联、Ⅲ导联）、3 个加压单极肢体导联（分别为 aVR、aVL 和 aVF 导联）和 6 个单极胸导联（V_1 ～ V_6 导联）。临床上对患者行心电图检查时通常记录以上 12 个导联心电图，以便临床医生评估患者的心率、心律等信息。

（二）正常心电图各波和间期的意义

正常体表心电图由一组波形构成。不同导联记录到的心电图波形不同，但都包含几个基本

Note

波形和间期，现以标准Ⅱ导联心电图为例，介绍心电图各波和间期的形态及其生理意义（图 3-35）。

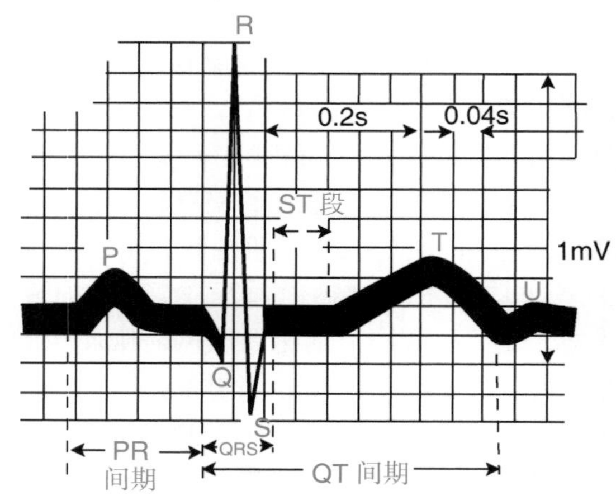

图 3-35 正常人体心电模式图

1．P 波 在一个心动周期中，心电图记录首先出现的一个小而圆钝的波称为 P 波。P 波反映左、右两心房的去极化过程，历时 0.08 ～ 0.11 s，波幅不超过 0.25 mV。右心房肥大可造成 P 波高耸，左心房肥大导致 P 波时间延长或伴有切迹，切迹的前、后分别代表右心房和左心房的去极化过程。心房去极化前的窦房结兴奋因电信号太弱而不能被记录出来。

2．QRS 波群 继 P 波之后出现的一个短时程、较高幅度及波形尖锐的波群，称为 QRS 波群，代表左、右心室去极化过程。典型的 QRS 波群包括 3 个紧密相连的电位波动，第一个向下的波称为 Q 波，第一个向上的波称为 R 波，其后向下的波称为 S 波。在不同导联的记录中，这三个波不一定都出现。正常的 QRS 波群历时 0.06 ～ 0.10 s，反映兴奋在心室内传播所需的时间；各波波幅在不同导联中变化较大。窦房结的兴奋经过房室交界后正常的传导途径是经过左右束支、浦肯野纤维再到心室肌，这是最快速和有效的动作电位传导途径。因此，经任何其他路径传导的时程均会延长而导致异常的 QRS 时程。QRS 波群增宽反映兴奋在心室内传导时间的延长，表示可能有心室内传导阻滞或心室肥厚；QRS 波群幅值增高提示心肌肥厚。发生期前收缩时，QRS 波群出现宽大畸形。

3．T 波 QRS 波群后间隔一段时间（ST 段）出现的一个持续时间较长、波幅较低的向上的波，称为 T 波，反映心室的复极化过程，历时 0.05 ～ 0.25 s，波幅为 0.1 ～ 0.8 mV。在 R 波较高的导联中，T 波不应低于 R 波的 1/10。T 波的方向与 QRS 波群的主波方向相同。如果出现 T 波低平、双向或倒置，则称为 T 波改变。T 波改变可见于多种生理、病理或药物作用情况下，其临床意义需要仔细确定。

4．U 波 U 波是在 T 波后 0.02 ～ 0.04 s 可能出现的一个低而宽的小波，方向一般与 T 波一致，波宽 0.1 ～ 0.3 s，波幅大多在 0.05 mV 以下。U 波的意义和成因尚不十分清楚，一般推测 U 波可能与浦肯野纤维网的复极化有关。

5．PR 间期和 PR 段 PR 间期指从 P 波起点到 QRS 波群起点之间的时程，一般为 0.12 ～ 0.20 s。PR 间期代表由窦房结产生的兴奋经心房、房室交界和房室束到达心室，并引起心室肌开始兴奋所需要的时间，故也被称为房室传导时间。当发生房室传导阻滞时，PR 间期延长。PR 段是指从 P 波终点到 QRS 波起点之间的时段，反映兴奋通过心房后在向心室传导过程中的电位变化。心电图中所描记到的 PR 段通常出现在基线水平以上。

Note

6．QT 间期　QT 间期是指从 QRS 波起点到 T 波终点的时程，代表心室开始去极化到完全复极化所经历的时间。QT 间期的长短与心率成反变关系，心率越快，QT 间期越短。

7．ST 段　ST 段是指从 QRS 波群终点到 T 波起点之间的时段。由于 ST 段代表心室各部分细胞均处于去极化状态（相当于动作电位的平台期），因此各部分之间的电位差很小。正常时 ST 段应与基线平齐，常描记为一段水平线（等电位线）。心肌缺血或损伤时 ST 段会出现异常压低或抬高。

ECG 是临床上极为有用的诊断手段之一，常用于检测心脏节律和传导的异常、心肌缺血和梗死、电解质紊乱等，同时 ECG 也能反映心脏的解剖位置、房室大小，正常或者异常的心脏动作电位传递过程。长时间（24 ～ 72 h）动态心电图（Holter）记录对反映暂时性心律失常或心肌缺血等意义更大。

（张　莉）

第六节　抗心律失常药

心律失常（cardiac arrhythmias）是指心动频率和节律的异常，可分为两大类：①缓慢型：包括心动过缓和传导阻滞等。用阿托品或异丙肾上腺素等治疗；②快速型：包括房性早搏、房性心动过速、心房扑动、心房颤动、阵发性室上性心动过速、室性早搏、室性心动过速及心室颤动等。本章重点介绍治疗快速型心律失常的药物。

一、心律失常的电生理学基础

心律失常发生的电生理学机制主要包括：冲动形成障碍及冲动传导障碍或二者兼有。

（一）冲动形成障碍

1．自律性升高　这是心律失常发生的主要原因之一。正常状态下，心肌受自律性较高的窦房结起搏细胞控制心搏节律。窦房结、房室结和希普细胞等自律细胞动作电位 4 期自动除极速率加快或最大舒张电位与阈电位的距离变小，可使冲动形成增多而引起快速型心律失常。异位节律点的自律性异常增高可以导致早搏。异常自律性诱因包括机械牵张、心肌缺血、药物（如地高辛）、电解质紊乱、儿茶酚胺增多、交感神经兴奋和甲亢等。

2．后除极和触发活动　这是引起心律失常的重要因素。后除极是在一个动作电位中继 0 期除极后所发生的除极，其频率较快，振幅较小，呈振荡性波动，膜电位不稳定，容易引起期前兴奋和触发活动。根据后除极发生的时间不同，可将其分为早后除极（early afterdepolarization，EAD）和迟后除极（delayed afterdepolarization，DAD）（图 3-36）。EAD 发生在完全复极之前的 2 相或 3 相中，主要由 Ca^{2+} 内流增多所引起；可因膜电位不稳定而产生振荡。DAD 是发生在动作电位完全或接近完全复极时的一种短暂的振荡性除极，是由于胞质内 Ca^{2+} 过多而诱发 Na^{+} 短暂内流，是强心苷中毒导致心律失常的原因之一。

（二）冲动传导障碍

1．单纯性传导障碍　包括传导减慢、传导阻滞及单向传导阻滞。

Note

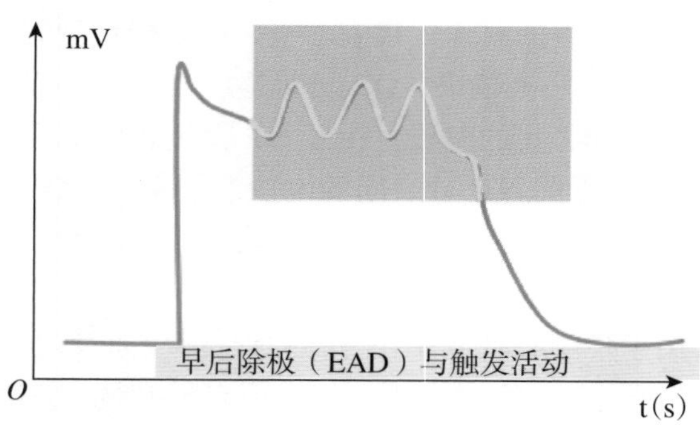

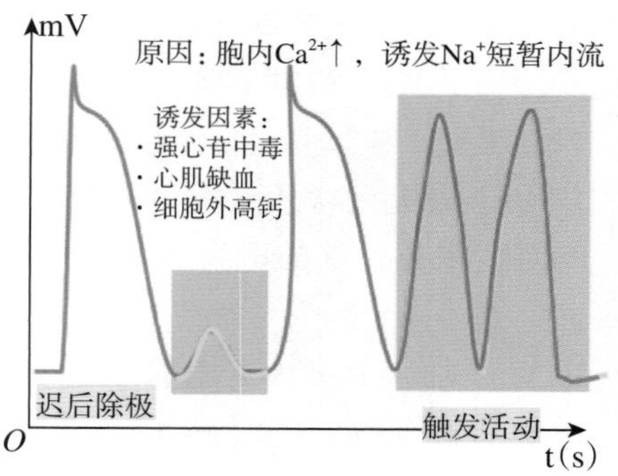

图 3-36　后除极

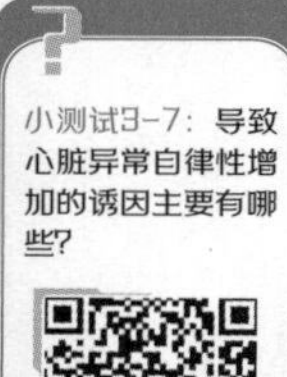

小测试3-7：导致心脏异常自律性增加的诱因主要有哪些？

小测试3-8：早后除极（EAD）和迟后除极（DAD）导致心律失常发生的机制是什么？

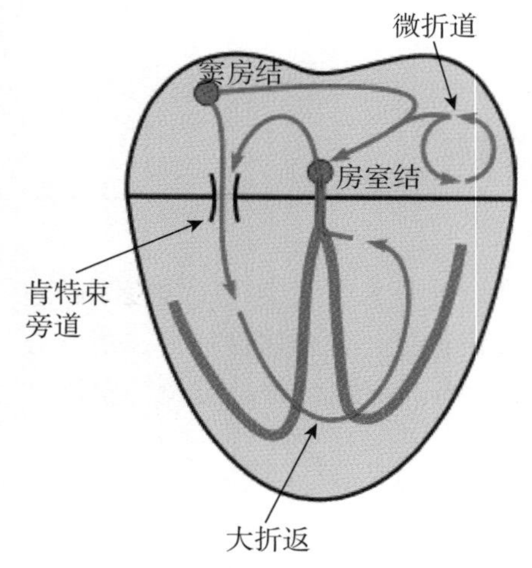

图 3-37　折返示意图

2．折返激动　指一个冲动沿着曲线的环形通路返回到其起源的部位，并可再次激动而继续向前传播的现象。折返激动是引起心律失常的重要原因之一。单次折返在心电图上表示为早搏，连续发生者可引起阵发性室上性或室性心动过速。产生折返激动必须具备几个条件：①解剖学上或功能上具有环形通路（多条平行的传导通路），通路的长度大于冲动的“波长”；②某分支发生单向传导阻滞；③邻近心肌细胞的 ERP 长短不一。折返环路不仅可以发生在心房或心室中，在心房、房室结和心室间也能够形成折返，如预激综合征。急性心梗后细胞间耦联（cell-cell coupling）发生改变，即使没有明显解剖环路也可以发生折返型室性心动过速。

二、抗心律失常药的作用机制和分类

（一）抗心律失常药的作用机制

1．降低自律性　通过抑制交感神经、增大最大舒张电位，或减慢动作电位 4 期自动除极速率（抑制 4 期 Na^+ 或 Ca^{2+} 内流、促进 4 期 K^+ 外流），或上移阈电位等。

2．减少后除极与触发活动

（1）减少早后除极。

（2）减少迟后除极。

3．改变膜反应性而改变传导性，终止或取消折返激动

（1）增强膜反应性，加快传导，取消单向传导阻滞，终止折返激动。

（2）降低膜反应性，减慢传导，变单向阻滞为双向阻滞而终止折返激动。

4．延长不应期　通过延长不应期，终止及防止折返激动的发生。影响不应期的 3 种情况如下。

（1）延长 APD、ERP，以延长 ERP 更为显著，为绝对延长 ERP。

（2）缩短 APD、ERP，以缩短 APD 更为显著，为相对延长 ERP。

（3）使相邻细胞不均一的 ERP 趋向一致。

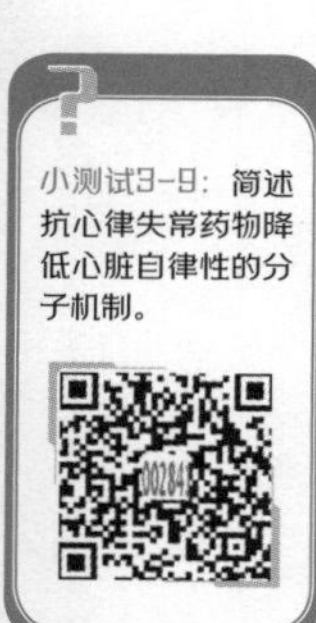

小测试3-9：简述抗心律失常药物降低心脏自律性的分子机制。

Note

（二）抗心律失常药的分类

1．Ⅰ类药 钠通道阻滞药，根据阻滞钠通道情况又分为Ⅰa、Ⅰb、Ⅰc类。

（1）Ⅰa类：中度阻滞钠通道，减慢传导，延长复极；代表药有奎尼丁、普鲁卡因胺和丙吡胺。

（2）Ⅰb类：轻度阻滞钠通道，传导略减慢或不变，加速复极；代表药有利多卡因、苯妥英钠、美西律和妥卡因。

（3）Ⅰc类：重度阻滞钠通道，明显减慢传导，对复极影响小；代表药有氟卡尼和普罗帕酮。

2．Ⅱ类药 β肾上腺素受体阻断药。代表药为普萘洛尔、阿替洛尔、美托洛尔、比索洛尔和艾司洛尔等。

3．Ⅲ类药 延长动作电位时程药。代表药为胺碘酮、决奈达隆、多非利特、伊布利特、索他洛尔和溴苄胺

4．Ⅳ类药 钙通道阻滞药。代表药为维拉帕米和地尔硫䓬。

5．其他类药 腺苷、三磷酸腺苷和地高辛等。

小测试3-10：简述抗心律失常药物的传统分类（Vaughan Williams分类）及其代表药物。

三、常用抗心律失常药

（一）Ⅰ类钠通道阻滞药

1．Ⅰa类 中度抑制Na^+内流。

奎尼丁（quinidine）

（1）体内过程：口服吸收快、安全、生物利用度约80%，心肌中药物浓度为血浆的10倍，与血浆蛋白结合率为80%，10%～20%以原形经肾排出。

（2）作用机制：抑制心肌细胞膜上Na^+通道，也能抑制Ca^{2+}通道。

（3）药理作用：①降低自律性：减少异位起搏细胞4期Na^+内流；抑制4期Ca^{2+}内流；②减慢传导、抑制0期Na^+内流；③延长APD与ERP，延长Na^+通道失活后复活时间；④其他：阻断M胆碱受体、阻断α肾上腺素受体、大剂量时可抑制心脏和抑制Ca^{2+}内流，抑制心肌收缩力。

（4）临床应用：广谱抗心律失常，用于各种心律失常。如房性早搏、心房扑动、心房颤动、预激综合征合并室上性心律失常、阵发性室上性心动过速、室性早搏、室性心动过速及心室颤动或心房扑动经电转复律后的维持治疗等。目前临床应用很少。

（5）不良反应：安全范围窄，老人、有心脏病或肾功能不全者易出现：①金鸡纳反应：表现为消化系统症状和神经系统症状。出现耳鸣、听力下降、精神失常等；②致心律失常（proarrhythmia）：2%～8%的人出现长QTc和Tdp，严重时可导致奎尼丁晕厥；③低血压：与阻断肾上腺素α受体的作用有关；④栓塞。久用可出现血小板减少。

小测试3-11：简述利多卡因的抗心律失常作用及其机制。

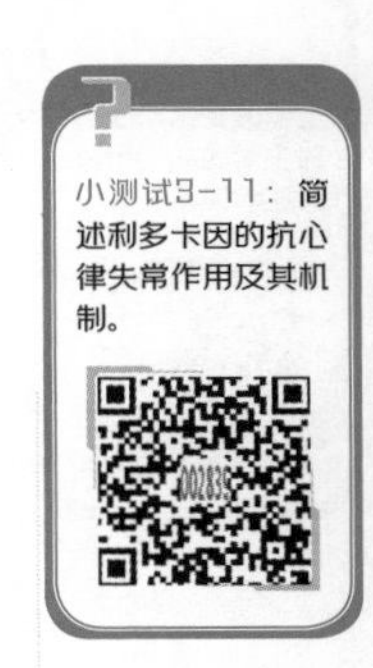

2．Ⅰb类 轻度抑制Na^+内流。

利多卡因（lidocaine）

（1）体内过程：首关消除明显，不宜口服。

（2）作用机制：轻度抑制Na^+内流，促进K^+外流。

（3）药理作用：①降低自律性：抑制4期Na^+内流；促进K^+外流，使最大舒张电位与阈电位距离变大。在极低浓度时能降低浦肯野纤维自律性，提高心室致颤阈；②治疗量时对浦肯野纤维传导无明显影响：在心肌缺血时传导明显减慢；血K^+降低时，促进K^+外流，引起超极化，可加速传导；③促进3期K^+外流，改善传导，消除折返。大剂量时则减慢传导，甚至出现完全传

Note

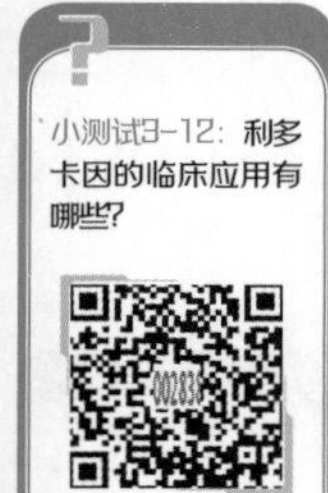

导阻滞；④缩短 APD，相对延长有效不应期，有利于消除折返激动。

（4）临床应用：主要用于室性心律失常。急性心肌梗死患者的室性早搏、室性心动过速及心室颤动、器质性心脏病引起的室性心律失常。

（5）不良反应：神经系统反应，如头晕、嗜睡、大量时致惊厥等；心血管反应，大剂量致心脏抑制、血压下降等。

美西律（mexiletine）

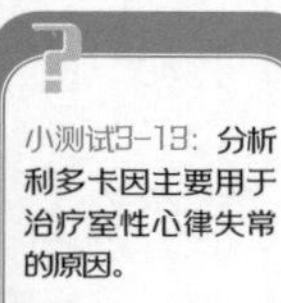

特点及应用：对心肌电生理的影响和临床应用均与利多卡因相似。除了抑制快钠电流，研究发现对心肌缺血激活的晚钠电流也有一定的抑制作用。对心肌收缩力抑制作用较小。主要用于治疗室性心律失常。可口服，可长期给药。

3．Ⅰc 类　重度抑制 Na^+ 内流。

普罗帕酮（propafenone）

特点及临床应用：能降低浦肯野纤维及心室肌自律性，减慢传导，延长 ERP 和 APD。还可阻断 β 肾上腺素受体和阻滞 Ca^{2+} 通道。主要用于室上性及室性早搏、心动过速及预激综合征等。心血管系统反应严重：可致心律失常，如传导阻滞，窦房结功能障碍，加重心力衰竭等。因此，使用中应注意避免低血压、心动过缓、中重度器质性心脏病、心功能不全、缓慢型心律失常、室内传导阻滞等；肝、肾功能不全者相对禁忌。

拓展：Ⅰ类抗心律失常药物的比较

（二）Ⅱ类 β 肾上腺素受体阻断药

常用抗心律失常的β肾上腺素受体阻断药包括：普萘洛尔（propranolol）、阿替洛尔（atenolol）、美托洛尔（metoprolol）、比索洛尔（bisoprolol）和艾司洛尔（esmolol）。β 肾上腺素受体阻断药是房颤时控制心室率的首选药物，作为冠心病基础用药，可降低心脏耗氧量，改善预后。但需避免应用于哮喘及急性心力衰竭的患者。不宜与维拉帕米同时使用，以免引起心脏过度抑制，出现心动过缓和心脏停搏。

1．普萘洛尔（propranolol）　通过阻断 β 肾上腺素受体，抑制交感神经兴奋引起的心脏细胞电生理变化。如抑制窦房结、心房、浦肯野纤维的自律性，此作用在运动和情绪激动时明显，也能抑制儿茶酚胺所致的迟后除极而防止触发活动。大剂量具有膜稳定作用。可降低 0 期上升速度，明显减慢传导。对窦房结 ERP 有明显的延长作用。适用于室上性心律失常，尤其对交感神经兴奋相关的各种室上性心律失常疗效较好。对运动、情绪激动、甲亢、嗜铬细胞瘤、折返型室上性心动过速均有效。

小测试3-14：β 肾上腺素受体阻断药的主要临床应用及其注意事项。

2．美托洛尔（metoprolol）　选择性阻断 β_1 肾上腺素受体，作用与普萘洛尔类似但较弱。对儿茶酚胺诱发的室性、室上性心律失常疗效较好。主要用于治疗高血压、心绞痛、心肌梗死等引起的严重心律失常，可用于口服维持治疗。房颤伴发快速心室率时，美托洛尔是常用的控制心室率的药物。

3．艾司洛尔（esmolol）　短效 β 肾上腺素受体阻断药，主要用于手术插管中出现的急性心律失常；用于室上性心律失常，可减慢心房颤动和心房扑动的心室率，降低心肌耗氧量，缩小心肌梗死面积。

（三）Ⅲ类延长动作电位时程药

1．胺碘酮（amiodarone）

（1）作用机制：主要阻滞 K^+ 通道。也可阻滞 Na^+ 和 Ca^{2+} 通道，阻断 α、β 肾上腺素受体。

（2）药理作用：①降低窦房结和浦肯野纤维的自律性。与阻滞 Na^+、K^+ 通道，阻断 β 肾上腺

Note

素受体有关；②减慢房室结和浦肯野纤维的传导速度，对心室的作用大于对心房的作用；③延长心房肌和浦肯野纤维的 APD 和 ERP，与抑制 K^+、对抗 T_3、T_4 与 α、β 肾上腺素受体结合有关；④松弛血管平滑肌、扩张冠状动脉、降低外周阻力、降低心肌耗氧量和保护缺血心肌。

（3）临床应用：广谱抗心律失常药物，可用于各种原因导致的室上性及室性心律失常。

（4）不良反应：与剂量、给药时间成正比。过量可致心动过缓，甚至尖端扭转型室性心动过速、心室颤动。长期应用可致角膜微粒沉淀，面部色素沉着。严重而又罕见的不良反应为肺间质纤维化改变。对碘过敏患者禁用，久用应检查甲状腺功能，检测 T_3、T_4 水平。

小测试3-15：胺碘酮的抗心律失常作用及其机制。

2．索他洛尔（sotalol）

（1）特点及临床应用：选择性阻滞 K^+ 通道；非选择性阻断 β 肾上腺素受体。不同于其他传统 β 肾上腺素受体阻断药，索他洛尔可以显著延长 APD 和 ERP，同时兼具Ⅱ类和Ⅲ类抗心律失常药物的特性。可用于多种心律失常的治疗，如阵发性室上性心动过速、心房扑动、心房颤动、室性心律失常，也可用于植入型心律转复除颤器术后的长期辅助治疗。

拓展：胺碘酮的适应证与禁忌证

（2）不良反应：乏力、头痛、胸闷、气短、恶心、呕吐、皮疹；药物相关的心动过缓、低血压及支气管痉挛等。索他洛尔不宜用于心力衰竭未控制，以及低血压、休克、Ⅱ～Ⅲ度房室传导阻滞的患者。致心律失常作用，如发生尖端扭转型室性心动过速。

（四）Ⅳ类钙通道阻滞药

1．维拉帕米（verapamil）

（1）作用机制：非二氢吡啶类钙通道阻滞药，选择性阻滞心脏细胞上的电压门控 Ca^{2+} 通道。

（2）药理作用：①降低自律性，抑制慢反应细胞 4 期舒张期除极速率；②减慢传导，抑制 0 期最大上升速率和振幅；③延长 ERP，消除折返；④阻断 α 肾上腺素受体及扩张冠状动脉及外周血管，减轻心脏后负荷、降低心肌耗氧量。

（3）临床应用：治疗阵发型室上性心动过速、房性心动过速、心房颤动和心房扑动，可减慢心室率。

（4）不良反应：静脉注射过快可引起心动过缓、传导阻滞和血压下降等。

2．地尔硫䓬（diltiazem）　非二氢吡啶类钙通道阻滞药，与其同类的还有维拉帕米。也可以抑制钙离子进入细胞内，但对心脏的作用更有优势。可以延长窦房结和房室结 ERP，降低窦房结的自律性和减慢房室结的传导。

（五）其他类药

腺苷（adenosine）　腺苷激活腺苷受体，激活与 G 蛋白耦联的 K^+ 通道；K^+ 外流增加，导致细胞膜超极化，降低窦房结和房室结的自律性。抑制窦房结起搏电流（I_f）。延长不应期、传导减慢，抑制早后和迟后除极，抑制房室结依赖性折返。减少血管平滑肌细胞的钙内流，扩张血管。用于治疗急性阵发性室上性心动过速和腺苷敏感性的室性心动过速。此外，三磷酸腺苷（ATP）具有与腺苷同样的药理作用，也是常用的药物。

四、心律失常的药物治疗原则

（一）明确心律失常的治疗目的

无器质性心脏病或无明显症状、不影响预后的心律失常，多不需治疗。因此，治疗目的主要是缓解症状或减少心律失常对心功能和心肌缺血等的影响，不应都以消灭或减少心律失常为主要

Note

目标，且应重视药物的安全性。对危及生命的心律失常，治疗的主要目的是控制心律失常。

（二）兼顾基础心脏疾病的治疗

除危及生命的心律失常外，多数情况下，基础心脏病、心功能或心肌缺血是决定预后的因素。心律失常的治疗需在基础疾病已有的治疗基础上，权衡心律失常治疗的重要性和紧迫性；着重考虑可改善预后的综合治疗措施，如房颤时的抗凝治疗等。

（三）正确选择抗心律失常药物

拓展：抗心律失常药物的现代分类

文献阅读：modernized-classification-of-cardiac-antiarrhythmic-drugs

依据药物的抗心律失常谱，当多种药物存在相似作用时，需考虑器质性心脏病及其严重程度和药物不良反应。对于急性及血流动力学不稳定的心律失常，重点考虑药物的有效性，尽快终止或改善心律失常，必要时联合电复律；慢性心律失常的长期治疗多考虑抗心律失常药物的安全性以及与基础疾病药物治疗的协同性。避免影响或忽视基础疾病的治疗而过度使用抗心律失常药物或因顾虑药物不良反应而不用药或给药剂量不足。

（四）协调药物治疗与非药物治疗

符合非药物治疗适应证者，应根据指南进行推荐，药物用于提高疗效或减少植入型心律转复除颤器（ICD）放电等；血流动力学不稳定时，主要考虑电转复 / 除颤或起搏等。无法或不能接受非药物治疗者，应根据疾病和药物的特点，使用有效且安全的药物。

（周　虹）

小　结

心血管系统主要由中胚层分化，经复杂发育过程逐渐完善，是最早有功能活动的系统。原始心脏在发育及分隔过程中发生偏差可导致先天性心脏缺陷。心脏呈倒置圆锥体形，其内部分为左右心房及左右心室 4 个腔室，心脏表面裹以心包。心脏具有自动节律性，其传导系统由特殊分化的心肌细胞构成，调节心脏节律性舒缩，使血液循环有序运行，实现心脏“泵”功能。心脏节律性的兴奋发生、传播及协调舒缩交替活动与心脏的电活动密切相关。不同类型心肌细胞产生生物电的机制不同。心电图是在体表记录到的心脏规律性电变化曲线，可用于临床多种心脏疾病的诊断。心脏电活动异常可导致心律失常，引起心脏泵血功能障碍。临床上常将心律失常分为缓慢型和快速型心律失常，根据发生机制不同，采用不同类型药物进行治疗。抗心律失常药可能挽救严重心律失常患者的生命，但也可能引起致死性心律失常，因此，应合理用药，减少不良反应。

整合思考题

1．女性，50 岁。曾在 1 年前患肺结核，现出现气短和胸痛等不适。X 线检查显示心影扩大，提示心包积液，请简述心包积液常见的部位，心包穿刺的部位及注意勿损伤的结构。

2．总结心内血液定向流动的结构学基础。

3．在整个心动周期中，心腔内压力、容积、心瓣膜的启闭以及血流方向各有何变化？

4．窦房结 P 细胞和心室肌细胞动作电位有何区别？

5．用药物阻断心肌细胞膜的钙通道后，其动作电位和心肌收缩有何改变？

6．绘制典型的健康人心电图并标记各个波形，描述这些波形代表的心脏的电活动。

7．描述心脏的电传导途径（从窦房结开始）。损伤房室结区会对电传导途径以及心电图产生怎样的影响？

8．根据心律失常发生的机制，总结抗心律失常药物的药理作用。

9．哪些药物主要用于室性心律失常？

10．哪些药物用于室上性心律失常？

11．简述强心苷导致快速型心律失常的分子机制。

12．简述心律失常的治疗目的和原则。

参考答案

Note

第四章 血　管

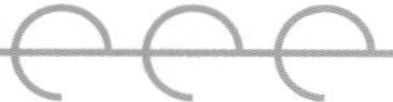

导学目标

通过本章内容的学习，学生应能够：

※ 基本目标

1. 比较各级动静脉管壁的结构特点。
2. 分类比较动脉、静脉、毛细血管光镜和电镜结构、分布及功能；描述微循环的结构组成及其生理意义。
3. 描述全身各部位的主要动脉；区分肺循环和体循环的动脉。
4. 概括体循环的静脉系统组成与特征；总结门静脉的位置、血流路径、特点及主要属支，门、腔静脉吻合部位和途径。
5. 分析冠脉循环的特点，总结心脏的血液供应；描述心脏血管的主要神经支配。
6. 描述动脉血压形成的条件、动脉血压的影响因素；说明维持动脉血压相对稳定的主要反射及其机制。
7. 比较肾上腺素和去甲肾上腺素对心脏和血管作用的异同。
8. 说明静脉回心血量的影响因素。
9. 分析组织液生成的影响因素。
10. 概括胎儿血液循环的胚胎起源。
11. 描述胎盘循环的发育、结构和功能。
12. 总结胎儿血液循环特点。
13. 比较胎儿出生前、后血液循环的变化。
14. 描述血管衰老的基本特征并理解其发生的分子机制。

※ 发展目标

1. 应用大动脉管壁结构组成特点，分析动脉粥样硬化导致动脉弹性下降导致高血压的形成原理。
2. 运用全身动脉的触摸点，加强这些动脉在生活及临床中的运用。
3. 通过熟悉体循环和肺循环，进一步掌握疾病时各种给药方式在体内通过血液循环到达患处的途径。
4. 根据心脏的血液供应特点，正确联系临床心肌梗死的部位。
5. 分析细动脉硬化玻璃样变的形成原理。
6. 综合运用组织液生成的相关知识，举例说明引起水肿的可能原因。
7. 综合运用心血管活动的神经调节和体液调节相关知识，分析临床上抗高血压治疗的可能作用靶点。
8. 应用原始心脏分隔的知识，分析房间隔缺损和室间隔缺损的临床表现。

9．结合心球和动脉干的分隔过程，解释法洛四联症的原因和临床表现。
10．应用胎儿出生前、后血液循环变化的知识解释解剖学结构（肝圆韧带、脐外侧韧带、动脉韧带和静脉韧带等）是如何形成的。
11．解释孕期药物禁忌的母婴循环的结构基础。
12．了解血管衰老所导致的相关疾病及防治对策。

案例 4-1

男，40 岁。高血压 5 年。肾穿刺病理标本显示：弓形动脉和小叶间动脉中膜平滑肌细胞肥大增生，中膜内胶原和弹性纤维增多，内膜弹性纤维增多，内弹性膜分裂，内膜增厚，血管管腔狭窄。细动脉发生玻璃样变。

问题：

1．患者肾小动脉管壁为何增厚？
2．细动脉玻璃样变的原理是什么？

案例 4-1 解析

第一节 血管的组织结构

一、动脉

根据管径大小和管壁结构特点，动脉分为大动脉、中动脉、小动脉和微动脉 4 级，管壁由腔面向外依次分为内膜、中膜和外膜（图 4-1）。各级动脉管径的大小和管壁的结构是渐变的，其间并无明显分界。近心的大动脉管壁中膜含多层弹性膜和丰富的弹性纤维，具有较大的弹性，心脏收缩时，其管壁扩张；心脏舒张时，其管壁回缩，使血液持续流动。中动脉管壁中膜平滑肌纤维含量高，平滑肌的收缩和舒张使其管径缩小或扩大，从而调节分配到身体各部和各器官的血流量。小动脉和微动脉的收缩或舒张，能显著调节器官和组织内的血流量。

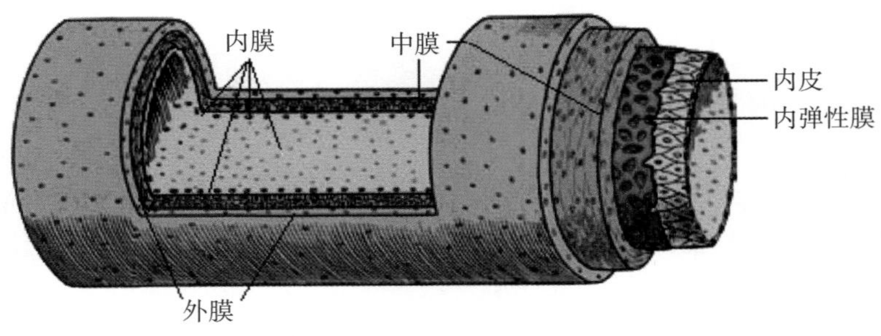

图 4-1 血管壁一般结构模式图

1．大动脉 大动脉（large artery）包括主动脉、肺动脉、头臂干、颈总动脉、锁骨下动脉和髂总动脉等。大动脉管径大于 10 mm，管壁中膜含有弹性纤维组成的多层同心环排列并有通透性的弹性膜，而平滑肌较少，故又称为弹性动脉（elastic artery）。大动脉的管腔远远大于其管壁厚度（管壁约占管腔的 1/10），负责将血液从心脏运送到中等动脉。弹性膜的厚度与血压和年龄有关：婴儿刚出生时主动脉几乎没有弹性膜，成人的主动脉有 40 ～ 70 层，高血压患者的弹性膜厚度显著增加。中膜的平滑肌细胞合成并分泌弹性纤维和大量的胶原以及细胞外基质的一些成分。大量的胶原使大动脉具有强大的抗拉伸力，弹性纤维使大动脉富有弹性回缩能力。其管壁结构特点如图 4-2 所示。

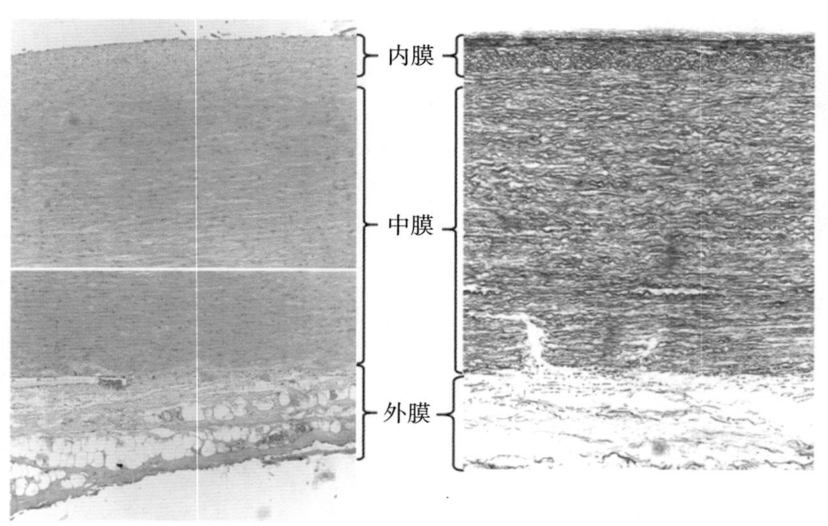

图 4-2 人的大动脉横切面光镜像（HE 染色和地衣素染色）

（1）内膜：①内皮，为单层扁平上皮；②内皮下层，较厚，含有胶原纤维、弹性纤维和少量的平滑肌；③内弹性膜：与中膜的弹性膜相连续，故内膜与中膜无明显界限。

（2）中膜：成人大动脉的中膜很厚，含 40 ～ 70 层弹性膜，膜上有许多窗孔，有利于血管壁内物质的扩散。各层弹性膜之间由弹性纤维相连，且有环形平滑肌和少量胶原纤维。

（3）外膜：外膜较薄，由结缔组织构成，大部分为胶原纤维，还有少量弹性纤维，没有明显的外弹性膜。成纤维细胞和巨噬细胞是外膜的主要细胞成分，外膜内含有较多的营养血管、淋巴管和神经纤维。

2．中动脉 除大动脉以外，凡在解剖学上命名的、管径 1 ～ 10 mm 的动脉大多属于中动脉（medium-sized artery），包括股动脉、腹腔动脉、肾动脉及其分支等。中动脉又称为肌性动脉（muscular artery），通常与中静脉伴行。中动脉具有典型的 3 层结构特点（图 4-3）。

（1）内膜（tunica intima）：位于管壁的最内层，是 3 层膜中最薄的一层，由 3 部分组成。

1）内皮：单层扁平上皮。

2）内皮下层（subendothelial layer）：是位于内皮外的薄层结缔组织，内含少量胶原纤维和弹性纤维，有时有少量纵行平滑肌。

3）内弹性膜（internal elastic membrane）：是由弹性蛋白形成的膜状结构，膜上有许多窗孔。HE 染色内弹性膜红染，常因血管壁的收缩而呈波浪状（图 4-3）。与大动脉相比，中动脉具有较为明显的内弹性膜，可作为内膜与中膜的分界。

（2）中膜（tunica media）：位于内膜和外膜之间，较厚，约占管壁厚度的一半，由 10 ～ 40 层环形平滑肌组成。平滑肌呈环形或螺旋形排列，彼此之间以缝隙连接进行信息沟通。平滑肌间有胶原纤维、少量弹性纤维及少量的成纤维细胞。平滑肌细胞可分泌多种蛋白质，形成胶原纤维、弹性纤维和基质。在病理情况下，中膜的平滑肌细胞可迁移至内膜，增生并产生结缔组织成分，使内膜增厚，是动脉硬化发生的重要病理过程。

Note

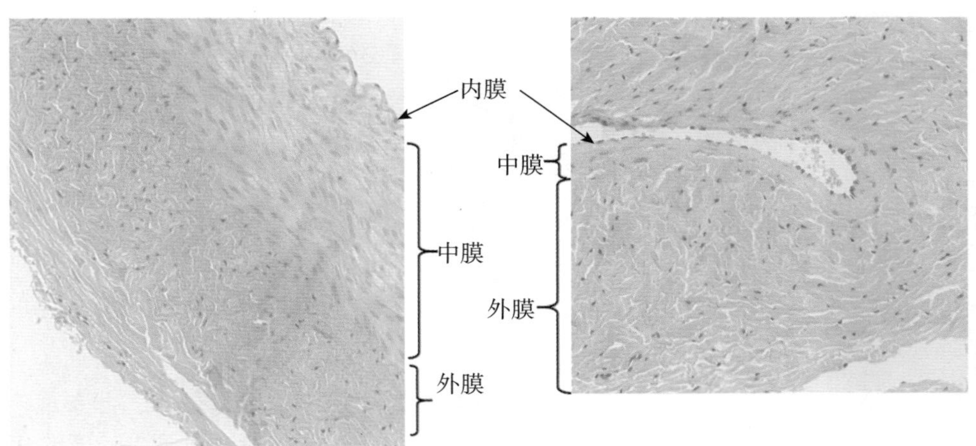

图 4-3 狗的中动脉（A）和中静脉（B）横切面光镜像

（3）外膜（tunica adventitia）：外膜的厚度与中膜接近，由疏松结缔组织构成。多数中动脉在外膜与中膜交界处可见外弹性膜（external elastic membrane），由密集的弹性纤维组成。外膜结缔组织中含有螺旋走行及纵行的胶原纤维和弹性纤维，其内尚含有营养血管、淋巴管和神经纤维，有时与血管周围结缔组织分界不清。

3．小动脉 小动脉（small artery）的管径一般为 0.1 ～ 1 mm，也属肌性动脉。在组织切片内可见其通常与小静脉伴行。较大的小动脉有明显的内弹性膜，中膜有 3 ～ 10 层平滑肌，外膜与中膜厚度接近，一般无外弹性膜（图 4-4），主要由疏松的胶原和弹性纤维构成。外膜是一层薄薄的、界限不清的结缔组织鞘。小动脉接收中动脉的血液运送到微动脉和毛细血管。终末阶段的小动脉和只有一层平滑肌的微动脉可通过血管收缩调节进入毛细血管的血量。

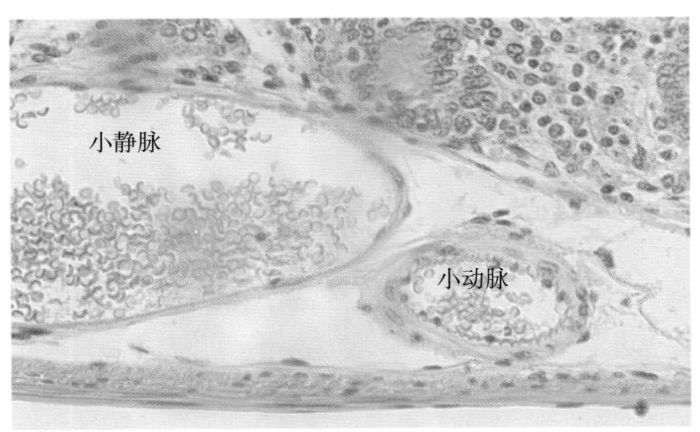

图 4-4 小动脉、小静脉

4．微动脉 管径在 0.1mm 以下的动脉称为微动脉（arteriole），内膜无内弹性膜，中膜仅有 1 ～ 2 层平滑肌和少量胶原纤维，外膜薄（图 4-5）。微动脉是毛细血管床的流量调节器，微动脉血管壁中的平滑肌收缩可以增加血管阻力，从而减少或切断血液流向毛细血管。小动脉与微动脉的主要区别是中膜的平滑肌细胞层数。

Note.

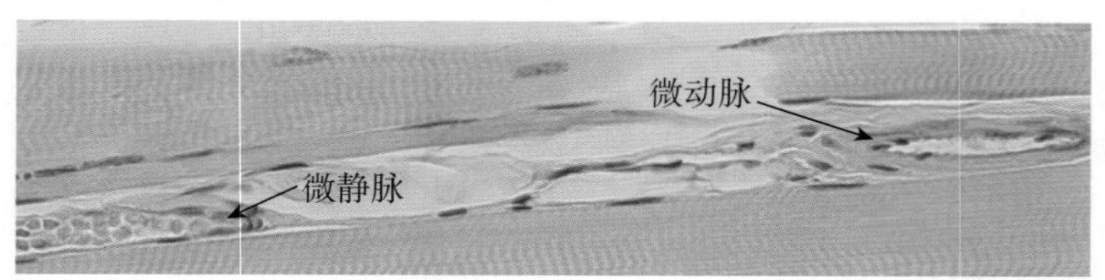

图 4-5　微动脉、微静脉

二、毛细血管

在机体血液循环系统中，毛细血管（capillary）是管径最细、数量最多、分布最广的血管。毛细血管直径一般为 4 ～ 10 μm，其分支互相吻合成网，其长度占所有血管总长度的 90% 以上，总的横截面积可达主动脉横截面的 800 倍，平均血液流速为 0.4 mm/s，而大动脉血液流速为 320 mm/s（图 4-6）。毛细血管与微动脉、微静脉和微血管床共同构成机体的微循环，是血液与组织进行物质交换的主要场所。不同组织和器官内毛细血管的分布差异很大，在代谢旺盛的心脏、肺、肾等器官，毛细血管网较密，而在代谢较低的组织，如骨组织、肌腱和韧带等处，毛细血管网则较少。成人每天经过毛细血管进行交换的液体有 20 L。

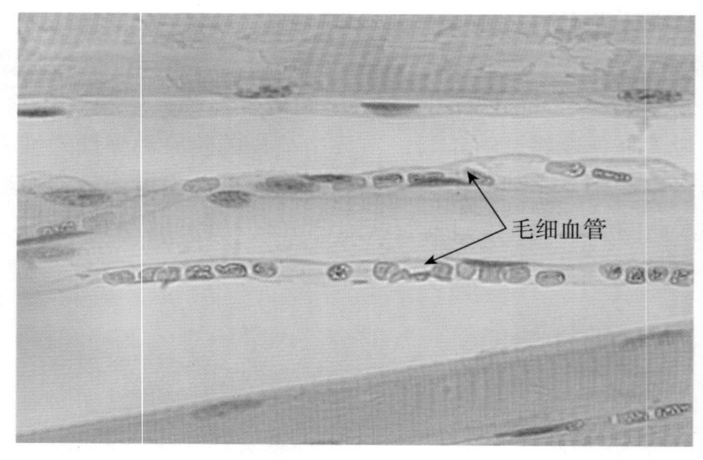

图 4-6　毛细血管

1．毛细血管的结构　毛细血管管壁主要由内皮细胞、基膜以及散在的周细胞组成。

（1）内皮细胞：细的毛细血管直径仅有 2 ～ 5 μm，由 1 个内皮细胞围成，仅容血细胞单行通过，较粗的毛细血管可由 2 ～ 3 个内皮细胞围成。内皮细胞衬于血管的腔面，长轴多与血流方向一致，表面光滑，利于血液流动。内皮细胞核所在的部位略隆起，细胞基底面附着于基膜上（图 4-7）。电镜下，内皮细胞的结构特点包括：腔面有稀疏且大小不等的细胞质突起，表面覆以厚 30 ～ 60 nm 的细胞衣，相邻细胞间有紧密连接和缝隙连接，细胞质中有吞饮小泡和 W-P 小体（Weibel-Palade body）。吞饮小泡又称为质膜小泡（plasma lemmal vesicle），直径 60 ～ 70 nm，由细胞游离面或基底面的细胞膜内凹形成，经细胞质移向对面，或相互连通形成穿过内皮细胞的暂时性小管，具有向血管内外运输物质的作用。W-P 小体是一种外包单位膜的杆状小体，是内皮细胞特有的细胞器，能够储存 vW 因子（von Willebrand factor，vWF）。W-P 小体内的 vWF 是由内皮细胞合成的一种糖蛋白，与凝血因子Ⅷ结合，参与凝血和止血。W-P 小体在动脉，尤其是近心的动脉内皮分布较多。此外，内皮细胞亦能合成和分泌一些生物活性物质，包括内皮素、前列环素以及一氧化氮等。

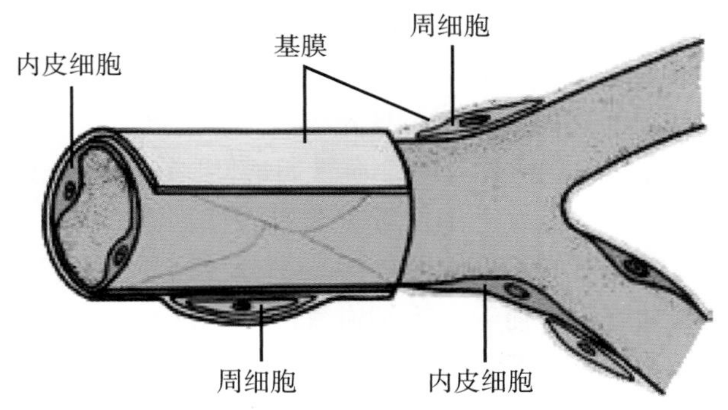

图 4-7 内皮细胞

（2）基膜：内皮细胞外的基膜仅有基板，基板由疏松的胶原网络和网状纤维构成。

（3）周细胞（pericyte）：在毛细血管内皮细胞与基膜之间散在有一种扁的、染色浅、有突起的细胞，细胞突起紧贴内皮细胞基底面，称为周细胞。周细胞分泌许多细胞外基质成分，并可形成自身的基膜与内皮细胞的基底膜成分相融合。周细胞的功能尚不完全清楚，有研究者认为周细胞机械性支持管壁及调控管径大小，亦具有未分化的细胞，即干细胞的特性，在血管损伤修复或生长因子刺激时可分化为内皮细胞、平滑肌细胞或成纤维细胞。

2．毛细血管的分类 在光镜下观察，各种组织和器官中的毛细血管结构很相似。但在电镜下，根据内皮细胞等的结构特征，毛细血管可被分为 3 类：连续毛细血管（continuous capillary）、有孔毛细血管（fenestrated capillary）和血窦（sinusoid）。

（1）连续毛细血管：连续毛细血管是最常见的毛细血管类型，内皮细胞相互连续，细胞间有紧密连接、桥粒和缝隙连接等结构。这样的结构可防止许多大分子物质从血液进入到周围组织中。这类血管主要分布在肌组织、结缔组织和所有的血 - 组织屏障（血 - 脑屏障、血 - 气屏障、血 - 胸腺屏障和血 - 睾屏障）等处。连续毛细血管内皮细胞含细胞核部分较厚，凸向管腔；不含细胞核部分很薄，细胞质内含有丰富的吞饮小泡。脂类和脂溶性分子包括气体可以自由通过内皮，但是大的水溶性分子跨内皮要通过小的球状的吞饮小泡来实现。吞饮小泡直径 60 ～ 80 nm，通过细胞膜凹陷后掐断与细胞表面脱离，跨过胞质到达对面细胞膜，将所含物质释出对面的细胞膜。低密度脂蛋白跨过内皮是通过受体介导的内吞作用在网格蛋白包被的小窝和小泡中穿过内皮细胞。连续毛细血管基膜连续、完整，厚 20 ～ 50 nm，包裹着内皮和散在的周细胞。

（2）有孔毛细血管：有孔毛细血管通透性较大，分布在液体运输功能强大的肠道固有层、肾小球血管、脑脉络丛、眼毛细血管和所有的内分泌器官。有孔毛细血管内皮细胞相互连续，细胞间也有紧密连接。内皮细胞无细胞核部分菲薄（厚度通常小于 0.1μm），此种毛细血管最大的特点是有许多贯穿细胞全层的窗孔，孔的直径为 60 ～ 80 nm，这些窗孔提供了穿过毛细血管壁的通道，并形成了内皮细胞中的特定转运位点，被称为过滤孔。有孔毛细血管上存在一部分的窗孔被 4 ～ 6 nm 厚的隔膜封闭。隔膜较一般的细胞膜薄，带有静负电荷和硫酸乙酰肝素的蛋白多糖。血管基膜很薄，连续、完整，周细胞数量较少。肾小球毛细血管缺少隔膜，但基膜较厚。

（3）血窦：也称为窦状毛细血管（sinusoidal capillary），也是一种特殊的毛细血管，有很宽大的腔（直径为 15 ～ 20 μm），且管腔不规则。与其他毛细血管不同的是，血窦有高度不连续的基底膜和更大的直径，可以减慢血流速度，能够最大限度地交换大分子，并且细胞也更容易在组织和血液之间移动。此种血管通常分布在肝、脾、骨髓和一些内分泌腺（腺垂体、肾上腺等）中，不同器官中的血窦结构差别较大。某些内分泌腺的血窦中的内皮细胞有窗孔，内皮细胞外有连续的基膜；肝血窦的内皮细胞有窗孔，细胞间隙较宽，基膜不连续或无基底膜；脾血窦的内皮细胞则呈杆状，细胞间隙较大，基膜不完整，内皮细胞外仅有网状纤维环绕，形成栅栏状结构。

Note

3．毛细血管与物质交换 毛细血管以其数量多、管壁薄、分布广等特点成为机体物质交换的主要场所。人体毛细血管与组织相邻的总面积很大，体重 60 kg 的人其体内毛细血管的总面积可达 600 m^2。毛细血管内的血流速度缓慢（0.04 m/s），有利于 O_2、CO_2、营养物质、激素等物质的交换。物质透过毛细血管管壁的能力称为毛细血管通透性（capillary permeability）。毛细血管结构与通透性的大小有密切关系，如连续毛细血管主要以吞饮小泡的方式在血液与组织间进行物质交换；有孔毛细血管的内皮窗孔有利于血管内外中、小分子物质的交换；血窦内皮细胞之间较大的间隙利于大分子物质或血细胞出入血管。毛细血管网的密度决定了血液与组织之间物质交换的总面积，因此各器官和组织内毛细血管网的疏密程度差别很大。代谢旺盛的组织和器官，如肝、肾、心肌和骨骼肌等含有丰富的毛细血管网，而致密结缔组织由于代谢活性较低，其毛细血管网的密度也较为稀疏。

三、静脉

静脉由细至粗逐级汇合并最终汇入心脏。根据管径大小和管壁结构特点，可将静脉分为微静脉、小静脉、中静脉和大静脉 4 种类型。静脉管壁大致也分为内膜、中膜和外膜 3 层，但无明显的内、外弹性膜，因此 3 层膜的分界常不明显。静脉管壁结构的变异较大，甚至一条静脉的不同段落也常有较大差异。与伴行的动脉相比，静脉的管壁薄，管腔大而不规则，管壁中平滑肌和弹性纤维较少，但结缔组织较多，因此常表现为塌陷状。静脉主要负责将身体各处的血液导流回心脏，回流的动力主要依靠静脉内的压力差。

1．微静脉 微静脉（venule）的管腔不规则，管径为 10 ~ 100 μm，随着管径逐渐增大，中膜出现散在平滑肌并逐渐增多，外膜薄。与毛细血管相接的一段微静脉，称为毛细血管后微静脉（postcapillary venule），其管壁结构与毛细血管相似，但管径略粗，内皮细胞间隙较大，故通透性较高。毛细血管后微静脉部位的内皮细胞是血管活性物质如组胺和 5- 羟色胺的主要作用部位。

2．小静脉 小静脉（small vein）的管径为 0.1 ~ 1 mm，内皮外有一至数层较完整的平滑肌，外膜逐渐变厚（图 4-4）。

3．中静脉 除大静脉以外，凡有解剖学名称的静脉大都属于中静脉（medium-sized vein），例如桡静脉、胫前静脉、胫后静脉和腘静脉。中静脉管径 1 ~ 10 mm，管壁比同级别的中动脉薄。中静脉内膜很薄，内弹性膜不发达或没有。中膜比其相应的中动脉薄得多，环形平滑肌分布稀疏。外膜较中膜厚，无外弹性膜，有时可见少许纵行的平滑肌束（图 4-3）。管径在 2 mm 以上的静脉常有静脉瓣（valves of vein）。静脉瓣由静脉内膜朝向管腔凸入折叠而成，瓣膜中间是含有胶原和弹性纤维的结缔组织，表面被覆着血管内皮。静脉瓣为两个半月形薄片，彼此相对，其游离缘朝向血流方向，可防止血液逆流，保证血流可以克服自身重力而流向心脏方向，因此静脉瓣在下肢部位数量最多。下肢深静脉是血栓形成的常见部位，这种情况被称为深静脉血栓形成。深静脉血栓形成与长期卧床（手术或住院后）、骨折后石膏固定或长途飞行中活动受限等导致的下肢固定有关。

4．大静脉 大静脉（large vein）的管径大于 10 mm，包括上腔静脉、下腔静脉、头臂静脉、颈静脉、门静脉、肺静脉、奇静脉、肾静脉、肾上腺静脉、肠系膜上静脉等。大静脉的内膜较薄，单层扁平的内皮覆盖在不完整的基膜上；内皮下层为含有网状纤维和散在成纤维细胞的结缔组织。中膜很不发达，由几层稀疏的环形平滑肌组成（如子宫静脉），甚或平滑肌缺如（如脑膜静脉和视网膜静脉）。相对而言，大静脉的外膜较厚，结缔组织内有较多纵行排列的平滑肌束（图 4-8），期间散在分布着纵横走行的胶原纤维和弹性纤维。大静脉最终运送低氧的血液进入心脏。上下腔静脉和肺静脉的外膜都有少量的心房肌分布，称为心肌袖，心肌袖的排列、长度、方

Note

向和厚度可能因个体而异。与动脉相比，静脉壁有较广泛的血管，从外膜进入深部。

四、微循环血管

微循环（microcirculation）是指微动脉到微静脉之间的血液循环，是血液循环和物质交换的基本结构和功能单位。不同组织中微循环血管的组成各有特点，但一般都由以下几部分组成（图 4-9）。

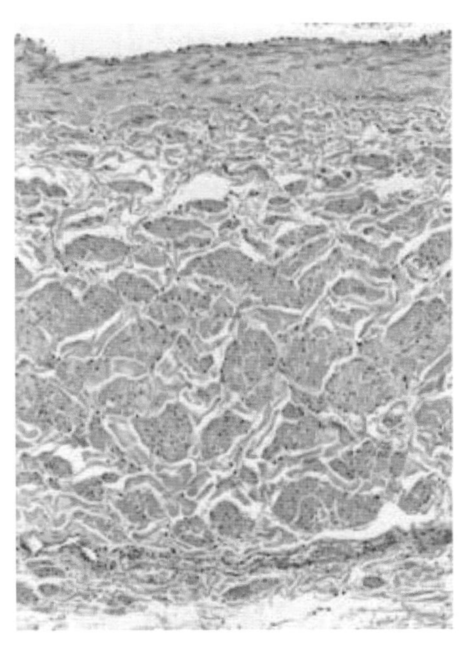

图 4-8　大静脉

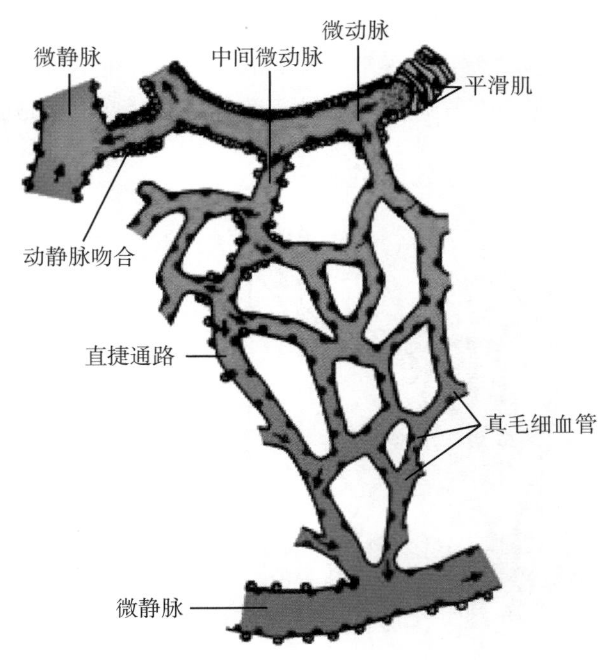

图 4-9　微循环血管模式图

（1）微动脉：微动脉管壁平滑肌的舒缩活动起控制微循环总闸门的作用。

（2）毛细血管前微动脉和中间微动脉：微动脉的分支称为毛细血管前微动脉（precapillary arteriole），后者继而分支为中间微动脉（meta-arteriole），其管壁平滑肌分散稀疏，已不成层，平滑肌的舒缩可调节毛细血管网的血流量。

（3）真毛细血管：中间微动脉的分支形成相互吻合的毛细血管网，称为真毛细血管（true capillary），即通常所称的毛细血管。

（4）直捷通路：直捷通路（thoroughfare channel）又称通血毛细血管，是中间微动脉的延伸，管壁结构与真毛细血管相似，但管径稍粗。直捷通路与真毛细血管汇成微静脉。

（5）动静脉短路：动静脉吻合（arterio-venous shunt）是微动脉与微静脉之间的短路血管，使微动静脉直接相通。

（6）微静脉：从毛细血管到小静脉的转变是逐渐发生的，毛细血管后微静脉在结构上有类似周细胞的毛细血管，但直径更大，在 15 ~ 20 μm 之间。毛细血管后微静脉是白细胞黏附内皮细胞的主要部位。毛细血管后微静脉汇聚成为更大的集合微静脉（collecting venule），表现为具有明显的收缩细胞。

Note

五、血管壁

（一）血管壁的营养血管和神经

管径在 1 mm 以上的动脉和静脉的管壁中都分布着营养血管壁的小血管，称为营养血管（vasa vasorum）。营养血管主要负责传递氧和营养物质进入血管壁，并清除产生的代谢废物。它由从血管外进入血管壁的小动脉组成，然后分成微动脉和毛细血管网，分布到血管的外膜和中膜。内膜一般无血管，其营养由血管腔内的血液直接渗透供给。在血管壁上亦存在神经丛，主要分布于中膜和外膜交界部位，属于无髓鞘的突触后交感神经纤维。其神经递质有去甲肾上腺素、乙酰胆碱、神经肽 Y（neuropeptide Y，NPY）、血管活性肠肽（vasoactive intestinal peptide，VIP）和降钙素基因相关肽（calcitonin gene-related peptide，CGRP）等，具有调节血管舒缩等作用。腹主动脉是一个例外，其缺乏营养血管，这也正是腹主动脉扩张和动脉瘤好发的原因。

（二）血管壁的特殊感受器

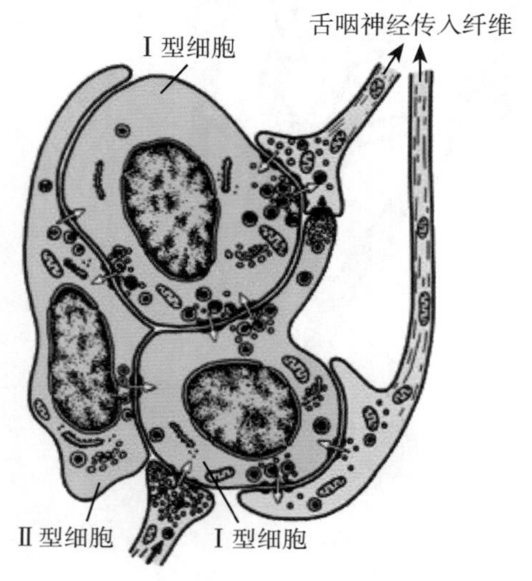

图 4-10 大鼠颈动脉体电镜结构模式图

血管壁内有一些特殊的感受器，如颈动脉体、颈动脉窦和主动脉体。

颈动脉体位于颈总动脉分叉处管壁的外面，是直径为 2 ～ 3 mm 的扁平小体。主要由排列不规则的上皮细胞团、索和丰富的血窦组成。电镜下，上皮细胞分为两型（图 4-10）：Ⅰ型细胞聚集成群，细胞质内有许多含有致密核芯的小泡，神经纤维终止于Ⅰ型细胞的表面；Ⅱ型细胞位于Ⅰ型细胞的周围，细胞质内颗粒少或无。生理学研究表明，颈动脉体是感受动脉血中氧、二氧化碳含量和血液 pH 变化的化学感受器，可将这些信息传入中枢神经系统，调节心血管系统和呼吸系统的功能活动。主动脉体在结构和功能上与颈动脉体相似。

颈动脉窦是颈总动脉分叉处的膨大部分，该处血管壁的中膜薄，外膜中有丰富的来自舌咽神经的感觉神经末梢，能感受血压上升时血管壁扩张的传出神经末梢刺激，通过一系列反射性调节，降低血压。

（朱旭冬 战 军）

第二节 动脉的分布

案例 4-2

案例 4-2 解析

男，52 岁。风湿性心脏瓣膜病病史 15 年，突发右脚发紫，以足底最为明显，疼痛。血管造影发现，在内踝与跟腱之间的胫后动脉堵塞，医生初步诊断为风湿性心脏瓣膜病，左心房形成的栓子脱落堵塞血管所致。

请从解剖学角度分析：

二尖瓣栓子脱落后到达右侧胫后动脉的途径。

Note

动脉是由心室发出的血管。从心室发出的血管粗大，为动脉的主干，然后由主干向身体各大局部发出分支，分布到全身各个部分。动脉干在行程中发出与其平行的分支，而且血流方向一致者，称为侧副管；血流方向相反者，称为返支。动脉干最后常分为 2 支（有时为 1 支）而终，为终支。

动脉离开主干进入器官前的一段，称为器官外动脉；进入器官后，称为器官内动脉。

器官外动脉的分布规律：

（1）身体每一大局部至少有一条动脉主干分布，如头颈部的颈总动脉、上肢的锁骨下动脉、下肢的髂外动脉等。

（2）动脉大多左、右对称性地分布于身体的头颈、躯干和四肢。

（3）人体躯干部在结构上有体壁和内脏之分，其动脉也分为壁支和脏支。

（4）动脉常与静脉、神经伴行，由结缔组织包绕构成血管神经束，行于身体的屈侧和不易受到损伤的部位。

（5）动脉常以最短距离到达所分布的器官。

（6）动脉的配布与器官的功能相适应。如活动较多的器官，其附近的动脉分支往往互相吻合成血管网；内分泌器官体积虽小，但血供非常丰富；肾的泌尿功能需要大量的血液流经肾，所以肾动脉非常粗大。

器官内动脉的分布规律：

（1）骨内部的动脉由长骨的骨干和两端进入骨分支分布。

（2）实质性器官如肾、肝、肺等的动脉，由器官门进入后，呈放射状分支分布，其分支常作为该器官分段、分叶的依据。

（3）空腔性器官如肠、输尿管等的动脉，有的呈横行，有的呈纵行分支分布。

一、肺循环的动脉

（一）肺动脉干

肺动脉干（pulmonary trunk）是一短粗的动脉干，起自右心室的肺动脉口，在主动脉根部的前方，向上、左、后方斜行，至主动脉弓的下方，分为左、右肺动脉。

（二）右肺动脉

右肺动脉（right pulmonary artery）较长，经升主动脉和上腔静脉的后方，横行向右至右肺门处分为上、下两支，上支较小，进入右肺上叶；下支较大，进入右肺的中、下叶。

（三）左肺动脉

左肺动脉（left pulmonary artery）较短，经左主支气管的前方，向后下弯曲至左肺门，分支进入左肺上、下叶。由于左肺动脉向后下方的弯曲走行，在 X 线透视下，可形成左肺门的半月形阴影，位于向下弯凹的左主支气管的上方，临床容易误诊为病理性阴影。

在肺动脉干分为左、右肺动脉的分叉处稍左侧，有一结缔组织索，向上连于主动脉弓的下缘，称为动脉韧带（arterial ligament），为胚胎时期动脉导管闭锁后的遗迹。该导管如果在出生后 6 个月尚未闭锁，则称为动脉导管未闭，是先天性心脏病的一种。

Note

二、体循环的动脉

主动脉（aorta）是体循环的动脉主干，起自左心室的主动脉口，可分为升主动脉、主动脉弓和降主动脉 3 部分。降主动脉又分为胸主动脉和腹主动脉，向下至第 4 腰椎下缘处分为左、右髂总动脉 2 个终支（图 4-11）。

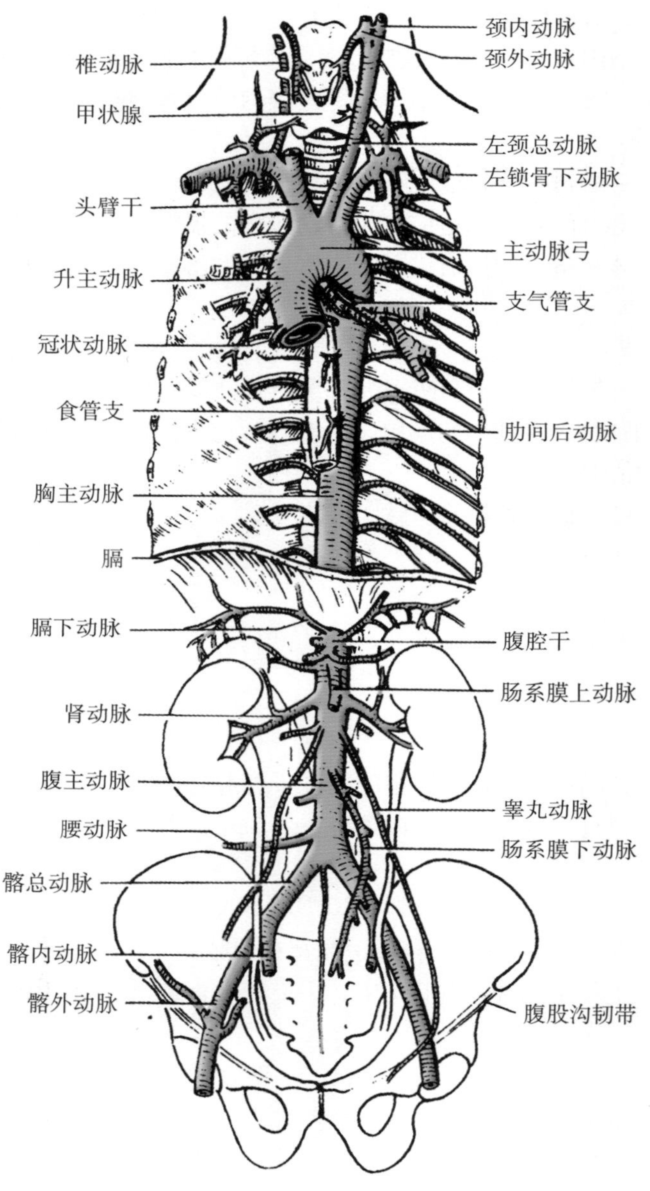

图 4-11 主动脉分部及分支

（一）升主动脉

升主动脉（ascending aorta）在胸骨左缘后方，平对第 3 肋间隙处起自左心室，其起始处较膨大，称为主动脉窦（aortic sinus）。主动脉向右前上方斜行，达右侧第 2 胸肋关节处，续于主动脉弓。

（二）主动脉弓

主动脉弓（aortic arch）位于胸骨柄后方，在右侧第 2 胸肋关节处起始，从右前向左后呈弓形弯曲至第 4 胸椎体下缘左侧，移行为降主动脉。主动脉弓壁内有丰富的游离神经末梢，称为压力感受器，具有调节血压的作用。主动脉弓下方有 2 ~ 3 个粟粒样小体，称为主动脉小球（aortic glomera），也称为主动脉体（aortic body），为化学感受器。由主动脉弓的下方发出若干细小的气管动脉和支气管动脉，营养气管和支气管。主动脉弓的凸侧，从右向左发出三大分支，即头臂干、左颈总动脉和左锁骨下动脉。头臂干（brachiocephalic trunk）短而粗，自主动脉弓向右上方斜行，至右胸锁关节的后方，分为右颈总动脉和右锁骨下动脉。

1．颈总动脉（common carotid artery） 头颈部的主要动脉干（图 4-12），右侧起自头臂干，左侧直接起自主动脉弓。两侧颈总动脉均经过胸锁关节的后方，在胸锁乳突肌的深面向上，至平对甲状软骨上缘处，分为颈内动脉和颈外动脉。颈总动脉在颈部走行于气管和胸锁乳突肌之间，位置较表浅，活体上能摸到颈总动脉的搏动，如头颈部出血，可以从平对环状软骨处，向后内将其压在第 6 颈椎横突上，从而达到止血的目的。

如前所述，颈总动脉末端的颈动脉窦为压力感受器（图 4-12）。血压升高时，可反射性地引起心率减慢，末梢血管舒张，血压下降。

颈动脉小球（carotid glomus）是一扁椭圆形小体，位于颈内、外动脉分叉处的后方，它与主动脉小球一样，均为化学感受器，能感受血液中二氧化碳分压的变化，当血液中二氧化碳分压升高时，可反射性地引起呼吸加深、加快。

（1）颈内动脉（internal carotid artery）：自颈总动脉分出后，开始位于颈外动脉的后外侧，以后转向后内侧上行至颅底，经颈动脉管入颅腔（图 4-12）。颈内动脉在颈部无分支，主要分支分布于脑和视器。

（2）颈外动脉（external carotid artery）：自颈总动脉分出后，先在颈内动脉的内侧，后经其前方，向上外侧行，经二腹肌后腹和茎突舌骨肌深面，穿入腮腺实质，在下颌颈处，分为颞浅动脉和上颌动脉 2 个终支（图 4-12）。颈外动脉的分支如下。

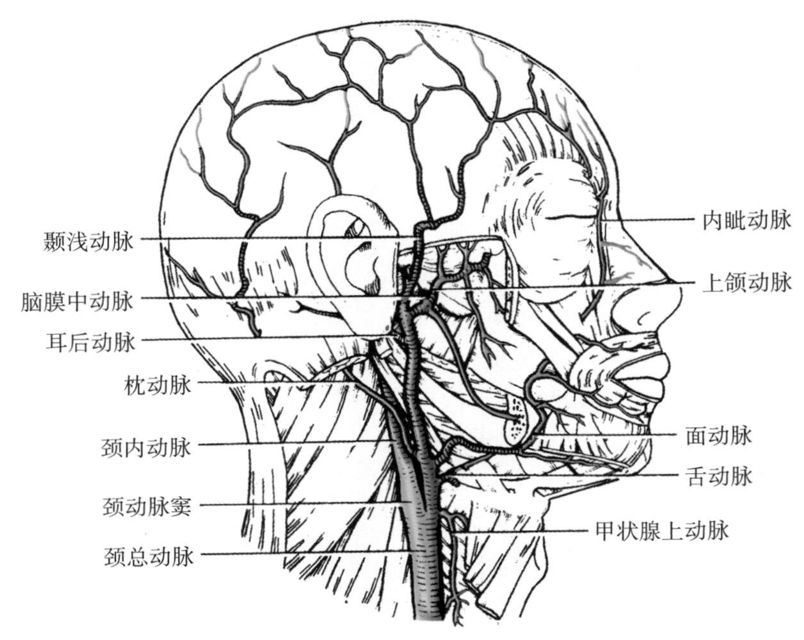

图 4-12 颈外动脉及其分支

Note

1）甲状腺上动脉（superior thyroid artery）：自颈外动脉起始处分出，向前下方走行，至甲状腺侧叶上端，分支分布于甲状腺和喉。

2）舌动脉（lingual artery）：在甲状腺上动脉上方，平舌骨大角处起自颈外动脉。向前内行，经舌骨舌肌深面至舌，营养舌及口腔底的结构。

3）面动脉（facial artery）：在舌动脉的上方起自颈外动脉，向前经下颌下腺深面，在咬肌前缘处，越过下颌骨下缘至面部。下颌骨下缘咬肌止点前缘处，为临床上面动脉的摸脉点和压迫止血点（图 4-13）。面动脉在面部行经口角和鼻翼的外侧，斜行向上内至眼内眦，改称为内眦动脉（angular artery）。面动脉的分支分布于面部、腭扁桃体和下颌下腺等处。

4）颞浅动脉（superficial temporal artery）：为颈外动脉 2 个终支之一，经耳郭前上方行至颞浅部。在活体于外耳门前上方的颧弓根部可摸到颞浅动脉搏动，当颞区、额外侧部及头顶部头皮出血时可在此处进行压迫止血（图 4-14）。

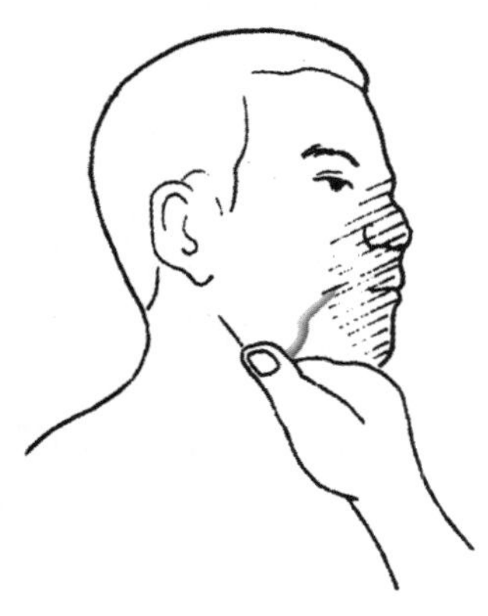

图 4-13 面动脉压迫止血点图

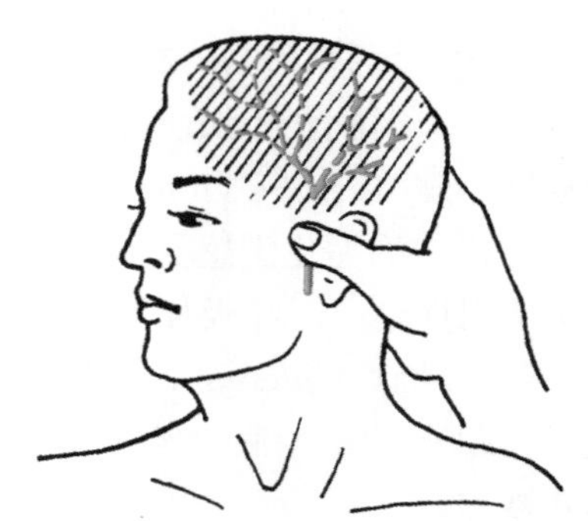

图 4-14 颞浅动脉压迫止血点

5）上颌动脉（maxillary artery）：为颈外动脉另一终支，在下颌颈后方的腮腺实质内，与颞浅动脉呈直角分出后，经下颌颈和颞肌深面进入颞下窝，继续向前内行至翼腭窝。其分支分布于硬脑膜、牙、鼻腔、腭部、咀嚼肌、外耳道和鼓室等处。

上颌动脉的主要分支：①脑膜中动脉（middle meningeal artery）：在下颌颈内侧由上颌动脉发出后，向上经棘孔入颅腔，分前、后 2 支分布于硬脑膜，其前支经过翼点内面，颞部骨折时若伤及此动脉，可形成硬膜外血肿；②下牙槽动脉（inferior alveolar artery）：由上颌动脉发出后下行入下颌孔，经下颌管出颏孔，分支营养下颌牙及牙龈等处；③眶下动脉（infraorbital artery）：发出后经眶下裂入眶，沿眶下沟、眶下管出眶下孔至面部，分支营养上颌牙及上颌窦黏膜。

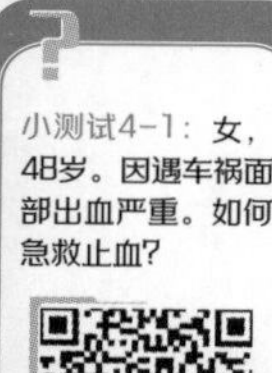

小测试4-1：女，48岁。因遇车祸面部出血严重。如何急救止血？

6）枕动脉（occipital artery）：在相当于面动脉的高度，起自颈外动脉后壁，分布于枕项部。

7）耳后动脉（posterior auricular artery）：在枕动脉的稍上方发出，行向后上方，分布于耳后部、腮腺和乳突小房。

8）咽升动脉（ascending pharyngeal artery）：于颈外动脉起点处内侧壁发出，沿咽侧壁上升至颅底。分布于咽、腭扁桃体、颅底和颈部深层肌。

2. 锁骨下动脉（subclavian artery） 是一对较粗大的动脉干，右锁骨下动脉起自头臂干，左锁骨下动脉直接起自主动脉弓。锁骨下动脉自胸锁关节后方向外，斜越胸膜顶的前面，弓形向外穿过斜角肌间隙，行于锁骨后下方，至第 1 肋外侧缘，进入腋窝改称为腋动脉（图 4-15）。活体上在锁骨中点上方的锁骨上窝，能摸到锁骨下动脉的搏动，在此处向下将锁骨下动脉压在第 1 肋骨上面，可进行止血。锁骨下动脉分支如下。

Note

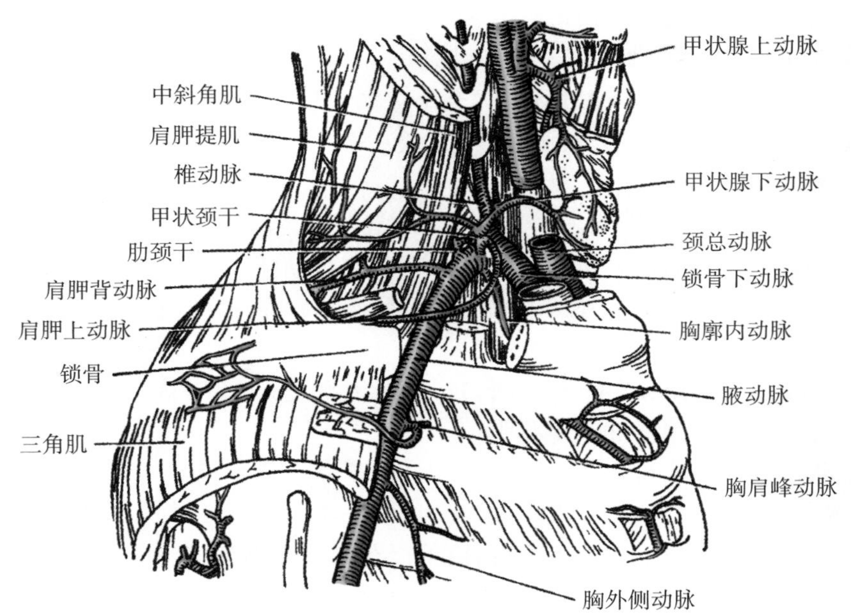

图 4-15 右锁骨下动脉及其分支

(1) 椎动脉 (vertebral artery)：是锁骨下动脉最粗大的 1 个分支，在前斜角肌内侧起自锁骨下动脉上缘，上行穿上 6 个颈椎横突孔，经枕骨大孔入颅腔，左、右椎动脉汇合成一条基底动脉，主要营养脑。椎动脉在颅外发出肌支，分布于颈深肌。

(2) 胸廓内动脉 (internal thoracic artery)：在与椎动脉起始处相对的位置起自锁骨下动脉下缘，进入胸腔后沿胸骨外侧下降，至第 6 肋软骨深面分为肌膈动脉和腹壁上动脉两终支。胸廓内动脉的分支分布于肋间肌、膈、腹直肌、乳房、心包、胸膜和腹膜等处。胸廓内动脉的分支如下。

1) 肌膈动脉 (musculophrenic artery)：为胸廓内动脉的终支之一，沿肋弓后面行向外下方，沿途发支分布于下位 5 个肋间隙与膈。

2) 腹壁上动脉 (superior epigastric artery)：为胸廓内动脉向下的延续，沿腹直肌后面下降至脐部，与腹壁下动脉吻合。

3) 心包膈动脉 (pericardiacophrenic artery)：自胸廓内动脉上部发出，伴膈神经分布于膈、胸膜和心包。

框 4-1 胸廓内动脉

冠状动脉搭桥术即冠状动脉旁路移植术 (coronary artery bypass grafting，CABG)，是冠心病心肌缺血的有效治疗手段之一，手术方法是通过移植患者自身其他部位的动脉或静脉血管，为狭窄的冠状动脉血管的远端供血。具体操作是从患者身上取下一段正常血管，一端与升主动脉相连，另一端与冠状动脉狭窄部位的远侧相连。因为这种手术方法如同架桥，所以形象地称之为“冠状动脉搭桥术”。常用的动脉血管是乳内动脉、桡动脉、胃网膜右动脉，常用的静脉血管是小腿内侧皮下的大隐静脉。

胸廓内动脉，又名乳内动脉 (internal mammary artery，IMA)。其结构、走行和供血分布特点，使这支动脉在临床上具有特殊的治疗价值，尤其是在心脏外科方面，应用左侧乳内动脉进行 CABG 已经成为标准的手术策略。其特点主要体现在以下几个方面：①血管管径（2 ~ 3 mm）与冠状动脉粗细比较适配；②血管位置与冠状动脉靠近，可以不用完全离断进行带蒂移植（近端不离断，远端和冠脉进行吻合）；③原本属动脉系统，而且很少出现动脉硬化，桥血管远期通畅率好；④虽然该血管正常供血涉及范围比较广，但是均不单独承担主要供血任务，所以移植后对功能影响不大。

（3）甲状颈干（thyrocervical trunk）：为一短干，在椎动脉外侧，起自锁骨下动脉，随即分为数支，分布于甲状腺、喉、气管、咽及食管上端、颈肌、肩胛骨及其背面的肌。甲状颈干的分支如下。

1）甲状腺下动脉（inferior thyroid artery）：自甲状颈干发出后向上行，继而转向内横过颈总动脉深面，至甲状腺侧叶下端分布于甲状腺。

2）肩胛上动脉（suprascapular artery）：自甲状颈干发出后向下行，进入冈上窝，与肩胛下动脉的旋肩胛动脉吻合。

（4）肋颈干（costocervical trunk）：为一短干，在第一肋颈处，分为颈深动脉和肋间最上动脉，前者分布于颈深部，后者发出第 1、2 肋间后动脉（posterior intercostal artery），分布于第 1、2 肋间隙。甲状腺的血液供应丰富（图 4-15），主要有成对的甲状腺上动脉和甲状腺下动脉，少数（10%）还有甲状腺最下动脉。甲状腺上动脉发自颈外动脉起始部，伴喉上神经的喉外支下行，结扎甲状腺上动脉时，应注意勿损伤喉上神经喉外支。甲状腺下动脉发自锁骨下动脉的甲状颈干，在进入甲状腺侧叶的部位与喉返神经关系密切，结扎甲状腺下动脉时，勿损伤喉返神经。甲状腺最下动脉较小，多发自头臂干，亦可发自主动脉弓等处。

3．上肢的动脉

（1）腋动脉（axillary artery）：是锁骨下动脉的直接延续（图 4-16），由第 1 肋外侧缘起，至大圆肌下缘，行于腋窝内，发出的分支如下。

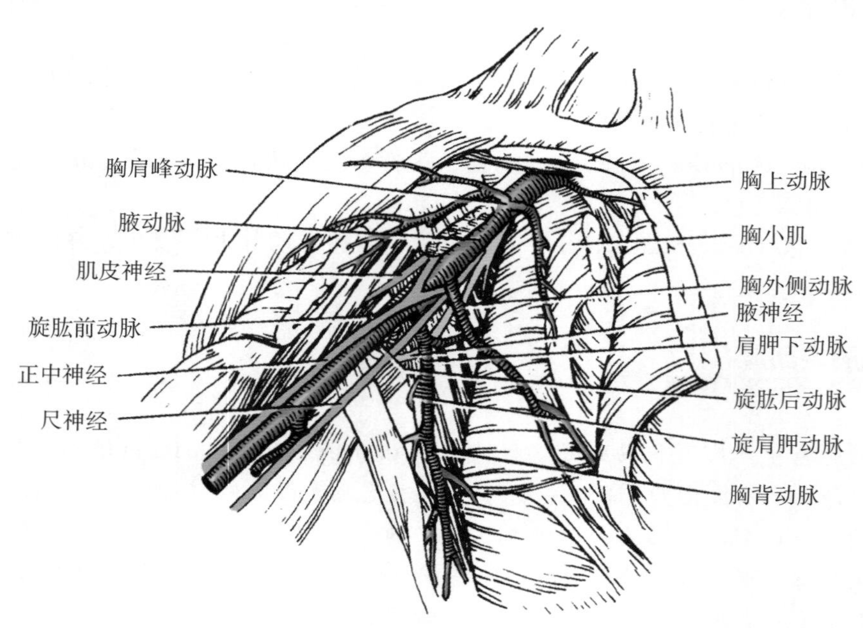

图 4-16 腋动脉及其分支

1）胸上动脉（superior thoracic artery）：较小，分布至第 1、2 肋间隙。

2）胸肩峰动脉（thoracoacromial artery）：是一短干，在胸小肌上缘处起自腋动脉，随即分为数支，分布于肩峰、三角肌、胸大肌和胸小肌等。

3）胸外侧动脉（lateral thoracic artery）：在胸小肌下缘处起自腋动脉，分支至胸大肌、胸小肌、前锯肌和乳房。

4）肩胛下动脉（subscapular artery）：是一较粗大的短干，在肩胛下肌下缘附近，分为胸背动脉和旋肩胛动脉。旋肩胛动脉向后穿三边孔，到冈下窝与肩胛上动脉吻合。胸背动脉分布于背阔肌等处。

5）旋肱后动脉（posterior humeral circumflex artery）：与腋神经伴行穿四边孔，绕肱骨外科颈，分支分布于三角肌及肩关节。

6）旋肱前动脉（anterior humeral circumflex artery）：较细小，分布于肱二头肌长头及肩关节，并与旋肱后动脉吻合。

（2）肱动脉（brachial artery）：是腋动脉的直接延续，自大圆肌下缘沿肱二头肌内侧沟向下至肘窝，平桡骨颈高度分为桡动脉和尺动脉（图 4-17）。肱动脉全长位置浅表，当前臂和手部出血时，可以在臂中部肱二头肌内侧沟，向肱骨压迫肱动脉进行止血。在肘窝肱二头肌腱内侧可摸到肱动脉搏动，是临床上测量血压时听诊的部位。肱动脉的分支如下：

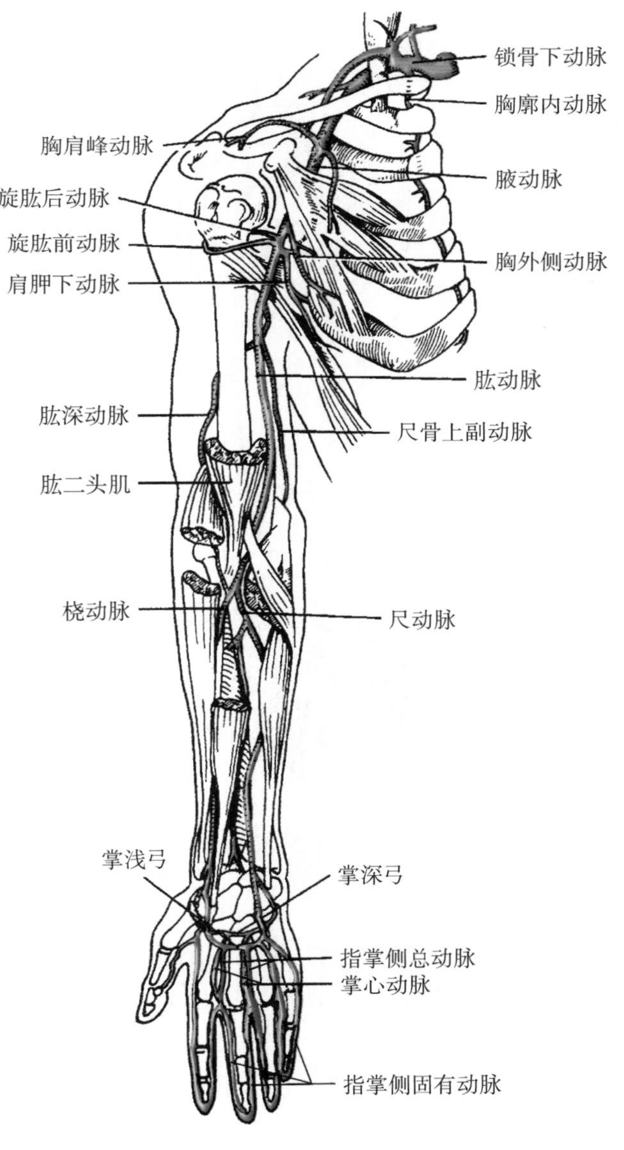

图 4-17 肱动脉及其分支

1）肱深动脉（deep brachial artery）：在大圆肌下缘的稍下方起自肱动脉，向后外方行于桡神经沟，与桡神经伴行，至肱骨远侧端的外侧，移行为桡侧副动脉，与桡动脉的分支吻合，参与肘关节网的形成。

2）尺侧上副动脉（superior ulnar collateral artery）：在肱深动脉起始处稍下方发出后，伴尺神经穿臂内侧肌间隔下行，与尺侧返动脉和尺侧下副动脉吻合。

3）尺侧下副动脉（inferior ulnar collateral artery）：在肱骨内上髁上方分出，横过肱肌前面内行，分为前、后支与尺侧返动脉和尺侧上副动脉吻合。

4）肌支：由沿途发出至附近诸肌。

（3）桡动脉（radial artery）：桡动脉自肱动脉分出后，与桡骨平行下降，经肱桡肌腱和桡侧腕屈肌腱之间至桡骨下端，在拇长展肌和拇伸肌腱深面，绕至手背，再穿第 1 掌骨间隙至手掌深面，末端与尺动脉掌深支吻合，构成掌深弓。桡动脉下段在桡骨下端前面位置浅表，是临床触摸脉搏的常用部位（图 4-18）。

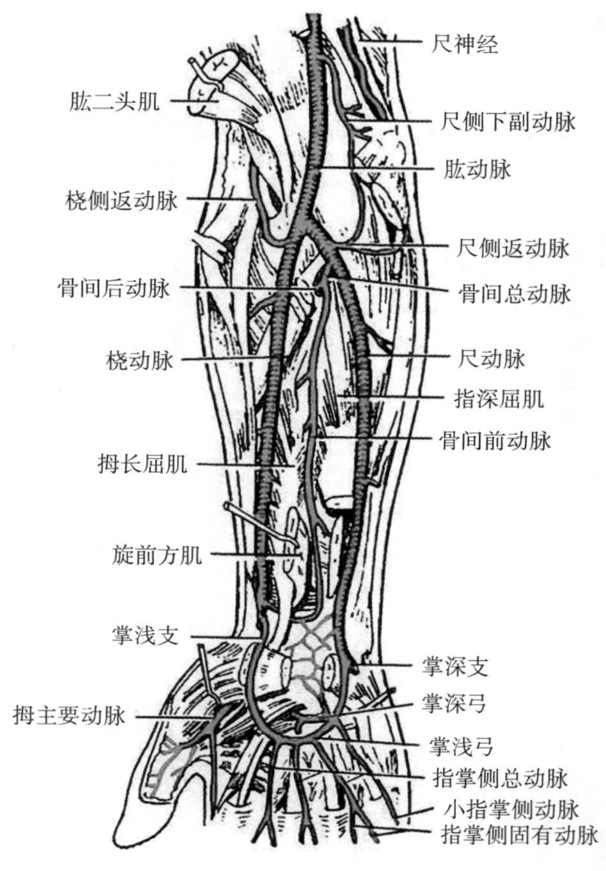

图 4-18　前臂的动脉（掌侧面）

桡动脉的分支如下。

1）桡侧返动脉（radial recurrent artery）：起自桡动脉上端，向外上方行于肱桡肌和肱肌之间，至附近诸肌，并与桡侧副动脉的分支吻合，参与肘关节网的组成。

2）掌浅支（superficial palmar branch）：为一细小分支，在鱼际肌表面或穿拇短展肌向下至手掌，与尺动脉末端吻合，形成掌浅弓。

3）第 1 掌背动脉（the first dorsal metacarpal artery）：沿第 1 骨间背侧肌表面下行，分布于拇指背面两侧缘和示指背面桡侧缘。

Note

4）拇主要动脉（principal artery of thumb）：在手掌发出后至拇收肌深面，分为 3 支，桡侧 2 支沿拇指掌侧两缘，分布于拇指掌侧面，尺侧 1 支称为示指桡侧动脉，分布于示指桡侧缘。桡动脉分支分布于前臂桡侧肌、鱼际肌、拇指、示指，并参与肘、腕关节网的构成。

（4）尺动脉（ulnar artery）：尺动脉自肱动脉分出后，斜向内下行，在指浅屈肌和尺侧腕屈肌之间下降，在豌豆骨的外侧，经屈肌支持带的浅面入手掌，分出掌深支后，终支与桡动脉的掌浅支构成掌浅弓（图 4-17，图 4-18）。在腕前两侧为桡、尺动脉的压迫止血点。尺动脉的分支如下：

1）尺侧返动脉（ulnar recurrent artery）：起自尺动脉上端，为一短干，立即分为前、后两支，向内上方走行与尺侧下副动脉吻合。

2）骨间总动脉（common interosseous artery）：为一较粗的短干，由尺动脉上部发出至骨间膜前面，分为前、后两支。前支沿骨间膜前面下行，称为骨间前动脉；后支穿骨间膜，沿其背侧下行，称为骨间后动脉。骨间后动脉还向上发出骨间返动脉，参与肘关节网的形成。

3）掌深支（deep palmar branch）：在豌豆骨远侧由尺动脉发出后，穿小指展肌和小指短屈肌之间至掌深部，与桡动脉末端吻合，形成掌深弓。

（5）掌浅弓和掌深弓

1）掌浅弓（superficial palmar arch）：由尺动脉的末端和桡动脉的掌浅支吻合而成（图 4-19）。在掌腱膜和指浅屈肌腱之间，位置较浅，掌浅弓的顶点相当于掌中纹处。在做手掌切开引流术时，要避免损伤掌浅弓。掌浅弓的分支主要有小指尺掌侧动脉和 3 条指掌侧总动脉，后者至掌指关节附近，又各分为 2 条指掌侧固有动脉，分别供应第 2 ~ 5 指的相对缘。因此，手指出血可沿手指两侧压迫止血。

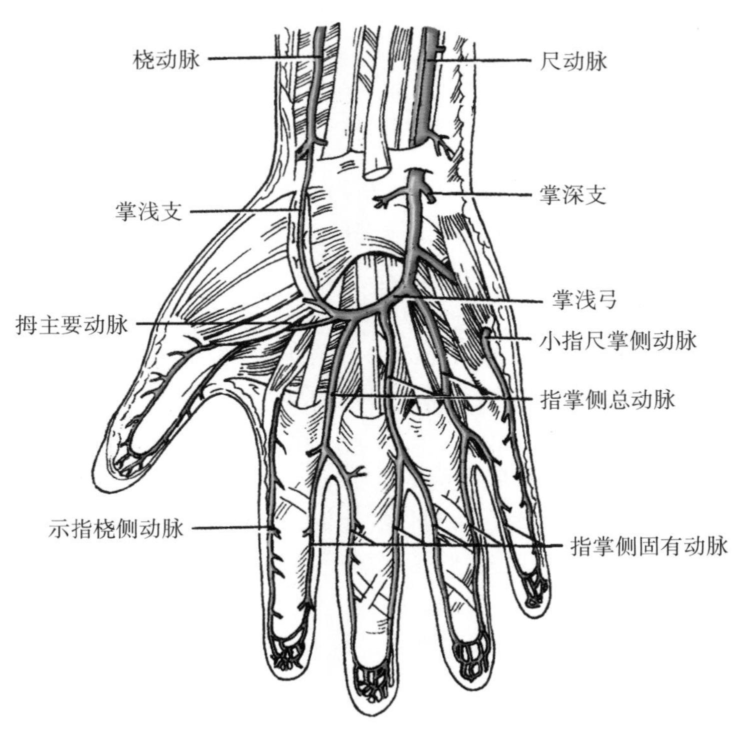

图 4-19 手的动脉（掌侧面浅层示掌浅弓）

2）掌深弓（deep palmar arch）：由桡动脉的末端和尺动脉的掌深支吻合而成（图 4-20）。在掌浅弓的近侧，约平腕掌关节处，位于屈指肌腱的深面，由掌深弓的远端发出 3 条掌心动脉，与指掌侧总动脉吻合。

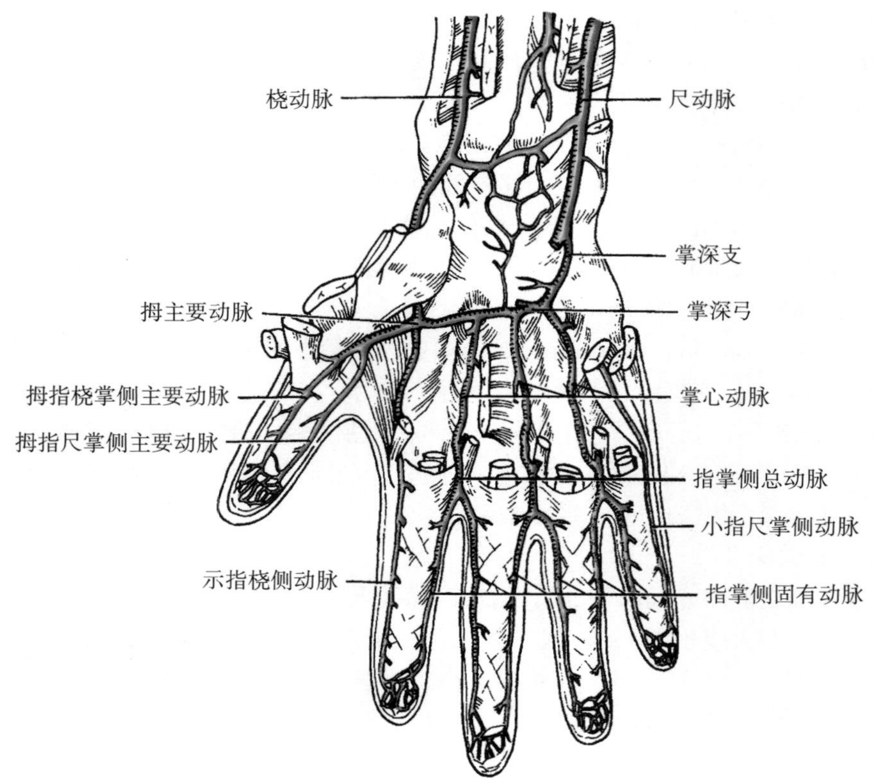

图 4-20 手的动脉（掌侧面深层示掌深弓）

（三）胸主动脉

胸主动脉（thoracic aorta）位于后纵隔内，在第 4 胸椎下缘的左侧续于主动脉弓，初沿脊柱左侧下行，逐渐转向脊柱前方，下降到第 12 胸椎前方穿膈的主动脉裂孔入腹腔，移行为腹主动脉。胸主动脉是胸部的动脉干，发出壁支和脏支（图 4-11）。

1．壁支

（1）肋间后动脉（posterior intercostal artery）（图 4-12）：第 1、2 对肋间后动脉来自锁骨下动脉。第 3 ～ 11 对肋间后动脉来自胸主动脉，为节段性、对称性分支。肋间后动脉在脊柱外侧缘分为前、后支。后支分布于背部的肌肉、皮肤、胸椎与脊髓。前支为肋间后动脉的主干，行于肋沟内，其上方有肋间后静脉，下方有肋间神经伴行，在近肋角处分为上、下 2 支，上支继续前行，下支斜向下行，至腋中线处已达下一肋骨的上缘，2 支分别与胸廓内动脉的肋间前支吻合，营养肋间肌。根据肋间动脉的解剖特点，临床上进行胸膜腔穿刺时，如在腋中线以后进针，应在下一肋骨的上缘刺入；如在腋中线以前进针，则应在肋间隙中点刺入较安全。

（2）肋下动脉（subcostal artery）：来自胸主动脉，1 对，位于第 12 肋下方，分布于腹壁和背部肌肉及皮肤。

（3）膈上动脉（superior phrenic arteries）：有 2 ～ 3 支，由胸主动脉下部发出，分布于膈上面的后部。

2．脏支

（1）支气管动脉（bronchial artery）：一般左、右各有 1 ～ 2 支，随左、右主支气管入肺。左支气管支多起自胸主动脉的不同高度，右支气管支多起自右肋间后动脉。

（2）心包支（pericardial branches）：为数条小支，分布于心包后部。

（3）食管支（esophageal branches）：为数小支，分布于食管胸段。

（四）腹主动脉

腹主动脉（abdominal aorta）自膈的主动脉裂孔起，沿腰椎左前方下降，至第 4 腰椎下缘，分为左、右髂总动脉 2 个终支（图 4-21）。腹主动脉的分支亦可分为壁支和脏支。

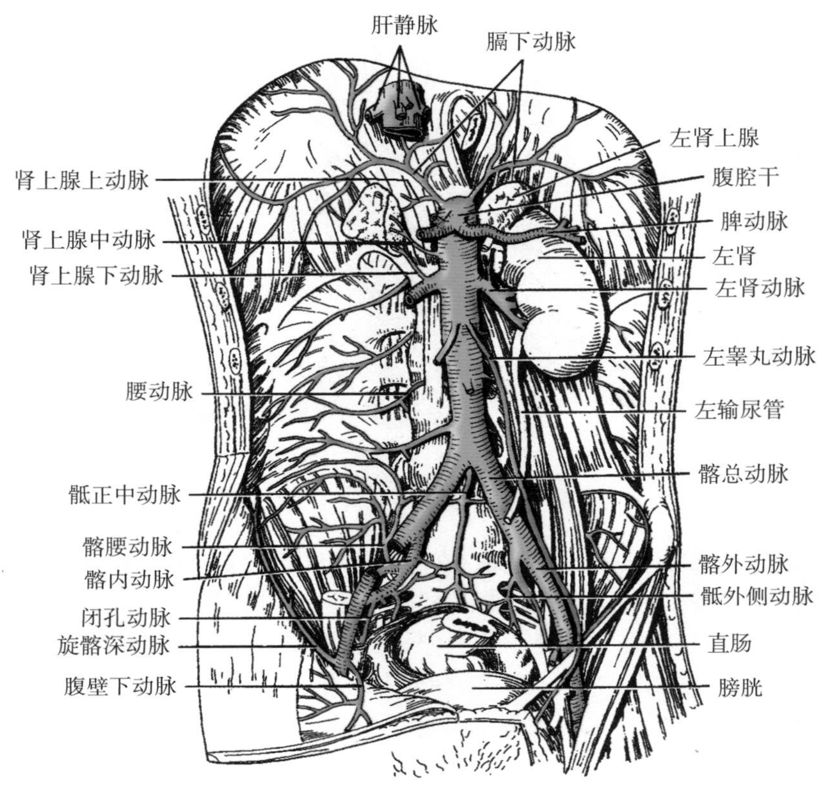

图 4-21　腹主动脉及其分支

1．壁支

（1）膈下动脉（inferior phrenic artery）：有 1 对，起自腹主动脉上端，分布于膈的下面，左、右膈下动脉还分别发出 2 ～ 3 支肾上腺上动脉，至肾上腺。

（2）腰动脉（lumbar artery）：有 4 对，起自腹主动脉后壁，横行向外，分布于腰部的肌肉、皮肤、腰椎与脊髓。

（3）骶正中动脉（median sacral artery）：起自腹主动脉分叉部的背面，沿第 5 腰椎体及骶骨盆面的正中线下降，分布于直肠后壁、骶骨和尾骨。

2．脏支　分为成对和不成对 2 种，成对的脏支有肾上腺中动脉、肾动脉和睾丸（卵巢）动脉；不成对的脏支有腹腔干、肠系膜上动脉和肠系膜下动脉。

（1）肾上腺中动脉（middle suprarenal artery）：平第 1 腰椎高度，起自腹主动脉两侧，向外行至肾上腺，并与肾上腺上、下动脉吻合。

（2）肾动脉（renal artery）：平对第 2 腰椎高度，起自腹主动脉两侧，横行向外，经肾静脉的后面至肾门入肾，右肾动脉较左肾动脉略长，位置亦稍低。肾动脉在入肾门以前，发分支至肾上腺，称为肾上腺下动脉。

肾上腺由肾上腺上动脉（来自膈下动脉）、肾上腺中动脉（来自腹主动脉）和肾上腺下动脉

Note

（来自肾动脉）供应（图 4-22）。这些动脉分成数支，至肾上腺纤维囊，互相吻合，然后向实质内发出皮质支和髓质支。

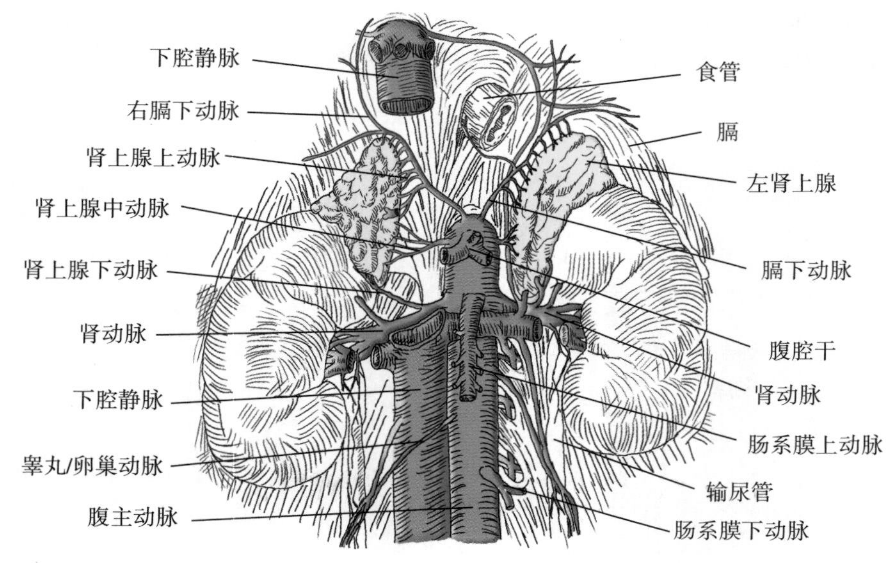

图 4-22　肾上腺的动脉

（3）睾丸动脉（testicular artery）：细长，在肾动脉发出部的下方，起自腹主动脉前壁，行向下外与输尿管交叉后，穿入腹股沟管，构成精索的一部分，分布到睾丸和附睾。在女性则为卵巢动脉（ovarian artery），在小骨盆上缘处，进入卵巢悬韧带内，下降向内行于子宫阔韧带两层间，分支分布于卵巢和输卵管壶腹部，并与子宫动脉分支吻合。

（4）腹腔干（celiac trunk）：为一短粗的动脉干，在主动脉裂孔的稍下方，起自腹主动脉前壁，随即分为 3 支，营养食管腹段、胃、十二指肠、肝、胆囊、胰、脾和大网膜（图 4-23，图 4-24）。其分支如下：

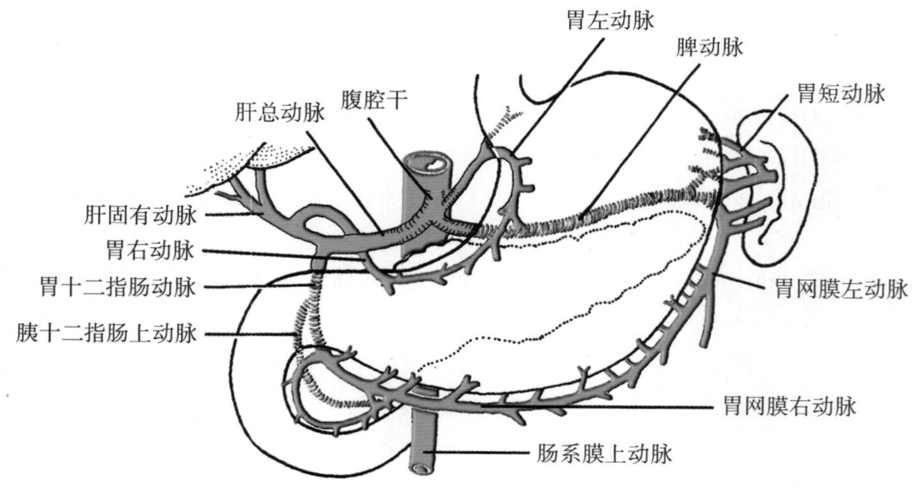

图 4-23　腹腔干及其分支示意图

1）胃左动脉（left gastric artery）：为腹腔干最小的一支，发出后向左上方至胃的贲门后，沿胃小弯右行与胃右动脉吻合。沿途发支营养食管腹段、贲门和胃小弯附近的胃壁。

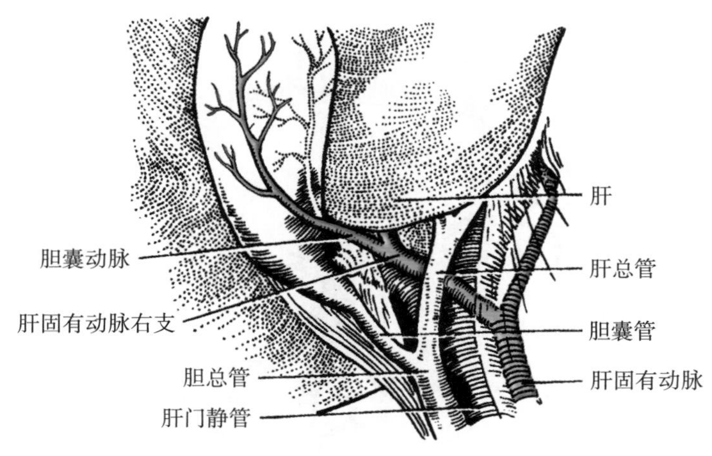

图 4-24 胆囊动脉

2）肝总动脉（common hepatic artery）：自腹腔干分出后，向右行，在肝十二指肠韧带内，分为肝固有动脉和胃十二指肠动脉。①肝固有动脉（proper hepatic artery）：在肝十二指肠韧带内，位于肝门静脉的前面和胆总管的左侧，行向右上方，分为肝左动脉和肝右动脉，分别进入肝左、右叶。肝右动脉入肝门前发出胆囊动脉（cystic artery）至胆囊（图 4-24）。在肝固有动脉的起始部，还发出胃右动脉（right gastric artery）至幽门上缘，沿胃小弯向左，与胃左动脉吻合。②胃十二指肠动脉（gastroduodenal artery）经胃幽门后面向下，至幽门下缘分为胃网膜右动脉和胰十二指肠上动脉 2 个终支：胃网膜右动脉（right gastroepiploic artery）沿胃大弯向左与胃网膜左动脉吻合，并发支至胃和大网膜；胰十二指肠上动脉（superior pancreaticoduodenal artery）分出后，沿十二指肠降部与胰头间下降，分支营养胰头与十二指肠，并与肠系膜上动脉发出的胰十二指肠下动脉吻合。

3）脾动脉（splenic artery）：为腹腔干最大的分支，在胃后沿胰上缘向左行至脾门，发出数条脾支入脾，沿途发出许多胰支，至胰体和胰尾。脾动脉在近脾门处，还发出 3 ～ 5 条胃短动脉至胃底；发出胃网膜左动脉（left gastroepiploic artery）沿胃大弯向右，与胃网膜右动脉吻合。

胃血液供应甚为丰富，主要有胃左、右动脉，胃网膜左、右动脉和胃短动脉，均来自腹腔干及其各级分支，沿胃大、小弯形成两个动脉弓，由弓上发出许多小支至胃壁。此外，常有些来源不定的动脉如胃后动脉（出现率占 72%），多发自脾动脉，是胃后壁贲门部及其附近区域的重要血管，高位胃、脾及胰十二指肠切除术时，具有重要临床意义。

（5）肠系膜上动脉（superior mesenteric artery）：在腹腔干的稍下方，起自腹主动脉前壁。在胰颈和十二指肠下部之间，进入小肠系膜根内，行向右下至右髂窝，分支分布于胰头、十二指肠至横结肠的大部分肠管，包括阑尾（图 4-25）。肠系膜上动脉的分支如下。

1）空、回肠动脉（jejunal and ileal arteries）：共有 12 ～ 20 支，在肠系膜内，彼此多次吻合成一系列的血管弓，最后由末列血管弓发细支，垂直行向空、回肠壁。空肠比回肠的血管弓较粗而少。由于小肠系膜内有丰富的血管弓，所以在血管弓近端结扎血管主干，肠管的血供可不受影响。

2）回结肠动脉（ileocolic artery）：是肠系膜上动脉右侧最下方的终末支，向右下方至回盲部，分支分布于升结肠、盲肠和回肠末段，并发支至阑尾，称为阑尾动脉（appendicular artery）。阑尾动脉沿阑尾系膜游离缘与阑尾长轴并行，至阑尾尖端，沿途发小支垂直进入阑尾，故在阑尾切除术时，要在阑尾系膜根部结扎此动脉（图 4-25，图 4-26）。

3）右结肠动脉（right colic artery）：在回结肠动脉的上方发出，向右至升结肠附近，分上、下支分别与中结肠动脉和回结肠动脉的分支吻合，沿途分支营养升结肠。

Note

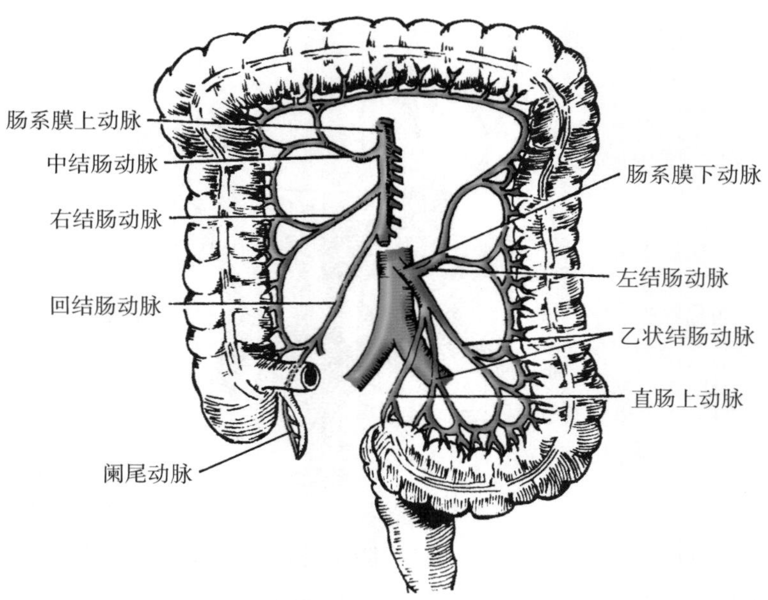

图 4-25　肠系膜上动脉和肠系膜下动脉的分支

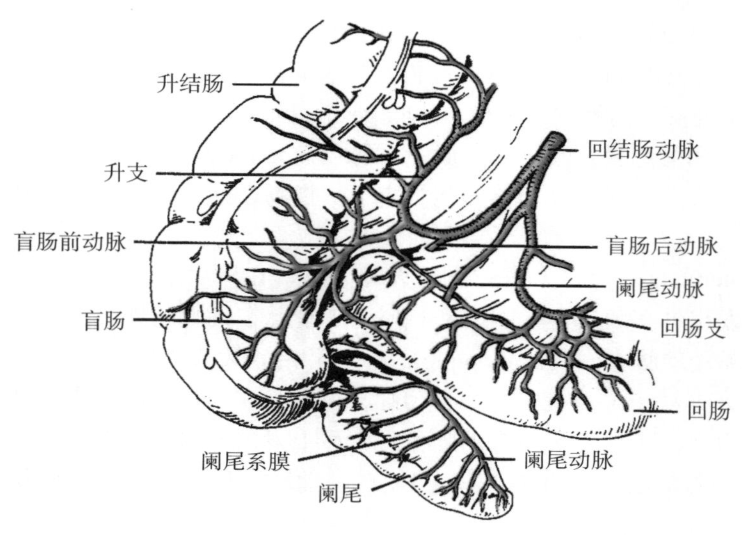

图 4-26　回盲部的动脉

4）中结肠动脉（middle colic artery）：在右结肠动脉上方发出，行于横结肠系膜内分左、右支，分别与左、右结肠动脉的分支吻合，沿途分支营养横结肠。

5）胰十二指肠下动脉（inferior pancreaticoduodenal artery）：为肠系膜上动脉在胰下缘处发出的细小分支，在胰头和十二指肠之间与胰十二指肠上动脉吻合。胰的血液供应主要来自胰十二指肠上动脉（来自胃十二指肠动脉）、胰十二指肠下动脉（来自肠系膜上动脉）和脾动脉的分支胰背动脉、胰支、胰尾动脉和胰大动脉。

（6）肠系膜下动脉（inferior mesenteric artery）：平第 3 腰椎高度起自腹主动脉前壁，行向左下方，分支分布于结肠左曲、降结肠、乙状结肠和直肠上部（图 4-25）。肠系膜下动脉的分支如下。

1）左结肠动脉（left colic artery）：由肠系膜下动脉发出后，向左行至降结肠附近，分升、降支分别与中结肠动脉和乙状结肠动脉的分支吻合，营养结肠左曲和降结肠。

2）乙状结肠动脉（sigmoid artery）：有 2 ～ 3 支，发出后向左下方行于乙状结肠系膜内至乙状结肠，互相吻合成血管弓，分支分布于乙状结肠。

3）直肠上动脉（superior rectal artery）：为肠系膜下动脉的终末支，经乙状结肠系膜内下降至直肠后面，分为两支，沿直肠两侧向下，与直肠下动脉和肛动脉的分支吻合。肠系膜上、下动脉的各结肠支间互相吻合，从回盲部至乙状结肠末端，形成一完整的动脉弓，称为边缘动脉。由边缘动脉发出终末支，垂直分布至肠壁。

（五）髂总动脉

髂总动脉（common iliac artery）为腹主动脉的两终支，左、右各一，平对第 4 腰椎高度分出后，向下外行至骶髂关节处，分为髂内动脉和髂外动脉（图 4-27，图 4-28）。

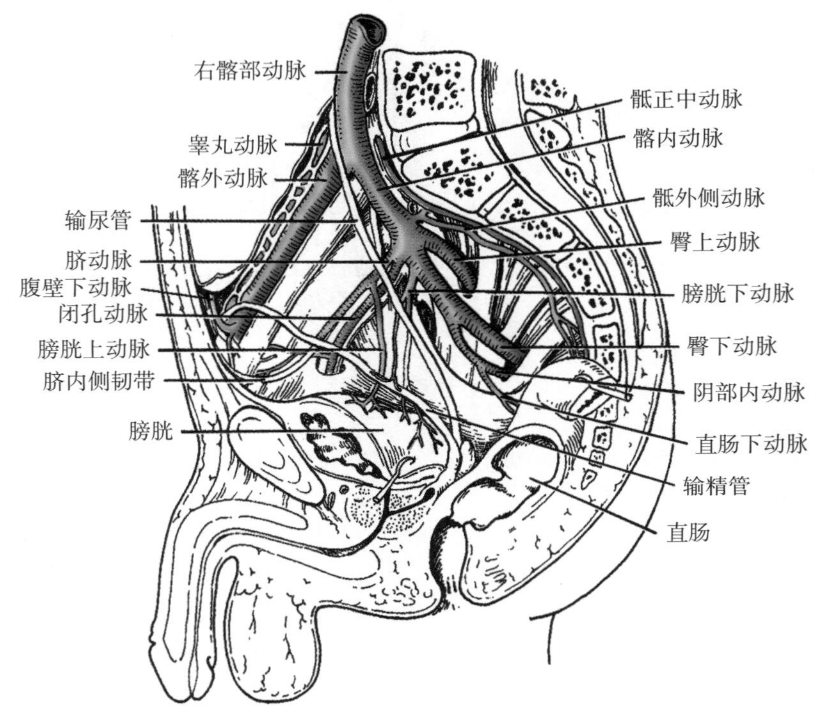

图 4-27 盆腔的动脉（男性，右侧）

1．髂内动脉（internal iliac artery） 为一短干，分出后向下进入小骨盆，分为壁支和脏支，分布于盆内外肌和盆腔脏器。髂内动脉的分支如下。

壁支：

（1）髂腰动脉（iliolumbar artery）：由髂内动脉分出后，行向外上方达腰大肌内侧缘，分支分布于腰方肌、髂腰肌、髋骨等处。

（2）骶外侧动脉（lateral sacral artery）：在髂腰动脉下方分出后，沿骶骨盆面经骶前孔的内侧下降，分布于梨状肌和肛提肌以及骶管内结构。

（3）臀上、下动脉（superior and inferior gluteal artery）：分别经梨状肌上、下孔出骨盆，至臀部分支分布于臀肌和髋关节。

（4）闭孔动脉（obturator artery）：沿骨盆侧壁与闭孔神经伴行，向前穿闭膜管，至大腿内收肌群之间，营养大腿肌内侧群肌和髋关节（图 4-27）。闭孔动脉有时可起自腹壁下动脉，称为异常的闭孔动脉，行于股环的附近，股疝手术时，注意避免伤及此处。

脏支：

(1) 脐动脉（umbilical artery）：出生后远侧段闭锁形成脐内侧韧带，在其根部未闭锁的部分，发出膀胱上动脉（superior vesical artery），分布于膀胱尖和膀胱体。

Note

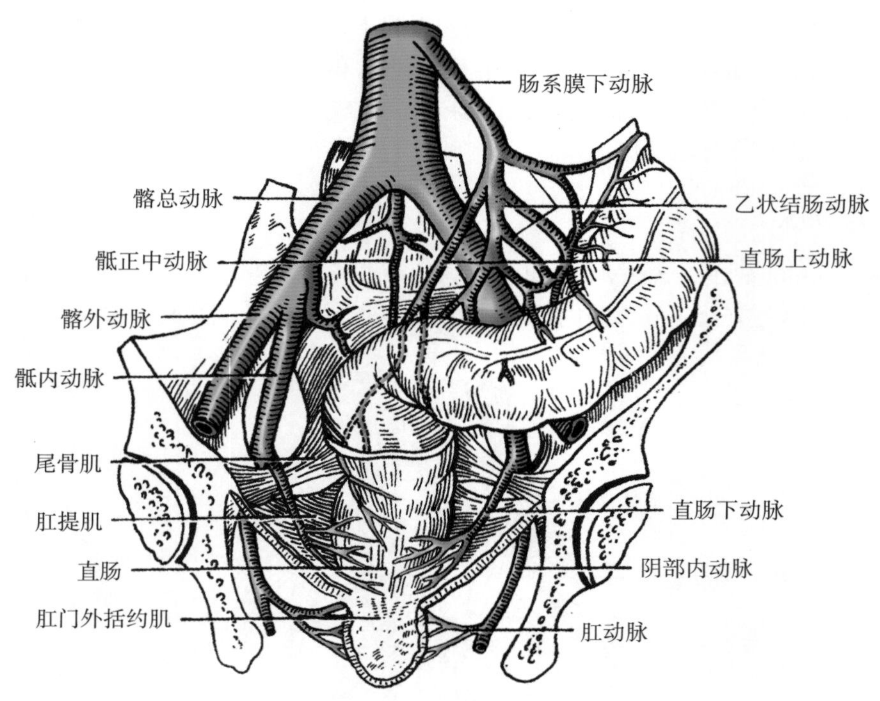

图 4-28 直肠和肛管的动脉

（2）膀胱下动脉（inferior vesical artery）：分出后行向前内侧，分布于膀胱底、精囊和前列腺。在女性则以小支分布于阴道壁。

（3）直肠下动脉（inferior rectal artery）：为细小分支，分布于直肠下部，并与直肠上动脉和肛动脉吻合（图 4-28）。

（4）子宫动脉（uterine artery）（图 4-29）：为较大的分支，分出后沿盆腔侧壁向下入子宫阔韧带，在距子宫颈外侧约 2 cm 处，越过输尿管前方，分支分布于子宫、阴道、输卵管和卵巢，并与卵巢动脉吻合。由于子宫动脉与输尿管的交叉关系，结扎子宫动脉时，应注意勿损伤输尿管。在男性为细小的输精管动脉（deferential artery）。

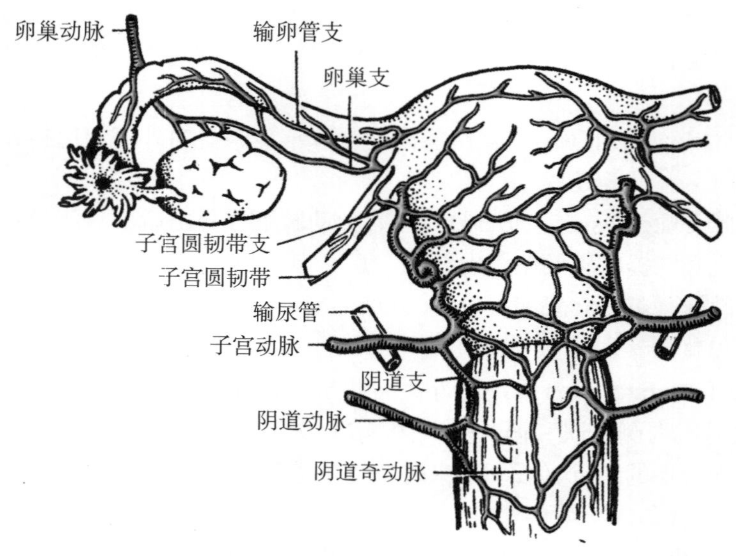

图 4-29 女性内生殖器的动脉分布（前面观）

（5）阴部内动脉（internal pudendal artery）：伴臀下动脉由梨状肌下孔出盆腔，又经坐骨小孔至坐骨肛门窝，其分支至会阴部及外生殖器（图 4-28，图 4-30）。阴部内动脉发出肛动脉，到达会阴肌与肛提肌，并与直肠下动脉吻合。此外，还发出会阴动脉和阴茎背动脉或阴蒂背动脉，分别至会阴部诸肌与外生殖器。直肠的血液由直肠上、下动脉，肛动脉及骶正中动脉供应，它们之间有丰富的吻合。

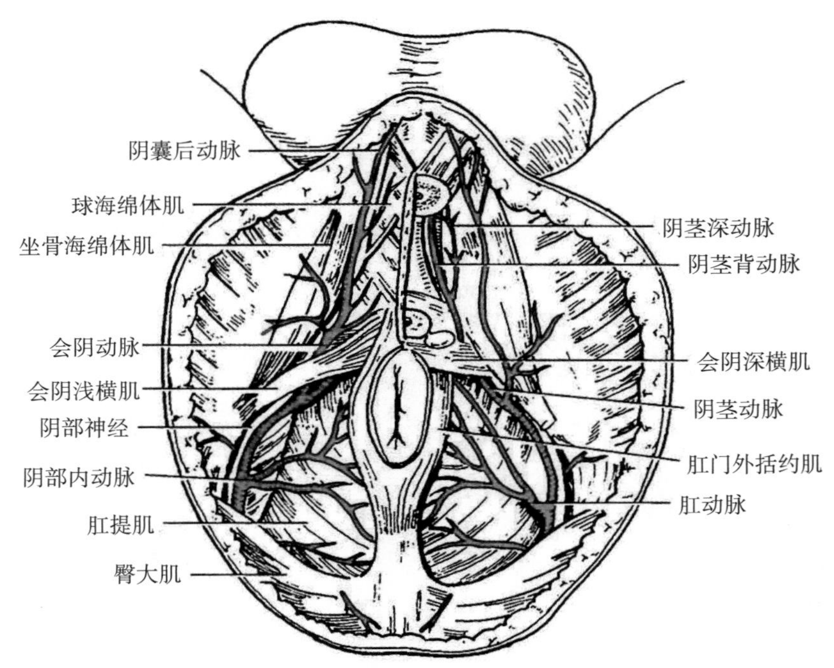

图 4-30 会阴部的动脉（男性）

2．髂外动脉（external iliac artery） 在骶髂关节的前方，由髂总动脉分出，沿腰大肌内侧缘下降，至腹股沟韧带的深面移行于股动脉。其分支有腹壁下动脉（inferior epigastric artery）和旋髂深动脉。腹壁下动脉在髂外动脉入股部之前发出，贴腹壁前内面，斜向内上方，入腹直肌鞘内，营养腹直肌，并与腹壁上动脉吻合。

3．下肢的动脉

（1）股动脉（femoral artery）：为髂外动脉经腹股沟韧带中点深面向下的延续，在大腿上部位于股三角内，向下入收肌管，出收肌腱裂孔至腘窝，移行为腘动脉（图 4-31）。在腹股沟韧带中点稍下方，活体上可摸到股动脉的搏动，当下肢出血时，可在此部位压迫止血。股动脉的分支如下。

1）股深动脉（deep femoral artery）：在腹股沟韧带下方 3 ～ 4 cm 处发自股动脉，初在股动脉后外侧，之后行向后内下方，至长收肌深面，沿途发出以下分支。①旋股内侧动脉：穿经耻骨肌与髂腰肌之间，分支分布于附近诸肌与髋关节，并与臀下动脉、旋股外侧动脉和第 1 穿动脉吻合；②旋股外侧动脉：由股深动脉发出后，外行至缝匠肌和股直肌深面，分布于股前群肌和膝关节；③穿动脉：一般为 3 条，由上向下依次称为第 1、2、3 穿动脉，分别在不同高度穿过大收肌止点至股后部，分布于股后肌群及股骨（图 4-31）。

2）腹壁浅动脉（superficial epigastric artery）：由腹股沟韧带稍下方发自股动脉，上行至腹前壁，分布于浅筋膜及皮肤。

3）旋髂浅动脉（superficial iliac circumflex artery）：为股动脉发出的细小分支，穿出阔筋膜向外上斜行，至髂前上棘附近，分布于浅筋膜和皮肤。

4）阴部外动脉（external pudendal arteries）：由股动脉发出，横行向内，穿阔筋膜，分布于外阴部的皮肤。

小测试4-2：男，48岁。因病需行股动脉穿刺取血。如何在体表摸到该动脉的搏动？

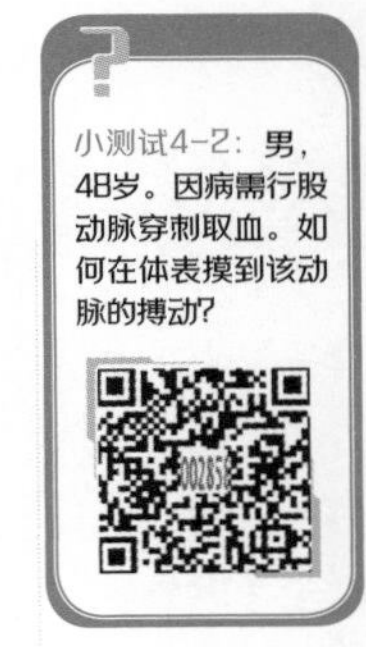

Note

5）膝降动脉（descending genicular artery）：自股动脉分出后，经缝匠肌深面，伴隐神经下行，分布于小腿内侧浅筋膜和皮肤，并参与构成膝关节网。

（2）腘动脉（popliteal artery）：从收肌腱裂孔起，向下行于腘窝深部，至腘肌下缘，分为胫前动脉和胫后动脉（图 4-31，图 4-32）。腘动脉的分支分布于膝关节及其附近诸肌。其分支如下。

1）肌支：自腘动脉上端发出，分布于股后部肌群的下部。

2）膝上内、外动脉和膝下内、外动脉：分别绕胫骨内、外侧髁，参与构成膝关节网。

3）膝中动脉（middle genicular artery）：由腘动脉发出后，穿腘斜韧带进入膝关节内，分布于交叉韧带和关节囊滑膜层。

4）腓肠动脉（sural artery）：自腘动脉下部发出，进入腓肠肌两头，分布于小腿三头肌。

（3）胫后动脉（posterior tibial artery）：是腘动脉的延续，在小腿后面浅、深两层屈肌之间下行，经内踝后方，屈肌支持带的深面至足底，分为足底内、外侧动脉两终支（图 4-32）。胫后动脉的分支如下。

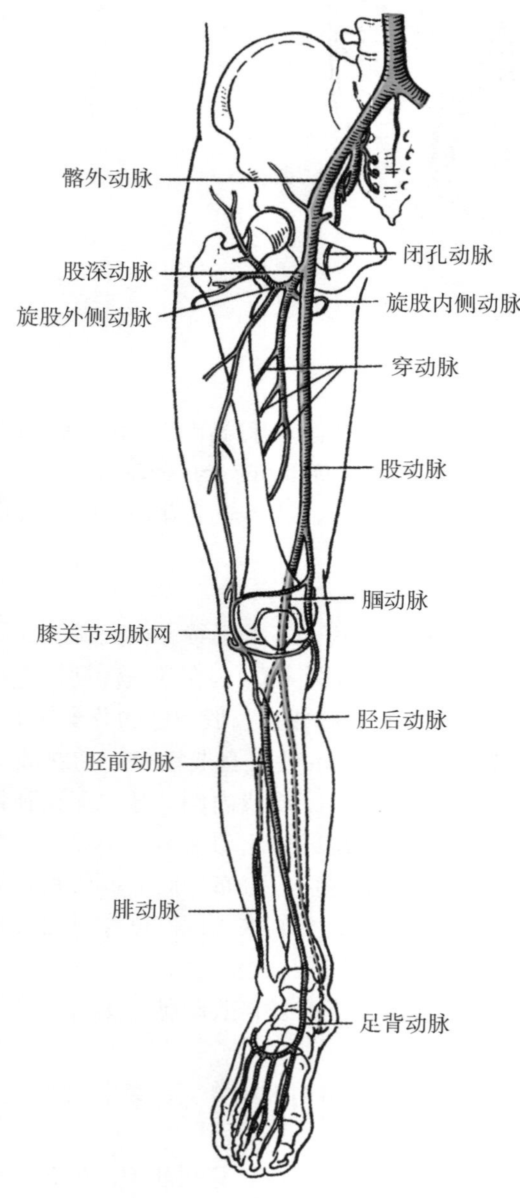

图 4-31　下肢的动脉

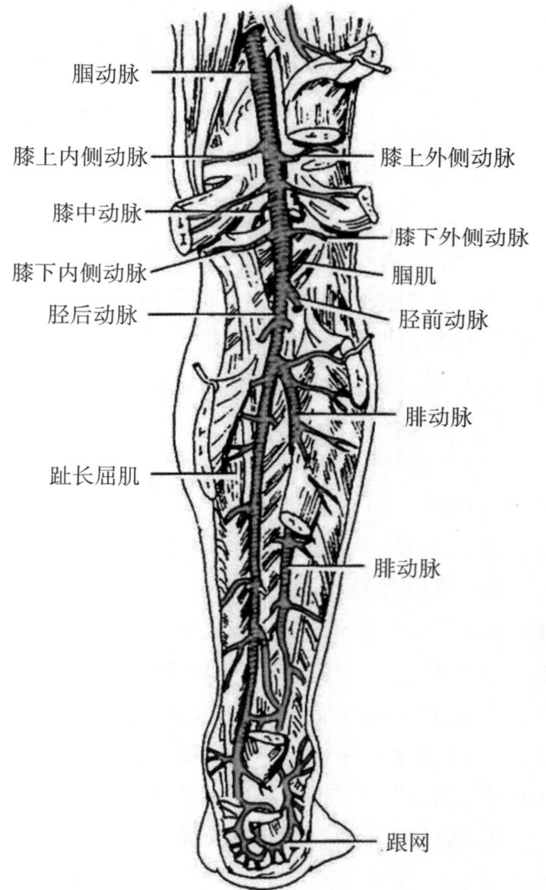

图 4-32　小腿的动脉（右侧，后面）

Note

1）腓动脉（peroneal artery）：由胫后动脉上部发出后，经胫骨后肌的浅面，斜向下外，沿腓骨的内侧下降至外踝上方浅出，分布于腓骨及附近诸肌、外踝和跟骨外侧面，并参与外踝网的构成。

2）足底内侧动脉（medial plantar artery）：为胫后动脉 2 个终支中较小的 1 支，经展肌和趾短屈肌之间前行，分布于足底内侧的肌与皮肤（图 4-33）。

3）足底外侧动脉（lateral plantar artery）：为胫后动脉 2 个终支中较大的 1 支，在足底向外斜行至第 5 跖骨底处，再转向内侧至第 1 跖骨间隙，与足背动脉的足底深动脉吻合，构成足底深弓（图 4-33）。

（4）胫前动脉（anterior tibial artery）：胫前动脉由腘动脉分出后，立即穿小腿骨间膜至小腿前面，沿骨间膜前面下降，至踝关节的前方，移行为足背动脉（图 4-34）。胫前动脉的上端发出胫前、后返动脉，参与构成膝关节网。胫前动脉的下端发出内、外踝支，参与构成内、外踝网，沿途发出肌支，分布于小腿前群肌。

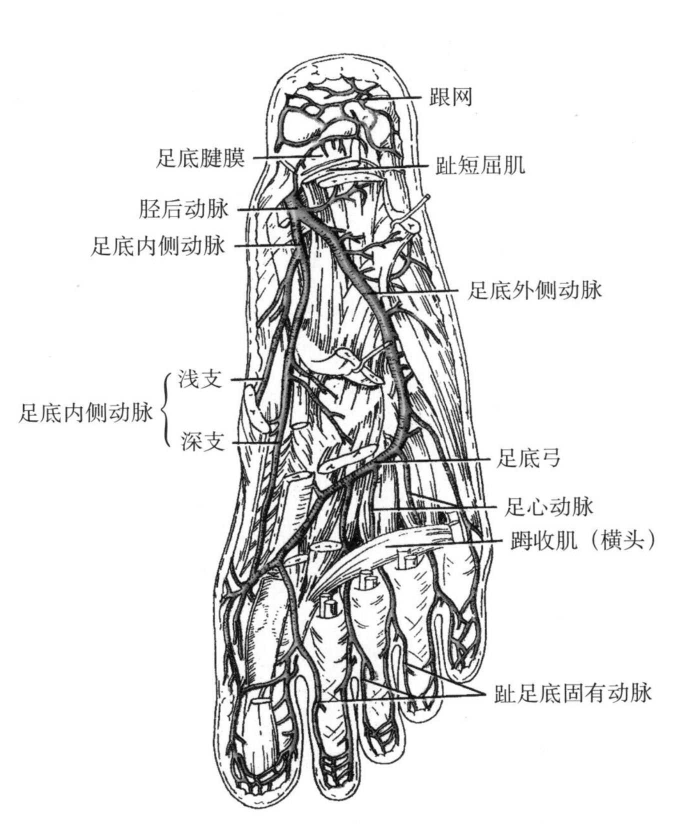

图 4-33　足底的动脉

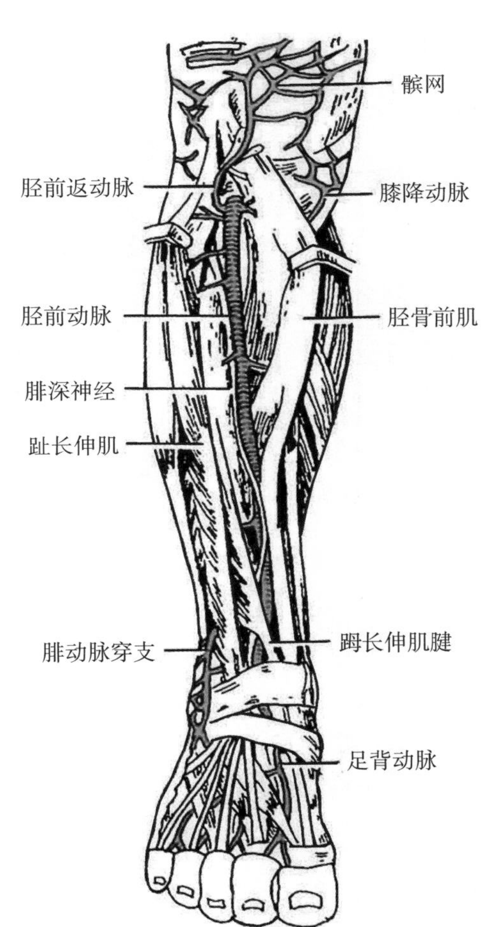

图 4-34　小腿的动脉（右侧，前面）

（5）足背动脉（dorsalis pedis artery）：是胫前动脉的直接延续，位于足背内侧，位置浅表，在长伸肌腱的外侧，可触摸到其搏动。足背动脉的足底深动脉，穿第 1 跖骨间隙至足底，与足底外侧动脉吻合成足底深弓（图 4-34）。足背动脉的弓状动脉发出 3 条跖背动脉，向前行又各分为 2 支细小的趾背动脉，分布于 2 ～ 5 趾的相对缘。

（6）足底深弓（deep plantar arch）：足底外侧动脉与足背动脉的足底深动脉吻合而成。由弓的凸侧发出 4 条趾足底总动脉，向前至跖趾关节附近，又各分为 2 支趾足底固有动脉，分布于第 1 ～ 5 趾的相对缘。

Note

框 4-2 全身动脉分布总表

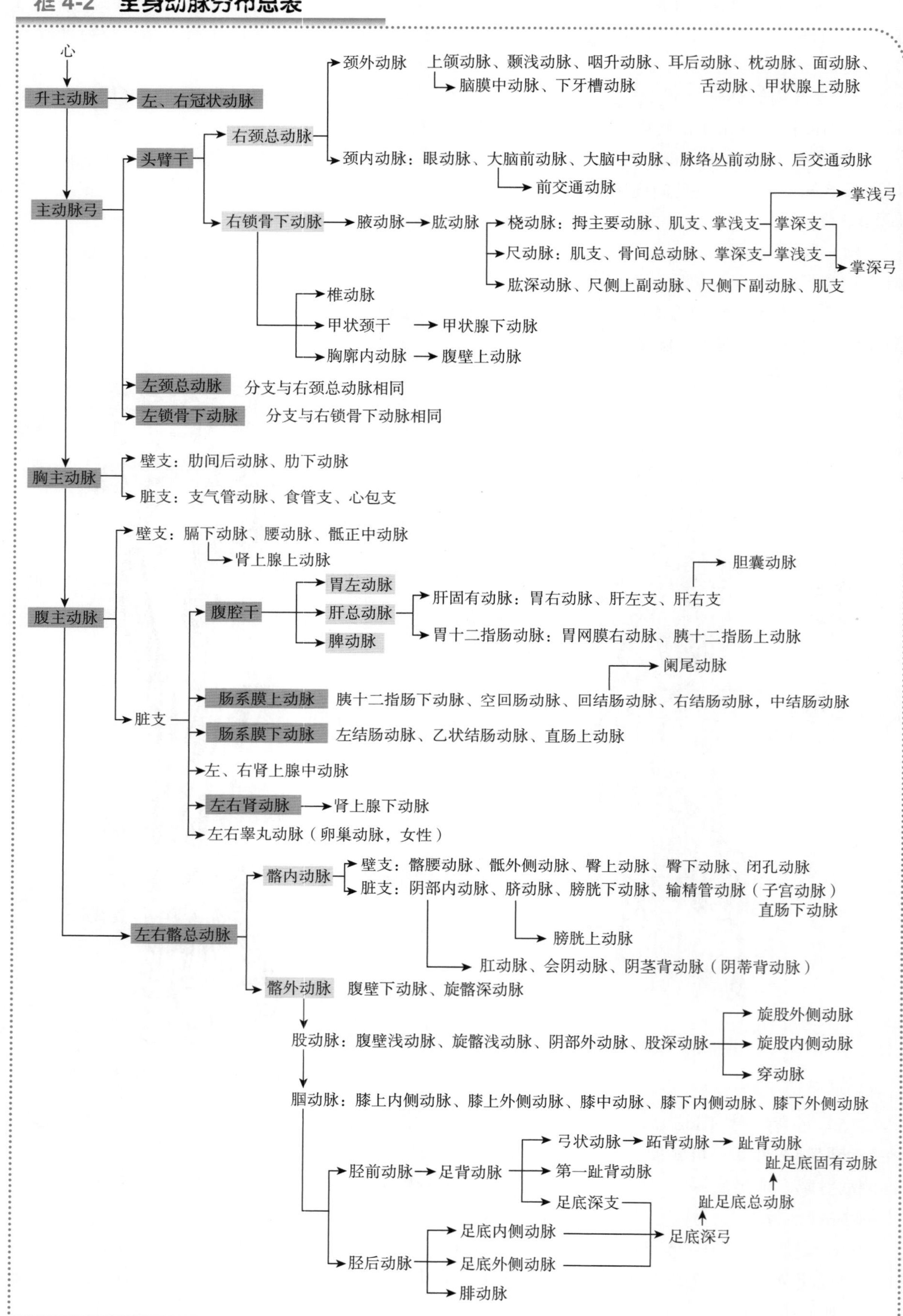

Note

框 4-3 全身主要动脉的压迫止血点和摸脉点

动脉是运送血液离心到全身器官的管道，其在行程过程中，常行于身体的屈侧、深部或者安全、隐蔽、不易受到损伤的部位，如由骨、肌和筋膜所形成的沟或者管内。但在某些部位，动脉行程位置表浅，在活体上可摸到其搏动，这些部位不仅可作为动脉摸脉点，在遇到意外受伤引起伤口流血时，还可作为指压动脉止血点，即将动脉压向深部的骨面上，阻断血液流通，从而达到临时止血的目的。

1．颈总动脉　颈总动脉上段走行于气管与胸锁乳突肌之间，位置表浅，可摸到其搏动。当头面部大出血时，在胸锁乳突肌前缘，平环状软骨弓高度，将伤侧颈总动脉压向后内方的第 6 颈椎横突上，进行急救止血。

2．面动脉　面动脉在下颌骨下缘咬肌止点前缘处位置表浅，为临床上面动脉的摸脉点和压迫止血点。当面部出血时，可在该处进行压迫止血。

3．颞浅动脉　在外耳门前上方，颧弓根部可摸到颞浅动脉搏动，当颞区、额外侧部及头顶部头皮出血时，可在此处进行压迫止血。

4．枕动脉　在耳后与枕骨隆凸之间可摸到枕动脉搏动，当头后部出血时，可在此处压迫止血。

5．锁骨下动脉　在锁骨中点上方的锁骨上窝处，可摸到锁骨下动脉的搏动。当上肢出血时，可在此处将动脉压在第 1 肋骨上面进行止血。

6．肱动脉　肱动脉全长位置表浅，在肘窝肱二头肌腱内侧可摸到肱动脉搏动，是临床上测量血压时的听诊部位。当前臂和手部出血时，可在臂中部肱二头肌内侧沟，将肱动脉压向肱骨进行止血。

7．桡动脉、尺动脉　在桡骨茎突的内上方可触摸到桡动脉搏动，是临床触摸脉搏的常用部位。在腕前两侧为桡动脉、尺动脉的压迫止血点。当手掌、手背出血时，分别在手腕的桡动脉和尺动脉处压迫止血。

8．指掌侧固有动脉、小指尺掌侧动脉　当手指出血时，可沿手指两侧压迫动脉止血。

9．股动脉　在腹股沟韧带中点稍下方，股动脉位置表浅，可摸到其搏动。当下肢出血时，可在此处将该动脉用力向后、向下压向耻骨上支进行压迫止血。

10．腘动脉　在腘窝处可摸到腘动脉搏动，当小腿出血时，可用力向前压迫腘动脉进行止血。

11．足背动脉　在踝关节前方，内、外踝前方连线的中点，长伸肌腱的外侧，可触摸到足背动脉搏动。当足背出血时，可在该处压迫足背动脉进行止血。

（孟　丹）

第三节　静脉的分布

案例 4-3

女，40 岁。“五一”放假自驾长途旅游，途径休息站时欲停车休息，遂解开安全带后下车活动，突然感到胸骨后不适，右胸及右肩部疼痛，呼吸困难，伴恶心、眩晕。被送往

案例 4-3 解析

附近医院就诊。患者家属向医生介绍，患者的下肢疼痛及静脉曲张已 2 年多，且长途驾驶时疼痛加重。另有服用避孕药已 10 年。体格检查：患者面色苍白、脉速、呼吸急促，出冷汗；听诊可闻及右肺湿啰音及胸膜摩擦音；检查右侧小腿内侧静脉曲张。胸部 CT 显示：右肺动脉远段可见类圆形充盈缺损。诊断：下肢静脉曲张血栓脱落致肺动脉栓塞。

试从解剖学角度分析：

（1）小腿内侧曲张静脉的名称，此静脉的起止和属支。

（2）下肢静脉脱落的血栓进入肺动脉的途径是什么？

静脉是导血回心的血管，起始于毛细血管，终止于心房。静脉虽与动脉有许多相似之处，但两者在结构及功能上仍有显著不同。

动脉离开心脏后，其分支愈分愈细，而静脉在向心汇集的过程中，不断接受属支，管径越合越粗。静脉起于毛细血管，其中血流缓慢，压力较低，故管壁较薄，弹性小，可扩张性大，在较大的容量改变情况下，仅产生很小的压力变化，这种压力 - 容量特性，可确保心内充盈压相对稳定。但静脉易受重力及血管外组织挤压等因素的影响。由于静脉管径较大，属支较多，故静脉系的血容量很大，在血液循环中可起血液贮存库的作用。

体循环的静脉可分为浅、深静脉两种。浅静脉（superficial vein）又称皮下静脉，位于皮下浅筋膜内，不与动脉伴行。由于其位置表浅，透过皮肤容易看到，临床上常用作注射、输液和采血的部位。深静脉（deep vein）位于深筋膜的深面或体腔内，除少数大静脉外，多与同名动脉伴行，其收集范围与其所伴行的动脉的分布区域大体一致，名称也基本相同（如股静脉与股动脉）。较大的动脉有一条伴行静脉，但在某些部位，伴行静脉的数目可多于动脉，即一条动脉有两条伴行静脉（如前臂、小腿及会阴的静脉）。有的静脉虽与动脉位于同一血管鞘内，但名称并不相同（如颈内静脉与颈总动脉）。有些深静脉不与动脉伴行，自成体系（如奇静脉系、椎静脉系和肝门静脉系）。

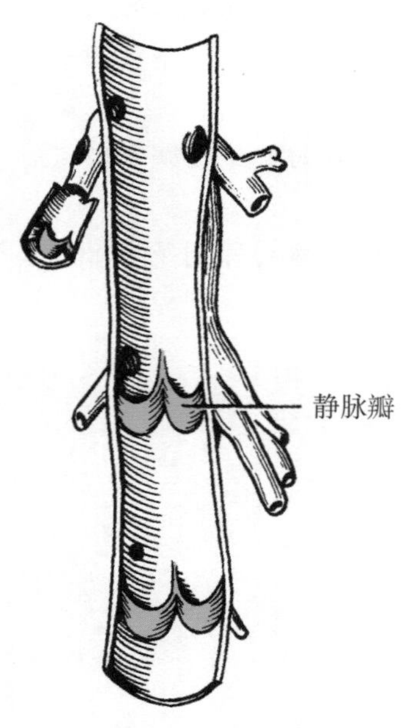

图 4-35 静脉瓣

静脉的吻合比较丰富，浅静脉一般都吻合成静脉网（venous rete）（如手背静脉网），深静脉在动脉或某些脏器周围或壁内吻合成静脉丛（venous plexus）（如食管静脉丛与直肠静脉丛）。在器官扩张或受压的情况下，由于静脉丛的存在，仍能保证血液畅通无阻，并维持血流量的动态平衡。浅、深静脉之间借吻合支互相吻合，当某些静脉血流受阻时，血液可通过吻合支扩张形成侧支循环，但也为感染、肿瘤提供了扩散的途径。人体各部位的浅静脉最后都汇入该部的深静脉主干。

静脉瓣（venous valve）（图 4-35）是防止血液逆流或改变血流方向的重要装置。静脉瓣由管壁内膜形成，薄而柔软，呈半月形，其凸缘附着于管壁，凹缘游离。瓣膜与管壁之间围成的窦腔朝向心脏。静脉瓣多成对排列，当血液向心流动时，瓣膜紧贴管壁，不阻碍血流前进；当血液发生逆流时，血液充满窦腔，瓣膜将管腔关闭，防止血液逆流。静脉瓣的分布有一定规律：小静脉内一般无静脉瓣，中等静脉的静脉瓣较多，大静脉干内很少有瓣膜。受重力的影响，四肢静脉瓣多，下肢静脉瓣多于上肢，当静脉瓣功能不全时，常引起静脉曲张。头颈部和胸部的静脉只有少数静脉瓣，当颅外感染时，由于缺乏静脉瓣，炎症可沿颅内外静脉交通蔓延到颅内，引起严重的颅内感染，如头皮或颜面部感染。腹部和盆部脏器的静脉一般无静脉瓣。

几种特殊结构的静脉：

1．硬脑膜窦（sinus of dura mater） 为颅内一种结构特殊的静脉系统，为硬脑膜两层之间形成的腔隙，窦壁内面衬以内皮，无肌层，无瓣膜。由于硬脑膜固着于骨，窦腔不易塌陷，经常处于扩张状态，借此保持血流畅通和避免脑组织受压。当硬脑膜窦损伤时，往往出血较多，易形成颅内血肿。

2．板障静脉（diploic vein）（图 4-36）为颅盖骨骨松质中的扁平静脉，壁薄，无肌层，无瓣膜，管腔较大，粗细不均。可辨认较规则的板障静脉有：额板障静脉（frontal diploic vein）、颞前板障静脉（anterior temporal diploic vein）、颞后板障静脉（posterior temporal diploic vein）和枕板障静脉（occipital diploic vein）。其中以枕骨内的板障静脉最大，并与颅外的枕静脉和颅内的横窦相通。

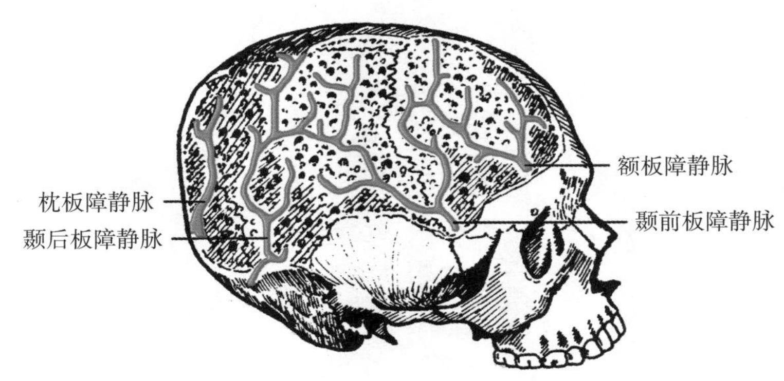

图 4-36　板障静脉

3．导静脉（emissary vein） 位于贯穿颅骨的孔或管内，是连接颅内静脉窦和颅外静脉之间的静脉。头皮静脉、板障静脉借导静脉与硬脑膜窦相互连接。由于颅内、外静脉相互沟通，对脑血流量起调节作用，当颅外感染时，导静脉却提供了向颅内蔓延的途径。

全身的静脉可分为肺循环的静脉和体循环的静脉。体循环的静脉包括上腔静脉系、下腔静脉系（含肝门静脉系）和心静脉系（见本章第二节相关内容）。

一、肺循环的静脉

肺静脉（pulmonary veins）左、右各两条，分别称为左上、左下肺静脉和右上、右下肺静脉。它们起自肺门，横行向内行于肺根内。左肺静脉行经胸主动脉的前方；右肺静脉较长，行经上腔静脉和右心房的后方。4 条肺静脉分别注入左心房后部。肺静脉内为气体交换后含氧丰富的动脉血，而体循环的静脉内输送的是静脉血。

二、体循环的静脉

（一）上腔静脉系

上腔静脉（superior vena cava）（图 4-37）为一条粗大的静脉干，长约 7.5 cm，由左、右头臂静脉在右侧第 1 胸肋软骨结合处的后方汇合而成，沿升主动脉右侧垂直下行，至右侧第 3 胸肋关

Note

节处穿纤维心包注入右心房。在注入右心房前，奇静脉（azygos vein）自后方弓形向前跨过右肺根注入上腔静脉。上腔静脉收集头颈部、上肢、胸壁和部分胸腔脏器的静脉血。

头臂静脉（brachiocephalic vein），左右各一，分别由同侧颈内静脉和锁骨下静脉在胸锁关节的后方汇合而成。汇合处的夹角称为静脉角（venous angle）（图 4-37），是淋巴导管注入静脉的部位。左头臂静脉较长，横过主动脉弓的上缘，斜向右下；右头臂静脉较短，在头臂干的右前方，几乎垂直下降。头臂静脉除收集颈内静脉及锁骨下静脉的血液外，还收集椎静脉、胸廓内静脉和甲状腺下静脉等的血液。

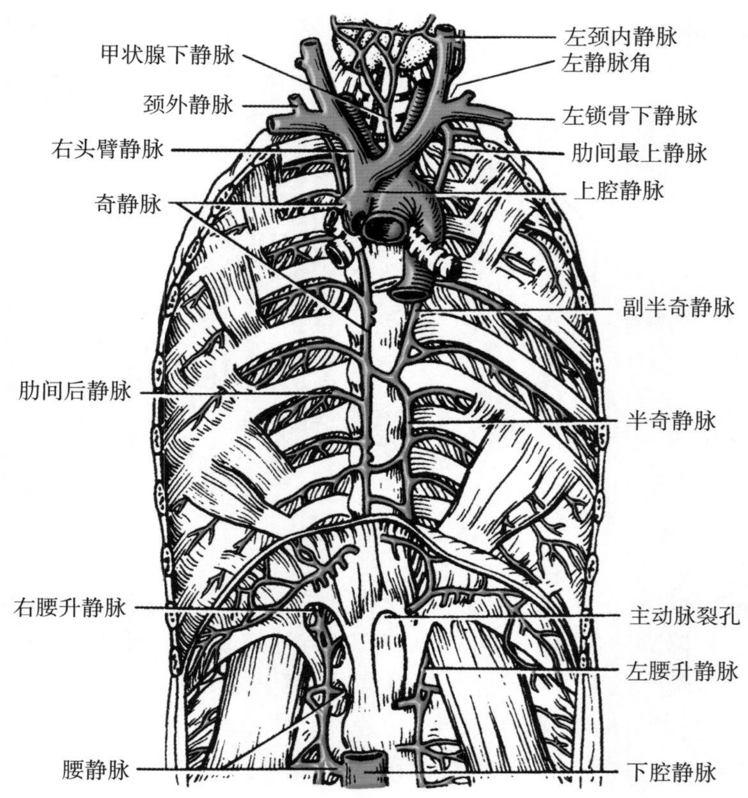

图 4-37 上腔静脉及其属支

1. 头部的静脉 浅静脉主要有面静脉、下颌后静脉和颈外静脉，深静脉主要有颈内静脉和锁骨下静脉。

（1）面静脉（facial vein）：在眼内眦处起自内眦静脉（angular vein），斜向外下行于面动脉的后方，在下颌角下方与下颌后静脉前支汇合而成面总静脉，越过颈外动脉的前面至舌骨大角高度注入颈内静脉（图 4-38）。面静脉收集面前部软组织的静脉血。面静脉通过内眦静脉，眼上、下静脉与颅内海绵窦相交通。在平口角高度，咬肌前方，借面深静脉经翼静脉丛及导静脉与海绵窦相交通。在口角平面以上的面静脉缺少静脉瓣。因此，上唇、鼻部发生急性炎症时，若处理不当（如挤压等），炎症可沿上述途径向颅内蔓延，造成颅内感染。故临床上将两侧口角至鼻根间的三角区称为“危险三角”。

（2）下颌后静脉（retromandibular vein）（图 4-38）：由颞浅静脉和上颌静脉在下颌颈的深面汇合而成。下行至腮腺下端分为前、后两支，前支向前下方与面静脉汇合；后支与耳后静脉及枕静脉汇合成颈外静脉。颞浅静脉和上颌静脉均收集同名动脉分布区的静脉血。上颌静脉起自翼静脉丛。

Note

（3）颈外静脉（external jugular vein）（图 4-38）：为颈部最大的浅静脉，在耳下方由下颌后静脉的后支、耳后静脉和枕静脉汇合而成，沿胸锁乳突肌浅面斜行向下，在锁骨中点上方约 2 cm 处，穿深筋膜注入锁骨下静脉。当颈外静脉穿经深筋膜时，管壁与筋膜彼此附着，管腔张开，当静脉破损时，易发生空气栓塞。颈外静脉位置表浅而恒定，活体皮下可见到，临床常在此行静脉穿刺。颈外静脉的属支有颈前静脉、肩胛上静脉和颈横静脉等。颈前静脉通常有两条，在胸骨柄上方互相连接成颈静脉弓，并接受甲状腺下静脉的属支。

（4）颈内静脉（internal jugular vein）（图 4-38）：为头颈部静脉回流的主干，上端在颈静脉孔处与颅内的乙状窦相续，初沿颈内动脉，继而沿颈总动脉外侧下行，与颈内动脉和颈总动脉同行在颈动脉鞘内，在胸锁关节的后方与锁骨下静脉汇合成头臂静脉。颈内静脉起始部膨大，在颈内静脉下端也稍膨大，腔内有瓣膜。由于管壁附着于颈动脉鞘，使管腔经常处于开放状态，有利于头颈部的血液回流。但当颈内静脉损伤时，由于管腔不能闭锁，加之胸腔负压的抽吸作用，易导致空气进入静脉，发生空气栓塞。

颈内静脉的属支较多，按其所在的位置可分为颅内支和颅外支。颅内属支包括来自脑膜、脑、颅骨、视器和位听器等处的静脉，最终经乙状窦注入颈内静脉；颅外支包括面静脉、下颌后静脉、舌静脉和甲状腺上、中静脉等。

（5）锁骨下静脉（subclavian vein）：在第 1 肋骨外缘处起始于腋静脉，弓行向内，经锁骨下动脉及前斜角肌的前面，在胸锁关节的后方与颈内静脉汇合成头臂静脉。锁骨下静脉管壁与第 1 肋骨骨膜、锁骨下肌和前斜角肌表面的筋膜紧密相连，位置固定，管腔较大，有利于静脉穿刺、输液和心血管造影术等。锁骨下静脉除收集腋静脉的血液外，还有颈外静脉注入。与锁骨下动脉分支伴行的静脉多注入头臂静脉及颈外静脉。

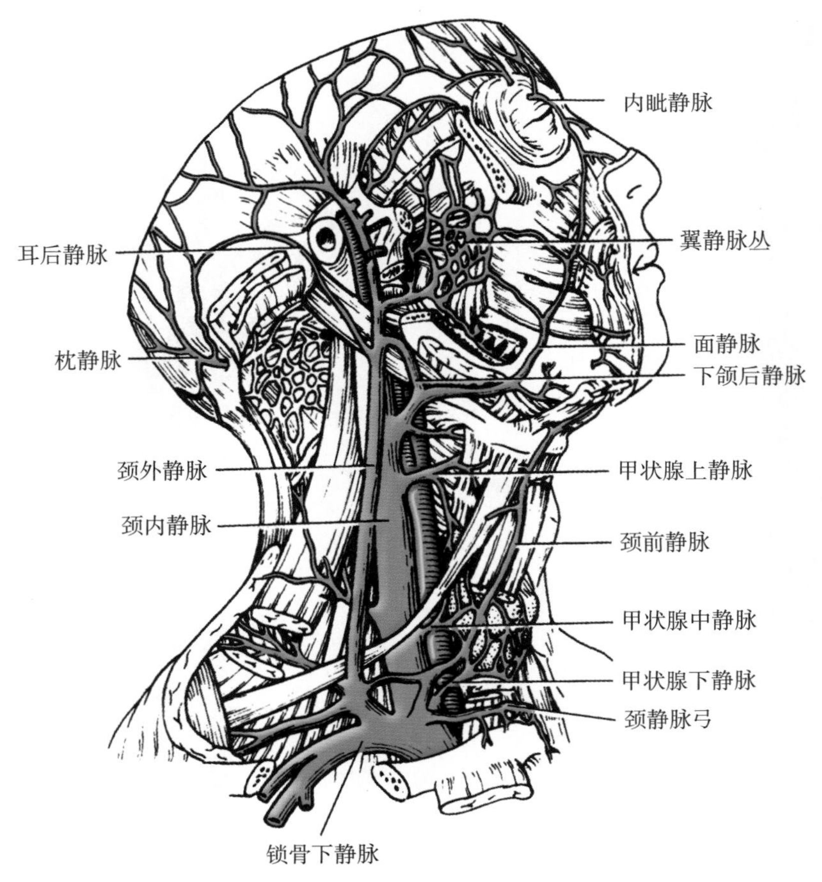

图 4-38 头颈部的静脉

Note

2．上肢的静脉 上肢静脉富有瓣膜，分浅静脉和深静脉，最终都汇入腋静脉。

（1）上肢浅静脉（图 4-39）：手指的静脉较丰富，在各手指背面形成两条相互吻合的指背静脉，上行至指根附近分别合成 3 条掌背静脉。它们在手背中部互相连成不恒定的手背静脉网。

1）头静脉（cephalic vein）：起自手背静脉网的桡侧（图 4-39，图 4-40），沿前臂桡侧上行，至肘窝处，再沿肱二头肌外侧沟上行，至三角肌胸大肌间沟，穿深筋膜注入腋静脉或锁骨下静脉。头静脉收集手和前臂桡侧浅层结构的静脉血。当肱静脉高位受阻时，头静脉是上肢血液回流的主要途径。在临床上头静脉是心导管插入的选择部位之一。

2）贵要静脉（basilic vein）：起自手背静脉网的尺侧（图 4-39，图 4-40），沿前臂尺侧上行，至肘窝处接受肘正中静脉，继续沿肱二头肌内侧沟上行，至臂部中点稍下方，穿深筋膜注入肱静脉（brachial veins）或上行注入腋静脉。贵要静脉收集手和前臂尺侧浅层结构的静脉血。由于贵要静脉较粗，其入口处与肱静脉的方向一致，位置表浅恒定，临床上常经贵要静脉进行插管。

3）肘正中静脉（median cubital vein）：变异较多，通常在肘窝处连接头静脉和贵要静脉（图 4-39）。

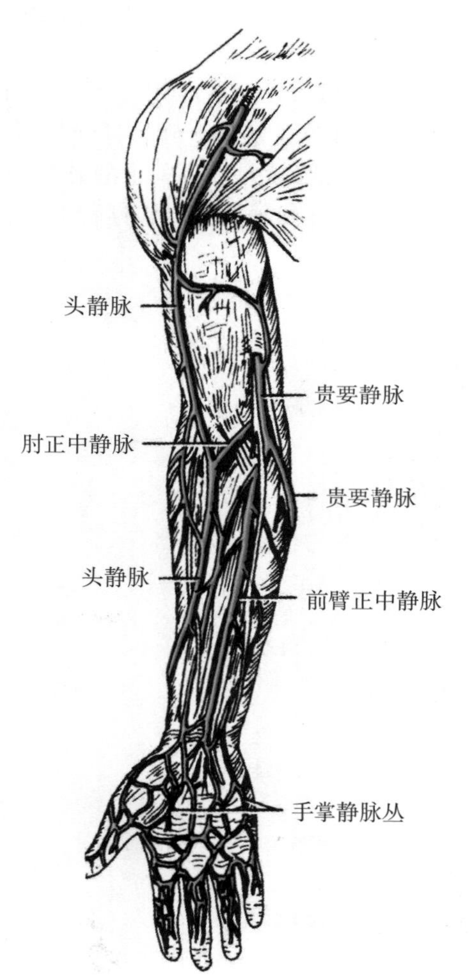

图 4-39 上肢浅静脉

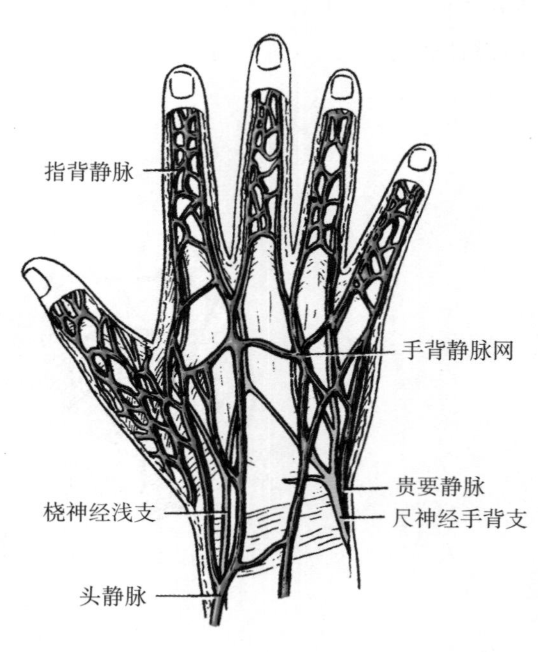

图 4-40 手背静脉网

（2）上肢深静脉：从手掌至腋腔都与同名动脉伴行。肱动脉和桡、尺动脉均有两条伴行静脉，它们之间有许多吻合支，同时与浅静脉亦有吻合。两条肱静脉在胸大肌下缘处合成一条腋静脉。腋静脉（axillary vein）位于腋动脉的前内侧，在第 1 肋骨外缘处续于锁骨下静脉。腋静脉收集上肢及部分胸腹壁的静脉血。腋静脉的属支除浅静脉外，均为同名动脉的伴行静脉。

Note

框 4-4 科学献血不会引起休克

科学献血不会引起失血性休克，一个健康成年人一次献血 200 ～ 400 ml，只占全身总血量的 5% ～ 10%，献血后身体通过自我调节，能使血流量很快恢复正常，同时还会促进身体的造血功能。机体在正常情况下，80% 的血液在心脏和血管中循环流动，维持人体正常生理功能。其余 20% 的血液储存在肝、脾等脏器内。献血后，体内储存的血液会立即进入体内循环，不会减少体内循环血容量。由于献血所丢失的水分和无机物，可在 1 ～ 2 h 内恢复正常水平；血浆蛋白在 1 ～ 2 天内就能得到补充；血小板一般在 2 ～ 3 天恢复献血前水平，红细胞及血红蛋白则需要 7 ～ 10 天恢复至献血前水平。因此，一个健康个体，在法定的采供血机构，按照国家相关的法规进行献血，不会引起休克。

献血是无私奉献、救死扶伤的崇高行为，也是一个社会公益意识和互助观念的文明体现，作为医学生，应该具有社会责任感和职业使命感，主动参与到无偿献血活动中，并利用专业知识，对广大人民群众进行健康宣教，提升人民对无偿献血的认知度，增强广大群众自救互救能力，为贯彻“健康中国 2030”规划纲要，助力健康中国出一份力。

3．胸部的静脉　胸部的静脉包括胸后壁静脉和胸前壁静脉。胸后壁静脉有奇静脉、半奇静脉、副半奇静脉和椎静脉丛等。

（1）奇静脉（azygos vein）（图 4-37）：在右膈脚处起自右腰升静脉，经膈进入胸腔，在食管后方沿脊柱右前方上行，至第 4 胸椎高度，向前勾绕右肺根上方，形成奇静脉弓，于第 2 肋软骨平面注入上腔静脉。奇静脉主要收集右肋间后静脉、食管静脉、右支气管静脉及半奇静脉的血液。奇静脉上连上腔静脉，下借右腰升静脉连于下腔静脉，故奇静脉是沟通上、下腔静脉系的重要通道之一。

（2）半奇静脉（hemiazygos vein）：起自左腰升静脉，穿左膈脚处入胸腔，沿脊柱左侧上行，至第 9 胸椎高度，向右横过脊柱前面，注入奇静脉。半奇静脉主要收集左侧下部肋间后静脉、食管静脉和副半奇静脉的血液。

（3）副半奇静脉（accessory hemiazygos vein）：沿脊柱左侧下行，注入半奇静脉或向右横过脊柱直接注入奇静脉。副半奇静脉收集左侧中、上部肋间后静脉及左支气管静脉的血液。

（4）椎静脉丛（vertebral venous plexus）（图 4-41）：沿脊柱分布于椎管内、外，为复杂的静脉丛，按其所在部位，分为椎内静脉丛和椎外静脉丛。

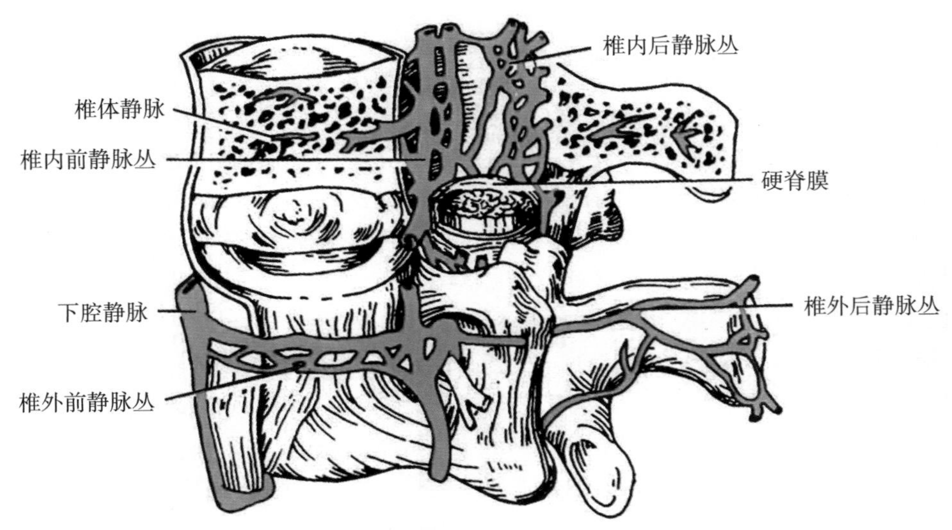

图 4-41　椎内静脉丛和椎外静脉丛

1）椎内静脉丛（internal vertebral venous plexus）：位于椎管内骨膜和硬脊膜之间的硬膜外隙内，收集椎骨和脊髓回流的血液。其中位于椎体和椎间盘后面的静脉丛，称为椎内前静脉丛；位于椎弓和黄韧带前方的静脉丛，称为椎内后静脉丛。

2）椎外静脉丛（external vertebral venous plexus）：位于脊柱的前方和后方，收集椎体和脊柱附近肌肉回流的血液。该静脉丛分布于椎体的前方和椎板的后方，故分别称为椎外前静脉丛和椎外后静脉丛。

椎内、外静脉丛互相吻合，最后分别与邻近的椎静脉、肋间后静脉、腰静脉和骶外侧静脉等互相交通。椎静脉丛上部可经枕骨大孔与颅内硬脑膜窦相连通，下部可与盆腔静脉丛相交通，同时与颈、胸、腹及盆腔静脉的属支之间有丰富而广泛的吻合。因此，椎静脉丛是沟通上、下腔静脉系及颅腔内、外静脉的主要途径之一。椎静脉丛既有广泛联系，又无瓣膜，故易成为感染、肿瘤或寄生虫扩散的途径，也是胸、腹及盆腔感染向颅内传播的重要路径。

（5）胸腹壁静脉：胸腹壁静脉（thoracoepigastric vein）位于躯干侧壁的浅筋膜内，上行经胸外侧静脉注入腋静脉，向下与腹壁浅静脉吻合，构成上、下腔静脉系之间的交通途径（图 4-42）。

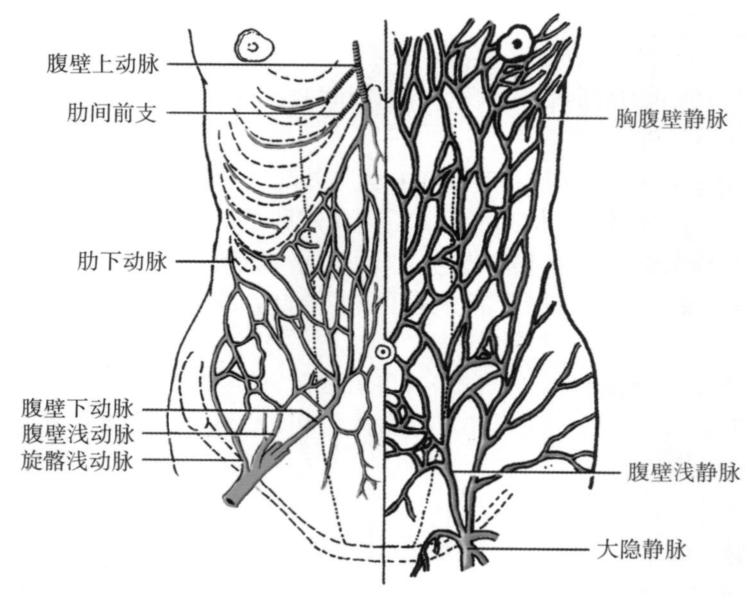

图 4-42 胸腹前壁的静脉和动脉

（二）下腔静脉系

下腔静脉系由下腔静脉及其属支组成。下腔静脉收集下肢、盆部和腹部的静脉血。

1．下肢的静脉 下肢的静脉分为浅静脉和深静脉两种。浅、深静脉间借许多交通支相连。由于受地心引力的影响，下肢血液回流比较困难，所以下肢静脉内的静脉瓣较上肢多。

（1）下肢浅静脉：下肢浅静脉起自趾背静脉，在跖骨远端皮下形成足背静脉弓，弓的两端沿足的两缘上行，内侧续大隐静脉，外侧续小隐静脉（图 4-43）。

1）大隐静脉（great saphenous vein）：为全身最长的皮下静脉。起自足背静脉弓的内侧端，经内踝前方，沿小腿内侧伴随隐神经上行，过膝关节内侧，绕股骨内侧髁后方，再沿大腿内侧上行，并逐渐转至前面，在耻骨结节下外方约 3 cm 处，穿隐静脉裂孔注入股静脉。

大隐静脉上行至隐静脉裂孔附近有 5 条属支（图 4-43）：股内侧浅静脉（superficial medial femoral vein）、股外侧浅静脉（superficial lateral femoral vein）、旋髂浅静脉（superficial iliac

Note

circumflex vein)、腹壁浅静脉（superficial epigastric vein）和阴部外静脉（external pudendal veins）。当下肢静脉曲张，需做大隐静脉高位结扎切除术时，应将其属支全部结扎，以防复发。大隐静脉在内踝前方位置表浅而恒定，是静脉输液或切开的常用部位。

2）小隐静脉（small saphenous vein）：起自足背静脉弓的外侧端，经外踝后方，沿小腿后面中线上行至腘窝，穿深筋膜注入腘静脉（图 4-43）。大、小隐静脉之间有交通支相互连接，并借穿静脉与深静脉相通。穿静脉内也有瓣膜，开向深静脉。小腿部的穿静脉和瓣膜数目比大腿多。当瓣膜功能不全时，小腿部易发生静脉曲张。

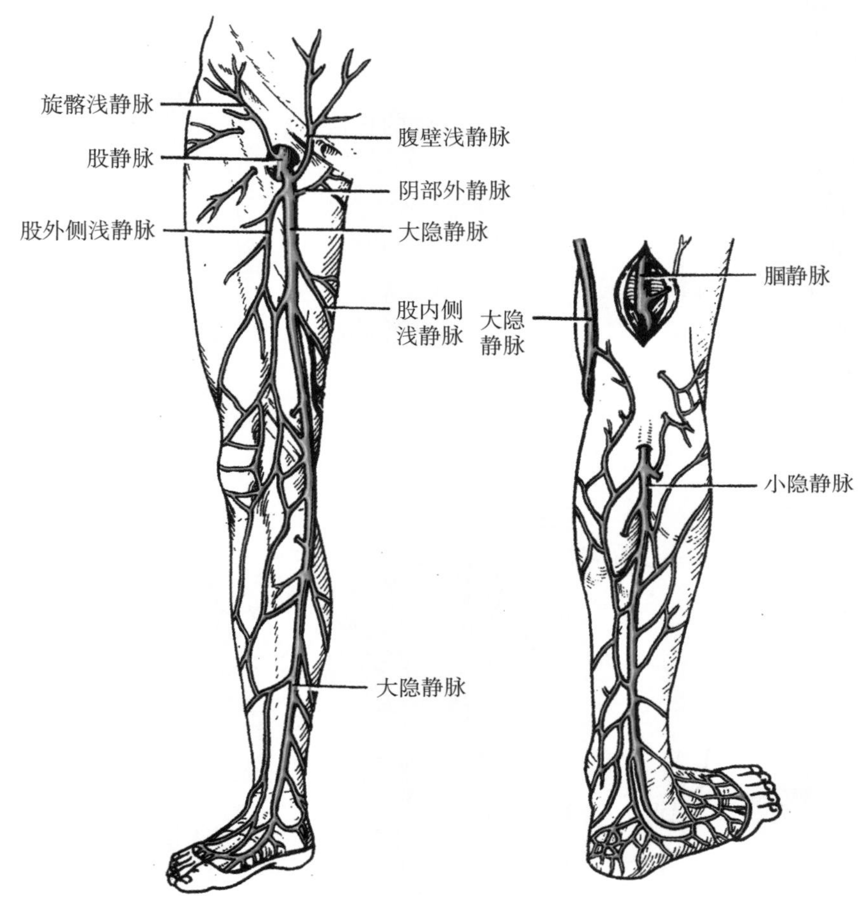

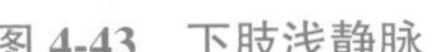

图 4-43 下肢浅静脉

小测试4－3：女性，74岁，左下肢肿痛1天入院。检查后诊断为髂静脉压迫综合征。该病发病的解剖因素是什么?

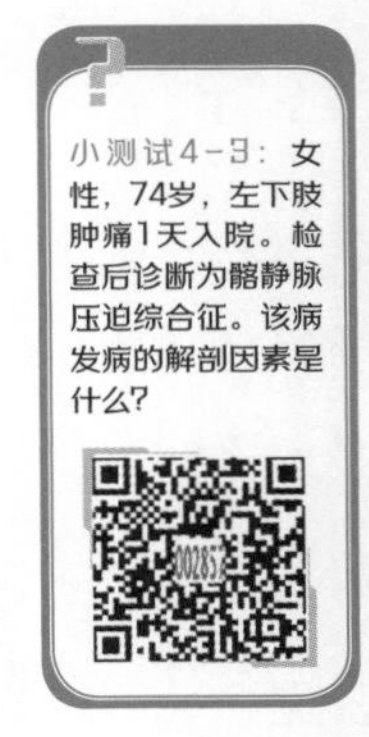

（2）下肢深静脉：从足到小腿的深静脉均与同名动脉伴行，每条动脉有两条伴行静脉。胫前静脉与胫后静脉在腘肌下缘合成一条腘静脉，腘静脉位于同名动脉的后方，穿收肌腱裂孔移行为股静脉。

股静脉（femoral vein）与股动脉伴行。在收肌管内股静脉位于股动脉的后外侧，在股三角处股静脉转至股动脉的内侧，上行至腹股沟韧带深面移行为髂外静脉。股静脉收集下肢、腹前壁下部和外阴部的静脉血。

2．盆部的静脉 盆部静脉主干包括髂内静脉和髂外静脉，二者在骶髂关节的前方汇成髂总静脉（common iliac vein）（图 4-44），左、右髂总静脉各向内上方斜行。左髂总静脉经右髂总动脉的后方，在第 5 腰椎体处与右髂总静脉汇合成下腔静脉。髂总静脉收集同名动脉分布区的血液。

（1）髂内静脉（internal iliac vein）：在坐骨大孔的稍上方，由盆部的静脉汇合而成。它伴随

Note

同名动脉的后内侧，在骶髂关节的前方，与髂外静脉汇合成髂总静脉。髂内静脉干短粗，无瓣膜。髂内静脉的属支可分为壁支和脏支。

1）壁支：包括臀上静脉、臀下静脉、闭孔静脉和骶外侧静脉。它收集同名动脉分布区的静脉血。

2）脏支：包括膀胱静脉、前列腺静脉（男）、子宫静脉（女）、阴道静脉（女）、直肠下静脉、阴部内静脉等，它们均起自盆腔静脉丛。盆腔静脉丛位于盆腔脏器周围，主要有膀胱静脉丛、前列腺静脉丛、子宫和阴道静脉丛及直肠静脉丛等。各静脉丛之间相互吻合。

直肠静脉丛围绕直肠的后方及两侧，在直肠下部更为发达。位于直肠黏膜下层内的称为直肠内静脉丛；在肌层外面的称为直肠外静脉丛。直肠内、外两丛彼此通连。由直肠静脉丛经直肠上静脉，注入肠系膜下静脉；经直肠下静脉，注入髂内静脉；肛静脉经阴部内静脉（internal pudendal vein）注入髂内静脉。

（2）髂外静脉（external iliac vein）：为股静脉的直接延续，与同名动脉伴行。收集下肢和腹前壁下部的静脉血。

3．腹部的静脉 腹部静脉的主干是下腔静脉，直接注入下腔静脉的属支有壁支和脏支两种。不成对的脏支先汇合成肝门静脉，该静脉进入肝后，经肝静脉回流至下腔静脉。下腔静脉（inferior vena cava）（图 4-44）是人体最粗大的静脉干，由左、右髂总静脉在第 5 腰椎体的右侧汇合而成。沿脊柱前方、腹主动脉右侧上行，经肝的腔静脉沟，穿膈的腔静脉孔入胸腔后，立即穿纤维性心包注入右心房。

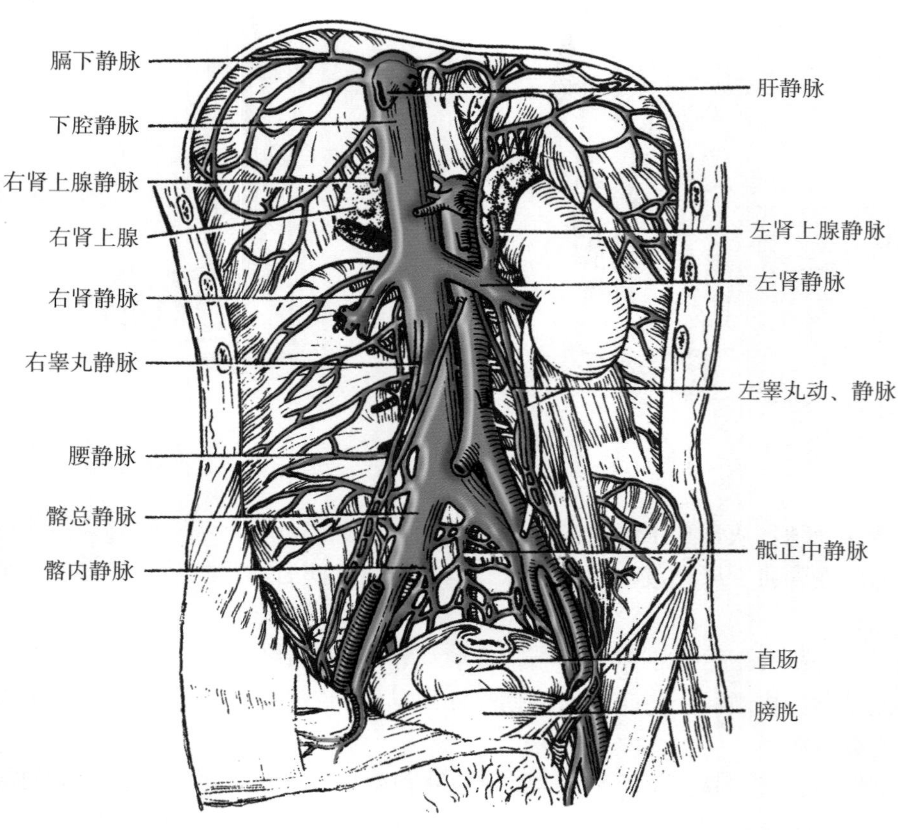

图 4-44　下腔静脉及其属支

Note

（1）壁支：有膈下静脉（inferior phrenic veins）、腰静脉（lumbar veins）和骶正中静脉（median sacral vein），均与同名动脉伴行。

腰静脉有 4 ~ 5 对，注入下腔静脉。各腰静脉之间有纵支串联，称为腰升静脉（ascending lumbar vein）。左、右腰升静脉向上分别移行为半奇静脉和奇静脉，向下分别注入左、右髂总静脉。骶正中静脉与骶外侧静脉共同组成骶静脉丛。

（2）脏支：有右睾丸静脉（女性为右卵巢静脉）、肾静脉、右肾上腺静脉和肝静脉。

1）睾丸静脉（testicular vein）：起自睾丸和附睾，缠绕睾丸动脉，形成蔓状静脉丛（pampiniform plexus）。此丛上行经腹股沟管至深环附近形成 2 条睾丸静脉。它们伴随同名动脉，在腰大肌前方与输尿管成锐角交叉。左睾丸静脉以直角注入左肾静脉，右睾丸静脉以锐角注入下腔静脉（图 4-44）。睾丸静脉行程长，加之左侧睾丸静脉以直角汇入左肾静脉，血流较右侧缓慢。故睾丸静脉曲张以左侧者多见。在女性，卵巢静脉（ovarian vein）起自卵巢，在子宫阔韧带内形成蔓状静脉丛，经卵巢悬韧带上行，逐渐合并成一条卵巢静脉，伴随卵巢动脉上行，其回流途径与男性相同。

2）肾静脉（renal vein）：左、右各一，粗大，在肾门处由 3 ~ 5 支静脉集合而成，位于肾动脉前方。左肾静脉较长，在肠系膜上动脉下方，横过腹主动脉前方，在此处常受两动脉的夹挤而影响回流速度；右肾静脉较短，经十二指肠降部的后方。两侧肾静脉横行向内，注入下腔静脉。左、右肾静脉均接受肾及输尿管的静脉血。此外，左肾静脉还收集左睾丸静脉（左卵巢静脉）及左肾上腺静脉。

3）肾上腺静脉（suprarenal vein）：左、右各一，左肾上腺静脉注入左肾静脉，右肾上腺静脉注入下腔静脉。

4）肝静脉（hepatic vein）：起自肝血窦，其较大的属支行于肝段之间，收集相邻肝段的血液，最后合成肝左静脉、肝中静脉和肝右静脉，由腔静脉沟上部穿出肝实质注入下腔静脉。

4．肝门静脉系（system of hepatic portal vein） 肝门静脉系由肝门静脉及其属支组成，收集腹腔不成对脏器（肝除外）的静脉血。

（1）肝门静脉的合成：肝门静脉（hepatic portal vein）是肝门静脉系的主干，长 6 ~ 8 cm，通常由肠系膜上静脉和脾静脉在胰颈的后方汇合而成（图 4-45），斜向右上，进入肝十二指肠韧带内，在肝固有动脉和胆总管的后方继续上行，至肝门分为左、右两支入肝，在肝内不断分支，终于肝血窦（hepatic sinusoid），即肝窦。肝窦的血液经肝静脉注入下腔静脉。

（2）肝门静脉的特点：①肝门静脉起、止端均为毛细血管。即起于腹部消化管（直肠下部除外）、脾、胰和胆囊的毛细血管，止于肝窦。因此肝门静脉内的血液通过两套血管的物质交换才回流入下腔静脉。②肝门静脉及其属支缺乏静脉瓣。

（3）肝门静脉的主要属支（图 4-45）

1）脾静脉（splenic vein）：在脾门处由数条静脉汇合而成。沿胰的后面、脾动脉的下方横行向右，多与肠系膜上静脉以直角汇合成肝门静脉。除收集同名动脉分布区的静脉血外，有的还收纳肠系膜下静脉的血液。脾静脉与左肾静脉接近，临床常据此施行脾肾静脉吻合术。

胃短静脉（gastricae breves vein）一般 4 ~ 5 支，收集胃底和胃大弯部的静脉血，经胃脾韧带两层之间进入脾的实质；有的胃短静脉注入脾静脉或较大属支。胃网膜左静脉（gastroepiploica sinistra vein）始于胃大弯处，与同名动脉伴行，沿胃大弯左行，收集胃和大网膜的属支，至脾静脉起点附近注入脾静脉或与脾静脉的一个属支相连。

2）肠系膜上静脉（superior mesenteric vein）：伴随同名动脉右侧上行，走行于小肠系膜内，收集十二指肠至结肠左曲之间肠管及部分胃和胰腺的静脉血。

胃网膜右静脉（gastroepiploica dextra vein）：与同名动脉伴行，沿胃大弯右行，收集胃的前后静脉和大网膜的静脉属支，注入肠系膜上静脉。

3）肠系膜下静脉（inferior mesenteric vein）：与同名动脉伴行，收集降结肠、乙状结肠和直

Note

肠上部的静脉血，在胰颈后方注入脾静脉或肠系膜上静脉，少数注入肠系膜上静脉和脾静脉的汇合处。

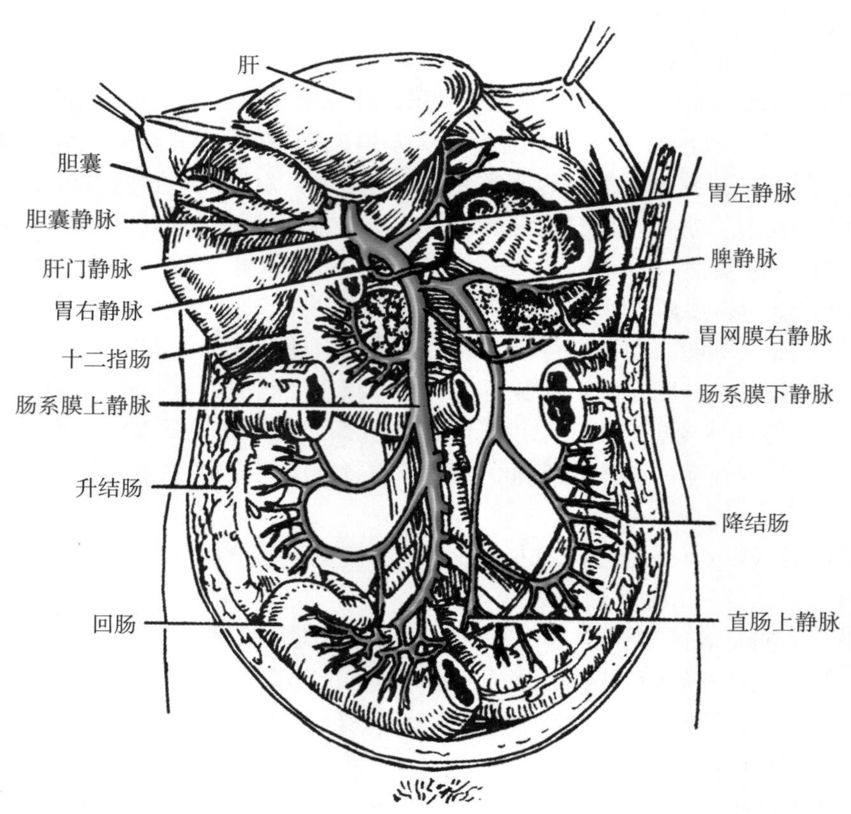

图 4-45 肝门静脉及其属支

4）胃左静脉（left gastric vein）：与同名动脉伴行，注入肝门静脉。胃左静脉在贲门处接受食管静脉丛的食管支。

5）胃右静脉（right gastric vein）：与同名动脉伴行，并与胃左静脉吻合，在幽门附近注入肝门静脉。胃右静脉注入肝门静脉前常接受幽门前静脉，此静脉在活体上比较明显，手术时可作为胃与十二指肠分界的标志。

6）胆囊静脉（cystic vein）：收集胆囊的血液，注入肝门静脉或其右支。

7）附脐静脉（paraumbilical vein）：起自脐周静脉网，沿肝圆韧带至肝，注入肝门静脉左支。

（4）肝门静脉系与上、下腔静脉系间的吻合（图 4-46）：肝门静脉系与上、下腔静脉系之间的吻合十分丰富，其主要吻合部位如下。

1）肝门静脉系的胃左静脉与上腔静脉系的奇静脉的食管静脉在食管下段相吻合，形成食管静脉丛（esophageal venous plexus）。

2）肝门静脉系的肠系膜下静脉的直肠上静脉（superior rectal vein）与下腔静脉系的直肠下静脉（inferior rectal vein）及肛静脉（anal vein）在直肠下段相吻合，形成直肠静脉丛（rectal venous plexus）。

3）肝门静脉系的附脐静脉与上腔静脉系的腹壁上静脉、胸腹壁静脉及下腔静脉系的腹壁下静脉、腹壁浅静脉在脐周围相吻合，形成脐周静脉网（periumbilical venous rete）。脐以上的静脉血分别通过腹壁上静脉、胸廓内静脉、头臂静脉与上腔静脉交通；通过胸腹壁静脉、腋静脉、锁骨下静脉、头臂静脉与上腔静脉交通。脐以下的静脉血分别通过腹壁下静脉、髂外静脉、髂总静脉与下腔静脉交通；通过腹壁浅静脉、大隐静脉、股静脉、髂外静脉、髂总静脉与下腔静脉交通。

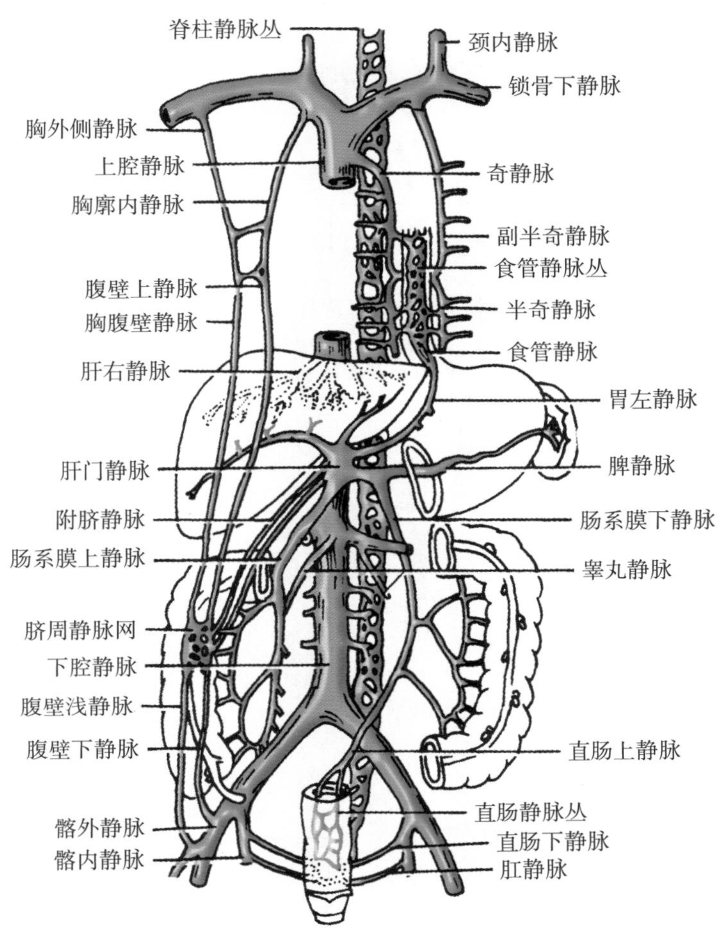

图 4-46 肝门静脉系与上、下腔静脉之间的吻合模式图

4）肝门静脉系的肠系膜静脉和脾静脉的小属支，与腔静脉系的腰静脉、低位肋间后静脉、膈下静脉、肾静脉和睾丸（卵巢）静脉等的小属支直接吻合，或通过椎静脉丛相吻合。

正常情况下，肝门静脉系与上、下腔静脉系之间的吻合支细小、血流量较少，均按正常方向分别回流入所属静脉系。当肝门静脉发生阻塞（如肝硬化或肝门静脉高压）时，血液不能畅流入肝，则通过上述交通途径形成侧支循环，直接经上、下腔静脉系回流入心。

当肝门静脉高压时，由于血流量的增加，吻合部位的小静脉变得粗大迂曲，形成静脉曲张。直肠静脉丛容易形成痔；脐周静脉网在脐周围呈放射状分布，临床上称为“海蛇头”；食管静脉丛呈串珠样改变。曲张的静脉一旦破裂，常引起大出血。食管静脉丛破裂发生呕血，直肠静脉丛破裂发生便血。脾静脉和胃肠道血流受阻，常引起脾大及胃肠道淤血，成为腹水产生的原因之一。

Note

框 4-5 肝门脉高压血液流向表

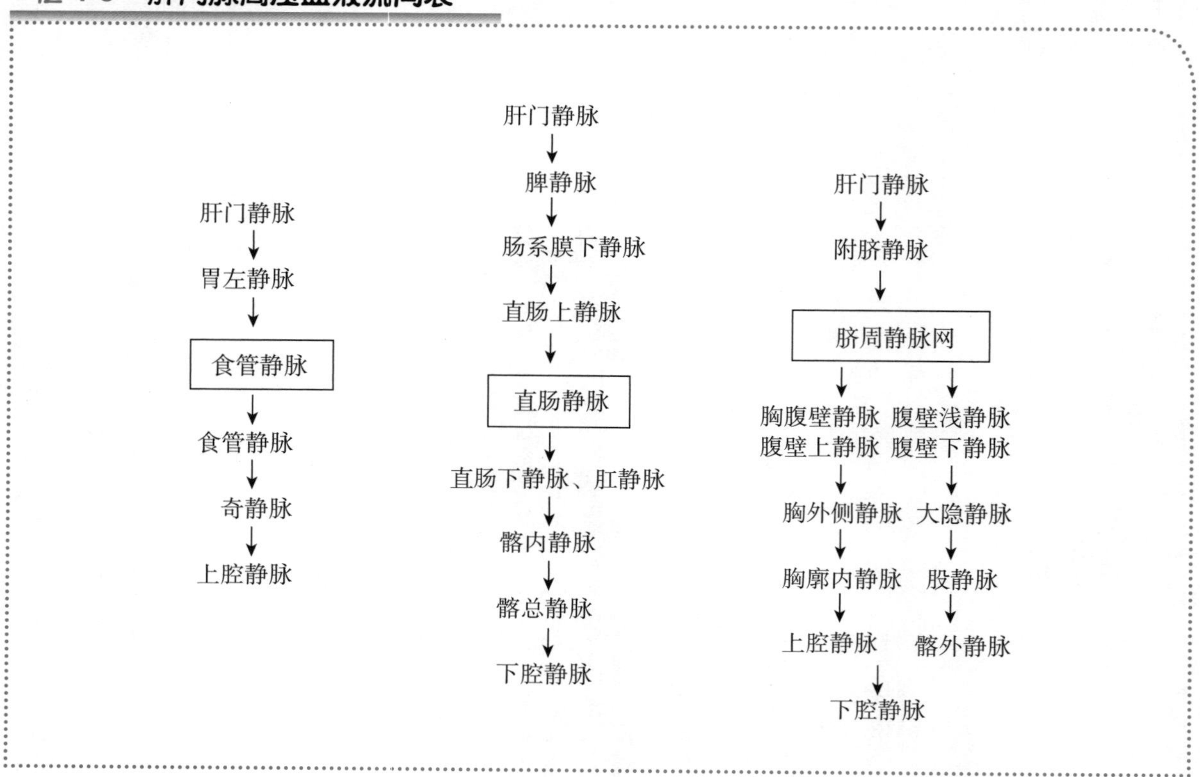

框 4-6 全身静脉回流简表

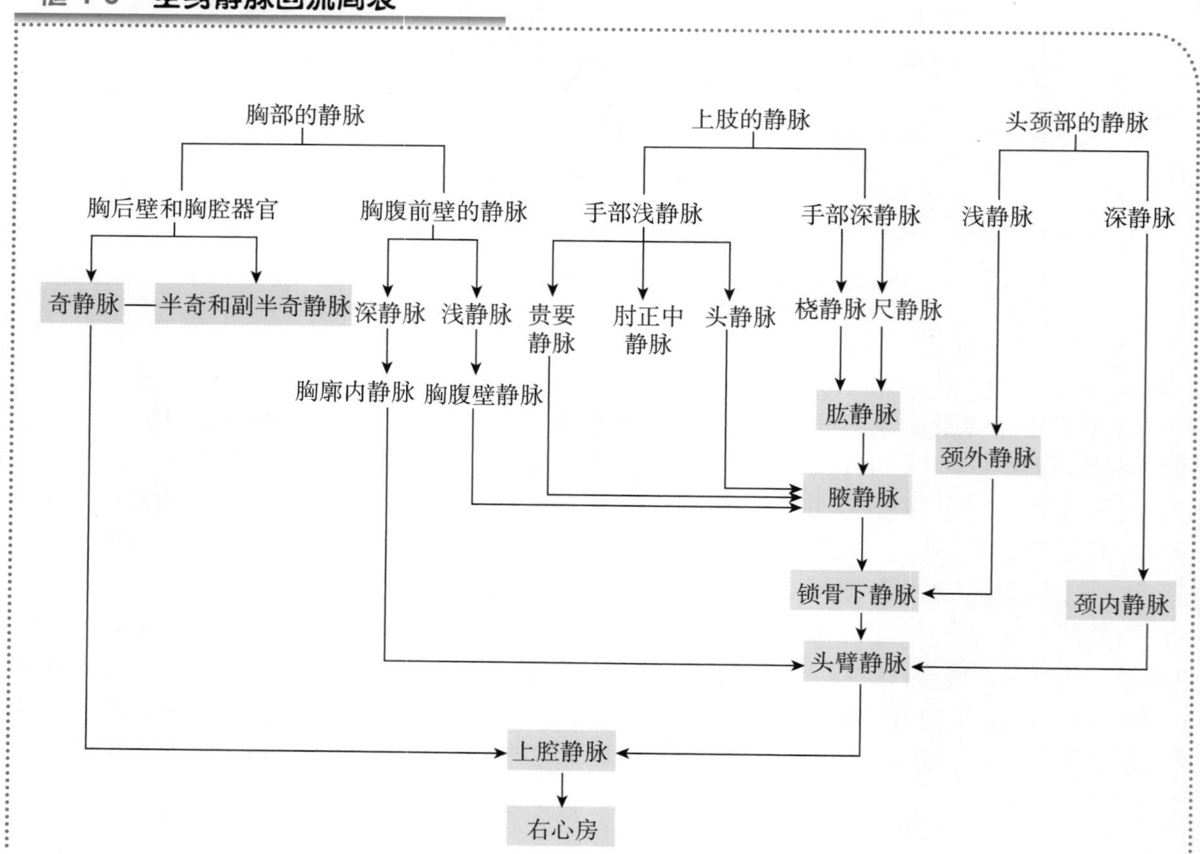

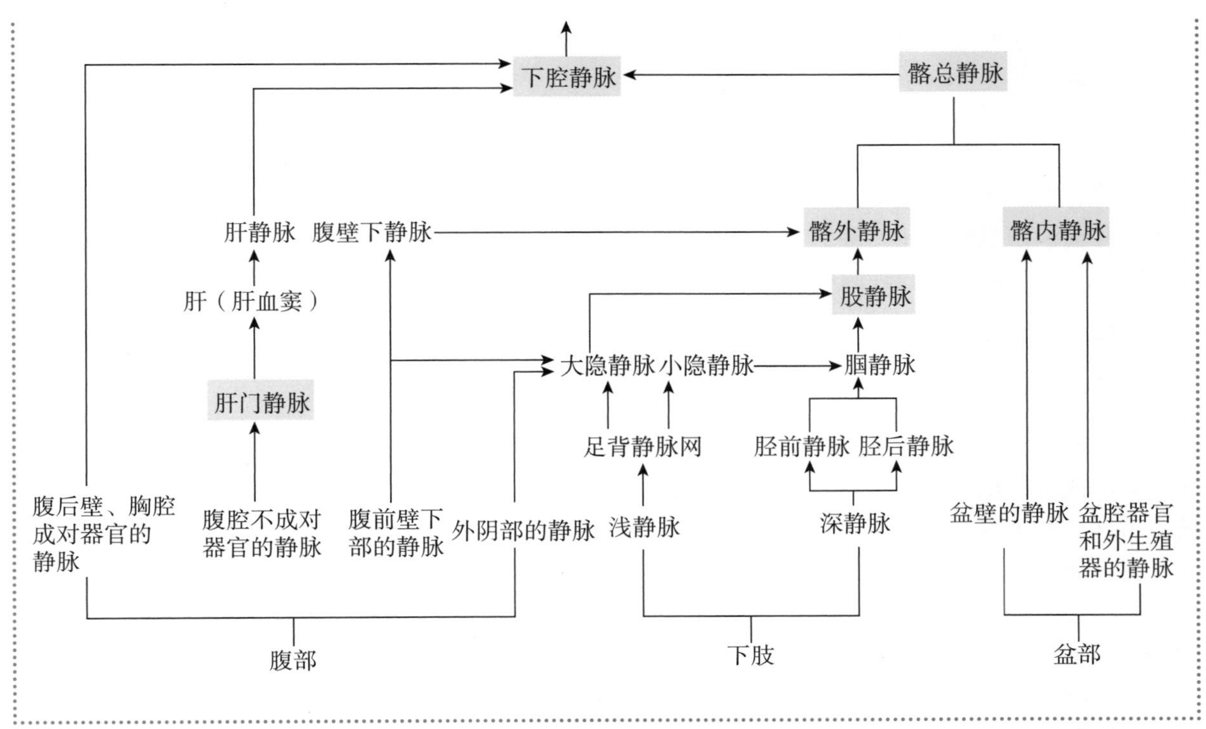

（孟 丹）

第四节 微循环及组织液的生成与回流

一、微循环

微循环（microcirculation）是指微动脉和微静脉之间的血液循环，是血液与组织之间直接进行物质交换的基础。机体通过微循环向组织运送养料，同时带走组织代谢产物，实现机体与外界的物质交换。在哺乳动物中，只有肺泡和胃肠上皮细胞才能直接与外界环境进行物质交换，其他组织、细胞则只能通过微循环来实现这一功能。

（一）微循环的组成

典型的微循环结构包括微动脉、后微动脉、毛细血管前括约肌、真毛细血管、通血毛细血管、动 - 静脉吻合支和微静脉等。微循环的结构在各器官组织中存在差异，如人指甲皮肤的微循环形态较简单，而骨骼肌与肠系膜中的微循环形态则较复杂。

微循环的起点是微动脉，其管壁有完整的平滑肌层，当管壁外层的平滑肌收缩或舒张时，可使管腔内径显著缩小或扩大，起着控制微循环血流量“总闸门”的作用。微动脉分支成为管径更细的后微动脉（metarteriole），其管壁只有一层平滑肌细胞。每根后微动脉供血给一至数根真毛细血管。在真毛细血管起始端通常有平滑肌细胞包绕，形成环状的毛细血管前括约肌（precapillary sphincter），可以调节毛细血管入口的开放或关闭，在微循环中起“分闸门”的作用。

真毛细血管壁没有平滑肌，由单层内皮细胞构成，外面包被一层薄基膜，总厚度仅为 0.5 μm，

Note

内径为 4 ～ 9 μm。内皮细胞间的相互连接处有微细裂隙，水分子、大部分水溶性离子和小溶质分子都能通过这些裂隙在毛细血管的内部和外部之间扩散，而分子量较大的蛋白质则无法通过，因此毛细血管壁具有较大的通透性。毛细血管的数量多，与组织液进行物质交换的面积大。不同器官组织的毛细血管壁厚度不一，总有效交换面积可达 1000 m^2 左右。毛细血管的血液经微静脉进入静脉，最细的微静脉口径不超过 20 ～ 30 μm，管壁没有平滑肌，因此不能收缩，属于交换血管。较大的微静脉有平滑肌，属于毛细血管后阻力血管，起“后闸门”的作用，其活动还受神经 - 体液因素的影响。微静脉通过其舒缩活动可影响毛细血管血压，从而影响体液交换和静脉回心血量。

（二）微循环的血流通路

1．迂回通路　迂回通路（circuitous channel）是指血液从微动脉流经后微动脉、毛细血管前括约肌进入真毛细血管网，最后汇入微静脉的微循环通路。该通路因真毛细血管数量多且迂回曲折而得名，加上管壁薄，通透性大，血流缓慢，因而是血液和组织液之间进行交换的主要场所，又称营养通路。同一器官、组织中不同部位的真毛细血管是轮流开放的，而同一毛细血管也是开放和关闭交替进行的，由毛细血管前括约肌的收缩和舒张控制。在安静状态下，同一时间内约有 20% 的毛细血管开放，与器官、组织当时的代谢相适应。

2．直捷通路　直捷通路（thoroughfare channel）是指血液从微动脉经后微动脉和通血毛细血管进入微静脉的通路。通血毛细血管是后微动脉的移行部分，其管壁平滑肌逐渐减少至消失。直捷通路多见于骨骼肌中，相对短而直，血流阻力较小，流速较快，经常处于开放状态，其主要功能是使一部分血液经此通路快速进入静脉，以保证静脉回心血量。另外，血液在此通路中也可与组织液进行少量的物质交换。

3．动 - 静脉短路　动 - 静脉短路（arterio-venous shunt）是指血液从微动脉直接经动 - 静脉吻合支而流入微静脉的通路。该通路的血管壁较厚，有较发达的纵行平滑肌层和丰富的血管运动神经末梢，血流速度快，无物质交换功能，故又称为非营养通路，其功能是参与体温调节。此通路主要分布于指、趾、唇和鼻等处的皮肤及某些器官内，经常处于关闭状态，有利于保存体内的热量；当环境温度升高时，动 - 静脉吻合支开放，使皮肤血流量增加，有利于散热。在感染性或中毒性休克时，动 - 静脉短路和直捷通路大量开放，患者虽处于休克状态，但皮肤较温暖，此即“暖休克”，此时由于大量微动脉血通过吻合支进入微静脉，未与组织细胞进行物质交换，故可加重组织缺氧，使病情恶化。

（三）微循环的血流动力学

1．微循环的血流阻力　血液在流经微循环血管网时不断克服来自血管的阻力，血压逐渐降低。小动脉、微动脉、后微动脉、毛细血管前括约肌构成微循环的前阻力，在微动脉处，对血流的阻力最大，血压降落也最大。毛细血管动脉端的血压为 30 ～ 40 mmHg，毛细血管中段的血压约为 25 mmHg，至静脉端为 10 ～ 15 mmHg。微静脉和小静脉是微循环的后阻力血管。毛细血管血压的高低取决于毛细血管前、后阻力的比值。当比值增大时，毛细血管血压即降低；比值变小时则毛细血管血压升高。某组织中微循环的血流量与微动脉和微静脉之间的血压差成正比，与微循环中总的血流阻力成反比。由于在总的血流阻力中微动脉处的阻力占较大比例，故微动脉的阻力对血流量的控制起主要作用。

微循环前、后阻力血管均受神经和体液因素（如儿茶酚胺、缺氧、酸中毒等）调节，且前阻力血管的敏感性高于后阻力血管，而毛细血管前括约肌无神经支配，只受体液调节。神经因素方面，当交感神经兴奋时，微动脉、后微动脉和微静脉的平滑肌收缩，以微动脉为主，微循环血流量减少，毛细血管血压下降；反之，微循环血流量增加，毛细血管血压升高。体液因素方面，儿

Note

茶酚胺（包括肾上腺素、去甲肾上腺素和多巴胺）和血管紧张素Ⅱ等为缩血管物质；缓激肽、前列腺素（PG）、组胺、胰舒血管素和乳酸、CO_2 等代谢产物为舒血管物质。

2．微循环血流量的调节 在一定时间内器官的血流量是相对稳定的，但同一时间内不同微血管中的流速有很大差别，其原因是后微动脉和毛细血管前括约肌不断发生每分钟 5 ～ 10 次的交替性、间歇性的收缩和舒张活动，称为血管运动（vasomotion），控制着毛细血管的开放和关闭。血管的舒缩活动主要与局部组织的代谢活动有关。安静状态下，骨骼肌组织在同一时间内只有 20% ～ 35% 的真毛细血管处于开放状态。活动状态下，局部组织内氧气浓度降低，积聚的代谢产物增多，微动脉、后微动脉和毛细血管前括约肌在代谢产物的刺激下舒张，真毛细血管开放，进入微循环的血流量增加，于是局部组织内积聚的代谢产物被血流清除，后微动脉和毛细血管前括约肌在血流中的缩血管物质作用下又恢复收缩，于是开放的真毛细血管再次关闭。如此反复，使得正常微循环内的真毛细血管在舒血管物质的间断作用下得以交替开闭。总之，通过微循环血流量的多少，主要取决于微动脉（总闸门）的舒缩状态，而血液在微循环中的分配，则主要取决于毛细血管前括约肌（分闸门）的舒缩活动和交替开放。

（四）微循环的物质交换方式

组织与细胞之间的空间称为组织间隙，其中充满组织液。组织液是组织和细胞直接所处的环境，组织和细胞通过细胞膜和组织液进行物质交换，组织液与血液之间则通过毛细血管壁进行物质交换。随着分子大小和性质的不同，物质在血液和组织液之间的交换主要通过扩散、滤过和重吸收以及吞饮等方式进行。

1．扩散 扩散（diffusion）是血液与组织液之间进行气体、底物和代谢产物交换的最主要形式。脂溶性物质，如 O_2、CO_2 等可直接通过毛细血管内皮细胞膜进行扩散，而不必穿过裂隙。因此，所有毛细血管壁都可成为扩散面，扩散的速率极高。脂溶性物质在管壁两侧的浓度差是该物质扩散的驱动力。非脂溶性物质，如 Na^+、Cl^- 和葡萄糖等不能直接通过细胞膜，需要通过毛细血管壁孔隙，分子越小，则通透性越大。溶质分子在单位时间扩散的速率与该物质在管壁两侧的浓度差、管壁对该物质的通透性以及管壁有效交换面积成正比，与管壁厚度（即扩散距离）成反比。

2．滤过和重吸收 在毛细血管壁的两侧存在静水压，水分子会从压力高的一侧移向压力低的一侧；在毛细血管壁的两侧还存在渗透压，使水分子从渗透压低的一侧移向渗透压高的一侧。生理学上，在毛细血管壁两侧静水压差和胶体渗透压差的作用下，液体由毛细血管从内向外的移动称为滤过（filtration），而将液体反方向的移动称为重吸收（reabsorption）。毛细血管壁的静水压并非恒定的，它依赖于动脉压、静脉压、毛细血管前阻力和毛细血管后阻力：动脉压或静脉压的升高可增大静水压，毛细血管前阻力增大可减小静水压，而后阻力的增大可升高静水压。毛细血管壁的渗透压则可进一步分为由蛋白质等胶体物质产生的胶体渗透压和由 Na^+、Cl^- 等离子产生的晶体渗透压，渗透压的大小取决于相应物质的浓度。由于血浆蛋白等胶体物质难以通过毛细血管壁的孔隙，而无机离子则可自由通过，因此毛细血管壁两侧晶体渗透压近似相等，而管腔内的胶体渗透压则高于管腔外，从而限制了水分子向外移动。液体最终的移动方向，则取决于渗透压和静水压的相对大小（详见下文）。通过滤过和重吸收，分子直径小于毛细血管壁孔隙的溶质可随水分子的移动而一同移动，血液和组织液之间通过滤过和重吸收方式进行的物质交换只占一小部分，但在组织液的生成中起重要作用。

3．吞饮 当分子直径大于毛细血管壁裂隙时，大分子物质可被毛细血管内皮细胞管腔侧的细胞膜以吞饮（pinocytosis）方式进入细胞内，形成吞饮囊泡，囊泡被运送至内皮细胞的另一侧，并被排出细胞外，从而使被转运物质穿过整个内皮细胞。血液中的血浆蛋白能以此种方式通过毛细血管壁进行交换。用这种方式转运的物质量要远远小于扩散运输的量。内皮中吞饮囊泡的数量因组织而异，肌肉中较多，且从毛细血管动脉端向静脉端方向逐渐增多。

Note

二、组织液的生成与回流

血浆由毛细血管壁滤过到组织间隙可以形成组织液（interstitial fluid，tissue fluid）。组织液是组织、细胞和血液之间进行物质交换的媒介，是细胞赖以生存的内环境。组织液绝大部分呈胶冻状，因此正常情况下组织液不会因重力作用而流至身体低垂部分。组织液凝胶的基质是胶原纤维与透明质酸细丝。邻近毛细血管的小部分组织液呈溶胶状态，可自由流动。组织液中各种离子成分与血浆相同。组织液中也存在各种血浆蛋白，但其浓度明显低于血浆。

（一）组织液生成与回流的机制

组织液是血浆中的液体经毛细血管滤至组织间隙而形成的。正常情况下，组织液由毛细血管的动脉端不断产生，同时大部分组织液又经毛细血管静脉端返回毛细血管内，还有少部分组织液经淋巴管引流，并最终注入静脉系统，进入血液循环。正常组织液的量处于动态平衡状态，液体通过毛细血管壁移动的方向由毛细血管血压、组织液静水压、血浆胶体渗透压和组织液胶体渗透压 4 个因素综合作用来决定。其中，毛细血管血压和组织液胶体渗透压是促使液体由毛细血管内向毛细血管外滤过的力量（图 4-47），而组织液静水压和血浆胶体渗透压是将液体从血管外重吸收入毛细血管内的力量。滤过的力量和重吸收的力量之差，称为有效滤过压（effective filtration pressure），其关系可用下式表示：

有效滤过压 =（毛细血管血压 + 组织液胶体渗透压）－（血浆胶体渗透压 + 组织液静水压）

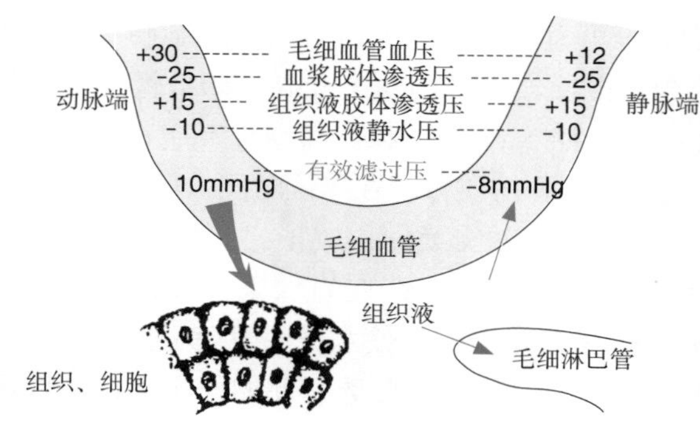

图 4-47 组织液生成与回流示意图

（+ 表示液体滤出毛细血管的力量；– 表示液体重吸收回毛细血管的力量）

当有效滤过压为正值时，即滤过力量大于重吸收力量，此时液体由毛细血管滤出。反之，液体从组织间隙被重吸收回毛细血管。以图 4-47 所示的压力数值为例，毛细血管动脉端有效滤过压约为（30 + 15）–（25 + 10）= 10 mmHg，于是液体滤出毛细血管；而毛细血管静脉端的有效滤过压约为（12 + 15）–（25 + 10）= –8 mmHg，液体被重吸收回毛细血管。在人体中，毛细血管动脉端到静脉端的血压是逐渐下降的，有效滤过压也随之减小。毛细血管中液体的滤出与吸收和组织液的生成与回流保持动态平衡，是一个逐渐变化的过程。总体而言，有 0.5% ~ 2% 的血浆量在毛细血管动脉端以滤过的方式生成组织液，其中 90% 的组织液在毛细血管静脉端重吸收回血液中，10% 的组织液（包括滤过的白蛋白分子）则流入毛细淋巴管内成为淋巴液，经淋巴系统流入大静脉。

（二）影响组织液生成与回流的因素

正常情况下，组织液不断生成，又不断被重吸收，保持动态平衡，故血量和组织液量能维持相对稳定。如果这种动态平衡遭到破坏，出现组织液生成过多或重吸收减少，组织间隙中就有过

Note

多的液体潴留，形成组织水肿（edema）。根据组织液生成的原理，以下影响有效滤过压和毛细血管壁通透性的因素，都可以影响组织液的生成与回流。

1. 毛细血管有效流体静压 毛细血管有效流体静压即毛细血管血压与组织液静水压的差值，是促进组织液生成的主要因素。毛细血管前阻力降低或后阻力升高均可使毛细血管血压升高，从而增大有效滤过压，使组织液生成增多。例如，炎症部位微动脉扩张使毛细血管前阻力降低；右心衰竭使静脉回流受阻而导致毛细血管后阻力升高，均可引起组织液生成增多而发生水肿。

2. 有效胶体渗透压 有效胶体渗透压即血浆胶体渗透压与组织液胶体渗透压之差，是限制组织液生成的主要力量，主要取决于血浆蛋白浓度。血浆胶体渗透压降低，有效滤过压升高，组织液生成增多。在出现某些肾病的情况下，由于大量血浆蛋白随尿排出，使血浆胶体渗透压降低，有效滤过压升高，组织液生成增多而出现水肿。肝功能不全的患者，由于血浆白蛋白合成减少，血浆胶体渗透压降低，也会导致组织液生成量增加，甚至出现腹水。

3. 毛细血管壁通透性 正常情况下，毛细血管壁对蛋白质几乎不通透，以维持有效胶体渗透压。毛细血管壁通透性增高，组织液生成增加。在烧伤、炎症、变态反应等某些病理情况下，由于毛细血管壁通透性加大，血浆蛋白质进入组织液，使组织液胶体渗透压升高，组织液生成增多，出现局部水肿。

4. 淋巴回流 从毛细血管滤出的液体约 10% 经淋巴系统回流，淋巴系统还能在组织液生成增多时代偿性加强回流，以防液体在组织间隙中积聚过多。如果淋巴回流受阻，含蛋白质的组织液在受阻部位远端的组织间隙中积聚而出现淋巴水肿（lymphedema）。如丝虫病所致毛细淋巴管阻塞，或淋巴结清扫后淋巴引流不畅，均可导致局部组织水肿。

（朱旭冬）

第五节 胎儿血液循环和出生后血液循环的变化

一、胎儿血液循环的胚胎起源

胎儿血液循环的建立来源于中胚层的分化。三胚层胚盘发生在人胚发育第 3 周。原条、原结、脊索的形成与三胚层胚盘的形成密切相关。

1. 原条与原结的形成 人胚发育第 3 周初，胚盘上胚层细胞增殖，并迁移至尾端中轴线处，聚集形成一条纵行的细胞索，称为原条（primitive streak）。原条所在的一端为胚体的尾端，此时的胚盘即可区分头、尾和左、右两侧。原条的背侧中央出现一条浅沟，称为原沟（primitive groove）（图 4-48）。原条头端的细胞迅速增生，略膨大形成一个结节状结构，称为原结（primitive node）。原结的背侧中央出现一凹陷，称为原凹（primitive pit）（图 4-48）。

2. 脊索与中胚层的形成 由于原结的细胞增殖，并从原凹处向下、向头端迁移，在上、下胚层之间形成一条单独的细胞索，称为脊索（notochord）（图 4-48，图 4-49）。脊索起初具有诱导作用，以后大部分退化消失，残存部分演化为成人椎间盘髓核。在脊索形成的同时，原沟底部的上胚层细胞在上、下胚层之间呈翼状扩展迁移，首先进入下胚层，并逐渐全部置换下胚层细胞，形成一层新的细胞，称为内胚层（endoderm）；由上胚层迁出的另一部分细胞则在上胚层与新形成的内胚层之间扩展，逐渐形成一层新细胞，称为胚内中胚层（intraembryonic mesoderm），简称为中胚层（mesoderm）（图 4-48，图 4-49）。

Note

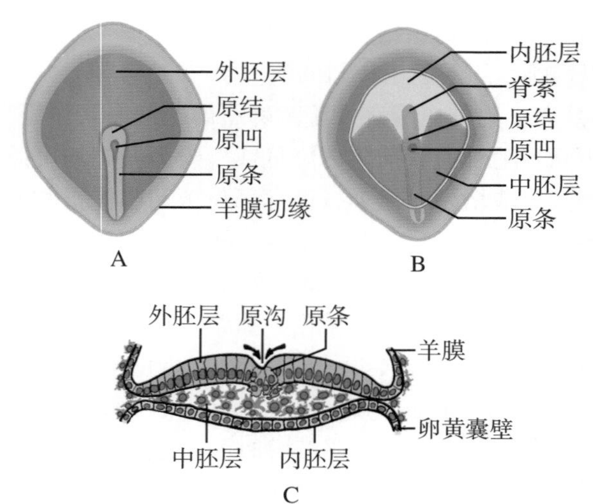

图 4-48　发育第 16 天的人胚模式图，示三胚层胚盘的形成
A．胚盘背面观；B．切除上胚层，示中胚层和脊索；C．通过原条的胚盘横切，示中胚层形成

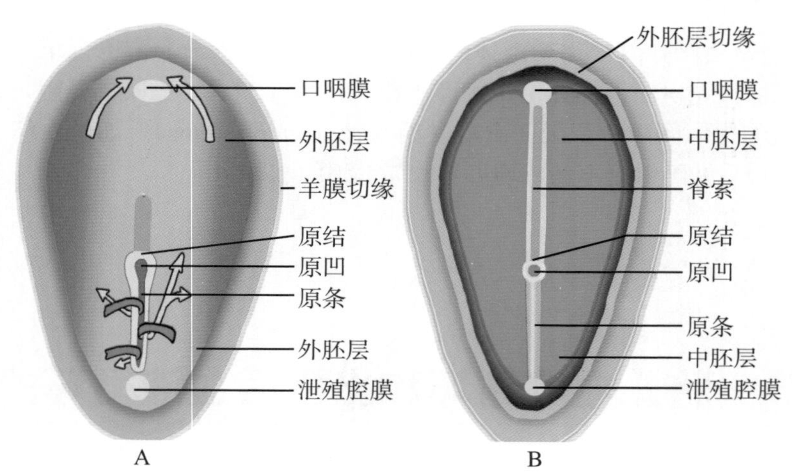

图 4-49　发育第 18 天的人胚模式图，三胚层胚盘已形成
A．胚盘背面观，示中胚层形成过程中细胞迁移方向；B．切除外胚层，示已形成的中胚层及脊索、原条、口咽膜和泄殖腔膜

中胚层首先分化为 4 部分，从脊索两侧由内向外依次为：轴旁中胚层、间介中胚层、侧中胚层（图 4-50）以及填充在内、中、外各胚层之间散在的中胚层间充质细胞。

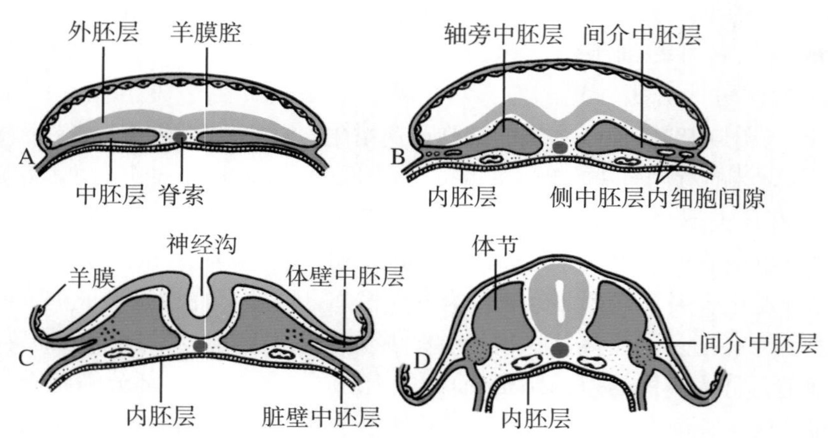

图 4-50　不同胚龄的人胚横切面模式图，示中胚层的分化

（1）轴旁中胚层：脊索两侧的细胞索称为轴旁中胚层（paraxial mesoderm），以后断裂成团块状，称为体节（somite）（图 4-50）。体节未来将分化成皮肤的真皮和皮下组织、中轴骨和纤维性结缔组织、骨骼肌等。

（2）间介中胚层：位于轴旁中胚层与侧中胚层之间的中胚层称为间介中胚层（intermediate mesoderm）（图 4-50），未来将分化为泌尿系统和生殖系统的主要器官。

（3）侧中胚层：位于中胚层最外侧的部分称为侧中胚层（lateral mesoderm）（图 4-50）。分隔为两层：①体壁中胚层（somatic mesoderm）：与外胚层相贴，与羊膜表面的胚外中胚层延续。体壁中胚层未来将分化成体壁的骨骼、肌组织、结缔组织和血管。②脏壁中胚层（splanchnic mesoderm）：与内胚层相贴，与卵黄囊表面的胚外中胚层延续。脏壁中胚层覆盖在内胚层形成的原始消化管外，未来将分化成消化系统和呼吸系统的肌组织、结缔组织和血管等。体壁中胚层与脏壁中胚层之间的腔隙称为胚内体腔（intraembryonic coelom）（图 4-50），未来将从头端开始分化为心包腔、胸膜腔和腹膜腔。胚盘头端的侧中胚层与两侧的侧中胚层在口咽膜的头侧汇合为生心区，随着胚体向腹侧包卷，生心区移至原始消化管腹侧，将分化形成心脏（图 4-51）（见第三章第二节“心脏的发生”相关内容）。

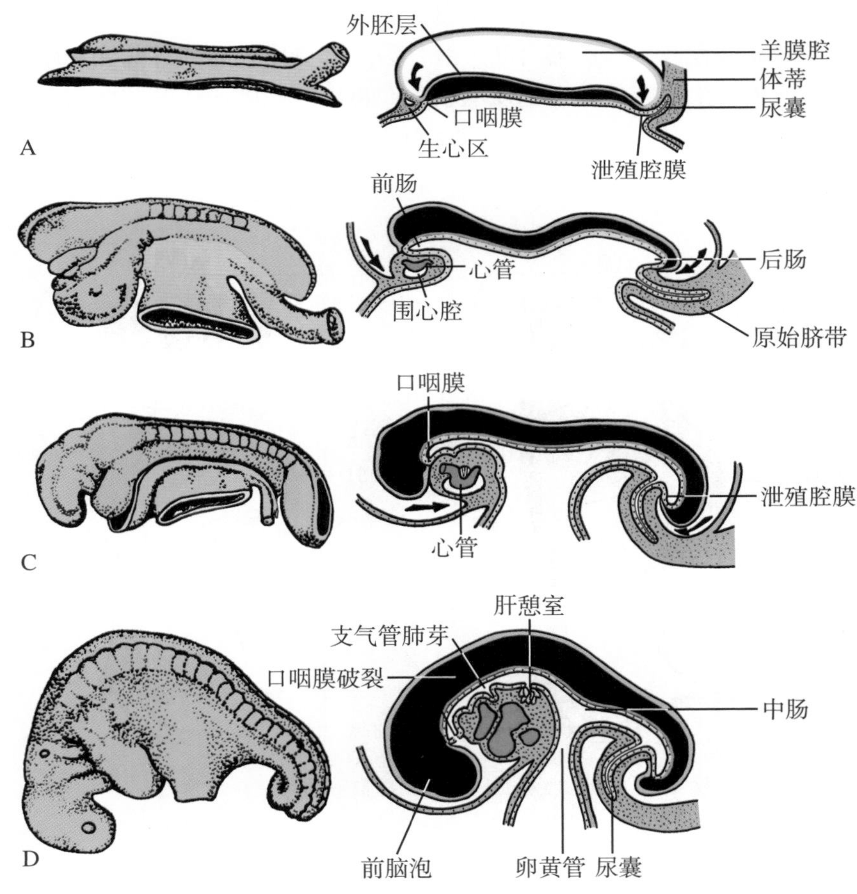

图 4-51 人圆柱状胚体形成与三胚层分化示意图

（4）中胚层间充质：中胚层分化过程中一部分细胞分化形成疏松网状的间充质，由星状多突的间充质细胞和细胞外基质组成。间充质细胞未来将分化成肌组织、结缔组织和血管、淋巴管等（见第三章第一节“原始心血管系统的建立”相关内容）。

二、胎儿血液循环途径

胎儿漂浮在羊膜腔的羊水内，以脐带连接胎盘。胎儿的血液在胎盘中进行充分的物质交换，富含氧和营养物质的血液由脐静脉输入胎儿体内。血液率先到达胎儿肝，其中一部分血液经静脉导管直接注入下腔静脉，另一部分则经肝血窦后再入下腔静脉。所以胎儿的下腔静脉有三方面的血液来源：①收集由下肢和盆腔、腹腔器官来的经胎儿体循环的静脉血；②从静脉导管来源的营养丰富的动脉血；③收集脐静脉血经肝血窦后的血液，从而形成含氧和营养物质相对较高的混合血（第一次混合）。混合血由下腔静脉注入右心房，在右心房与上腔静脉来的静脉血混合（第二次混合），之后注入右心室。右心室大部分血液通过卵圆孔进入左心房，小部分血液流入降主动脉。到达左心房的血液与由肺静脉来的少量血液混合（第三次混合）后进入左心室。胎儿左心室的血液大部分经主动脉弓及其 3 大分支分布到头、颈和上肢，以充分供应胎儿头部发育所需的氧和营养；从头、颈和上肢回流的静脉血经上腔静脉进入右心房，与下腔静脉来的小部分血液混合（第二次混合）后经右心室进入肺动脉。由于胎儿肺无呼吸功能，血管阻力较大，故仅有 5% ～ 10% 的肺动脉血进入发育中的肺，为胎肺的发育提供营养，再由肺静脉回流到左心房；90% 以上的肺动脉血通过动脉导管注入降主动脉（第四次混合）。胎儿左心室的血液除了经主动脉弓及其 3 大分支分布到头、颈和上肢外，少部分到降主动脉汇合动脉导管的血液。降主动脉的血液一部分经分支分布到盆腔、腹腔器官和下肢；另一部分则经脐动脉输注到胎盘。胎儿的静脉血在胎盘内和母体血液再次进行气体和物质交换后，再由脐静脉送往胎儿体内（图 4-52）。脐动、静脉的存在，静脉导管和动脉导管的存在，以及心房内血液分流作用是胎儿血液循环的 4 大特点（图 4-52）。

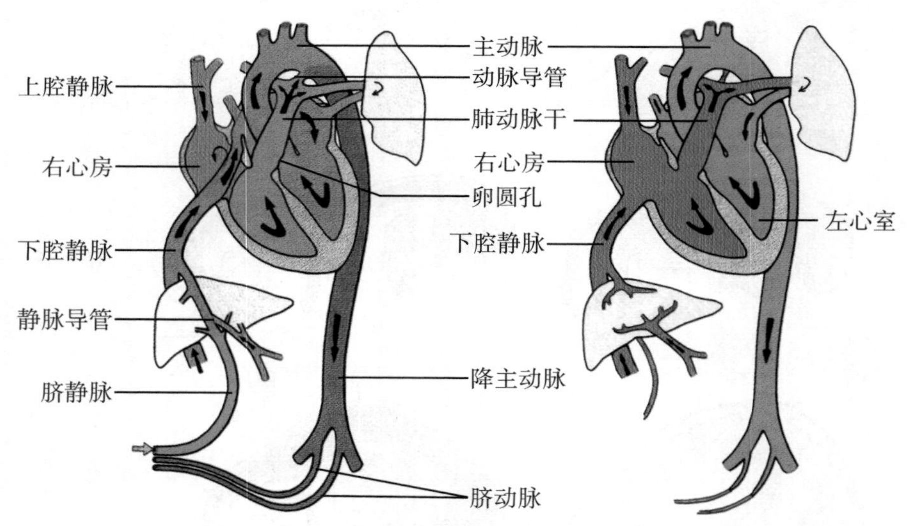

图 4-52 胎儿血液循环和出生后血液循环变化示意图

三、胎盘循环

1．胎盘的发育 胎盘循环是胎儿循环所特有的模式。为了深入理解胎盘是母婴共同形成的结构，发挥母婴之间物质交换和内分泌的功能，下文从胎盘的发育开始介绍。人胎盘（placenta）是由胎儿的丛密绒毛膜与母体的底蜕膜共同构成的圆盘状结构（图 4-53）。

Note

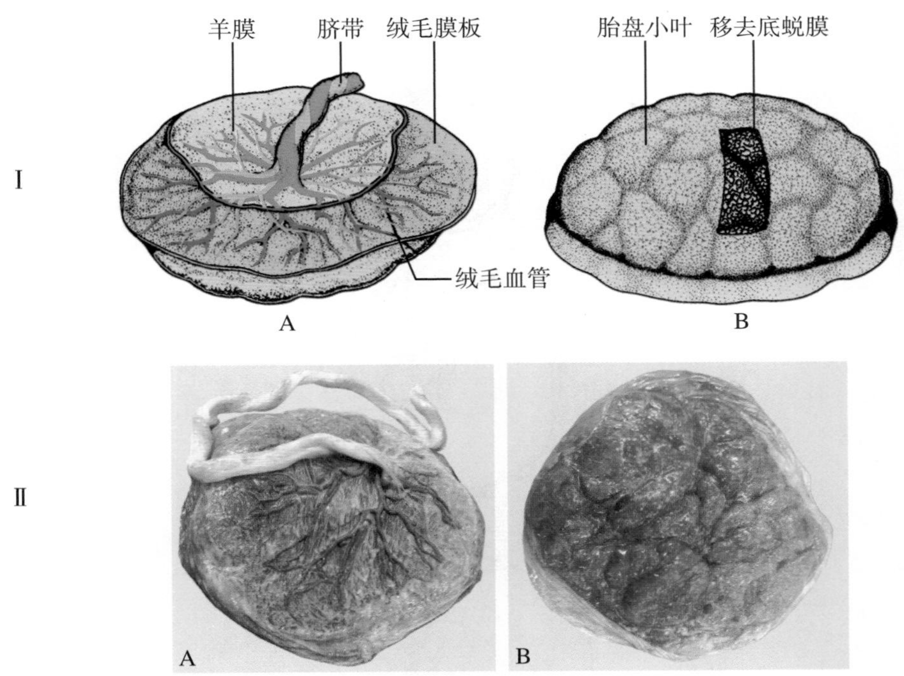

图 4-53 人胎盘外形

Ⅰ. 模式图：A. 胎儿面；B. 母体面 Ⅱ. 标本：A. 胎儿面；B. 母体面

胎儿的绒毛膜（chorion）由滋养层和衬于其内面的胚外中胚层组成。人胚发育第 2 周，胚泡滋养层分化成合体滋养层和细胞滋养层，两者一起向胚泡表面突起，形成初级绒毛（primary villus）。人胚发育第 2 周末，绒毛膜上布满密集的初级绒毛（图 4-54，图 4-55）；人胚发育第 3 周，胚外中胚层长入初级绒毛中轴内，初级绒毛改称为次级绒毛（secondary villus），此时则将滋养层改称为绒毛膜；当次级绒毛中轴的胚外中胚层分化形成结缔组织与毛细血管时，则称为三级绒毛（tertiary villus）（图 4-55）。以上三级绒毛均为绒毛干（stem villus）。三级绒毛不断发出分支，形成许多细小的绒毛。同时，三级绒毛末端的细胞滋养层细胞增殖，穿出合体滋养层，抵达蜕膜，并沿蜕膜扩展，彼此连接，形成一层细胞滋养层壳（cytotrophoblast shell），使绒毛膜与子宫蜕膜牢固连接。绒毛干之间的腔隙称为绒毛间隙（intervillous space）（图 4-55）。母体子宫螺旋动脉开口于绒毛间隙，使之充满母血。

母体底蜕膜的发育：胚泡植入后，子宫内膜进一步增厚，血液供应更加丰富，腺体分泌更加旺盛，基质水肿；基质细胞肥大，分化成多边形的蜕膜细胞（decidua cell），细胞质内富含糖原和脂滴。子宫内膜的这种变化称为蜕膜反应（decidua reaction）。此时的子宫内膜功能层称为蜕膜（decidua），它将在分娩时脱落。植入后，根据胚泡与蜕膜的位置，将蜕膜分为 3 部分（图 4-56）：①胚泡与子宫肌层之间的蜕膜，称为底蜕膜（decidua basalis），它将随着胚胎的发育不断扩大、增厚，参与胎盘的形成；②覆盖在胚泡子宫腔侧的蜕膜，称为包蜕膜（decidua capsularis）；③子宫壁其余部分的蜕膜，称为壁蜕膜（decidua parietalis）。包蜕膜和壁蜕膜逐渐退化而变薄。

人胚发育早期，绒毛均匀分布于整个绒毛膜表面。人胚胎发育至第 3 个月，绒毛膜渐分成两部分：底蜕膜侧由于血供充足，绒毛反复分支，生长茂密，称为丛密绒毛膜（chorion frondosum），它与底蜕膜共同构成胎盘（图 4-54，图 4-57）；包蜕膜侧血供不足，绒毛萎缩、退化、消失，形成平滑绒毛膜（chorion laeve）（图 4-54）；随着胚胎的发育，羊膜腔不断地扩大，羊膜、平滑绒毛膜、包蜕膜和壁蜕膜融合，子宫腔也逐渐消失（图 4-57）。

Note

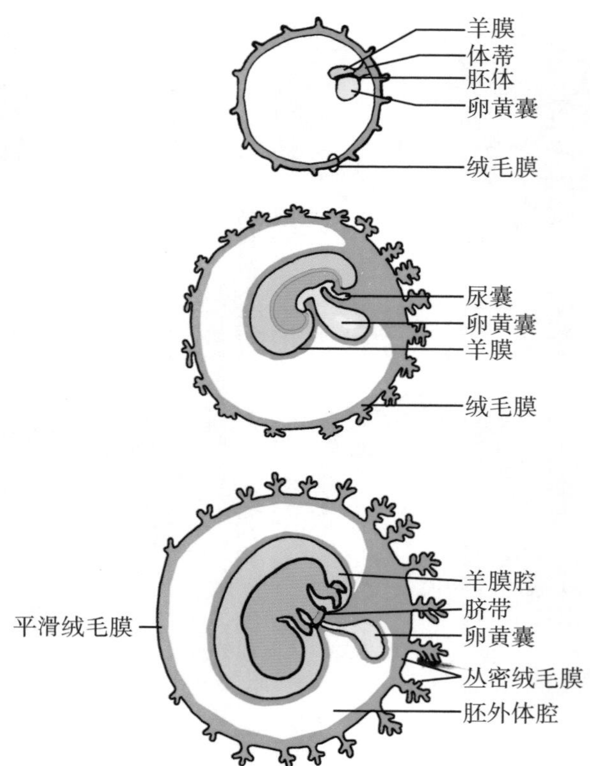

图 4-54 人胎膜与胚胎关系示意图

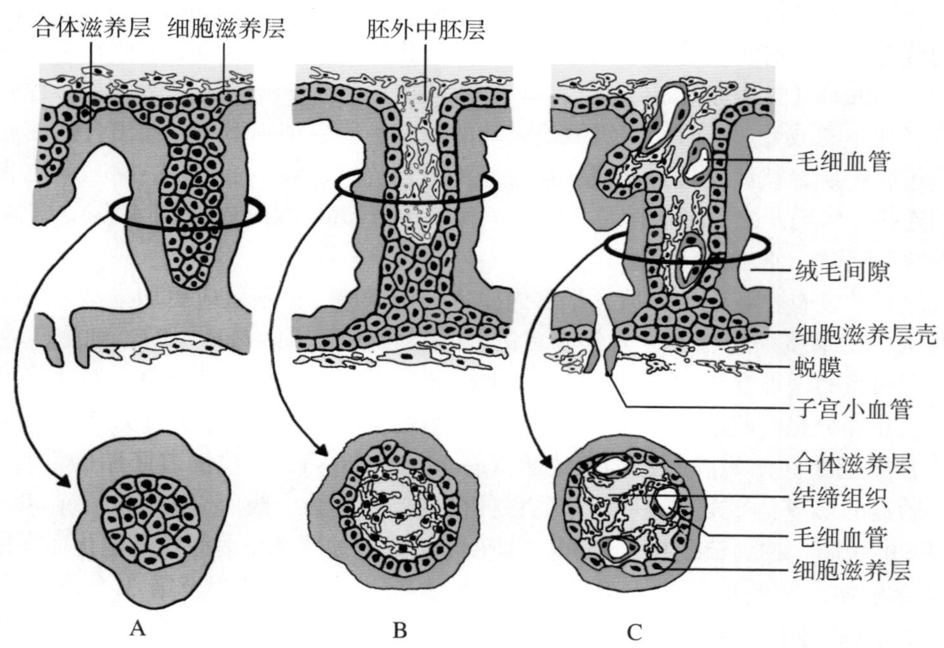

图 4-55 绒毛干的分化发育示意图

上图为绒毛干纵断面，下图为绒毛干横断面

A．初级绒毛干；B．次级绒毛干；C．三级绒毛干

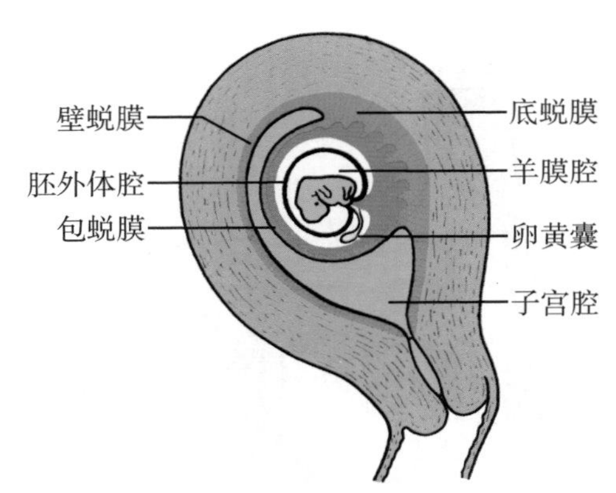

图 4-56　人胚植入部位与子宫蜕膜关系示意图

绒毛膜除有内分泌作用外，还为早期胚胎发育提供营养和氧气。胎盘形成后，胎儿从胎盘汲取氧气和营养物质，并排出代谢产物。若绒毛膜血供不足，胚胎发育迟缓甚至死亡。若绒毛膜滋养层细胞过度增生，绒毛组织变性水肿，则发生葡萄胎。若滋养层细胞癌变，则形成绒毛膜癌。

2．胎盘的形态结构　人足月胎盘呈圆盘状，重约 500 g，直径为 15 ～ 20 cm，中央厚，边缘薄，平均厚度约为 2.5 cm。胎盘有 2 个面：胎儿面光滑，表面覆盖有羊膜，脐带一般附着于中央，少数偏中央或附着于边缘，透过羊膜，放射状走行的脐血管分支清晰可见（图 4-53，图 4-58）；母体面粗糙，为剥离后的子宫底蜕膜，可见 15 ～ 30 个胎盘小叶（cotyledon）（图 4-53）。

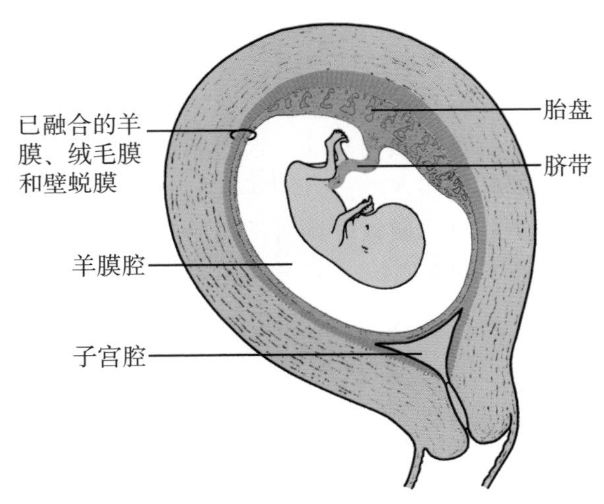

图 4-57　发育第 3 个月末的胎膜、蜕膜与胎盘示意图

在胎盘垂直切面上可见，胎儿面羊膜下方的丛密绒毛膜形成绒毛膜板，脐血管分支走行于其中。绒毛膜板上发出 40 ～ 60 个绒毛干，每个绒毛干又发出许多侧支，形成细小的游离绒毛（free villus），绒毛干的末端借细胞滋养层壳固定于底蜕膜上（图 4-58）。进入绒毛内的脐血管分支形成毛细血管网。母体面的子宫底蜕膜形成短隔，伸入到绒毛间隙中，称为胎盘隔（placental septum）。胎盘隔将底蜕膜分隔成胎盘小叶，每个小叶含 1 ～ 4 根绒毛干。子宫螺旋动脉与子宫静脉分支开口于绒毛间隙，绒毛浸浴在母血中（图 4-58），汲取营养物质并排出代谢产物。

3．胎盘的血液循环与胎盘膜　人胎盘内有两套血液循环：胎儿血循环和母体血循环。两者的血液在各自的封闭管道内循环，互不相混，但可进行物质交换。胎儿的静脉血经脐动脉及其分支流入绒毛内毛细血管，绒毛直接浸浴在绒毛间隙的母血中，与绒毛间隙内的母血进行物质交换后，脐静脉将氧气和营养物质运送入胎儿体内；母体动脉血由子宫动脉经螺旋动脉流入绒毛间隙，在此与绒毛内毛细血管的胎儿血进行物质交换后，静脉血经由子宫静脉流回母体内（图 4-58）。

Note

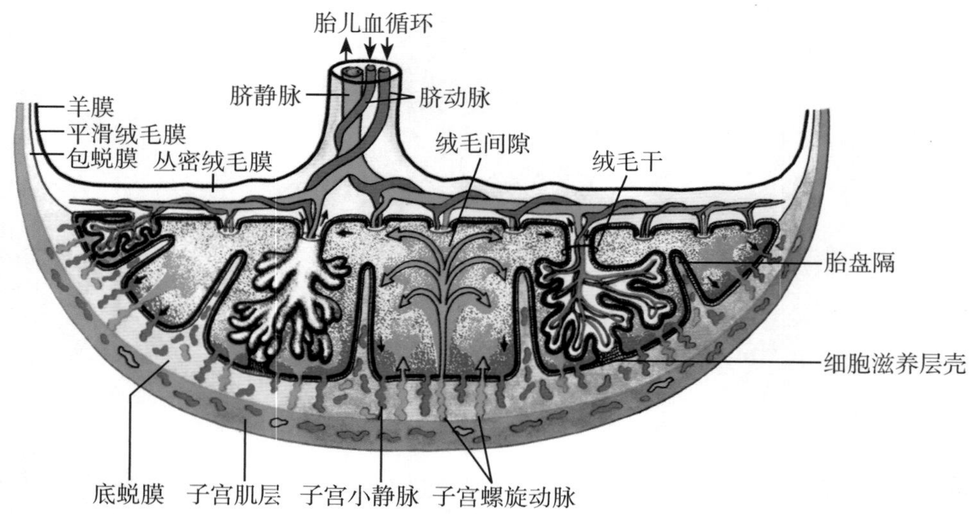

图 4-58 人足月胎盘剖面结构模式图

箭头示血流方向；红色示富含营养与氧的血液，蓝色示含代谢废物与二氧化碳的血液

胎儿血与母体血在胎盘内进行物质交换所通过的结构，称为胎盘膜（placental membrane）或胎盘屏障（placental barrier）。早期人胚的胎盘膜较厚，从绒毛间隙至绒毛毛细血管内依次由合体滋养层、细胞滋养层及基膜、绒毛结缔组织、毛细血管基膜及内皮组成（图 4-59）；胚胎发育后期，由于细胞滋养层逐渐消失，胎盘膜变薄，母血与胎儿血之间仅隔以合体滋养层、共同基膜和绒毛毛细血管内皮 3 层。此时的胎盘膜通透性增强，更有利于物质交换。

4．胎盘的功能

（1）物质交换：物质交换是胎盘的重要功能，通过胎盘，胎儿可从母血中获得氧、营养、抗体和激素等物质，排出二氧化碳和代谢产物等（图 4-60）。由此可见胎盘具有相当于出生后小肠、肺和肾的功能。由于某些毒素、药物和激素等均可通过胎盘膜进入胎儿体内，影响胎儿发育，因此孕妇的衣、食、住、行及用药等均需谨慎。

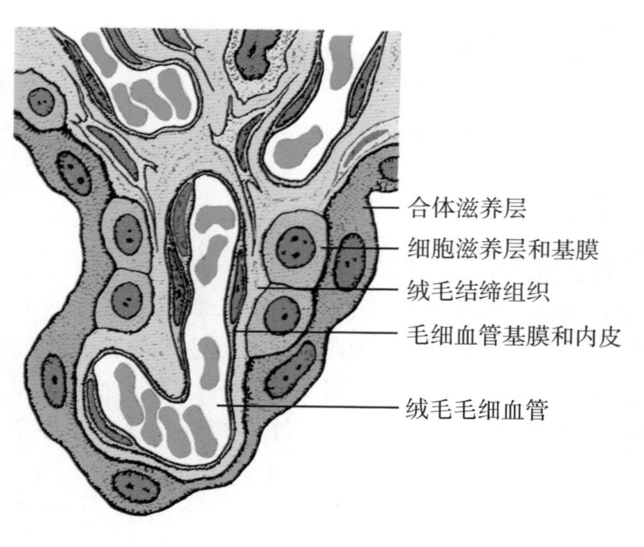

图 4-59 人胎盘屏障结构示意图

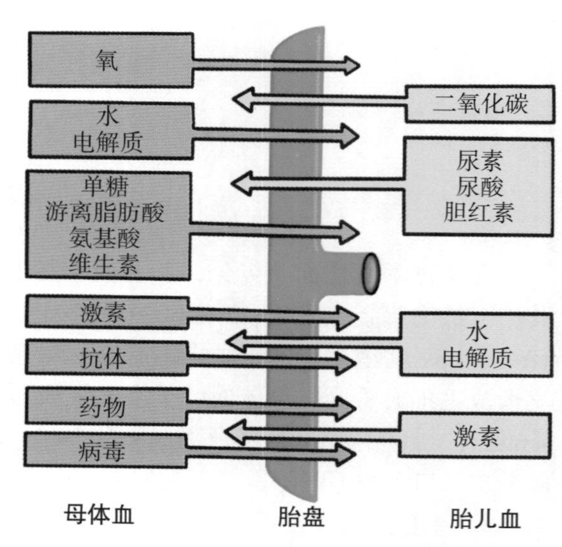

图 4-60 胎儿血与母体血间物质交换示意图

（2）内分泌功能：胎盘合体滋养层细胞主要分泌的激素有以下几种。①人绒毛膜促性腺激素（human chorionic gonadotropin，HCG）：这种糖蛋白类激素在妊娠第 2 周即可在孕妇的血浆及尿

中出现，在妊娠第 8 周达高峰，随之逐渐下降，一般在分娩后 4 天血中 HCG 消失。HCG 的作用与 LH 类似，可促进妊娠黄体的生长发育，以维持妊娠。临床上常利用检测尿中 HCG 的方法确定妇女是否妊娠。②人胎盘催乳素（human placental lactogen，HPL）：又称为人绒毛膜生长促乳素（human chorionic somatomammotropin，HCS），于孕妇妊娠第 2 个月开始分泌，第 8 个月达到高峰，直到分娩；HCS 一方面能促使母体乳腺生长发育，另一方面可促进胎儿的代谢与生长。③人胎盘雌激素（human placental estrogen）和人胎盘孕激素（human placental progesterone）：于妊娠第 4 个月开始分泌，以后逐渐增多，母体妊娠黄体退化后，胎盘的这两种激素替代卵巢功能，抑制孕妇子宫平滑肌收缩，继续维持妊娠。

四、胎儿出生后血液循环的变化

胎儿出生后，随着脐带被剪断，胎儿与胎盘之间的血液循环即刻中断。随着新生儿第一声啼哭，肺开始呼吸活动，新生儿血液循环将发生一系列翻天覆地的改变，主要变化如下：

（1）新生儿体内的脐静脉闭锁后将转变成由脐部至肝的肝圆韧带；脐动脉大部分闭锁成为脐外侧韧带，仅近侧段保留成为膀胱上动脉。

（2）肝的静脉导管因没有血液通过而闭锁成为静脉韧带。

（3）由于脐静脉闭锁，从下腔静脉注入右心房的血液减少，右心房压力降低，同时由于肺开始呼吸，大量血液由肺静脉回流入左心房，左心房压力增高。心房的压力左高右低，导致卵圆孔瓣紧贴于第Ⅱ房间隔，使卵圆孔关闭。出生后 1 年左右，卵圆孔瓣与第Ⅱ房间隔完全融合，形成卵圆窝。

（4）出生后肺开始呼吸，肺动脉的血液大量进入肺循环，肺动脉的压力不再高于降主动脉，导致动脉导管血流量显著减少，此时动脉导管因平滑肌收缩可达到功能闭锁。出生后 2 ~ 3 个月，由于内膜增生，动脉导管完全闭锁，成为动脉韧带（arterial ligament）。如果出生后的动脉导管壁肌组织不能收缩，使肺动脉和主动脉保持相通，将形成动脉导管未闭。

（战 军）

第六节 血管衰老

案例 4-4

患者，男，38 岁，在一次健康体检中发现，动脉收缩压、颈 - 股动脉脉搏波传导速度、血总胆固醇均明显高于正常范围。患者随后复诊，主诉其工作性质需久坐，生活作息日夜颠倒，嗜食油炸、高热量食物，不喜运动。医生提醒患者注意血管衰老的可能性，建议患者改变生活习惯，控制血脂和血压。

案例 4-4 解析

问题：

1．患者的生理年龄尚属年轻，为何会发生血管衰老？

2．血管衰老会有哪些不良后果？

3．生活方式与血管衰老有怎样的关系？生活方式影响血管衰老的机制是什么？

Note

一、血管衰老的基本特征与临床检测

衰老是伴随生命发生、发展过程中的一种现象，在生物学上指影响生物体的时间依赖性的功能减退。衰老表现出复杂的形态结构与生理功能的改变，在不同的个体上体现为选择性地或随机地使部分细胞逐渐丧失生理功能，这导致了衰老存在个体差异性。现代分子学和细胞学研究发现，衰老的标志主要包括基因组不稳定性升高、端粒耗损、表观遗传学改变、线粒体功能障碍、蛋白质稳态的破坏、营养感应失调、干细胞耗尽、细胞间通信异常等。血管衰老是指血管的结构与功能随着年龄的增加而发生退行性改变的过程。病理学家威廉·奥斯勒（William Osler，1849—1919）在完成大量人体解剖后指出“血管多老，人即多老”（A man is only as old as his arteries），说明了血管衰老在个体衰老中的重要作用。

1．血管衰老的形态和功能特征 血管衰老的基本特征是什么？正常状态下的血管柔韧且富有弹性，能适应机体血液运输与分配的需求。血管衰老可以从形态学和功能学两方面来评估。随着年龄的增长，血管在形态、结构上表现出以下特征和改变：血管直径增大（管腔扩大）、内 - 中膜厚度增加、血管密度和数量明显减少、血管胶原增加、弹性纤维增加且无序、血管壁细胞如内皮细胞和平滑肌细胞形态学异常（如细胞核体积增加及细胞排列紊乱）。

衰老血管在功能上主要表现为：①血管硬化，即动脉僵硬度增加及其顺应性和弹性降低。健康人 20 岁时的平均收缩压为 120 mmHg，80 岁时的平均收缩压达到 140 mmHg；舒张压则相反，从约 80 mmHg 降至 75 mmHg，脉压增大。②血管平滑肌细胞对刺激因子的反应性增强。③内皮功能失调，如分泌功能异常、对内环境（如神经体液因子等）刺激的反应降低、通透性增加。

2．血管衰老的临床检测 目前，临床上可用超声测定锁骨下动脉、腹主动脉、肾动脉和下肢动脉的管腔 - 内膜界面与中膜 - 外膜界面之间的距离，以测量管腔有无狭窄或闭塞、内 - 中膜厚度，无创评估衰老血管的形态特征。

临床检测衰老血管功能的方法包括以脉搏波传导速度（pulse wave velocity，PWV）等为指标的血管僵硬度检测、动脉血流介导的血管舒张功能的超声测量，以及生物学标记物如内皮微颗粒和内皮祖细胞的检测。

PWV 是动脉僵硬度的常用评估指标，反映心脏泵血造成的动脉搏动沿管壁由近心端向远心端的传导速度，可通过测量两个动脉节段之间的脉搏波传导距离和时间计算得到。根据 Moens-Korteweg 方程，PWV 与弹性系数的平方根成正比，PWV 值越高，表明血管壁的顺应性越低、僵硬度越高。不同动脉节段，如颈动脉 - 股动脉、颈动脉 - 桡动脉或肱动脉 - 踝部动脉节段的 PWV 可由血管超声设备或血管自动检测装置检测获得，其中颈 - 股动脉的 PWV 检测为大动脉僵硬度评估的金标准。

血管内皮细胞通过分泌内皮源性血管活性物质来调节血管舒张和收缩、生长抑制和生长促进、抗炎和促炎以及抗氧化和促氧化之间的平衡，从而维持血管的张力和结构。血管衰老早期就会出现血管内皮功能减退的症状。肱动脉血流介导的血管舒张功能（flow mediated dilation，FMD）是一种无创检测血管内皮功能早期异常的方法。应用血管超声设备，能够检测基线及袖带阻断血流并释放后的肱动脉内径，计算得到的肱动脉内径变化率即为 FMD，一般 FMD $>$ 10% 视为正常。冠状动脉内皮功能障碍的评估采用冠状动脉造影和多普勒导丝直接测量，在冠心病患者中经冠状动脉内注入乙酰胆碱诱导冠状动脉血管收缩，该技术适用于需要做冠状动脉造影的患者。当内皮细胞被激活或损伤时，循环血液中一些生物学标志物的浓度增高，能预测血管衰老的风险和严重程度。这些标志物包括细胞间黏附分子 1、血管细胞黏附分子 1、血管性血友病因子、内皮祖细胞、非对称二甲基精氨酸、内皮细胞微粒、E- 选择素、高敏 C 反应蛋白、白细胞介素 6、内皮素 1、血清白蛋白、血栓调节蛋白、纤溶酶原激活物抑制剂 1 等。

Note

框 4-7 动脉僵硬度的其他临床评价方法

心-踝血管指数（cardio-ankle vascular index，CAVI）、中心动脉压（central aortic pressure，CAP）和增强指数（augmentation index，AI）也用于临床评估动脉僵硬度。CAVI 通过心电图、心音图、肱动脉脉搏波形和踝动脉脉搏波形记录并计算得到。CAP 可以通过有创性的心导管检测和无创性的桡动脉或颈动脉张力检测得到。AI 通过检测桡动脉脉搏波形得到，能够提供大动脉弹性、肌性动脉僵硬度及波反射信息。

二、血管衰老的机制

血管为什么会衰老？血管衰老受到遗传、内分泌、代谢以及环境等多种因素的影响。衰老相关基因序列的变异、血管壁组成细胞所接触的环境因素（如体液因素、血流动力学因素等）造成的细胞代谢与稳态维持等生物学过程的紊乱都对衰老的发生发展有重要影响。

1. 肾素-血管紧张素-醛固酮系统（renin-angiotensin-aldosterone system，RAAS）与血管衰老 RAAS 系统是由一系列肽类激素及相应酶组成的重要的体液调节系统，在机体控制血压和钠稳态方面起着至关重要的作用。此外，RAAS 系统还在器官和细胞衰老，尤其是血管衰老中起关键作用。肾素作用于肝源性血管紧张素原，形成血管紧张素Ⅰ（angiotensin Ⅰ，Ang Ⅰ），后者通过内皮来源的血管紧张素转换酶（angiotensin-converting enzyme，ACE）转化为具有生物活性的血管紧张素Ⅱ（angiotensin Ⅱ，Ang Ⅱ），Ang Ⅱ作用于肾上腺刺激醛固酮。Ang Ⅱ是 RAAS 系统的主要效应肽。局部血管内 Ang Ⅱ的表达和激活可以介导内膜纤维病变、胶原蛋白和纤维连接蛋白的沉积以及弹性纤维蛋白的降解。Ang Ⅱ通过募集炎性细胞构成慢性血管炎症的正反馈回路，产生更多的 Ang Ⅱ并继续促进血管炎症发展。Ang Ⅱ还能驱动线粒体功能障碍和端粒损耗，这些都是衰老的标志性事件，并有助于衰老相关疾病进程的发展。Ang Ⅱ主要通过 Ang Ⅱ-1 型受体（AT1R），部分通过 Ang Ⅱ-2 型受体（AT2R）在正常血管生理及疾病进展中发挥作用。活化的 AT1R 可以促进血管收缩、活性氧（reactive oxygen species，ROS）生成和炎症的发生，从而促进动脉粥样硬化形成和加速血管衰老。

2. 氧化损伤与血管衰老 “自由基学说”认为，细胞内 ROS 的累积是增龄性疾病逐渐增加的主要原因。ROS 是含有未配对电子的氧分子的自由基和活性代谢物，主要以单态氧分子（$1O_2$）、氧自由基、过氧化物（H_2O_2，-ROOH）和一氧化氮（NO）的形式存在。正常情况下，在机体有氧代谢过程中，活性氧的产生和清除（受组织抗氧化系统调控）处于动态平衡。随着年龄的增长，机体 ROS 的生成超过内源性抗氧化能力，使氧化系统和抗氧化系统之间的平衡向氧化应激倾斜，导致血管衰老。ROS 的内源性来源包括内皮型一氧化氮合酶（endothelial nitric oxide synthase，eNOS）、黄嘌呤氧化酶、NADPH 氧化酶（NADPH oxidases，NOX）、线粒体呼吸链，以及机体抗氧化能力降低所导致的 ROS 清除减少。衰老血管中的 NO 失活增加、生物利用度降低、ROS 的产生增加，ROS 超氧化物可与 NO 结合使其失活并形成过氧亚硝酸盐，后者进一步导致内皮细胞功能障碍和内皮损伤，加重血管衰老。

3. 自噬与血管衰老 1963 年，生物学家 Christian de Duve 首次提出自噬（autophagy）的概念。自噬是存在于真核细胞内的一种溶酶体依赖性降解途径，它是细胞程序性死亡的方式之一，同时也是细胞重要的防御方式。自噬在正常情况下保持较低水平，当受到多种因素刺激时，胞质中出现大量的半环形双层膜结构，称为自噬前体（preautophagosome）；自噬前体膜完全融合形成

Note

封闭的自噬体（autophagosome），自噬体将其包裹的物质运输至溶酶体内，与溶酶体融合形成自噬溶酶体（autolysosome）。自噬体融合后将被溶酶体内的水解酶分解为各种组分，降解产生的小分子物质和氨基酸被细胞用于维持细胞内环境的稳定和生长发育。

自噬水平随着年龄的增加而降低。在衰老的大鼠中，心脏、肝和肌肉组织中的自噬均受到抑制。适当提高自噬水平可以清除年龄相关的蛋白质聚集体和减少细胞中受损细胞器的积累，预防机体衰老。生理状况下自噬保持较低水平，以维持细胞内环境的稳态，当自噬水平过度激活时，将诱导细胞自噬性死亡，加速心血管系统衰老。由此可见，自噬在血管衰老中具有双重作用。

4. 线粒体功能障碍与血管衰老 衰老细胞的线粒体在功能上出现异常，例如线粒体氧化磷酸化活性降低、膜电位丧失、ROS 产生增加、线粒体质量控制机制失调、蛋白质稳态遭破坏等。衰老细胞的线粒体自噬减少，功能障碍的线粒体数量增加，部分是因为线粒体分裂减少和融合增加。尽管衰老细胞受到丙酮酸脱氢酶（pyruvate dehydrogenase，PDH）的调控，使线粒体三磷酸腺苷（ATP）的产生增加，但是衰老细胞的质子漏、三羧酸循环代谢产物也增加，并且产生更多的活性氧，引起 DNA、蛋白质等大分子损伤。有研究报道，细胞衰老过程中单磷酸腺苷（AMP）：ATP 和二磷酸腺苷（ADP）：ATP 比值增加，激活 AMP 活化蛋白激酶（AMP-activated protein kinase，AMPK），使细胞周期停滞。细胞衰老还表现出线粒体 DNA 的缺失和突变，这些缺失和突变导致了线粒体电子传递链的功能障碍。

三、血管衰老与疾病

血管衰老是引起人体各器官系统衰老的重要病理生理基础，是老年人罹患多种慢性病如高血压、冠心病、脑卒中等共同的发病机制。作为相关疾病的高危因素，血管衰老已成为当代老年医学研究的前沿问题和热点问题，在老年医学研究中的重要价值不容忽视。

1. 血管衰老的靶器官损害 脉搏波是由心脏的血流喷射到主动脉而产生的一种压力波。PWV 反映了某一区域动脉的僵硬度，脉搏波传导速度越快，提示以僵硬度反映的血管衰老程度越重。随着年龄的增加，主动脉僵硬度升高，引发动脉收缩晚期主动脉压力升高、舒张期压力降低，使左心室后负荷增加、冠状动脉灌注降低，导致心肌缺血，进而引起心脏肥大和舒张功能障碍等，最终可能会发展为心力衰竭（通常伴有左心室射血分数的保留）、终末期心脏病和死亡，即衰老心血管事件链。主动脉僵硬还会降低主动脉和分支导管之间的正常阻抗梯度，从而增加血流压力和下游导管（如颈动脉和肾动脉）中的血流，导致过度的血流传递到脆弱的微循环中，尤其是在高流量器官中，例如大脑和肾。

小血管衰老的主要结构变化是血管稀少，血管稀少则血管充血时毛细血管募集减少，进而导致组织器官灌注减少。研究已经发现衰老会导致脑、肾、皮肤、视网膜等器官的血管稀少。大脑和肾的小血管阻力小，血流速度快，使更多的血流进入大脑和肾的微血管，引起微血管损害如小动脉壁伸展、小动脉瘤破裂和微血栓形成等，导致脉搏波相关脑病和肾病，进而发生认知障碍、痴呆和终末期肾病。

2. 血管衰老与动脉粥样硬化 动脉粥样硬化（atherosclerosis）是血管衰老的重要表现之一。慢性衰老应激可诱导炎性反应，触发以内皮功能障碍、内-中膜厚度增加、动脉僵硬度升高为特点的转变；而减轻与年龄相关的炎性反应、抑制动脉结构转变是延缓血管衰老和预防老年人动脉粥样硬化的潜在方法。

衰老是动脉粥样硬化的主要危险因素之一。老年患者血管老化与斑块负担增加、斑块内钙化组织成分增多和薄帽纤维粥样瘤的高发生率均有关。衰老细胞通过增加金属蛋白酶的表达诱发斑块不稳定，提示衰老是动脉粥样硬化形成和进展的关键驱动力。衰老的内皮和平滑肌细胞在动脉粥样硬化中均发挥重要作用。血管内皮细胞衰老可诱发内皮功能障碍、炎症因子增多，从而促进动脉粥样硬化的发生和发展。适当的内皮细胞自噬可通过阻止内皮细胞凋亡、衰老和炎症而抑制动脉粥样硬化斑块的发生与发展。促进血管平滑肌细胞衰老的细胞因子也可加速动脉粥样硬化，而对它们的抑制可改善动脉粥样硬化。Ang Ⅱ、氧化应激、炎症、DNA 损伤和某些小分子化合物均可诱发血管平滑肌细胞衰老，而血管平滑肌细胞衰老可导致慢性血管炎症和动脉功能丧失，进而加重动脉粥样硬化。因此，临床实践中，如何有效干预血管衰老对动脉粥样硬化性心脑血管疾病的防治非常重要，改善血管衰老有望延缓动脉粥样硬化的发生发展。

3．血管衰老与高血压　高血压（hypertension）是以体循环动脉血压升高为特征、严重危害人类身心健康的疾病，在老年人群中非常常见，是心脑血管疾病的危险因素之一。目前，我国高血压的防控存在巨大挑战。虽然我国高血压知晓率、治疗率及控制率水平不断提高，但与欧美等发达国家仍存在很大的差距。血管衰老的发生早于高血压，是引起高血压的原因之一，并能预测高血压发生，同时也是控制良好的高血压患者心血管病残余风险的重要原因和机制。衰老抑制基因 *Klotho* 对血压具有重要的调节作用，可以通过调节 NO 的合成与释放来调节血管直径，进而影响血压。群体遗传学证据也显示 *Klotho* 基因与高血压有关。血压水平和动脉僵硬度密切相关，肱动脉或中心动脉血压越高，主动脉 PWV 就越高。主动脉硬化标志物既可作为高血压患者的风险评估，也可作为有效的治疗靶点，从而提高高血压患者管理水平并改善预后。

4．血管衰老与血管钙化　血管钙化是指钙、磷在血管壁的异位沉积，主要以磷灰石的形式存在。血管不同层面的钙、磷沉积有着不同的病理学表现，其中，血管内膜钙化发生在动脉粥样硬化损伤区域，而中膜钙化主要发生于衰老、糖尿病和终末期肾病中。既往认为血管钙化是一个被动的过程，越来越多的证据表明血管钙化类似于骨的形成，是一个可高度调控的过程。

年龄是影响血管钙化的因素之一。45 岁以上人群中，有 1/3 存在血管钙化；60 岁以上男性的血管钙化程度高于 50 岁以下男性。男性比女性血管钙化发生率高，并随年龄的增长而逐渐增加。70 岁以上的中国人有 50% 以上存在不同程度的胸主动脉钙化。患有早衰症的人也会出现血管钙化的症状。终末期肾病的患者其年龄与腹主动脉钙化程度呈正相关。血管衰老促进钙化的机制主要包括：衰老促进血管细胞向成骨样细胞表型转化、Klotho 与 Sirtuins 等衰老抑制因子减少、磷代谢异常、炎症反应加剧、细胞外基质重塑、DNA 损伤、衰老内皮细胞释放的胞外囊泡促进中膜钙化等方面。

四、血管衰老的干预策略

血管衰老是可以被干预的。健康的生活方式是预防和延缓血管衰老最重要的措施之一。合理膳食、适当体力活动、运动锻炼、戒烟、心态平衡、限制热量摄入与低钠膳食可以降低血管僵硬度、延缓血管衰老。此外，还可以通过药物治疗和干细胞疗法等方法来延缓血管衰老。

健康的生活方式能延缓血管衰老的进展。随着健康人年龄的增加，规律的有氧运动可延缓弹性动脉的硬化，降低大动脉 PWV，改善血管内皮功能，预防和减轻高血压。通过调整饮食，例如低钠高钾饮食，可以扩张血管、降低血压。热量限制饮食，即在保证营养的情况下限制热量摄入，在延缓衰老方面也已表现出正面作用。积极控制肥胖、高血压、高脂血症、糖尿病等心血管危险因素也能够预防早期血管衰老。

通过防止动脉僵硬度升高而延缓血管衰老的药物主要是抗高血压药物。目前针对血管衰老的药物治疗靶点主要是肾素 - 血管紧张素 - 醛固酮系统，常用的药物有血管紧张素转换酶抑制剂、血管紧张素受体拮抗剂、钙通道阻滞剂等。血管紧张素转换酶抑制剂或血管紧张素受体拮抗剂具有抗胶原纤维增生的作用，能更好地延缓血管衰老。血管紧张素转换酶抑制剂可改善动脉粥样硬

Note

化、降低 PWV。环氧合酶 2 抑制剂阿司匹林能通过抑制氧化应激和诱导 NO 来改善血管内皮细胞衰老。烟酰胺单核苷酸可安全、有效地提高烟酰胺腺嘌呤二核苷酸水平，从而降低动脉僵硬度和血压。二甲双胍对线粒体中烟酰胺腺嘌呤二核苷酸氧化具有抑制作用，动物研究已显示出其延长生命周期的作用。热量限制饮食延缓血管衰老可能是通过雷帕霉素机制性靶标（mTOR）和腺苷酸活化蛋白激酶（AMPK）等关键信号级联。雷帕霉素激活腺苷活化蛋白激酶作为一种器官移植受者常用的免疫抑制剂，与其他免疫抑制剂相比，可降低肾移植受者的动脉僵硬度和颈动脉内中膜厚度。

（周 菁）

第七节 心脏和脑的血管

一、心脏的血管

心脏的血液供应源自主动脉根部的左右冠状动脉（图 4-61），进入心肌组织后通过小动脉、毛细血管、小静脉，最后经冠状静脉窦或心前静脉进入右心房，这一心脏本身的血液循环过程称为冠脉循环。

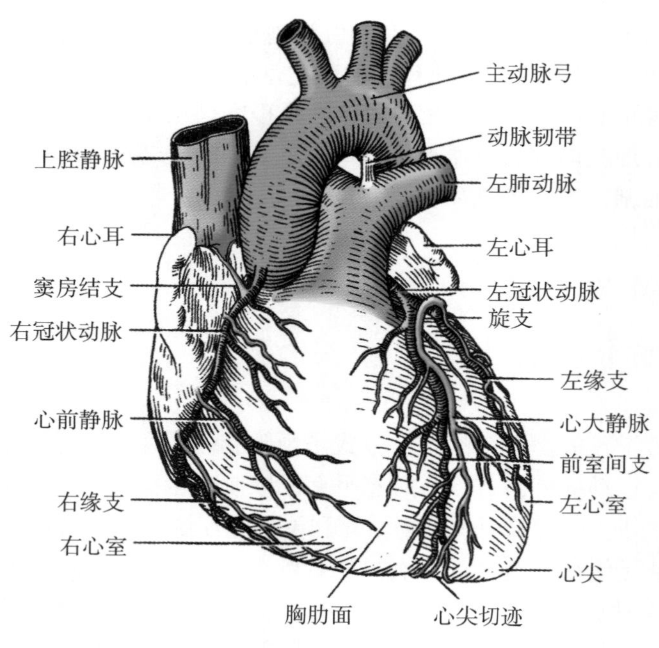

图 4-61 心脏的外形和血管（前面）

（一）心脏的动脉

心脏的血供来自左、右冠状动脉，约半数人还有一支细小的副冠状动脉，起自主动脉右窦，供应动脉圆锥。左、右冠状动脉存在许多吻合，但吻合支细小。因此，当一主支发生急性阻塞时，侧支循环不能很快形成，常导致心肌缺血坏死。

1．右冠状动脉（right coronary artery） 起自主动脉右窦（前窦），由右心耳与肺动脉干之间进入冠状沟，绕至心脏的后面房室交界处分为 2 个终支，即后室间支和左室后支。右冠状动脉主要分支如下。

（1）后室间支（posterior interventricular branch）：沿后室间沟走行，分支分布于后室间沟两侧的心壁和室间隔的后 1/3 部。

（2）右旋支（right circumflex branch）：冠状动脉的另一终支，在冠状沟内左行越过房室交界，到达房室交界与心左缘之间，可借细小支与旋支吻合。

（3）左室后支（posterior branch of left ventricle）：在房室交界处，分支分布于左心室后壁。

（4）窦房结支（branch of sinuatrial node）：约 60% 起自右冠状动脉，沿右心房内侧至上腔静脉口，分布于窦房结。

（5）房室结支（branch of atrioventricular node）：约 90% 起自右冠状动脉，在房室交界处，分布于房室结；因此当急性心肌梗死伴有房室传导阻滞时，首先考虑右冠状动脉闭塞。

（6）右室前支（right anterior ventricular branch）：较粗大，分布于右心室前壁。

（7）右缘支（right marginal branch）：较粗大，恒定，沿心下缘左行，分布于邻近的心室壁。

（8）右室后支（right posterior ventricular branch）：细小，多支，分布于右心室后壁。

（9）右圆锥支（right conus branch）：分布于动脉圆锥的上部，并与左圆锥支吻合。此支如单独起自主动脉窦即为副冠状动脉。

2．左冠状动脉（left coronary artery） 起自主动脉左窦（左后窦），由左心耳与肺动脉干之间入冠状沟，然后分为前室间支和旋支，有时发出第三支血管，即中间支。

（1）前室间支（anterior interventricular branch）：又称前降支（anterior descending artery），可看作左冠状动脉主干的延续。它沿前室间沟下行至心尖切迹，多数绕至后面在后室间沟上行一小段。前室间支除了发出心室支至左、右心室的前壁之外，还发出若干室间隔支供应室间隔的前 2/3。

1）对角支（diagonal branch）：起于左冠状动脉主干分叉处，行径较直，向左下斜行，分布于左心室前壁，此支粗大者可至前乳头肌。

2）左室前支（anterior branch of left ventricle）：是前室间支向左室前壁、左室前乳头肌和心间部发出的分支，行向左下，多为 3 ～ 5 支，以近侧 1 ～ 3 支较大。

3）左圆锥支（left conus branch）：自前室间支在肺动脉口处发出，较细小，行向右至动脉圆锥的上部，可与右圆锥支吻合，形成 Vieussens 环。

4）右室前支（anterior branch of right ventricle）：较细小，一般为 3 ～ 4 支，向右分布至右室前壁附近的室间沟处。

5）室间隔前支（anterior branch of interventricular septum）：起自前室间支的深面进入室间隔，分布于室间隔的前 2/3。多有 12 ～ 17 支，第 2 ～ 4 支较粗大。

小测试4-4：左冠状动脉急性阻塞会对心肌造成什么影响？

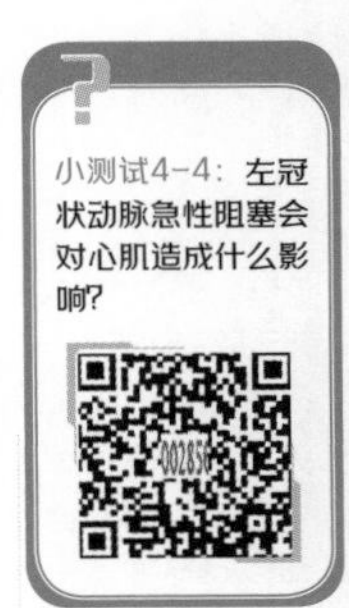

（2）旋支（circumflex branch）：又称左旋支或左回旋支，沿冠状沟绕至左心室后面。沿途发出分支至左心室外侧壁和左心房。

1）左室前支（anterior branch of left ventricle）：较细小，主要分布于左室前壁的上部。

2）左缘支（left marginal branch）：行于心左缘，较恒定粗大，分支供应左心室侧壁。

3）左室后支（posterior branch of left ventricle）：主要分布于左心室后壁。

4）窦房结支（branch of sinoatrial node）：约 40% 起于旋支的起始部，经左心耳内侧沿左心房前壁至上腔静脉口，分布于窦房结。

3．冠状动脉的分布类型 左、右冠状动脉在心胸肋面分布比较恒定，但在心膈面的分布范围变异较大。依据左、右冠状动脉在膈面分布区的大小分为 3 型（图 4-62）。

（1）右优势型：右冠状动脉分布于右心室膈面和左心室膈面的一部分或全部，此型占 65.7%。

Note

（2）均衡型：左冠状动脉的旋支和右冠状动脉分别分布于左、右心膈面，互不越过房室交界和后室间沟，此型占 28.7%。

（3）左优势型：左冠状动脉的旋支除分布于左心室膈面外，还越过房室交界和后室间沟，分布于右心室隔面的一部分，此型占 5.6%。

所谓优势动脉仅指其在心室膈面的分布范围，而非供血量的多少。冠状动脉的分布大多为右优势型，应掌握右冠状动脉、前室间支和旋支 3 大支的正常分布范围及其与心传导系的关系，有助于对心肌梗死的诊断及病症的理解。例如旋支闭塞，心肌梗死部位多发生在左心室侧壁或后壁，一般无房室传导阻滞症状。左优势型虽然出现率只有 5.6%，但医生也不能忽略这一事实；一旦左优势型的患者出现左冠状动脉主干阻塞，或旋支与前室间支同时受累，可发生广泛性左室心肌梗死，心传导系均可受累，发生严重的心律失常。

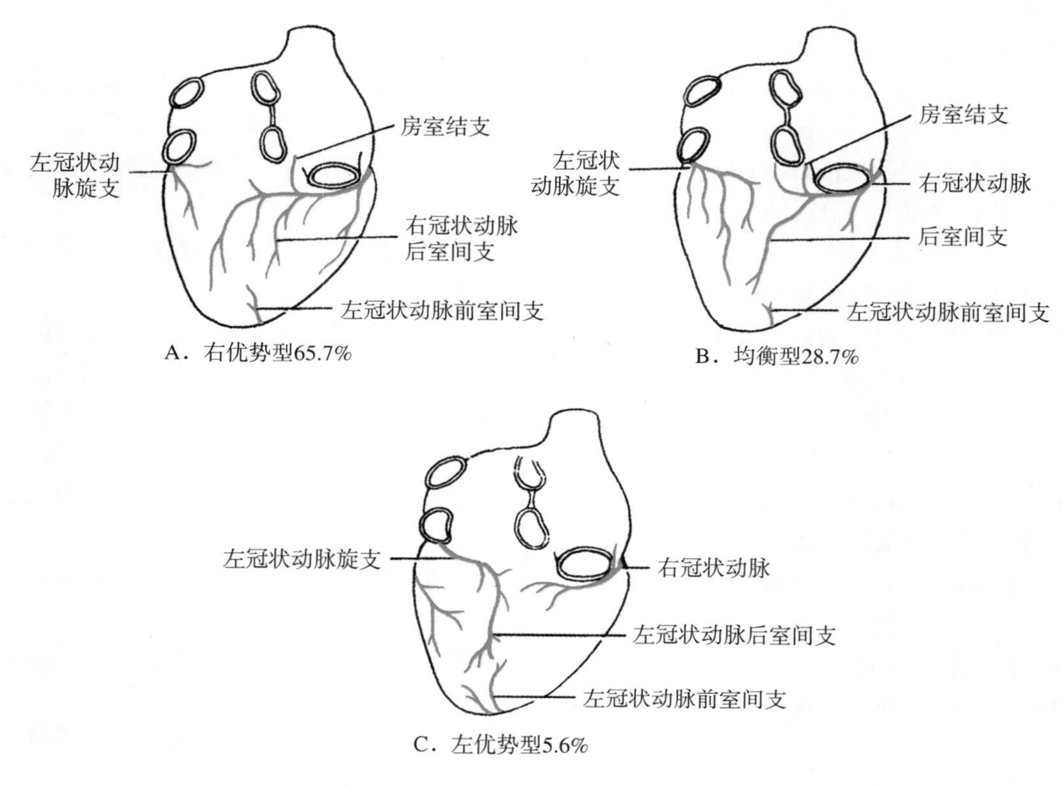

图 4-62　冠状动脉分布类型模式图

（二）心脏的静脉

心脏的静脉血由 3 种途径回流至右心房。

1．冠状窦　冠状窦（coronary sinus）位于心膈面的冠状沟内，左侧起点是心大静脉和左房斜静脉注入处，起始处有静脉瓣，右侧终端是冠状窦口。心脏的静脉血约有 90% 由冠状窦流入右心房。注入冠状窦的主要静脉如下。

（1）心大静脉（great cardiac vein）：在前室间沟内与前室间支伴行，向后上至冠状沟，再向左绕行至左心室膈面注入冠状窦左端。

（2）心中静脉（middle cardiac vein）：与后室间支伴行，注入冠状窦右端。

（3）心小静脉（small cardiac vein）：在冠状沟内与右冠状动脉伴行，向左注入冠状窦右端。

2．心前静脉　心前静脉（anterior cardiac veins）又称右室前静脉，为来自右心室前壁的 2 ～ 3 支小静脉，跨越冠状沟直接开口于右心房。

3．心最小静脉　心最小静脉（smallest cardiac veins）数量较多，走行于心肌层内，起自心肌的毛细血管，直接开口于心腔。心最小静脉没有瓣膜，因此，心肌局部缺血时，心腔内的血液可由心最小静脉逆流入心肌，补充缺血部分的血供。

（三）冠脉循环

冠脉循环（coronary circulation）是指心脏自身的血液循环。在安静状态下，心输出量的近 5% 经冠脉循环分配给心脏本身；在运动或高血压疾病等情况下，随着心脏做功的增加，心肌对血供的需求也增大。若心肌供血不足，将影响心脏本身的泵血功能，同时心脏的 C 类传入神经激活引起心绞痛（angina pectoris）。

1．冠脉循环的解剖特点　心肌的血液供应来自左、右冠状动脉。左冠状动脉主要供应左心室的前部，右冠状动脉主要供应左心室的后部和右心室。冠状动脉的血液流经毛细血管和静脉后，主要经由冠状窦和心前静脉回流入右心房。

冠脉循环在结构上具有以下特点：①左、右冠状动脉主干均走行在心脏表面，其分支常以垂直于心脏表面的方向穿入心肌，并在心内膜下层形成网状分支，这种分支方式使冠脉血管容易在心肌收缩时受到压迫。②心肌的毛细血管极为丰富，毛细血管数与心肌纤维数基本成 1 ∶ 1 比例，因此心肌与冠脉血液间物质交换迅速。③冠状动脉之间的侧支吻合较细小，当冠状动脉突然阻塞时不容易很快建立侧支循环，常可导致心肌梗死。但如果冠状动脉阻塞是缓慢形成的，则侧支可逐渐扩张建立新的侧支循环。

2．冠脉循环的生理特点

（1）灌注压高，血流量大：冠状动脉直接开口于升主动脉根部，灌注压高，且血流途径较短，因而血流速度快，血流量大。冠脉循环的血液从主动脉的根部，经全部冠状血管流回右心房，只需数秒钟就可完成。

（2）动 - 静脉血氧含量差大：安静状态下，冠脉循环的动 - 静脉血氧含量差也比其他组织大得多，当动脉血流经心脏后，约 70% 的氧被心肌摄取，以保证心肌的供氧。因此，心脏活动增强时，心肌靠提高从单位血液中摄取氧的潜力较小，更多的是依靠冠脉血管扩张以增加血流量来满足心肌对氧的需求。

（3）血流量随心动周期波动：冠脉血流的动力是主动脉和右心房之间的压力差，血流的阻力取决于冠脉血管的舒缩状态，心腔内的压力和心肌收缩对血管的压迫作用也是冠脉血流的阻力。在心脏的舒缩周期中，主动脉压和心腔内压力发生周期性波动，导致冠脉血流量也随之周期性波动。图 4-63 显示的是犬的左、右冠状动脉血流在一个心动周期中的变化。当左心室等容收缩开始时，主动脉压低而心室壁张力高，左冠状动脉受压而致血流量突然减少；在左心室射血期，主动脉压升高，左冠状动脉受压程度相对减小，冠脉血流量增加；进入减慢射血期，主动脉压下降，冠脉血流量再次下降；在等容舒张期开始时，心肌对冠脉的挤压作用减弱或消失，冠脉血流阻力减小，而此时主动脉压仍处于较高状态，故冠脉血流量突然增加；到舒张早期，冠脉血流量最多，然后又逐渐减少。一般说来，心室收缩期的冠脉血流量只有舒张期的 20% ～ 30%。当心肌收缩加强时，心室收缩期血流量所占比例更小。值得指出的是，在心室收缩期，左心室内的压力可稍高于主动脉内的压力，压迫左心室心内膜下的血管，因而这部分血管只有在心室舒张期才有血流。正是由于这个原因，左心室心内膜区容易发生缺血损伤。

因此，动脉舒张压的高低和心舒张期的长短是影响冠脉血流量的重要因素。体循环外周阻力增大时，动脉舒张压升高，冠脉血流量增加。心率加快时，由于心舒张期缩短明显，冠脉血流量减少。

Note

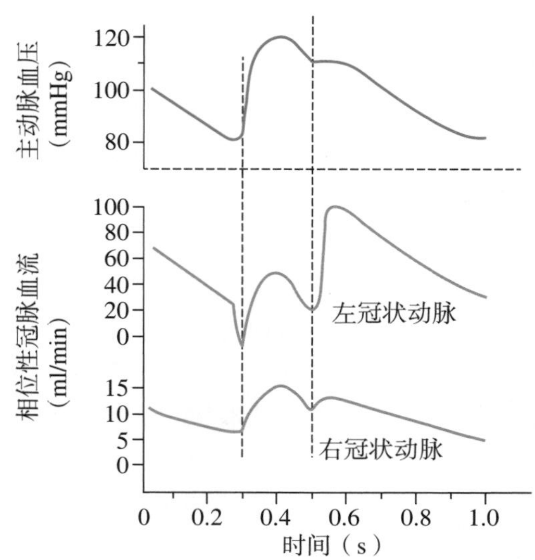

图 4-63 一个心动周期中左、右冠脉血流量与主动脉血压变化的关系

3．冠脉血流量的调节 冠脉血流量主要受到心肌本身代谢水平的自身调节。交感神经和副交感神经也调节冠脉血管，但它们的调节作用相对次要。此外，体液因素对冠脉血流量也有一定的影响。

（1）冠脉血流量的自身调节：冠脉血流量与心肌代谢水平成正比，当心肌耗氧量增加或心肌组织中的氧分压降低时，都可引起冠脉血管舒张，增加血流量。局部氧含量降低、酸性代谢产物（CO_2、H^+ 和乳酸等）增加、腺苷和前列腺素等增多都可能参与这一调节机制，其中腺苷发挥主要作用。当心肌代谢增强而使局部组织中氧分压降低时，心肌细胞中的 ATP 分解为 ADP 和 AMP，在冠脉血管周围的间质细胞中的 5’- 核苷酸酶使 AMP 分解产生腺苷。腺苷具有强烈的舒张冠脉血管作用，还能减轻缺血再灌注引起的心肌损伤。

（2）神经调节：冠脉血管受交感神经和迷走神经的支配。刺激心交感神经可使冠脉先收缩、后舒张。首先出现的冠脉收缩是支配冠脉血管的交感神经纤维兴奋的直接效应，这是由交感神经末梢释放的去甲肾上腺素与血管平滑肌上的 α 受体结合所引起的；之后出现的冠脉舒张是由心肌收缩加强、耗氧量增加、代谢产物增多所引起的继发反应。平时，心交感神经的缩血管作用往往被强烈的继发性舒血管作用所掩盖，因而交感神经兴奋总体表现为冠脉舒张。迷走神经对冠脉的直接作用是使冠脉舒张，但实际上它对冠脉血流的影响很小，可能是由于迷走神经对冠脉的直接舒张作用被心脏活动减弱引起的继发性缩血管作用所掩盖导致。

小测试4-5：冠脉血流量主要受到何种因素的调节，如何调节？

（3）体液调节：肾上腺素和去甲肾上腺素可以和冠脉血管平滑肌的 α 或 β 受体结合而引起冠脉收缩或舒张，但它们最终主要是通过增强心肌代谢活动而间接引起冠脉舒张和血流量增加。血管紧张素Ⅱ、血管升压素、内皮素及血栓烷 A_2 等可引起冠脉收缩和血流量减少，而 NO、组胺、前列环素、缓激肽、5- 羟色胺等可使冠脉舒张和血流量增加。

二、脑的血管

脑的动脉来源于颈内动脉和椎动脉（图 4-64），可分为颈内动脉系和椎 - 基底动脉系，脑的静脉分为浅、深两组，最终汇合回流至颈内静脉。

Note

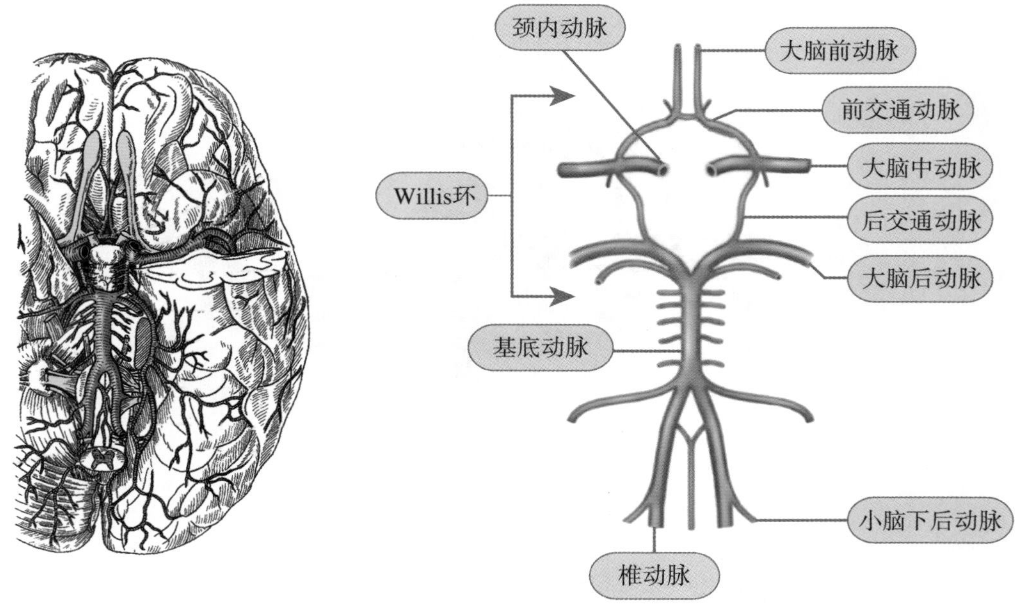

图 4-64 脑底动脉及 Willis 环

（一）脑的动脉

脑的血供丰富，动脉来源于颈内动脉和椎动脉。基于左、右椎动脉入颅后很快汇合为一条基底动脉，故脑动脉可被分为颈内动脉系和椎 - 基底动脉系。以顶枕沟为界，颈内动脉供应大脑半球的前 2/3 和部分间脑，椎动脉供应大脑半球的后 1/3 及部分间脑、脑干和小脑。这两系动脉的脑内分支可分为皮质支和中央支。前者营养大脑皮质及其深面的髓质，后者营养基底核、内囊及间脑等。

1．颈内动脉（internal carotid artery） 发自颈总动脉，自颈部上行至颅底，经颈动脉管进入颅腔，紧贴海绵窦内侧壁向前上行，至前床突的内侧弯向上行，穿出海绵窦而分支。故可将颈内动脉按行程分为 4 段：颈部、岩部、海绵窦部和前床突上部。其中海绵窦部和前床突上部组成的虹吸部常呈“U”形或“V”形弯曲，易发生动脉硬化。若海绵窦部的颈内动脉破裂出血至窦内，则导致颈内动脉与海绵窦之间形成异常的动 - 静脉直接交通，临床上称为颈动脉海绵窦瘘，导致海绵窦内压力升高，临床表现为搏动性突眼、眼球运动障碍等。颈内动脉在岩部发出颈鼓动脉和翼管动脉，在海绵窦处发出眼动脉、垂体支和脑膜支。颈内动脉供应脑部的主要分支如下。

小测试4-6：为什么海绵窦部的颈内动脉易发生病理改变?

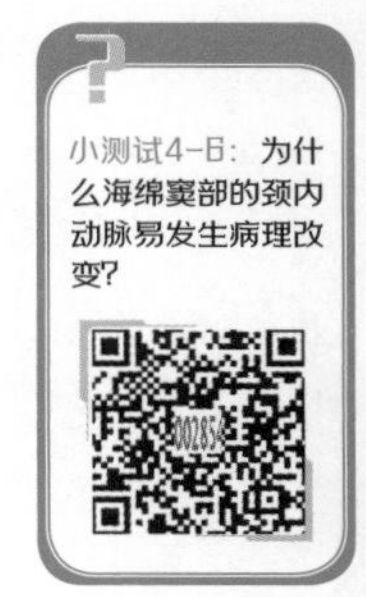

（1）大脑前动脉（anterior cerebral artery）：在视神经上方向前内，进入大脑纵裂后，与对侧同名动脉借前交通动脉（anterior communicating artery）相连，沿胼胝体沟向后（图 4-65）。皮质支分布在顶枕沟前的半球内侧面、额叶底面的一部分以及额、顶两叶上外侧面的上部；中央支发自大脑前动脉的近侧段，经前穿质进入脑实质，营养尾状核、豆状核前部和内囊前肢。

（2）大脑中动脉（middle cerebral artery）：可视为颈内动脉的直接延续，向外进入外侧沟内，分为数支皮质支（图 4-64），供应大脑半球外侧面的大部分和岛叶，包括躯体运动中枢、躯体感觉中枢和语言中枢。若该动脉发生阻塞导致供血不足，将出现严重的运动、感觉功能障碍，若左侧大脑中动脉阻塞，还会出现语言功能障碍。大脑中动脉途经前穿质时，发出数条细小的中央支，又名豆纹动脉，垂直向上行入脑实质，供给尾状核、豆状核、内囊膝和后肢的前部。豆纹动脉呈“S”形弯曲，由于血流动力学的关系，其在高血压动脉硬化时易发生破裂（故又称出血动脉），引起脑出血，导致严重的功能障碍。

Note

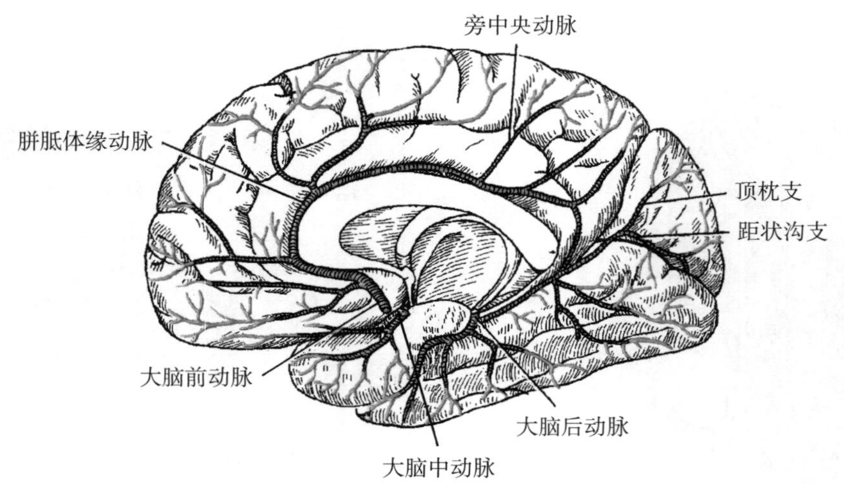

图 4-65 脑动脉（内侧面）

(3) 脉络丛前动脉（anterior choroidal artery）：沿视束下面向后外，经大脑脚与海马旁回的钩之间进入侧脑室下角，后终止于脉络丛。沿途发出一些分支供应外侧膝状体、内囊后肢的后下部、大脑脚底的中 1/3 及苍白球等结构。该动脉行程较长且管径细，易发生血栓阻塞。

(4) 后交通动脉（posterior communicating artery）：沿视束下面行向后，与大脑后动脉吻合，是颈内动脉系与椎 - 基底动脉系的吻合支（图 4-64）。

2. 椎动脉（vertebral artery） 发自锁骨下动脉第 1 段，向上穿行第 6 至第 1 颈椎横突孔，经枕骨大孔行入颅腔，入颅后行于延髓前外侧，在脑桥与延髓交界处的腹侧面，左、右椎动脉合并为一条基底动脉（basilar artery）（图 4-64）。基底动脉沿脑桥腹侧的基底沟向上行，至脑桥上缘分成左、右大脑后动脉两大终支。

(1) 椎动脉的主要分支如下。

1）脊髓前、后动脉：脊髓前动脉（anterior spinal artery）发自椎动脉末端，左、右脊髓前动脉在延髓腹侧汇合成一干，沿前正中裂向下行至脊髓末端。其分支主要分布于脊髓前角、侧角、灰质连合、后角基部、前索和外侧索。脊髓后动脉（posterior spinal artery）自椎动脉向后行，经枕骨大孔出颅腔，后沿脊髓后外侧沟向下行，直至脊髓末端。其分支分布于脊髓后角的其余部分和后索。脊髓前、后动脉之间通过环绕脊髓表面的吻合支互相交通，形成动脉冠，再由动脉冠发出分支进入脊髓内部。

2）小脑下后动脉（posterior inferior cerebellar artery）：为椎动脉最大的分支，自平橄榄下端附近发出，行向后外经延髓与小脑扁桃体之间，营养小脑下面后部和延髓后外侧部（图 4-64）。该动脉行程迂曲，易发生栓塞，从而出现同侧面部浅感觉障碍、对侧躯体浅感觉障碍（交叉性感觉麻痹）和小脑共济失调等症状，临床上称为延髓外侧综合征（Wallenberg 综合征）。该动脉还发出脉络膜支参与构成第四脑室脉络丛。

(2) 基底动脉的主要分支如下。

1）小脑下前动脉（anterior inferior cerebellar artery）：发自基底动脉起始段，后经展神经、面神经和前庭蜗神经的腹侧至小脑下面，供应小脑下部的前部。

2）迷路动脉（labyrinthine artery）：又称内听动脉，细长，伴面神经和前庭蜗神经入内耳道，供应内耳迷路。有大约 80% 以上的迷路动脉自小脑下前动脉发出。

3）脑桥动脉（pontine artery）：是一些细小的动脉分支，供应脑桥基底部。

4）小脑上动脉（superior cerebellar artery）：发自基底动脉的末端，绕大脑脚向后行，供应小脑上部。

5）大脑后动脉（posterior cerebral artery）：为基底动脉的终末分支，绕大脑脚向后行，沿海马旁回钩转至颞叶及枕叶的内侧面。皮质支分布于颞叶的内侧面、底面及枕叶；中央支发自起始部，经后穿质进入脑实质，营养背侧丘脑、内侧膝状体、下丘脑和底丘脑等（图 4-64）。动眼神经走行于大脑后动脉起始部与小脑上动脉根部之间，若颅内高压，则海马旁回钩可移至小脑幕切迹下方，引起大脑后动脉下移，压迫并牵拉动眼神经，从而导致动眼神经麻痹。

3．大脑动脉环（cerebral arterial circle） 由两侧大脑前动脉起始段、两侧颈内动脉末段、两侧大脑后动脉借前、后交通动脉共同构成，又称 Willis 环，位于脑底下方、蝶鞍上方，环绕视交叉、灰结节及乳头体周围，两侧颈内动脉系与椎 - 基底动脉系通过此环相互交通（图 4-64）。一般情况下，大脑动脉环两侧的血液不混合，其只是作为一种代偿的潜在结构。但当大脑动脉环的某一处发育不良或闭塞时，其可在一定程度上使血液重新分配和代偿，以保持脑的血液供应。而不正常的动脉环容易出现动脉瘤，动脉瘤的好发部位包括前交通动脉与大脑前动脉的连接处等。

（二）脑的静脉

脑的静脉壁薄而无瓣膜，且不与动脉伴行，分为浅（外）、深（内）两组，两组之间互相吻合。其中浅组收集脑皮质及皮质下髓质的静脉血，后注入附近的静脉窦；深组则收集脑深部的髓质、基底核、间脑、脑室脉络丛等处的静脉血，最终合并成一条大脑大静脉注入直窦。两组静脉最后经硬脑膜窦回流至颈内静脉。

1．浅组 以大脑外侧沟为界可划分为 3 组（图 4-66）。

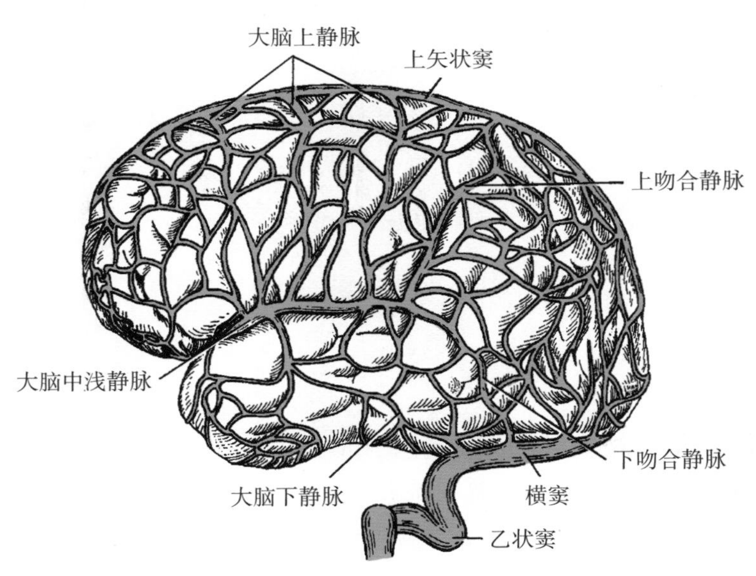

图 4-66　脑静脉（浅组）

（1）大脑上静脉（superior cerebral vein）：为外侧沟以上，收集大脑半球上外侧面和内侧面上部的血液，后注入上矢状窦。

（2）大脑下静脉（inferior cerebral vein）：为外侧沟以下，收集大脑半球上外侧面下部和半球下面的血液，后主要注入横窦和海绵窦。

（3）大脑中静脉（middle cerebral vein）：又可分为浅、深两组。大脑中浅静脉（superficial middle cerebral vein）收集半球上外侧面近外侧沟附近的血液，后本干沿外侧沟行向前下，进而注入海绵窦。大脑中深静脉（deep middle cerebral vein）收集岛叶的血液，其与大脑前静脉和纹状体

Note

静脉合并为基底静脉（basal vein），后注入大脑大静脉。

2．深组 包含大脑内静脉和大脑大静脉（图 4-67）。

（1）大脑内静脉（internal cerebral vein）：由脉络膜静脉和丘脑纹静脉在室间孔后上缘汇合而成，向后行至松果体后方，与对侧的大脑内静脉合并为一条大脑大静脉。

（2）大脑大静脉（great cerebral vein）：又称 Galen 静脉，很短，收集脑半球深部髓质、基底核、间脑和脉络丛等处的静脉血，后于胼胝体压部的后下方注入直窦。

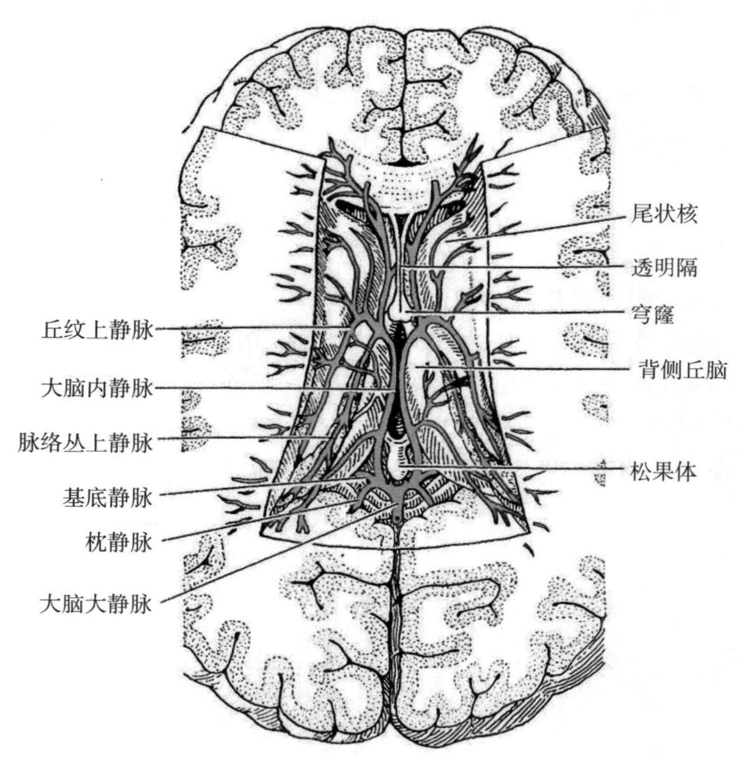

图 4-67 脑静脉（深组）

（三）脑循环

脑循环（cerebral circulation）是指流经脑组织的血液循环。如果脑部血管突然破裂或血管阻塞，脑循环出现障碍导致血液不能供应脑的需求，将引起脑组织损伤，即发生出血性或缺血性脑卒中。

1．脑循环的特点

（1）血流量大，耗氧量多：由于脑组织代谢水平较高，且细胞活动所需能量主要来源于糖的有氧代谢，因而脑对血供的需求较大。正常成年人在安静状态下，脑的重量虽仅占体重的 2%，但血流量却占心输出量的 15% 左右。每 100 g 脑组织的血流量为 50 ～ 60 ml/min，整个脑的血流量约为 750 ml/min。安静时每 100 g 脑组织耗氧为 3 ～ 3.5 ml/min，脑的总耗氧量约为 50 ml/min，相当于全身耗氧量的 20% 左右。同时，脑组织对缺血缺氧十分敏感，当每 100 g 脑组织血流量低于 40 ml/min 时，就可出现脑功能异常；脑血流中断数秒钟即可出现意识丧失，中断 5 ～ 6 min 以上将导致不可逆的脑损伤。

（2）血流量变化小：脑位于容积固定的骨性颅腔内，其中被脑、脑血管和脑脊液所充满，故脑血管舒缩活动受到相当的限制，脑血流量的变化范围也就较小。脑血液供应的增加主要依靠提

Note

高脑循环的血流速度来实现。

（3）存在血 - 脑脊液屏障和血 - 脑屏障：脑组织的毛细血管内皮细胞间及脉络丛的上皮细胞间的紧密连接可有效阻挡蛋白质从血液进入脑组织，也能减慢小分子物质的通过，这被称为血 - 脑屏障（blood-brain barrier）。有人将毛细血管壁上存在的屏障称为血 - 脑屏障，将脉络丛上皮中存在的屏障称为血 - 脑脊液屏障（blood-cerebrospinal fluid barrier），实际上这两个屏障是相似的。脂溶性物质如 O_2、CO_2、某些麻醉药、甾体激素和乙醇等容易通过血 - 脑屏障；水溶性物质的通透性有很大差别，并不一定与分子的大小有关，而是取决于是否存在该物质的主动转运机制。如 H^+、HCO_3^-、甘露糖和蔗糖等都难以通过血 - 脑屏障，而葡萄糖和氨基酸则较容易通过，这是由于脑毛细血管内皮细胞上具有葡萄糖与氨基酸的转运体（GLUT-1）。在先天性 GLUT-1 缺陷的婴儿，虽然血糖浓度正常，但脑脊液中葡萄糖浓度较低，这些婴儿的发育迟缓，常发生抽搐。脑毛细血管内皮上还有其他一些转运蛋白。缺血性脑卒中的病理生理学特征之一是血 - 脑屏障的破坏，包括紧密连接组成蛋白的表达减少和组织学改变及内源性血 - 脑屏障转运蛋白功能变化。

血 - 脑屏障的存在，对于保持脑组织的微环境稳定和防止血液中有害物质侵入脑内具有重要的生理意义。如血液中的去甲肾上腺素、乙酰胆碱、多巴胺和某些氨基酸等物质不易进入脑内，从而保证脑内神经元的正常功能活动不致因血液中上述物质浓度变化而受影响。由于脑脊液中的物质很容易通过室管膜或软脑膜进入脑组织，临床上将不易通过血 - 脑屏障的药物直接注入脑脊液，使其能很快进入脑组织，以达到治疗目的。

2．脑血流量的调节 脑血流量取决于脑的动 - 静脉压力差、颅内压、血液黏滞度和脑血管舒缩状态。在调节脑血流量的各种因素中，脑血管的自身调节是主要因素。

（1）脑血管的自身调节：大脑调节自身血液供应的能力被称为脑的自身调节，尽管脑灌注压发生变化，但仍能保持足够和稳定的脑血流量。平均动脉血压在 60 ～ 140 mmHg 范围内波动时，脑血管可通过自身调节机制使脑血流量保持恒定。平均动脉压降低到 60 mmHg 以下时，脑血流量减少，可出现脑功能障碍；平均动脉压超过 140 mmHg 时，脑血流量随动脉血压增加而增加。脑各部分的血流量与该部分脑组织的代谢活动成正相关。当脑的某一部分活动加强时，该部分的血管舒张、血流量增多。如握拳时，对侧大脑皮质运动区的血流量增加。脑组织代谢活动引起的局部脑血流增加，与局部代谢产物（如 H^+、K^+ 和腺苷等）增多及氧分压降低有关。正是由于这一特点，临床上常通过检查局部脑血流来帮助诊断神经系统疾病，如正电子发射断层成像（positron emission tomography）和功能性磁共振成像（functional magnetic resonance imaging）等。

小测试4-7：血液CO_2分压和O_2分压如何调节脑血流量？

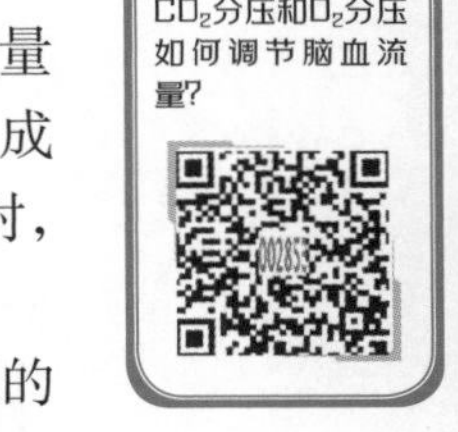

（2）血液 CO_2 和 O_2 分压对脑血流的影响：血液 CO_2 分压升高或 O_2 分压降低时，脑血流量增加。其机制有 2 个方面：①血液中的 CO_2 进入脑组织，在碳酸酐酶作用下与 H_2O 结合生成 H_2CO_3，后者再解离出 H^+，H^+ 浓度增加和 O_2 分压降低都使脑血管舒张；②通过化学感受器反射，使交感缩血管传出纤维活动增强，外周阻力血管收缩，动脉血压升高，脑组织灌注压升高。

（3）神经调节：脑血管受交感缩血管纤维和副交感舒血管纤维的支配，它们在平时脑血流的调节中所起的作用很小。脑血管还受感觉神经纤维支配，脑脊液丢失引起的剧烈头痛，可能与脑血管或神经根受牵拉激活这些感觉神经纤维有关。

（向秋玲）

第八节 血 压

Note

血压是血液在血管内流动时作用于单位面积侧壁的压力（即压强），也是推动血液在血管内流动的动力。在不同的血管内，血压分别被称为动脉血压（arterial blood pressure）、毛细血管血压（capillary pressure）和静脉血压，通常所说的血压是指体循环动脉血压。不同血管的血压值并不相同，这与血液流经各段血管时所受血管的阻力有关，这些阻力主要由流动的血液与血管壁以及血液内部分子之间的相互摩擦产生，称为血流阻力（resistance to blood flow）。生理情况下，体循环各段血管的血流阻力分布如下：主动脉及大动脉约占 9%，小动脉及其分支约占 16%，微动脉约占 41%，毛细血管约占 27%，静脉系统约占 7%。可见产生阻力的主要部位是小血管（小动脉及微动脉）。当左心室射出的血液流经外周血管时，由于不断克服血管对血流的阻力而消耗能量，血压将逐渐降低（图 4-68），血压在各段血管中的下降幅度与该段血管对血流阻力的大小成正比。大动脉处血压落差小，而当血液流经阻力最大的微动脉时，血压出现大幅下降，如微动脉起始端的血压约为 85 mmHg，毛细血管起始端的血压则仅约 30 mmHg，下降了 55 mmHg。

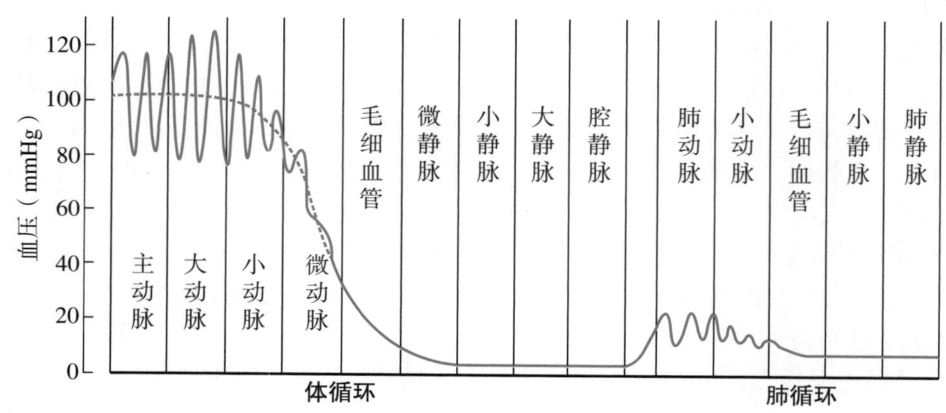

图 4-68 正常人平卧位时不同血管血压的示意图

一、动脉血压与动脉脉搏

（一）动脉血压的形成

动脉血压是指血液对动脉管壁单位面积上的侧压力。在一个心动周期中，动脉血压随着心室的收缩与舒张而发生规律性地波动。心室收缩时，主动脉压升高，约在收缩中期达到最高值，称为收缩压（systolic pressure）；心室舒张时，主动脉压下降，在舒张末期降到最低值，称为舒张压（diastolic pressure）。收缩压和舒张压的差值称为脉搏压，简称脉压（pulse pressure）。

心血管系统内血液充盈、心脏射血、血管的外周阻力及大动脉的弹性贮器作用是血压形成的基本条件。

1．心血管系统内血液充盈 心血管系统内有足够的血液充盈是动脉血压形成的前提。循环系统中血液充盈的程度可用循环系统平均充盈压（mean circulatory filling pressure）表示。采用电刺激使实验动物心室颤动或停搏时，血流停止，心血管管腔各处的压力都趋于相等，此时测得的数值即为循环系统平均充盈压。在动物实验中，经戊巴比妥钠麻醉引起心室颤动的犬，测定其血管内的压力仍比大气压高 7 mmHg 左右，即平均充盈压，人的循环系统平均充盈压也接近这一数值。循环系统平均充盈压的大小反映循环系统内血量和循环系统容积之间的相对关系，血量增多或循环系统容积减小，循环系统平均充盈压升高；反之则降低。

2．心脏射血　心脏射血为血压形成提供能量，心室收缩时所释放的能量可转化为动能和压强能（即势能），动能推动血液流动，压强能对血管壁形成侧压力并使血管壁扩张。由于心脏射血的间断性，动脉血压随心动周期发生周期性变化。

3．外周阻力　外周阻力（peripheral resistance）主要来自小动脉和微动脉，是维持血压相对稳定的重要条件之一。小动脉和微动脉适度收缩产生的外周阻力能阻碍血液从大动脉快速流向外周。由于血液从大动脉流向心房的过程中不断克服血管对血流的阻力而消耗能量，使血压逐渐降低，且阻力与血压降落程度成正比。其中，主动脉起始端的血压约为 100 mmHg，微动脉起始端的血压约为 85 mmHg，毛细血管起始端的血压约为 30 mmHg，静脉起始端的血压约为 10 mmHg，大静脉、腔静脉以及心房内压力接近于零。由于小动脉和微动脉收缩形成的外周阻力仅允许 1/3 的血液流向外周，将大部分血液保留在大动脉中，从而维持动脉血压在相对稳定的水平。如果没有外周阻力，心室射出的血液将会迅速流向外周，大动脉内的血压将迅速降低，导致血压随心动周期而出现大范围波动。血液黏度（blood viscosity）是外周阻力形成的一个次要因素，影响血液黏度的因素包括血细胞比容、血流的切率、血管口径以及温度。当血管长度相同时，血液黏度越大，则血流阻力越大。

4．大动脉的弹性贮器作用　在心室收缩期，大动脉发生弹性扩张，2/3 的血液暂存在大动脉内，是维持收缩压的必要条件。心室舒张期时，大动脉发生弹性回缩，储存在大动脉内的血液被推动流向外周。大动脉的弹性贮器作用使得心室间断的射血转变为动脉内的连续血流，同时缓冲了心动周期中血压的大范围波动，尤其是舒张期血压，使之不会过度降低。

上述心血管生理活动和状态为血压形成的基本条件，同理，监测血压的变化也可反映血容量、心脏射血能力、外周阻力和大动脉结构的改变。

框 4-8　血压测量的方法

血压测量分为直接测量法（侵入法）和间接测量法（非侵入法）。直接测量法又称为动脉插管法，是指将连接特有压力传感器的导管经皮插入动脉血管内，导管另一端接监护测压系统，自动显示血压值，临床上常用的动脉置管解剖部位有桡动脉、肱动脉以及股动脉。动脉置管方法包括："Seldinger 技术"、整体导丝置入法（"改良的 Seldinger"技术）、直接穿刺（"over-the-needle"技术）和超声引导法。该方法虽可准确、实时监测心动周期中每一瞬间的血压变化，但为有创侵入式的方式，仅用于高危手术和危重患者的血压监测。

间接测量法主要利用气压模拟血压、压力传感器、光电式脉搏传感器检测血管脉搏变化，进而将压力信号转变为电信号，获得血压数值。间接血压测量法按测量是否连续分为两类：间歇式血压测量和连续式血压测量。间歇式血压测量方法包括柯氏音法（Korotkoff-sound method，又称为听诊法 auscultatory method），以及示波法（oscillometric method，又称为振荡法），其主要利用"大动脉中血压落差很小"和"血液通过狭窄管道时形成涡流撞击管壁发出声音"的特点来实现血压测定，临床上各类监护仪、电子血压计广泛采用间歇式血压测量法。间歇式血压测量主要测量肱动脉等大动脉部位的血压。连续式血压测量方法包括动脉张力法、恒定容积法（又称 VCM 法）、超声法、脉搏波特征参数（pulse wave parameter，PWP）法等，可实现对上臂肱动脉、前臂桡动脉、手指小动脉、下肢的股动脉、足背动脉等部位的血压监测。

Note

（二）动脉血压正常值

一个心动周期中动脉血压的平均值，称为平均动脉压（mean arterial pressure），约等于舒张压 +1/3 脉压。一般所说的动脉血压指的是主动脉压，血压在大动脉中降落很小，通常以上臂肱动脉处测得的血压代表主动脉压。中国健康成年人在安静状态时的收缩压为 90 ~ 120 mmHg（12.0 ~ 16.0 kPa），舒张压为 60 ~ 80 mmHg（8.0 ~ 10.6 kPa），脉压为 30 ~ 40 mmHg（4.0 ~ 5.3 kPa），平均动脉压在 100 mmHg（13.3 kPa）左右。动脉血压存在个体、性别与年龄的差异。正常成年人双侧上臂的动脉血压表现为左高右低的特点，其差异可达 5 ~ 10 mmHg，上下肢的血压也不同，一般下肢血压高于上肢血压，差值可达 20 ~ 40 mmHg。在两性之间，男性血压一般略高于女性血压。女性的动脉血压在绝经前略低于同龄男性，而在绝经后则与同龄男性基本相同，甚至略有超越。青春期后，血压会随年龄增长而逐渐升高，且收缩压升高比舒张压升高更为显著。

此外，动脉血压呈现明显的昼夜波动，称为动脉血压的日节律，表现为动脉血压凌晨 2 ~ 3 时最低，6 ~ 8 时及 16 ~ 18 时各出现一高峰，晚 20 时后缓慢下降，表现为“双峰双谷”的现象。这种现象在老年人和高血压患者中表现得更为显著。根据血压的昼夜波动规律，临床上偶测血压应选择高峰时为宜，同时此规律对制定高血压患者给药方案具有一定的指导意义。

高血压（hypertension）是以体循环动脉血压持续增高为主要表现的临床综合征，可分为原发性高血压（essential hypertension，又称高血压病）和继发性高血压（secondary hypertension，又称症状性高血压和特殊类型高血压），其中以原发性高血压最为常见。高血压除引起本身血管结构功能改变外，长期高血压还可引起心、肾、脑等重要脏器的功能异常改变，最终引起严重后果。

随着大规模流行病学资料和循证医学证据的不断更新，高血压的诊断标准也经历多次修订。1957 年，弗莱明翰心脏研究（Framingham heart study，FHS）首次将高血压标准定义为收缩压≥ 160 mmHg 或舒张压≥ 95 mmHg。1977 年，在 FHS 研究的高血压标准基础上，美国预防、检测、评估与治疗高血压全国联合委员会发布了第一版指南即 JNC1，指南中建议将舒张压≥ 105 mmHg 作为高血压诊断的主要标准。1979 年世界卫生组织（WHO）发布了高血压诊断标准：收缩压≥ 160 mmHg 或舒张压≥ 95 mmHg，这成为第一个全球性高血压诊断标准。1984 年，JNC3 对收缩压进行了进一步的分级，提出了临界单纯收缩期高血压和单纯收缩期高血压的概念，并推动了对动态血压监测（ambulatory blood pressure monitoring，ABPM）概念的理解和应用。至 1998 年，WHO 和世界高血压联盟（ISH）将收缩压≥ 140 mmHg 或舒张压≥ 90 mmHg 确定为高血压诊断标准。2003 年 5 月，JNC7 对正常血压检测标准进行了更为严格的分级，并提出了高血压前期（prehypertension）的标准，即收缩压 120 ~ 139 mmHg 或舒张压 80 ~ 89 mmHg，其目的在于引起人们对血压的关注，并强调疾病预防的重要性。2017 年美国心脏协会 / 美国心脏病学会（AHA/ACC）共同编写并发布了新的高血压指南，将高血压标准修订为收缩压≥ 130 mmHg 或舒张压≥ 80 mmHg，并删除了高血压前期的分类标准，把收缩压 120 ~ 129 mmHg 且舒张压＜ 80 mmHg 定义为血压升高（表 4-1）。此外，欧洲高血压学会 / 欧洲心脏病学会（ESH/ESC）2023 年的高血压诊疗指南提出了对于血压分类标准的修订。与上一版指南相比，新指南的高血压诊断阈值未做调整，新增了单纯舒张期高血压的诊断标准（表 4-2），并将糖尿病列为增加心血管病风险的独立疾病因素。

我国高血压诊断标准自 1959 年确定至今，已经历 9 次修订（修订历程：1959 年、1974 年、1979 年、1991 年、1999 年、2005 年、2010 年、2018 年和 2023 年）。1999 年的修订指南将收缩压≥ 140 mmHg 和（或）舒张压≥ 90 mmHg 作为高血压诊断标准。目前使用标准为 2023 年最新修订版本，诊室诊断高血压（非同日 3 次测量）界值仍沿用 1999 年修订的高血压诊断标准，与 2018 年的指南相比，新的指南建议对于心血管风险为低危和中危的患者可通过改善生活方式来控制血压，如经历 4 ~ 12 周的生活方式调整后，仍不能较好地控制血压，则开始进行降压药物治

Note

疗；在生活方式干预方面，增加了“管理睡眠”的措施；对服药时间进行了调整，建议普通高血压患者在早晨服药，一般不推荐睡前服用降压药；将 80 岁以上老年人的降压标准放宽至收缩压＜ 150 mmHg，舒张压＜ 90 mmHg。

然而，目前对低血压的定义尚无统一标准，一般把收缩压低于 90 mmHg 或舒张压低于 60 mmHg 定为低血压。

表 4-4 血压的分类（2017 ACC/AHA 标准）

	收缩压（mmHg）		舒张压（mmHg）
正常血压	＜ 120	和	＜ 80
血压升高	120 ～ 129	和	＜ 80
1 期高血压	130 ～ 139	或	80 ～ 89
2 期高血压	≥ 140	或	≥ 90

ACC：American College of Cardiology，美国心脏病学学会；AHA：American Heart Association，美国心脏协会

表 4-5 血压的分类（2023 ESH/ESC 标准）

血压分类	收缩压（mmHg）		舒张压（mmHg）
理想血压	＜ 120	和	＜ 80
正常血压	120 ～ 129	和	80 ～ 84
正常高值	130 ～ 139	和（或）	85 ～ 89
1 期高血压	140 ～ 159	和（或）	90 ～ 99
2 期高血压	160 ～ 179	和（或）	100 ～ 109
3 期高血压	≥ 180	和（或）	≥ 110
单纯收缩期高血压	≥ 140	和	＜ 90
单纯舒张期高血压	＜ 140	和	≥ 90

ESH：European Society of Hypertension，欧洲高血压学会；ESC：European Society of Cardiology，欧洲心脏病学会

（三）动脉血压的影响因素

血压的高低主要取决于心输出量与外周阻力，同时循环血量的充盈程度与大动脉的贮器作用也可影响血压。因此，凡能影响动脉血压形成的各种因素，都能影响动脉血压。为讨论方便，在以下分析中，均在假定其他条件不变时，单独分析某一因素变化对动脉血压产生的影响。

1．每搏输出量 心脏每搏输出量增多，心脏收缩期射入主动脉的血量增多，动脉管壁所受的压力增大，收缩压明显升高。由于收缩压升高使血流速度加快，因此大动脉内增多的血量在心舒期迅速流到外周，到舒张期末，大动脉内存留的血量与每搏输出量增多之前相比增加并不多。因此，每搏输出量增加引起的动脉血压升高主要表现为收缩压升高，舒张压升高并不明显，故脉压增大；反之，当每搏输出量减少时，主要使收缩压降低，脉压减小。因此，收缩压的高低主要反映心脏每搏输出量的多少。

2．心率 心率加快，心室舒张期明显缩短，在舒张期流向外周的血液就减少，故心室舒张末期主动脉内存留的血量增多，使舒张压升高。在心室舒张期末主动脉内存留血量增加的基础上，引起下一心动周期中心室收缩期主动脉内血量相应增多，使收缩压也升高。但由于血压升高使血流速度加快，使收缩期动脉内血量的增加不如舒张期多，因此收缩压升高不如舒张压升高明显，脉压也相应减小。相反，心率减慢时，舒张压降低的幅度比收缩压降低的幅度大，故脉压增

Note

大。因而，心率的变化主要影响舒张压。

3．外周阻力 外周阻力增加可使心室舒张期血液流向外周的速度减慢，心室舒张末期存留在主动脉中的血量增多，故舒张压升高明显。同理，留存的血量引起收缩压升高，且动脉血压升高使血流速度加快，所以收缩压的升高不如舒张压的升高显著，脉压减小。反之，当外周阻力减小时，舒张压的降低比收缩压的降低明显，故脉压加大。可见，在一般情况下，舒张压的高低主要反映外周阻力的大小。原发性高血压主要就是由阻力血管口径变小导致外周阻力过高所致。此外，当血液黏度增高时，外周阻力随之增大，舒张压升高。

4．主动脉和大动脉的弹性贮器作用 由于有主动脉和大动脉的弹性贮器作用，动脉血压的波动幅度明显小于心室内压的波动幅度。老年人的主动脉和大动脉管壁中胶原纤维增生，逐渐取代平滑肌和弹性纤维，使血管壁的弹性和可扩张性减小，导致收缩压升高，舒张压降低，脉压加大。但是，老年人发生主动脉和大动脉硬化的同时往往伴有小动脉硬化，因此收缩压升高的同时也伴有舒张压的升高。

5．循环血量与血管系统容积的比例 生理情况下，循环血量与血管容积相适应，使心血管系统内有足够的充盈度，这是产生动脉血压的前提条件。在失血时，如果失血量小，机体可通过神经 - 体液调节机制使血管收缩，血管容积减小，因而血压下降不明显或仅有短暂的轻度下降；如果失血量超过全身血量的 20%，循环血量显著下降，如果此时系统血管容量未发生较大改变，体循环平均充盈压降低，血压将明显下降。在一些条件下，虽然循环血量没有减少，但血管容积加大，也可导致血压下降。相反，增加循环血量或缩小血管容积都可以使血压升高，这就是临床上输血和缩血管药物能明显升高血压的生理学基础。

在不同的生理或病理情况下，上述各种因素可同时影响动脉血压。因此，实际所测得的动脉血压变化，往往是各种因素相互作用的综合结果。

（四）动脉脉搏

在每个心动周期中，随着心脏的舒缩活动，动脉内压力和容积发生周期性变化而导致动脉管壁发生周期性搏动，称为动脉脉搏（arterial pulse），简称脉搏。脉搏搏动波可以沿着动脉管壁向小动脉传播，其传播速度远快于血流速度。检查脉搏时一般选择桡动脉，如中医中的“切脉”。在特殊情况下，也可以检查颞动脉、颈动脉、股动脉和足背动脉。

1．脉搏的形成和传播 脉搏主要是由左心室射血到主动脉所引起的。左心室收缩射血时，主动脉内压力升高，因动脉管壁有弹性而扩张；左心室舒张时，主动脉内压力降低，动脉管壁回缩。脉搏自主动脉发生后，并不停留在原位，而是沿动脉管壁向外周血管传播。一般来说，动脉管壁的可扩张性越大，脉搏波的传播速度就越慢。由于主动脉的可扩张性最大，故脉搏波在主动脉的传播速度最慢，为 3 ～ 5 m/s，在大动脉的传播速度为 7 ～ 10 m/s，到小动脉可达到 15 ～ 35 m/s。由于小动脉和微动脉对血流的阻力很大，故在微动脉以后脉搏波动大大减弱，到毛细血管时脉搏已基本消失。老年人动脉管壁的可扩张性减弱，所以脉搏波的传播速度比年轻人快些，可达 10 m/s。脉搏波传导速度（pulse wave velocity，PWV）是动脉僵硬度的常用评估指标，作为重要的血管损伤标志物用于评估患者血管衰老和损伤的整体风险，并有助于早期识别血管损伤。

2．脉搏的波形及其意义 用脉搏描记仪记录到的浅表动脉脉搏的波形称为脉搏图。脉搏的波形可因描记方法和部位的不同而有所差别，但一般都由上升支和下降支组成。

（1）上升支：上升支较陡，通常是由快速射血期主动脉压上升、血管壁扩张所致。因此，上升速度和幅度受每搏输出量、射血速度、血流阻力和动脉顺应性等因素的影响。

（2）下降支：下降支包括前后两段。在减慢射血期，射血速度减慢，与流向外周的血量相比，进入主动脉的血量明显减少，被扩张的血管回缩，血压逐渐降低，形成下降支的前段。随后

Note

心室舒张，动脉血压继续下降，形成下降支的后段。在心室舒张、主动脉瓣关闭的瞬间，主动脉内的血液向心室反流，撞击在主动脉瓣上而弹回，使主动脉根部的容积增大。因此，在主动脉记录脉搏图时，在降支的中部动脉压再度升高，构成降中波（dicrotic wave），在其之前形成的小切迹为降中峡（dicrotic notch）。脉搏波下降支的形状可在一定程度上反映外周阻力的大小。当外周阻力减小时，脉搏波的下降支下降速度加快，降中峡的位置下移，下降支后半段变得更为平坦；反之，外周阻力变大时，脉搏下降速度慢，降中峡位置较高。脉搏波的形状常因循环系统的结构和功能变化而不同，主动脉瓣健全与否、心搏节律和动脉血管的弹性状态等，都可根据脉搏波的波形进行分析判断。

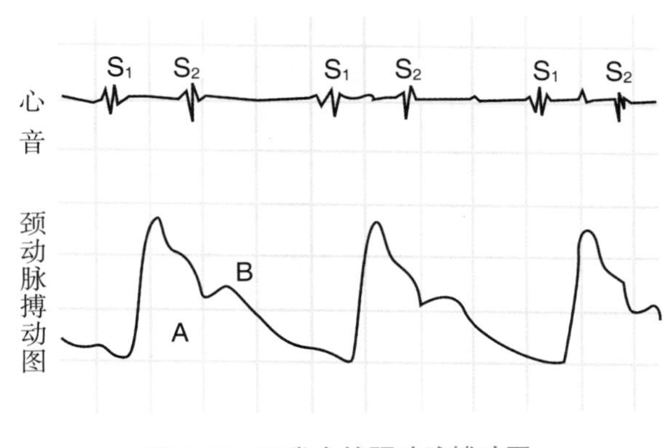

图 4-69 正常人的颈动脉搏动图
A. 降中峡 B. 降中波

二、静脉血压与静脉回心血量

静脉不仅是血液回流入心脏的通道，而且是循环系统的血液储存库，被称为容量血管。安静状态下，体循环血量的 60% ~ 70% 分布于静脉系统，静脉的收缩或舒张可有效地调节回心血量和心输出量，使循环系统的功能适应机体的需要。

（一）静脉血压及其影响因素

体循环从左心室开始到右心房结束的整个过程中，血液需不断克服血管的阻力，消耗能量，当到达微静脉时，压力已降至 15 ~ 20 mmHg。右心房压力最低，接近于零。通常将右心房和胸腔内大静脉的血压称为中心静脉压（central venous pressure），而将各器官静脉的血压称为外周静脉压（peripheral venous pressure）。中心静脉压的数值较低，正常变动范围为 4 ~ 12 cm H_2O，

1．心搏出量与静脉回心血量之间的相对关系对静脉压的影响 这是反映心血管功能的一项重要指标。如果心脏射血能力较强，能及时将回流入心脏的血液射入动脉，中心静脉压就较低；反之，如果心脏射血能力减弱，心房和腔静脉残留血液增多，中心静脉压就升高。因此，中心静脉压是反映心血管功能的一项重要指标。另外，当输液、输血过快过多引起静脉回心血量增多时，中心静脉压也会增高。因此临床上采用输液治疗休克时，常将中心静脉压作为判断输液量和输液速度的重要参考指标。如果中心静脉压超过 16 cmH_2O，应慎重或停止输液；如果中心静脉压低于 4 cmH_2O，常提示输液量不足。

2．重力对静脉压的影响 血管系统内的血液因受地球重力的影响，对血管壁产生一定的静水压，因而人体各部分血管静水压的高低与体位状态密切相关。人体平卧时，身体各部分位置与心脏处于同一水平，血液分布受重力影响较小，因而静水压可大致相同。当由平卧位转为直立位

Note

时，足部的静脉血压比平卧位时高出约 80 mmHg，脑膜矢状窦内压可降至 -10 mmHg 左右。因此，在测量静脉血压时，为排除重力的影响，应采取平卧位，并使被测部位、检压计零点与心脏处于同一水平。重力形成的静水压，对处于同一水平的动脉和静脉是相同的，但其对静脉功能的影响要比动脉大，这是因为静脉管壁较薄，可扩张性大，静脉血压较低，其充盈程度受跨壁压的影响较大。跨壁压（transmural pressure）是指血管内血液对管壁的压力与血管外组织对管壁的压力之差。一定的跨壁压是保持血管充盈的必要条件。静脉管壁较薄，弹性纤维和平滑肌较少，当跨壁压减小到一定程度时，静脉就难以保持充盈膨胀而塌陷，此时静脉的横截面从圆形变成椭圆形，静脉的容积减小，血流的阻力增大。同理，当跨壁压增大时，静脉充盈扩张，容积增大。血管外组织对血管的压力也是构成跨壁压的重要组成要素，当外周组织异常增大，如肿瘤组织对血管产生压迫时，也会导致跨壁压减小。

当人体处于失重状态时，静脉的跨壁压将发生改变，且上半身和下半身表现出明显差异。失重或者模拟失重时，上半身组织尤其是头部血管充盈程度显著增加，引起头颈部血管收缩能力增强，使得上半身组织和血管的顺应性较正常重力条件下明显减小，跨壁压增大；而身体下半身的外周血管阻力减小，血管顺应性则显著增加，跨壁压和管壁剪切应力均降低。如在实验动物研究中发现，经 21 天头低位模拟失重的家兔，可出现股静脉萎缩性改变，顺应性显著增加，而颈静脉则发生增生性改变，顺应性显著减少。

（二）静脉回心血量及其影响因素

静脉血压与右心房压之差是驱动血液回心的动力，因此，凡能影响外周静脉压、中心静脉压以及静脉血流阻力的因素，都能影响静脉回心血量。

1. 循环系统平均充盈压 循环系统平均充盈压是反映心血管系统内血液充盈程度的指标。当容量血管收缩或血量增加时，循环系统平均充盈压升高，静脉回心血量也就增多；反之，当大出血使血量减少时，循环系统平均充盈压降低，静脉回心血量减少。

2. 心收缩力 心脏收缩时将血液射入动脉，舒张时则可从静脉抽吸血液。如果心脏收缩力增强，则收缩时心室排空比较完全，在心舒期心室内压就较低，对心房和大静脉内血液的抽吸力量就比较大，回心血量增加；反之，则回心血量减少。因此，当右心衰竭时，血液淤积在右心房和大静脉内，患者可出现颈外静脉怒张、肝充血肿大、下肢水肿等体征。左心衰竭时，左心房和肺静脉压升高，可造成肺淤血和肺水肿。

3. 体位变化 当人体由平卧位变为直立位时，由于血液的重力作用，使身体低垂部分的静脉因跨壁压增大而扩张，容量增大，可多容纳 400 ~ 600 ml 的血液，导致回心血量减少。长期卧床的患者，静脉管壁的紧张性较低，可扩张性较高，加之腹壁和下肢肌肉的收缩力量减弱，对静脉的挤压作用减小，故由平卧位突然变为直立位时，可因大量血液积滞在下肢，回心血量过少，导致心输出量减少和脑供血不足而发生昏厥。

4. 骨骼肌节律收缩 骨骼肌收缩时，位于肌肉内或肌肉间的静脉受到挤压，使静脉回流加快；由于静脉内有瓣膜存在，因此静脉内的血液只能向心脏方向流动而不能倒流。这样，骨骼肌和静脉瓣膜一起对静脉回流起着“泵”的作用，称为“静脉泵”或“肌肉泵”。步行或者跑步时，下肢肌肉节律性舒缩活动，可将静脉内的血液挤向心脏，从而对心脏泵血起辅助作用。但是当肌肉持续紧张性收缩而非节律性收缩和舒张时，静脉持续受挤压，导致静脉跨壁压降低，静脉血流阻力加大，静脉回心血量反而减少。因而，下肢肌肉节律性的舒缩活动对于立位时降低下肢静脉压和减少下肢的血液潴留具有重要作用。如果长时间站立或处于坐位，血液淤积于下肢，可能引起下肢水肿，严重时可引起静脉管壁变形，导致静脉曲张。

5. 呼吸运动 呼吸运动通过改变胸膜腔负压，影响胸腔内大静脉的充盈程度，最终使回心血量随呼吸运动而发生改变。吸气时，胸腔容积扩大，胸膜腔负压增加，使胸腔内的大静脉和

Note

右心房的跨壁压增加，扩张程度增大，从而有利于外周静脉血液回流至右心房；呼气时，胸膜腔负压则减小，使静脉回心血量减少。因此，呼吸运动对静脉回流也起着“泵”的作用，称为“呼吸泵”。

（王庭槐）

第九节　心血管活动的调节

案例 4-5

男，22 岁。在校大学生，体重 65 kg。在参加义务献血时献血 300 ml 后，除心率略加快外并无其他不适反应。

问题：

1．该同学为什么会出现心率加快？

2．该同学献血后机体会如何调节心血管活动？

案例 4-5 解析

心血管活动的调节包括神经调节、体液调节和自身调节。其作用是既能保持心输出量、动脉血压和各组织器官血流量的相对稳定，也能在机体内外环境变化时做出相应的调整，使心血管活动适应机体代谢活动改变的需要。

一、神经调节

心肌和血管平滑肌均接受自主神经的支配。交感神经系统既调节心脏活动，也调节血管活动，而副交感神经系统主要调节心脏活动（图 4-70）。

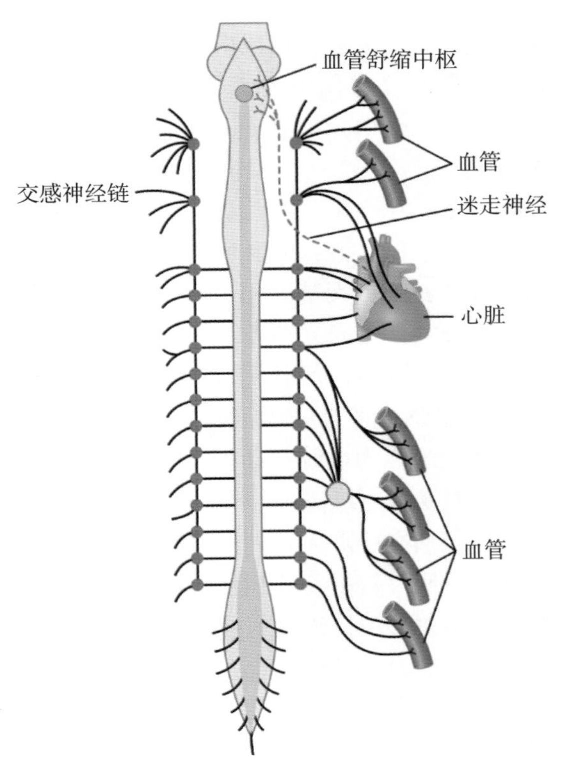

图 4-70　心脏和血管的神经支配

（一）心血管的神经支配

1．心脏的神经支配　心脏受心交感神经和心迷走神经的双重支配。安静状态下，心迷走神经对心脏的抑制作用占优势，但这一作用随着年龄的增长而减弱。

（1）心交感神经（cardiac sympathetic nerve）：其节前神经元位于脊髓第 1 ～ 5 胸段的中间外侧柱，由此发出节前纤维，并在星状神经节或颈神经节中更换神经元。换元后发出节后纤维，组成心脏神经丛，支配心脏的窦房结、房室交界、房室束、心房肌和心室肌。其中右侧心交感神经主要支配窦房结，左侧心交感神经主要支配房室交界。心交感神经节后纤维释放的递质是去甲肾上腺素（norepinephrine，NE），作用于心肌细胞膜

Note

上的 β_1 肾上腺素受体（简称 β_1 受体），使心率加快、房室交界的传导加速、心房肌和心室肌的收缩能力加强。这些作用分别称为正性变时作用（positive chronotropic action）、正性变传导作用（positive dromotropic action）和正性变力作用（positive inotropic action）。

去甲肾上腺素对心脏的正性变时作用主要是由于去甲肾上腺素能增大窦房结 P 细胞动作电位 4 期内向电流 I_f，使自动去极化速度加快；同时能使 3 期 K^+ 外流增快，导致复极化过程加速，不应期缩短，从而使自律性增高，心率增快。正性变传导作用主要是由于在房室交界处，去甲肾上腺素能增加细胞膜上 Ca^{2+} 通道开放的概率，促进 Ca^{2+} 的内流，使慢反应细胞 0 期动作电位的幅度增大，去极化加快，房室传导时间缩短。正性变力作用主要是由于去甲肾上腺素可激活腺苷酸环化酶，使细胞内 cAMP 增加，从而激活蛋白激酶 A，激活心肌细胞膜上的 Ca^{2+} 通道，导致心肌细胞动作电位 2 期 Ca^{2+} 内流增加和肌质网释放 Ca^{2+} 增加，增强心肌的收缩力。同时去甲肾上腺素又能促使肌钙蛋白对 Ca^{2+} 的释放并加速肌质网对 Ca^{2+} 的摄取，加速心肌舒张。上述作用可以被 β_1 受体阻断剂所阻断，临床上 β_1 受体阻断剂美托洛尔（metoprolol）常用于治疗高血压和心力衰竭。

（2）心迷走神经（cardiac vagus nerve）：其节前神经元胞体位于延髓的迷走神经背核和疑核，节前纤维在迷走神经干中下行。在胸腔内，心迷走神经和心交感神经一起组成心神经丛。心迷走神经的节后纤维主要支配窦房结、心房肌、房室交界、房室束及其分支，而对心室肌的支配很少。其中右侧心迷走神经对窦房结的影响占优势，左侧迷走神经则对房室交界的作用占优势。心迷走神经节后纤维末梢释放的递质是乙酰胆碱（acetylcholine），作用于心肌细胞膜上的 M 型胆碱受体并与其结合，使心率减慢，房室传导减慢，心房肌收缩能力减弱。这些作用被称为负性变时作用（negative chronotropic action）、负性变传导作用（negative dromotropic action）和负性变力作用（negative inotropic action）。

乙酰胆碱对心脏的负性变时作用，主要是由于乙酰胆碱能增加窦房结细胞 3 期的 K^+ 外流，使最大复极电位变得更负。此外，乙酰胆碱还能抑制 4 期的内向电流 I_f，使自动去极化速度变慢，从而降低心率。其负性变传导作用主要是由于乙酰胆碱能抑制 Ca^{2+} 通道，减少内向 Ca^{2+} 流，使房室交界处的慢反应细胞 0 期动作电位的幅度减小，上升速率减慢，致使房室传导速度减慢。其负性变力作用主要是由于乙酰胆碱能抑制腺苷酸环化酶，使细胞内 cAMP 减少，肌质网释放的 Ca^{2+} 减少；乙酰胆碱也能增加动作电位 2 期的 K^+ 外流和减少 Ca^{2+} 内流；乙酰胆碱还能直接抑制 Ca^{2+} 通道，这些均可造成心肌收缩力的减弱。上述作用可被 M 型胆碱受体拮抗剂阿托品（atropine）阻断。

（3）肽能神经：心脏中存在着多种肽能神经纤维，其末梢释放肽类递质，如神经肽 Y、血管活性肠肽、降钙素基因相关肽、阿片肽、神经降压素和速激肽等。这些肽类递质可与单胺类和乙酰胆碱等共存于同一神经元中，并共同释放，参与对心肌和冠脉血管生理功能的调节。

2．血管的神经支配　除毛细血管外，血管壁均有平滑肌分布。支配血管平滑肌的神经纤维可分为缩血管神经纤维（vasoconstrictor nerve fiber）和舒血管神经纤维（vasodilator nerve fiber）两大类，统称为血管运动神经纤维（vasomotor nerve fiber）。缩血管神经纤维都是交感神经纤维，故一般称为交感缩血管神经纤维（sympathetic vasoconstrictor nerve fiber）；舒血管神经纤维种类较多，包括交感舒血管神经纤维、副交感舒血管神经纤维和脊髓背根舒血管神经纤维等。大部分血管平滑肌仅接受交感缩血管神经纤维的支配，只有少部分血管还接受某些舒血管神经纤维的支配。毛细血管前括约肌的神经纤维分布很少，其活动受到局部组织代谢产物的影响。

（1）缩血管神经纤维：缩血管神经纤维都是交感神经纤维，故称为交感缩血管神经，其节前神经元位于脊髓胸、腰段（$T_1 \sim L_3$）灰质的中间外侧柱内，在椎旁神经节和椎前神经节交换神经元，其节后纤维末梢释放的递质为去甲肾上腺素。血管平滑肌有 α 和 β_2 两类肾上腺素受体。去甲肾上腺素与 α 受体结合，引起血管平滑肌收缩；与 β_2 受体结合，则引起血管平滑肌舒张。由

Note

于去甲肾上腺素与 α 受体结合的能力较与 β_2 受体结合的能力强，故交感缩血管纤维兴奋时主要引起血管收缩。

人体内几乎所有的血管都受到交感缩血管神经纤维的支配。在安静状态下，交感缩血管纤维持续发放 1 ～ 3 Hz 的低频冲动，使血管平滑肌细胞保持一定程度的收缩状态，称为交感缩血管紧张（sympathetic vasoconstrictor tone），其紧张性主要来源于延髓血管中枢。当交感缩血管紧张加强时，血管收缩加强；反之，则血管舒张。生理状况下，交感缩血管神经纤维的放电频率变动使血管口径发生很大程度的变化，从而有效调节器官的血流量和血流阻力。

交感缩血管神经纤维在不同器官组织的血管中分布密度不同。皮肤血管中缩血管纤维分布最密，骨骼肌和内脏的血管次之，冠脉血管和脑血管中分布较少，故交感缩血管紧张的变化对心脑血管活动影响较小。在同一器官中，各段血管中缩血管纤维的分布密度也不相同。动脉中缩血管纤维的密度高于静脉，微动脉中密度最高。

（2）舒血管神经纤维

1）交感舒血管神经纤维（sympathetic vasodilator nerve fiber）：有些动物如狗和猫，支配骨骼肌微动脉的交感神经中除有缩血管纤维外，还有舒血管纤维。其节后纤维释放乙酰胆碱，作用于血管平滑肌细胞上的 M 受体引起骨骼肌血管舒张，骨骼肌血流量增加。其效应可以被 M 型受体拮抗剂阿托品所阻断。交感舒血管纤维在平时无紧张性活动，不参与血压调节，只有在情绪激动和发生防御反应时才发放冲动。人体内也有交感舒血管神经纤维存在。

2）副交感舒血管神经纤维（parasympathetic vasodilator nerve fiber）：只存在于脑膜、唾液腺、胃肠外分泌腺和外生殖器等少数器官，其末梢释放的递质是乙酰胆碱，作用于血管平滑肌上的 M 受体，引起血管舒张。但是，副交感舒血管神经纤维只调节器官组织局部血流，对循环系统总的外周阻力影响很小。

3）脊髓背根舒血管神经纤维（dorsal root vasodilator nerve fiber）：皮肤伤害性感觉传入纤维在外周末梢处可发出分支。当皮肤受到伤害性刺激时，感觉冲动一方面沿传入纤维向中枢传导，另一方面可在末梢分叉处沿其他分支到达受刺激邻近部位的微动脉，使微动脉舒张，局部皮肤出现红晕。这种仅通过轴突外周部分完成的反应，称为轴突反射（axon reflex），但并不符合反射的概念。

4）血管活性肠肽神经元：有些自主神经元内有与乙酰胆碱共存的血管活性肠肽。神经元兴奋时，其末梢释放血管活性肠肽，引起舒血管效应，使局部组织血流增加。

（二）心血管中枢

中枢神经系统内控制心血管活动的神经元集中的部位称为心血管中枢（cardiovascular center）。控制心血管活动的神经元广泛分布于从脊髓到大脑皮质的各个水平，它们各具不同的功能，又互相密切联系，使整个心血管系统的活动协调一致，与内外环境的变化和机体其他功能活动相适应。

1．脊髓　脊髓中含有支配心脏和血管的交感节前神经元和支配血管的副交感节前神经元，它们的活动受到高位心血管中枢的控制，是中枢调节心血管活动的最后传出通路。脊髓交感节前神经元仅能完成原始的心血管反射，维持一定的血管张力，调节能力较低。

2．延髓　一般认为延髓是最基本的心血管中枢，这一概念最早于 19 世纪 70 年代提出。横断脑干实验表明，心血管正常的紧张性活动不是起源于脊髓，而是起源于延髓。只要保持延髓及其以下中枢部分完整，血压就能接近正常水平，完成一定的心血管反射。延髓心血管中枢内的神经元包括心迷走神经元、心交感神经元和交感缩血管神经元。这些神经元在平时都有紧张性活动，分别称为心迷走紧张、心交感紧张和交感缩血管紧张。安静时，心迷走紧张占优势。因此，窦房结的起搏频率虽为 100 次 / 分，但安静状态下心率只有 75 次 / 分左右。

Note

3．延髓 以上心血管中枢在延髓以上的脑干部分以及大脑和小脑中，也都存在与心血管活动有关的神经元，它们对延髓心血管中枢起调节作用，根据不同的环境或机体状态对心血管活动进行更复杂的整合。其中，下丘脑是一个非常重要的整合部位，在体温调节、摄食、水平衡以及情绪反应的整合中起着重要的作用。在动物实验中观察到，电刺激下丘脑的“防御反应区”引起动物防御反应的同时，可引起一系列心血管活动的改变，包括心率加快，心搏加强，心输出量增加，皮肤和内脏血管收缩，骨骼肌血管舒张，血压稍有升高等。这些心血管反应显然有利于使骨骼肌获得充足的血液供应，以适应防御、搏斗或逃跑等行为的需要。大脑新皮质的运动区兴奋时，除引起相应的骨骼肌收缩外，还能引起支配该骨骼肌的血管舒张。刺激小脑顶核可引起血压升高，心率加快。顶核的这种效应可能与姿势和体位改变时伴随的心血管活动变化有关。

（三）心血管反射

当机体生理状态或内外环境变化时，神经系统通过各种心血管反射（cardiovascular reflex）实现对心血管活动的调节。心血管反射的生理意义在于使循环功能适应当时机体所处的状态或环境的变化，以维持机体内环境的相对稳定。

1．压力感受性反射 当动脉血压突然升高时，可以反射性引起心率减慢、心输出量减少、血管舒张、外周阻力减小、血压下降，这一反射称为压力感受性反射（baroreceptor reflex），又称减压反射（depressor reflex）。压力感受性反射是调节心血管活动最重要的一种心血管反射。

（1）感受器：压力感受性反射的感受器主要是指位于颈动脉窦（carotid sinus）和主动脉弓（aortic arch）血管壁外膜下的感觉神经末梢（图 4-71）。压力感受器并不直接感受动脉血压的变化，而是感受动脉血压变化导致的动脉管壁的被动牵张，因此它是机械感受器。当动脉血压升高时，动脉管壁被牵张程度升高，压力感受器发放神经冲动增多。在一定范围内，压力感受器的传入冲动频率与动脉管壁的扩张程度成正比，因此传入神经的冲动发放频率伴随心动周期中动脉血压的波动发生相应变化（图 4-72）。在同一血压水平下，颈动脉窦压力感受器比主动脉弓压力感受器的兴奋性更高。

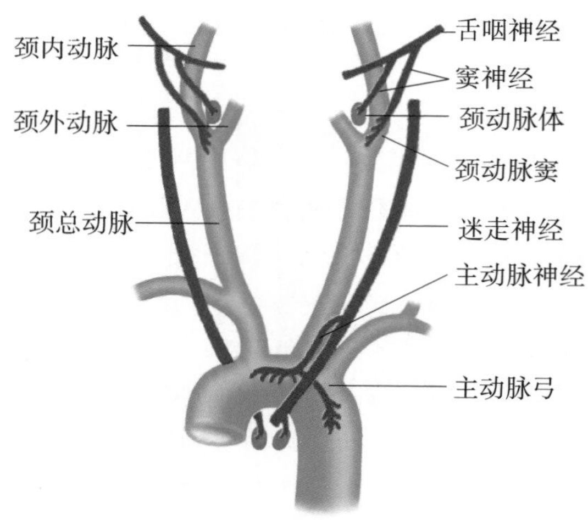

图 4-71 颈动脉窦和主动脉弓压力感受器

Note

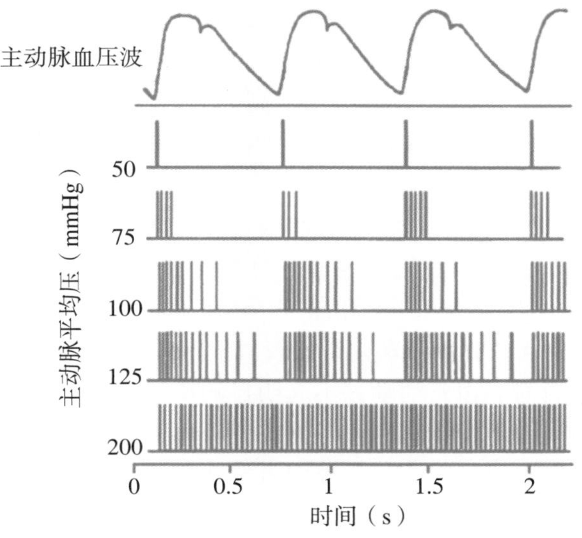

图 4-72 动脉血压对窦神经放电的影响
心动周期中单根窦神经压力感受器传入纤维放电示意图

拓展：压力感受器蛋白 PIEZO1 和 PIEZO2

（2）传入神经、中枢、传出神经和效应器：颈动脉窦压力感受器的传入神经纤维组成窦神经（sinus nerve），加入舌咽神经后进入延髓，与孤束核的神经元建立突触联系。主动脉弓压力感受器的传入神经纤维行走于迷走神经干内，然后进入延髓，到达孤束核。压力感受器的传入神经冲动到达孤束核后换元，再与延髓内其他神经核团以及中枢其他部位如脑桥、下丘脑等的心血管神经元发生联系。压力感受性反射的传出神经为心迷走神经、心交感神经和交感缩血管神经，效应器主要是心脏和血管。

（3）反射效应：压力感受性反射具有双向调节能力。当动脉血压升高时，压力感受器传入冲动增多，压力感受性反射增强，引起心交感神经传出冲动减少，心迷走神经传出冲动增加以及交感缩血管神经的传出冲动减少，引起心率减慢，心肌收缩力减弱，心输出量减少，血管舒张和外周阻力降低，动脉血压回降；当动脉血压降低时，压力感受器发放冲动减少，引起心交感神经传出冲动增加，心迷走神经传出冲动减少以及交感缩血管神经的传出冲动增多，引起心率加快，心肌收缩力增强，心输出量增加，血管收缩和外周阻力增加，动脉血压回升。

（4）生理意义：压力感受性反射是一种典型的负反馈调节，其生理意义在于短时间内快速调节动脉血压，使动脉血压保持相对稳定而不发生过大的波动。生理学中，将动脉压力感受器的传入神经称为缓冲神经（buffer nerve）。由于压力感受器正好位于脑和心脏供血通道的起始部位，所以压力感受性反射对于脑和心脏的正常血液供应尤为重要。在急性出血时，颈动脉窦内压力降低，通过压力感受性反射使动脉血压回升，避免血压过低而引起昏厥和休克。

框 4-9 血压的再调定

动物实验中，缓冲神经的切除常会导致动物动脉血压出现巨大波动，但全天血压平均值并不改变。可见，压力感受性反射在动脉血压的长期调节中不发挥重要作用。而在慢性高血压患者或实验性高血压动物中，压力感受器反射可发生重调定（resetting），引起反射调定点（set point）的上移，即在较正常更高的血压水平上保持血压相对稳定。压力感受性反射重调定的机制较为复杂。重调定可发生在感受器的水平，也可发生在反射的中枢部分。

Note

2．化学感受性反射 在颈总动脉分叉处和主动脉弓区域，存在一些特殊的感受装置，称为颈动脉体（carotid body）和主动脉体（aortic body）化学感受器（chemoreceptor）。这些感受器可直接快速感受动脉血中 O_2 分压降低、CO_2 分压增高和 H^+ 浓度升高等刺激。其传入冲动经窦神经和迷走神经上行至延髓孤束核，然后使延髓内呼吸神经元和心血管神经元的活动发生改变，称为化学感受性反射（chemoreceptor reflex）。

化学感受性反射的兴奋性效应主要是调节呼吸运动，使呼吸加深、加快，再间接地引起心率加快，心输出量增加，脑和心脏的血流量增加，而腹腔内脏的血流量减少，外周血管阻力增大，血压升高。如果人为保持动物的呼吸频率和深度不变，化学感受器的传入冲动则引起心率减慢，心输出量减少，冠脉血管舒张，骨骼肌和内脏血管收缩等效应。

化学感受性反射在平时对心血管活动并不起明显的调节作用。只有在低氧、窒息、失血、动脉血压过低和酸中毒等情况下才发挥作用。缺血或低氧可通过化学感受性反射兴奋交感缩血管中枢，引起骨骼肌和大部分内脏血管收缩，总外周阻力增加，血压升高。而心脏和脑的血管无明显收缩，使得循环血量得以重新分配，保证心、脑等重要器官在危急情况下的血液供应。

3．心肺感受器引起的心血管反射 在心房、心室和肺循环大血管壁内存在许多感受器，总称为心肺感受器（cardiopulmonary receptor）。心肺感受器可以感受两类刺激，一类是血管壁的机械牵张刺激，例如当心房、心室或肺循环大血管中压力升高或血容量增多使之受到牵张时，感受器发生兴奋；另一类是某些化学物质如前列腺素、腺苷、缓激肽和某些药物如藜芦碱等。

与颈动脉窦、主动脉弓压力感受器相比，心肺牵张感受器位于循环系统压力较低的部分，故又称“低压力感受器”（low-pressure receptor）。任何引起心房充盈的因素都能使心肺感受器放电频率增多。生理情况下，心房壁的牵张主要是因为血容量增多所致，故位于心房壁感受牵张刺激的心肺感受器亦称为“容量感受器”（volume receptor）。容量感受器兴奋，传入冲动经迷走神经到达中枢，不仅引起交感神经抑制和迷走神经兴奋，使心率减慢，心输出量减少，外周阻力降低和血压下降，还会降低血浆血管升压素和醛固酮水平，增加肾排水排钠量，降低循环血量和细胞外液量。

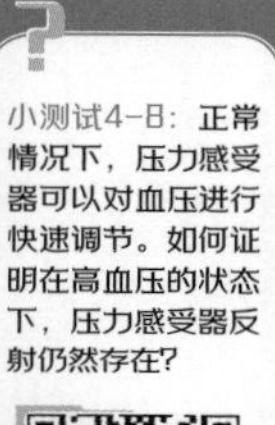

小测试4-8：正常情况下，压力感受器可以对血压进行快速调节。如何证明在高血压的状态下，压力感受器反射仍然存在？

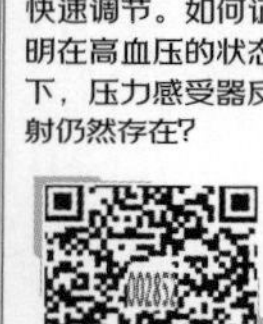

4．其他心血管反射 其他心血管反射包括躯体感受器引起的心血管反射和内脏感受器引起的心血管反射以及脑缺血反应（brain ischemia reaction）等。脑缺血反应是指当脑血流量减少时，心血管中枢的神经元可对脑缺血发生反应，引起交感缩血管紧张显著加强，外周血管高度收缩，动脉血压升高，有助于在紧急情况下改善脑的血液供应。

二、体液调节

心血管活动的体液调节是指血液和组织液中某些化学物质对心肌和血管平滑肌活动的调节。在这些体液因素中，有些物质由血液运输，可广泛作用于心血管系统；有些在局部组织中形成，主要作用于局部心肌或血管。

（一）肾素－血管紧张素系统

1．肾素-血管紧张素系统的构成 肾素-血管紧张素系统（renin-angiotensin-system，RAS），也称肾素-血管紧张素-醛固酮系统（renin-angiotensin-aldosterone system，RAAS）。RAS是人体重要的体液调节系统，既存在于循环系统中，也存在于血管壁、心脏、中枢、肾和肾上腺等多种器官组织中，共同参与对靶器官的调节。RAS对心血管系统的正常发育、心血管功能稳态、电解质和体液平衡的维持，以及血压的调节等均有重要作用。

肾素（renin）是肾球旁细胞合成和分泌的一种酸性蛋白酶。当交感神经兴奋、机体肾血流量不足或血 Na^+ 浓度降低时，肾素分泌增多并进入血液循环，启动RAS的链式反应。反应

Note

过程包括：①肾素将由肝合成的血管紧张素原（angiotensinogen）水解成十肽的血管紧张素Ⅰ（angiotensin Ⅰ，Ang Ⅰ）；②血管紧张素Ⅰ经过肺循环时，在肺循环血管内皮表面的血管紧张素转换酶1（angiotensin-converting enzyme 1，ACE1）的作用下生成八肽的血管紧张素Ⅱ（angiotensin Ⅱ，Ang Ⅱ），也可在ACE2的作用下生成九肽的Ang1-9；③血管紧张素Ⅱ在血浆或组织中的氨基肽酶（aminopeptidase）或中性内肽酶（neutral peptidase，NEP）作用下生成七肽的血管紧张素Ⅲ（angiotensin Ⅲ，Ang Ⅲ）和六肽的血管紧张素Ⅳ（angiotensin Ⅳ，Ang Ⅳ）；④ Ang Ⅰ和Ang Ⅱ可在脯氨酰肽链内切酶、脯氨酰羧肽酶和肽链内切酶作用下形成Ang1-7；⑤ Ang1-7在氨基肽酶和NEP作用下生成Ang Ⅳ、Ang2-7和Ang3-7；⑥上述血管紧张素家族成员还可被继续降解为无活性的小肽片段（图4-73）。

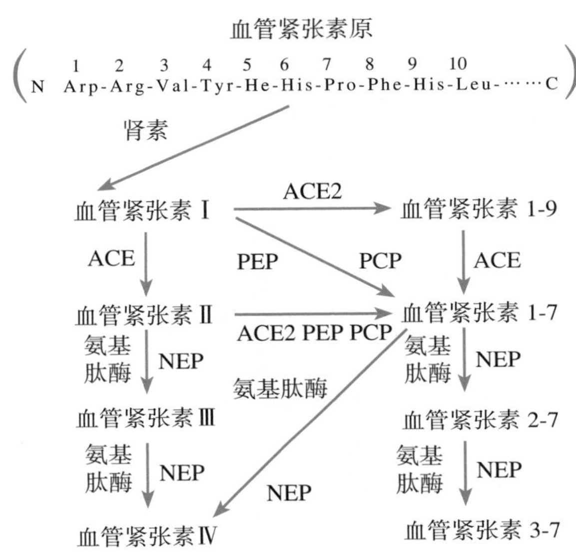

图4-73 肾素-血管紧张素系统构成

ACE. 血管紧张素转换酶；NEP. 中性内肽酶；PCP. 脯氨酰羧酞酶；PET. 脯氨酰肽链内切酶

2. 血管紧张素的生理作用 血管紧张素通过与细胞膜表面高度特异性的血管紧张素受体（angiotensin receptor，AT receptor）结合，发挥其生物学效应。血管紧张素受体分为AT1、AT2、AT3和AT4四种亚型。其中AT1受体被研究得最为深入，其表达于人体的血管、心、肝、脑、肾和肾上腺皮质等部位；AT2受体主要分布于人胚胎组织和未发育成熟的脑组织中；AT3受体分布和信号通路仍不清楚；AT4受体广泛分布于哺乳动物的心血管、脑、肾、肺等处。

Ang Ⅱ是血管紧张素家族中最重要的成员，它主要通过激动AT1受体发挥生理作用，包括：①缩血管作用：Ang Ⅱ可直接使全身微动脉收缩，外周阻力增加，也可使静脉收缩，回心血量增加；②促进交感神经末梢释放去甲肾上腺素。Ang Ⅱ可作用于交感缩血管纤维末梢的突触前AT受体，促进其释放去甲肾上腺素；③对中枢神经系统的作用。Ang Ⅱ可作用于中枢神经系统的某些部位，降低中枢对压力感受性反射的敏感性，增强交感缩血管紧张；促进神经垂体释放血管升压素和缩宫素；增强促肾上腺皮质激素释放激素的作用；产生或增强渴觉。④促进醛固酮的合成和释放。Ang Ⅱ可刺激肾上腺皮质球状带细胞合成和释放醛固酮，后者又可促进肾小管对Na^+和水的重吸收，增加循环血量。Ang Ⅱ的上述作用均与血压升高有关。

Ang Ⅰ对体内多数组织不具有生物活性。Ang Ⅲ也可作用于AT1受体，其缩血管作用仅为Ang Ⅱ的10% ~ 20%，但刺激肾上腺皮质合成和释放醛固酮的作用较强。Ang Ⅳ作用于神经系统和肾的AT4受体，调节脑和肾皮质的血流量；抑制左心室的收缩功能，加速其舒张；刺激血管壁产生前列腺素类似物或一氧化氮（NO），调节血管收缩的状态。血管紧张素家族的其他活性片

Note

段可以限制或者修饰 Ang Ⅱ的作用。Ang1-9 被视为 Ang Ⅱ的内源性生物效应抑制剂。Ang1-7 可通过结合 Mas 受体发挥与 Ang Ⅱ相反的作用。Ang 1-7 通过抑制 ACE 和释放 NO 促进血管舒张，阻断 Ang Ⅱ诱导的平滑肌细胞增殖和肥大。

RAS 的功能活动持续亢进是高血压、冠心病、心力衰竭、心肌肥大等心血管疾病的重要病因。临床上将 ACE 抑制剂（如卡托普利）和 AT1 受体拮抗剂（如洛沙坦）作为抗高血压的常用或首选药物。这两类药物除降压外，还可改善心力衰竭和冠心病患者的预后。

（二）肾上腺素和去甲肾上腺素

肾上腺素（epinephrine，E）和去甲肾上腺素都属于儿茶酚胺类物质。血液循环中的肾上腺素和去甲肾上腺素主要来自肾上腺髓质的分泌，其中肾上腺素约占 80%，去甲肾上腺素约占 20%。肾上腺素能神经末梢释放的递质去甲肾上腺素也有一小部分进入血液循环。

肾上腺素与去甲肾上腺素对心脏和血管的作用有许多共同点，但由于和不同肾上腺素受体的结合能力不同，其生理作用并不完全相同。肾上腺素与 α 和 β 两类肾上腺素受体结合的能力都很强。在心脏，肾上腺素作用于 β_1 受体产生正性变时和正性变力作用。由于肾上腺素对心脏的兴奋作用较强，临床上常将其用于心脏复苏。在血管，肾上腺素的作用取决于血管平滑肌上 α 和 β_2 受体的分布情况：在皮肤、肾、胃肠血管的平滑肌上，α 受体在数量上占优势，肾上腺素主要发挥血管收缩作用；在骨骼肌和肝的血管平滑肌上，β_2 受体占优势，小剂量肾上腺素能够引起这些器官的血管舒张，大剂量肾上腺素同时兴奋 α 受体，则引起血管收缩。总之，肾上腺素对血管兼有收缩和舒张作用。肾上腺素的主要作用是调节全身各器官的血流分配。由于肾上腺素对血管的作用是使部分血管收缩，部分血管舒张，因而对总外周阻力影响不大。

去甲肾上腺素主要与 α 受体及心肌的 β_1 受体结合，但与血管平滑肌上 β_2 受体结合的能力较弱。因此，去甲肾上腺素可使体内大多数血管收缩，外周阻力增加，血压升高，但其强心作用远弱于肾上腺素。静脉注射去甲肾上腺素，可使全身血管广泛收缩，动脉血压升高；血压升高又使压力感受性反射活动加强，压力感受性反射对心脏的效应超过去甲肾上腺素对心脏的直接效应，故心率减慢。

（三）血管升压素

血管升压素（vasopressin）又称抗利尿激素（antidiuretic hormone，ADH），是一种由下丘脑视上核和室旁核的神经元合成，经下丘脑 - 垂体束运输到神经垂体储存的九肽。血管升压素在机体活动需要时释放入血，此过程也称为神经内分泌调节。血管升压素有 V1 和 V2 两种受体。生理情况下血管升压素与肾远曲小管和集合管上皮的 V2 受体结合，促进肾小管对水的重吸收，使尿量减少，细胞外液量增多。大剂量的血管升压素可作用于血管平滑肌上的 V1 受体，引起血管平滑肌收缩，外周阻力增加，血压显著上升。在生理情况下，血浆中血管升压素浓度升高时首先出现抗利尿效应，只有当其血浆浓度明显高于正常时才引起升压效应。

（四）血管内皮生成的血管活性物质

血管内皮是位于血管内表面的单层上皮细胞组织，能合成并释放多种类型的血管活性物质，调节局部血管的收缩舒张活动。

血管内皮释放的舒血管物质主要包括一氧化氮（nitric oxide，NO）、前列环素（prostacyclin，PGI_2）和内皮超极化因子（endothelium-derived hyperpolarizing factor，EDHF）等。NO 的前体是 L- 精氨酸，在内皮细胞中的一氧化氮合酶的作用下生成。NO 具有高度的脂溶性，扩散至平滑肌细胞并激活鸟苷酸环化酶，使细胞内 cGMP 水平增高，促进血管舒张。在基础状态下，内皮细胞通过释放 NO 参与维持血管的正常张力。PGI_2 是血管内皮细胞膜花生四烯酸的代谢产物，其作用

Note

是舒张血管和抑制血小板聚集。EDHF 可通过促进 Ca^{2+} 依赖的钾通道开放，引起血管平滑肌超极化，促进血管舒张。

血管内皮细胞合成并释放的缩血管物质主要是内皮素（endothelin，ET）。内皮素是一种 21 肽，具有强烈而持久的缩血管效应。内皮素还参与血管细胞的凋亡、分化和表型转换等多种病理过程。目前内皮素家族成员包括 ET-1、ET-2 和 ET-3。ET-1 作用于血管平滑肌细胞上的内皮素受体，通过 PLC-IP_3/DAG-Ca^{2+} 信号通路引起血管平滑肌收缩。此外，ET-1 具有强大的正性肌力作用，还可发挥类似生长因子的作用，促进平滑肌和心肌细胞增殖和肥大。

拓展：一氧化氮（NO）的发现

（五）激肽

激肽（kinin）是一类具有舒血管作用的多肽，它是由激肽原（kininogen）在激肽释放酶（kallikrein）作用下转变而来的，主要包括缓激肽（bradykinin）和血管舒张素（kallidin）。激肽可通过促进内皮细胞 NO 产生而使血管平滑肌舒张和毛细血管通透性增高。缓激肽和血管舒张素是已知较强烈的舒血管物质。在一些器官组织中生成的激肽，主要使器官局部的血管舒张，血流量增加。在循环血液中的激肽也参与对动脉血压的调节，使血管舒张，血压降低。但是激肽也可引起其他平滑肌（如内脏平滑肌）收缩。

（六）心房利尿钠肽

心房利尿钠肽（atrial natriuretic peptide，ANP）是由心房肌细胞合成和释放的一类多肽，其受体是细胞膜中的一种鸟苷酸环化酶，是体内调节水、电解质平衡的一种重要的体液因素。ANP 可使血管舒张，外周阻力降低，也可使心输出量减少，故血压降低。ANP 可增加肾小球滤过率，抑制近端小管和集合管对于钠的重吸收，使肾排钠和排水增加。ANP 还能抑制肾近球细胞释放肾素，抑制肾上腺皮质球状带细胞释放醛固酮，抑制血管升压素的释放。这些作用都可导致体内细胞外液量减少，血压降低。当血容量增多、血压升高或处于头低足高体位时，心房壁受到牵拉，使 ANP 释放增加，引起尿量增加和尿钠排出增多。

（七）前列腺素

前列腺素（prostaglandin，PG）是一种二十碳不饱和脂肪酸，主要是花生四烯酸代谢产物，由环加氧酶介导产生。前列腺素按其分子结构的差别，可分为多种类型，参与多种生理功能活动。PGE_2 主要由肾产生，具有强烈的舒血管或缩血管作用；$PGF_{2\alpha}$ 可使静脉收缩；PGI_2 主要在血管组织合成，有强烈的舒血管作用。去甲肾上腺素和 Ang Ⅱ 等缩血管物质作用于血管平滑肌相应的受体，引起血管平滑肌收缩，同时也使血管平滑肌生成 PG，生成的 PG 可使血管平滑肌对去甲肾上腺素和 Ang Ⅱ 的敏感性降低。因此，前列腺素在局部对血管平滑肌的活动起负反馈调节作用。

小测试4-9：“肾上腺素和去甲肾上腺素都属于儿茶酚胺类物质，有相似的结构，因此在临床上具有相同的作用。”这句话对不对？说出你的理由。

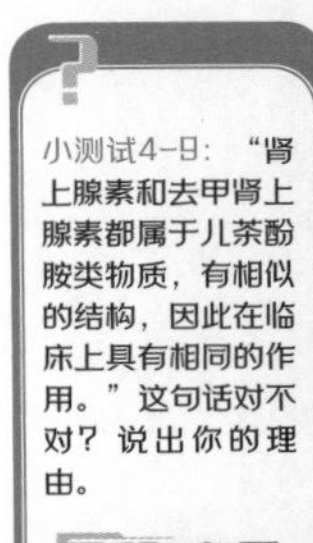

（八）组胺

组胺（histamine）是由组氨酸在脱羧酶的作用下产生的。许多组织，特别是皮肤、肺和肠黏膜的肥大细胞中含有大量的组胺。当组织受到损伤、发生炎症和过敏反应时，都可释放组胺。组胺有强烈的舒血管作用，并能增加毛细血管和微静脉管壁的通透性，致使血浆蛋白漏入组织，导致局部组织水肿。

三、自身调节

心血管活动的自身调节包括心脏泵血功能的自身调节和组织器官血流量的自身调节，这种调

Note

节机制来源于器官或血管本身。心脏泵血功能的自身调节机制已在前文叙述。血管自身调节的机制主要包括以下两类。

（一）代谢性自身调节

器官组织的代谢水平决定了器官组织的血流量，代谢水平越高，血流量就越大。组织中的氧分压和代谢产物对该组织的血流量有调节作用。当组织代谢活动增强时，局部组织中 O_2 分压降低，而 CO_2、腺苷、乳酸等代谢产物增多，使局部的微动脉和毛细血管前括约肌舒张，使局部血流量增多，从而向组织提供更多的氧，并带走代谢产物。这一效应称为代谢性自身调节，其意义在于使器官组织的血流量与代谢水平相适应。

（二）肌源性自身调节

血管平滑肌本身经常保持一定的紧张性收缩，称为肌源性活动（myogenic activity）。肌源性活动强度与血管平滑肌被牵张的程度呈正相关，当供应某一器官的血管灌注压突然升高时，阻力血管跨壁压增大，血管平滑肌受到的牵张刺激增加，肌源性活动增强，血管收缩，血流阻力增加，器官的血流量不致因灌注压升高而过度增加；当器官血管的灌注压突然降低时，肌源性活动减少，血管舒张，血流阻力减小，器官的血流量不致因灌注压下降而过度减少。血管平滑肌的这种肌源性自身调节现象，在肾血管表现得特别明显，也可见于脑、心、肝、肠系膜和骨骼肌的血管，对保持这些器官血流量的相对稳定有重要意义。

四、动脉血压的短期调节和长期调节

根据神经和多重体液因素参与的动脉血压的调节时程，可将动脉血压调节分为短期调节（short-term regulation）和长期调节（long-term regulation）。

短期调节是指对短时间内发生的血压变化进行即刻调节，主要是神经调节，包括各种心血管反射通过调节心肌收缩力和血管外周阻力，使动脉血压恢复正常并保持相对稳定。当血压在较长时间内发生变化时，神经调节不足以将血压调节到正常水平，主要通过肾 - 体液控制系统（renal-body fluid control system），使动脉血压恢复正常，这一方式称为长期调节。

当细胞外液量增多时，循环血量增多，循环血量与血管系统容量的相对比增加，回心血量和心输出量增加，血压升高，升高的血压能使肾血流量增多和肾小球滤过率升高，肾排水和排钠增加（压力性利尿），循环血量减少，从而使血压恢复正常水平。当细胞外液量和循环血量减少，血压下降时，则发生相反的调节。循环血量增多、动脉血压升高，不仅通过压力性利尿减少血容量，还与体液调节有关，其中较重要的是血管升压素（抗利尿激素）、心房利尿钠肽和肾素 - 血管紧张素 - 醛固酮系统。当循环血量增多、动脉血压升高时，可通过以下机制使循环血量和血压恢复至正常水平：①血管升压素释放减少，可使肾远曲小管和集合管对水的重吸收减少，肾排水量增加，细胞外液量回降；②心房利尿钠肽分泌增多，使肾对 Na^+ 和水的重吸收减少，Na^+ 和水排出增加，细胞外液量回降；③血管紧张素Ⅱ生成减少，血管紧张素Ⅱ引起的血管收缩效应减弱，血压回降；血管紧张素Ⅱ促进肾上腺皮质分泌醛固酮的作用也减弱，醛固酮分泌减少，肾小管对 Na^+ 和水的重吸收减少，Na^+ 和水排出增加，细胞外液量回降。反之，当循环血量减少、动脉血压降低时，则出现相反的效应。通过肾 - 体液控制系统，保持体液量的动态平衡和血压相对稳定。

（谈 智）

Note

第十节 心血管系统的常见先天畸形

案例 4-6

患儿，男，6 月龄，6 kg。出生后 1 个多月开始出现口唇发绀，哭闹时尤甚，且逐步加重。平素容易感冒，发育一般，二便正常，故来院就诊。入院查体：体温 36.7℃，心率 120 次 / 分，呼吸 24 次 / 分，BP 94/48 mmHg。口唇及四肢末端发绀。双肺呼吸音粗，未闻及干、湿啰音。心律齐，胸骨左缘第 2、3 肋间可闻及 5/6 级收缩期杂音，可触及震颤。腹部平软，肝、脾未触及，未见明显杵状指。彩色超声心动图结果：主动脉骑跨于室间隔残端上，肺动脉发育不良，右心增大，可见左向右为主的双期双向分流信号。

案例 4-6 解析

问题：

1．患儿的主要诊断是什么？

2．简述该病的病理生理改变。

由于心血管系统的发生较为复杂，因而先天畸形的发生也较多见。

根据患者是否出现发绀，可分为发绀型和非发绀型。根据血流分流的情况可分为无分流类、左向右分流类和右向左分流类。可以有多种畸形同时存在。无分流类先天畸形者左心和右心循环不产生血液分流，患者不会出现发绀，主要包括瓣膜狭窄或关闭不全、血管狭窄和右位心等。左向右分流类先天畸形者存在肺循环和体循环的异常通道，动脉血从体循环的左心或动脉分流进入静脉血，患者不会出现发绀，主要包括房间隔缺损、室间隔缺损、动脉导管未闭等。右向左分流类先天畸形者因肺循环和体循环间异常通道的存在导致静脉血从右心分流进入动脉血，使得血中脱氧血红蛋白浓度升高，导致发绀，主要包括：法洛四联症、主动脉和肺动脉错位、永存主动脉干等。

一、房间隔缺损

房间隔缺损（atrial septal defect，ASD）是指房间隔在胚胎发育过程中出现异常，导致左、右心房之间残留未闭的孔隙，产生分流（图 4-74）。缺损部位可以发生在房间隔上任何部位，包括原发孔型缺损、继发孔型缺损、静脉窦型缺损、心房间隔完全缺失和卵圆孔未闭（patent foramen ovale）。其中，卵圆孔未闭最常见，主要因第 Ⅰ 房间隔过度吸收、第 Ⅱ 房间隔发育不全或两者并存所致。此外，心内膜垫发育不全，第 Ⅰ 房间隔不能与其融合，也可造成房间隔缺损。

由于左心房压力通常高于右心房，因此房间隔缺损时，部分经过氧合的血液从左心房分流到右心房。分流量的大小取决于缺损部位的大小、心室舒张功能和肺循环 / 体循环阻力比值。此时的右心室不但接受体循环回流的血液，还接受左心房分流入右心房的血液，可导致右心室负荷增加。血液从左心房分流进右心房，进入右心室，可通过肺循环再回到左心房，又会分流入右心房，呈无效循环。长时间可导致右心房和右心室容量负荷增加，肺循环的血流量增加，而体循环血流基本正常。长期肺循环血流量增加可导致肺小动脉内膜增厚，管腔狭窄，导致肺动脉高压。

本病以右心室和右心房增大为主，肺动脉及其分支扩大，肺动脉高压。轻者可无症状，重者出现劳累后心悸、气促、咳嗽和咯血。查体可发现心浊音界扩大，心前区近胸骨左缘抬举样搏

Note

动，胸骨左缘第 2 肋间可闻及收缩期吹风样杂音。X 线检查提示右心房、右心室增大，肺动脉增粗。超声心动图提示右心房和右心室扩大，可显示房间隔缺损，多普勒血流可显示分流情况。当房间隔缺损存在明显左向右分流时，须通过心包片或人工补片进行外科修补术或通过经皮导管封堵术进行治疗。

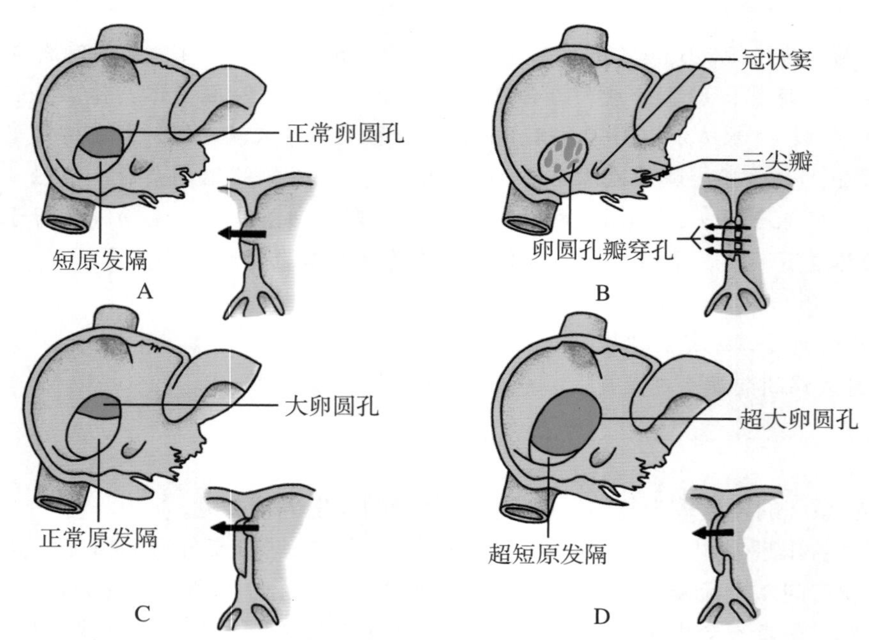

图 4-74　人胚房间隔缺损（右面观）示意图

二、室间隔缺损

室间隔缺损（ventricular septal defect，VSD）是指室间隔在胚胎期发育不全，于左、右心室间形成异常交通道，产生分流。分为室间隔膜部缺损和室间隔肌部缺损两种情况。以室间隔膜部缺损较为常见，是由于心内膜垫或心球嵴发育不良，在室间隔膜部形成时不能与室间隔肌部融合所致。室间隔肌部缺损较为少见，是由于室间隔肌部形成时心肌膜组织过度吸收所致。缺损可见于室间隔的任何部位，使左、右心室相通。

由于收缩期时左心室压力大于右心室，因此室间隔缺损通常形成左向右分流，其分流量取决于缺损的大小和肺循环 / 体循环阻力比值。如果缺损小或肺循环阻力高，分流量较小，肺循环血流量仅略大于体循环；如果缺损大且肺循环阻力低，分流量大，肺循环血流量可明显大于体循环血流量，可达体循环血流量的 3 ～ 5 倍。分流到右心室的血液可经过肺循环流入左心房和左心室，导致右心室、肺循环、左心房和左心室均处于容量负荷增加的状态，最终导致全心衰竭。而长期肺循环血流量增加可导致肺动脉高压，当肺动脉压高于体循环时可出现双向分流或右向左分流。

本病轻者可无症状，重者出现劳累后心悸、气促、咳嗽等，后期出现心力衰竭。查体可闻及胸骨左缘第 3、4 肋间响亮粗糙的全收缩期吹风样杂音。X 线提示左心室和右心室增大，肺动脉干凸出。超声心动图提示室间隔缺损，左心室增大，多普勒血流可显示分流情况。需通过外科修补术或经皮导管封堵术进行治疗。

Note

三、动脉干和心球分隔异常

1．主动脉和肺动脉错位 主动脉和肺动脉错位主要是由于动脉干和心球分隔时，形成的主动脉肺动脉隔不呈螺旋方向走行，而呈直行，导致主动脉和肺动脉干相互错位，主动脉位于肺动脉干的前面，从右心室发出，肺动脉干则从左心室发出，常伴有室间隔缺损或动脉导管未闭，使肺循环和体循环之间出现直接交通（图 4-75）。本病预后差，需行外科手术治疗。

2．主动脉狭窄或肺动脉狭窄 由于主动脉肺动脉隔偏位，使动脉干和心球分隔不均等，造成一侧动脉粗大，另一侧动脉狭小，即主动脉或肺动脉狭窄。偏位的主动脉肺动脉隔常不能与室间隔正确融合，导致室间隔缺损，较大的主动脉或肺动脉干骑跨在缺损部。可以通过外科手术治疗。

3．永存动脉干 永存动脉干（persistent truncus arteriosus）是由于主动脉肺动脉隔未能正常发生，导致动脉干不能分隔形成升主动脉和肺动脉干。表现为单一的动脉干骑跨在左、右心室之上，常伴发室间隔缺损。左、右心室血液均可进入动脉干，肺动脉直接与动脉干相连，因此入肺血量增加，可导致肺动脉高压。同时体循环血液的含氧量低，患儿表现为发绀、心力衰竭，多在 1 岁内死亡。

4．法洛四联症 法洛四联症（tetralogy of Fallot）包括肺动脉狭窄、主动脉骑跨、室间隔膜部缺损和右心室肥大（图 4-76）。这种畸形发生的主要原因是动脉干分隔不均，致使肺动脉狭窄和室间隔缺损，粗大的主动脉向右侧偏移，骑跨在室间隔缺损处。肺动脉狭窄造成右心室排出的血液无法正常进入肺循环，大部分血液经室间隔缺损进入骑跨的主动脉，右心室排出的静脉血和左心室排出的动脉血一同经主动脉送达全身，导致循环血液血氧饱和度下降，出现发绀。同时，肺动脉狭窄可导致右心室压力增高，引起右心室代偿性肥大。本病预后差，需行外科手术治疗。

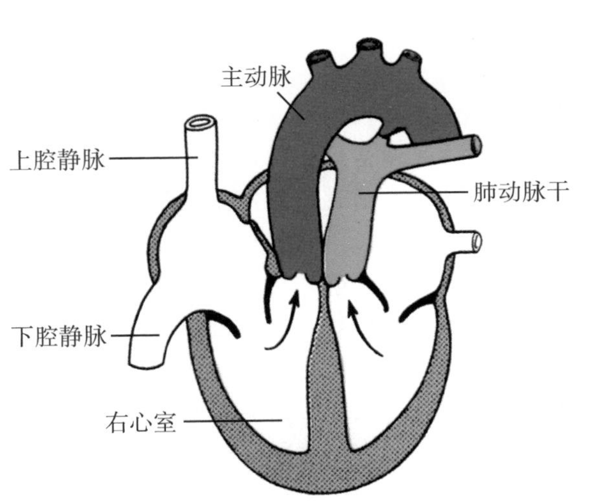

图 4-75 人胚主动脉和肺动脉分隔异常示意图

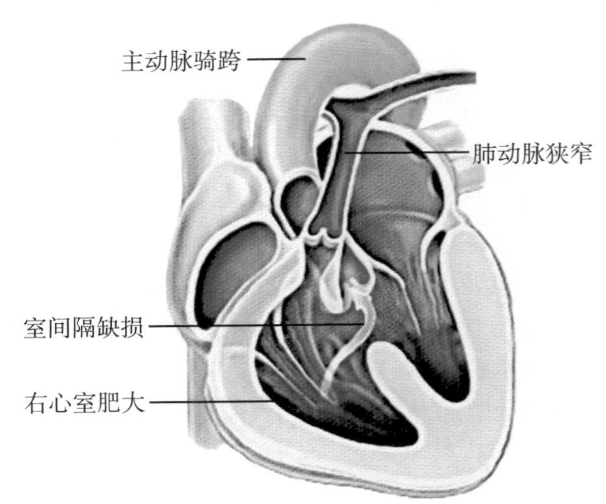

图 4-76 人胚法洛四联症示意图

四、动脉导管未闭

动脉导管未闭（patent ductus arteriosus，PDA）是指在出生后肺部开始承担气体交换功能，本因废用而应该闭合的动脉导管，形成血液分流。该畸形多见于女性。发生的原因可能是出生后

Note

的动脉导管壁肌组织不能收缩，使肺动脉和主动脉保持相通。

由于出生后肺循环阻力下降，主动脉压高于肺动脉压，因此动脉导管未闭时，无论是收缩期还是舒张期，主动脉的血液连续分流入肺动脉，形成左向右分流。分流量的多少取决于肺循环/体循环阻力比值和导管横截面积与长度。肺循环接收右心室和主动脉的血流，肺循环血量增加，可导致肺动脉扩大。回流入左心房和左心室的血流也相应增加，容量负荷增加，可导致左心室扩张和左心衰。随着分流加重，可引起肺动脉高压，严重的肺动脉高压可导致右向左分流。

本病轻者无症状，重者出现劳累后心悸、气促、咳嗽等，晚期可出现心力衰竭和肺动脉高压等。查体可于收缩期和舒张期在胸骨左缘第 2 肋间闻及连续性机器样杂音。X 线提示左心室增大，肺动脉干凸出。超声心动图提示左心室增大，彩色多普勒可见血流从降主动脉经未闭的动脉导管进入肺动脉。通过手术结扎或切断未闭导管，或者介入手术置入封堵器闭塞导管可治疗本病。

（洪澍彬）

小 结

血管是一个连续并且相对密闭的管道系统，包括动脉、毛细血管和静脉，三者依次串联。血管按照组织学结构可分为大动脉、中动脉、小动脉、微动脉、毛细血管、微静脉、小静脉、中静脉和大静脉。动脉是始于心室的血管，肺循环和体循环的动脉主干发出各级分支营养全身的组织和器官。静脉是导血回心的血管，起始于毛细血管，终止于心房。心脏周期性的收缩舒张活动为血液在血管中的流动提供了原动力，血液对血管壁的侧压力形成了血压，包括动脉血压、毛细血管血压和静脉血压，通常所说的血压为体循环的动脉血压。凡能影响动脉血压形成的各种因素，都能影响动脉血压。维持相对稳定的血压是保证机体组织获得血液灌注的重要条件，但血压并不是固定不变的数值，其可在一定范围内波动，在神经和体液因素的调控下，保证机体组织有充足的血液供应，以满足其新陈代谢活动。微循环是血液和组织进行物质交换的主要场所，物质在血液和组织液之间的交换主要通过扩散、滤过和重吸收以及吞饮等方式进行，实现营养物质的获得与代谢废物的清除。

胎儿血液循环中存在静脉导管、左心房向右心房分流、动脉导管，动静脉血液经 4 次混合经胎盘循环、体循环和极少量肺循环流经胎儿全身，胎儿血循环和母体血循环内的血液在各自的封闭管道内循环，互不相混，但可进行物质交换。胎儿的肺不执行气体交换功能，胎儿心血管系统的结构使得血液尽量绕过肺，而在胎盘中被氧化。出生后脐带剪断、胎盘循环终止、肺循环建立、左右心房血流完全分隔、静脉导管闭锁、动脉导管闭锁。这些改变不能发生或不完全发生则会导致新生儿心血管系统的先天性异常，包括房间隔缺损、室间隔缺损、动脉干和心球分隔异常、动脉导管未闭等情况，大多需经外科手术进行修复和治疗。

心血管疾病会给中老年人的生命健康带来重大威胁，随着年龄的增加，血管的结构与功能会发生退行性改变，这被称为血管衰老，其可受遗传、内分泌、代谢以及外环境等多种因素的影响，也可成为高血压、动脉粥样硬化、高血压、血管钙化等心脑血管疾病的发病基础。

Note

整合思考题

1．哪些疾病与血管衰老有关？其发病机制是什么？

2．冠状动脉的分布类型及其对心肌梗死诊断的影响。

3．试述冠脉血流量在心动周期中的变化。

4．颈内动脉和椎动脉的起源及其如何形成脑的动脉系。

5．简述大脑中动脉的重要性，尤其是在运动、感觉和语言方面的功能。

6．影响静脉回流的主要因素有哪些？

7．如何证明颈动脉夹闭夹闭和牵拉引起的血压变化，是一种反射，而不是大血管的顺应性的变化？

8．利用所学的生理知识，说说高血压患者应如何控制自身血压。

参考答案

Note

第五章　局部血液循环障碍

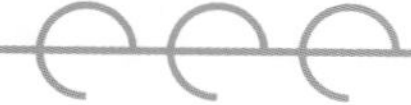
导学目标
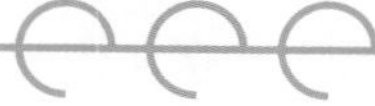

通过本章内容的学习，学生应能够：

※ **基本目标**

1. 复述充血的概念和类型。阐述静脉性充血（淤血）的概念、原因，解释其对机体的影响，举例说明常见重要器官（肺、肝）淤血的病理变化。
2. 定义血栓形成和血栓的概念，举例说明血栓形成的条件和过程，比较血栓的不同类型，解释血栓的结局和对机体的影响。
3. 定义栓塞与栓子的概念，举例说明栓子的种类和运行途径，比较栓塞的不同类型，解释栓塞对机体的影响。
4. 定义梗死的概念，举例说明其形成原因和条件，根据梗死不同类型的病理特点进行诊断和鉴别诊断，解释其对机体的危害。

※ **发展目标**

1. 分析肺循环及体循环发生栓塞的规律性及危害性，提出预防原则。
2. 比较血栓形成、栓塞、梗死的相互关系，提出预防和治疗原则。

案例 5-1

女，66岁。1个半月来咳嗽气喘，心悸、全身水肿，10余天来加重。既往有20余年冬季咳喘史。查体：口唇面部发绀，颈静脉怒张，胸部叩诊过清音，可闻及干啰音，心前区Ⅱ级收缩期杂音。住院期间病情突然恶化，抢救无效死亡。尸体解剖发现肺体积增大，边缘钝圆，重量增加；肺上叶可见一楔形梗死灶（甲醛固定后呈黑色，新鲜梗死灶呈暗红色，图5-1），尖端指向肺门，底靠向肺膜表面，肺泡结构不清楚。

问题：

肺梗死灶是如何形成的？为何呈现暗红色？

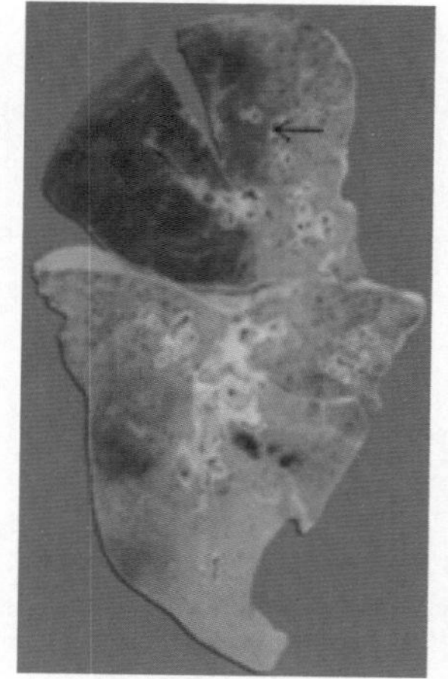

图 5-1　肺梗死
（病例1，箭头指示梗死灶）

案例 15-1 解析

Note

良好的血液循环和体液内环境稳定是保证组织细胞结构完整和功能正常的必要条件。局部血液循环障碍及继发病变是许多疾病的基本病理改变，表现为局部组织或器官的水肿、充血、出血以及血栓形成、栓塞或梗死等。

第一节　充血和淤血

充血（hyperemia）和淤血（congestion）均表现为局部组织血管内血液含量的增加，但发生部位、潜在机制和后果各有不同。充血是主动性过程，以局部表现为主，而淤血是被动性过程，可发生于局部或全身。

一、充血

器官或组织因动脉输入血量的增多而发生的充血，称为动脉性充血（arterial hyperemia），简称充血，表现为局部小动脉和毛细血管扩张，血液输入量增加。各种原因通过神经 - 体液作用，使舒血管神经兴奋性增高或缩血管神经兴奋性降低，引起细动脉扩张，血流加快，导致微循环动脉血灌注量增多。

（一）常见类型及原因

1．生理性充血　指器官或组织为适应生理需要和代谢增强而发生的充血。如进食后胃肠道黏膜充血，运动时骨骼肌充血和妊娠时子宫充血等。

2．病理性充血　指各种疾病状态下的充血。炎症性充血较为常见，在炎症反应的早期，各种致炎因子诱导的神经轴突反射导致舒血管神经兴奋，如血管活性胺等炎症介质促使细动脉扩张充血，局部组织肿胀、变红。

减压后充血是一种特殊的病理性充血，指由于长期受压的器官或组织压力突然解除，细动脉发生反射性扩张引起的充血。如一次性大量抽取腹水或突然松开包扎肢体的绷带，组织内的血管张力骤然降低，受压脏器或组织内的细动脉发生反射性扩张，导致充血和血压突然下降。

（二）病变及后果

动脉性充血的器官和组织常由于微循环内血量增多而体积略增大，若发生于体表，可因氧合血红蛋白增多而出现局部组织颜色鲜红，因代谢增强而局部温度增高。镜下可见细动脉及毛细血管扩张、充血。

动脉性充血过程较为短暂，病因消除后，局部血量恢复正常，通常无不良后果。如有高血压或动脉粥样硬化等基础性疾病，由于情绪激动等原因导致脑血管突然充血、破裂，则后果非常严重。

二、淤血

器官或局部组织静脉血液回流受阻，血液淤积于小静脉和毛细血管内，称为静脉性充血（venous hyperemia），简称淤血。

Note

拓展：淤血的原因

（一）原因

淤血的原因包括三种：静脉受压、静脉腔阻塞和心功能不全。

（二）病变和后果

由于血液的淤积，发生淤血的局部组织和器官出现肿胀。发生于体表的局部淤血，微循环灌注量减少，血液内氧合血红蛋白含量减少而还原血红蛋白含量增加，导致皮肤呈紫蓝色，称为发绀（cyanosis）。淤血时局部血流停滞，毛细血管扩张、散热增加，体表温度随之下降。镜下，细静脉及毛细血管扩张，大量红细胞积聚。毛细血管淤血导致血管内流体静压升高和缺氧，血管通透性增加，水、电解质和少量蛋白质漏出，漏出液潴留在组织内引起的水肿称为淤血性水肿（congestive edema）。淤血的毛细血管通透性进一步增高或发生破裂，红细胞漏出形成局部出血，称为淤血性出血（congestive hemorrhage）。吞噬细胞吞噬出血灶中的红细胞碎片，溶酶体酶分解血红蛋白，析出的含铁血黄素（hemosiderin）堆积在吞噬细胞的胞质内，形成含铁血黄素细胞。

淤血对器官或组织的影响取决于淤血的性质、程度、时间以及侧支循环建立的情况等。短暂的淤血后果轻微，而长期慢性淤血会诱发局部组织缺氧、营养供应不足以及中间代谢产物的积聚，导致实质细胞发生萎缩、变性甚至死亡。进而出现间质纤维组织增生，网状纤维胶原化，器官逐渐变硬，发展为淤血性硬化（congestive sclerosis）。

（三）重要器官的淤血

小测试5-1：心力衰竭细胞是如何形成的？有何临床意义？

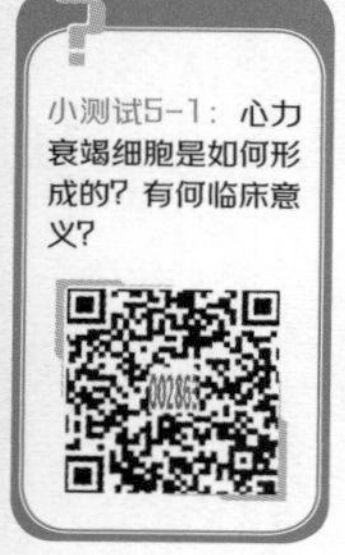

1．肺淤血　左心衰时左心腔的压力升高，肺静脉回流受阻，导致肺淤血。急性肺淤血时肺体积增大，呈暗红色，切面有泡沫状红色液体流出。镜下，肺泡壁毛细血管扩张充血，肺泡腔内充满水肿液，部分肺泡腔内甚至可见漏出的血细胞。慢性肺淤血时，常出现肺泡壁增厚及纤维化，肺泡腔内大量含铁血黄素细胞聚集，也称为心衰细胞（heart failure cells）（图 5-2）。患者临床表现为呼吸急促、面色苍白、发绀、烦躁不安、咳嗽、咳粉红色泡沫痰等。淤血晚期，肺组织质地变硬，肉眼呈棕褐色，称为肺褐色硬化（brown duration）。

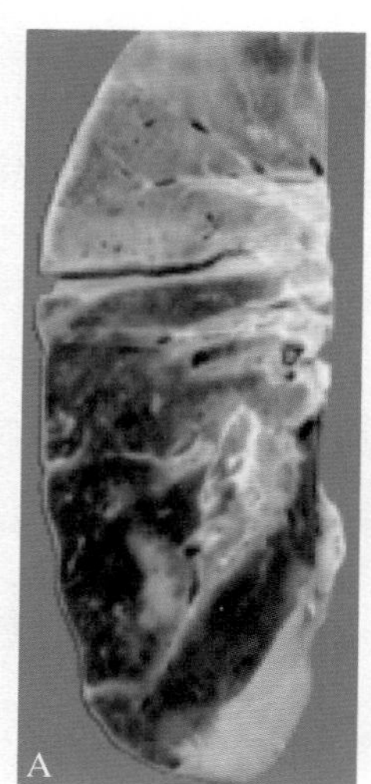

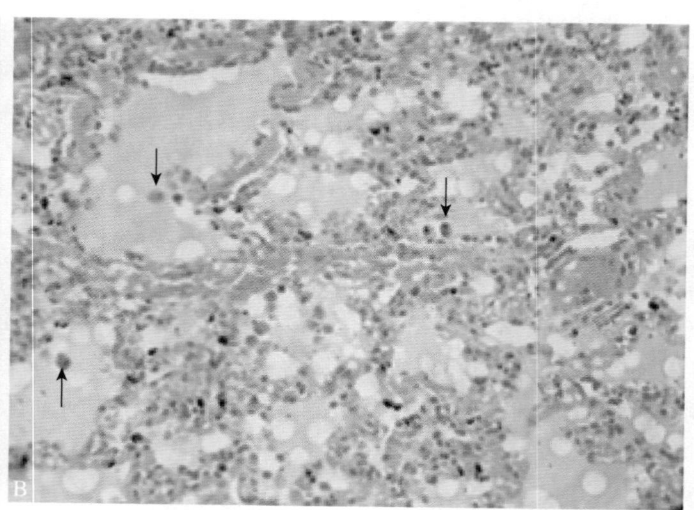

图 5-2　慢性肺淤血

2．肝淤血　右心衰时右心腔的压力升高，肝静脉回流受阻，血液淤积在肝小叶循环的静脉端、中央静脉及肝窦内。急性肝淤血时，肝体积增大，呈暗红色。镜下，小叶中央静脉和肝窦扩张，其内充满红细胞，严重的淤血可伴有小叶中央肝细胞坏死。慢性肝淤血时，肝小叶中央区淤血程度最严重，常呈暗红色，而肝小叶周边部靠近肝小动脉，缺氧程度较轻，一般仅出现肝脂肪变，致使肝切面出现红（淤血区）、黄（肝脂肪变区）相间、状似槟榔切面的条纹，称为槟榔肝（nutmeg liver）（图 5-3）。镜下，肝小叶中央静脉和肝窦高度扩张淤血，肝细胞萎缩、变性、坏死，小叶周边部肝细胞脂肪变性。严重淤血时，小叶中央的肝细胞消失，网状纤维支架塌陷并发生胶原化，肝窦间隙的肝星状细胞增生，合成更多的胶原纤维，汇管区也出现纤维结缔组织增生，导致整个肝间质内纤维组织增多，导致淤血性肝硬化和肝功能受损表现。

小测试5-2：试分析槟榔肝与脂肪肝形态学上的异同。

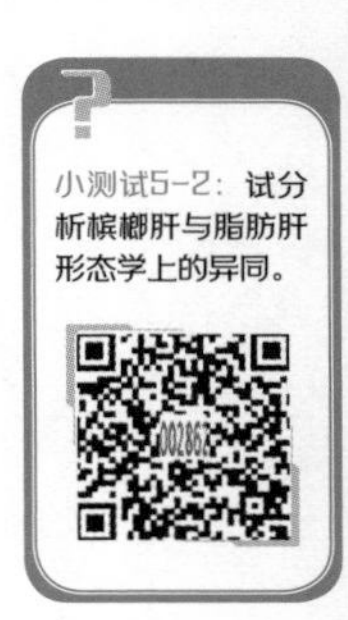

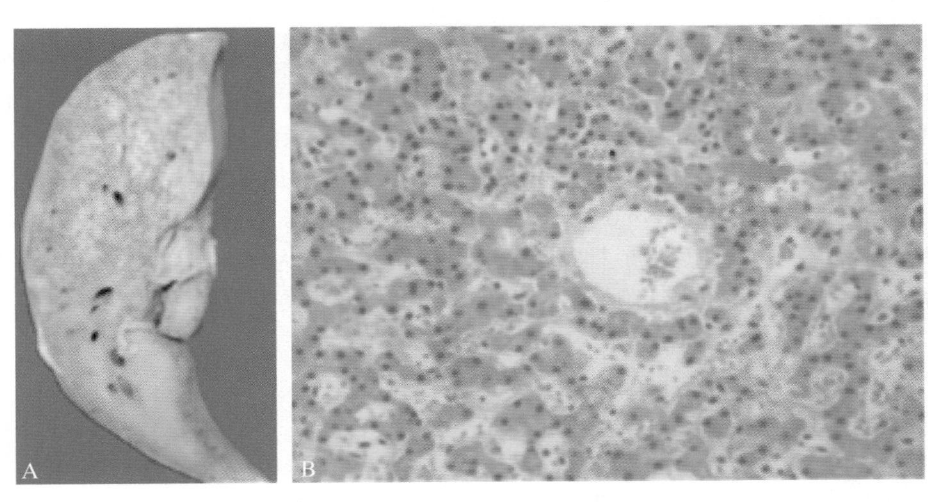

图 5-3　慢性肝淤血

（毛峥嵘　刘　岩）

第二节　出　　血

血液从血管或心腔逸出，称为出血（hemorrhage）。血管外伤、动脉粥样硬化破裂、炎症和肿瘤侵蚀血管壁，常引起大动脉或大静脉的破裂性出血，而毛细血管的漏出性出血多继发于慢性淤血。根据发生出血的部位不同，分为内出血（血液逸出至体腔或组织内）和外出血（血液流出至体外）。

拓展：出血的分类及原因

一、病因和发病机制

出血的病因分为生理性出血和病理性出血。其发病机制包括破裂性出血和漏出性出血。

二、病理变化

急性新鲜的出血呈红色，随着时间延长，红细胞降解形成含铁血黄素而带有棕黄色。镜下组织的血管外见红细胞和巨噬细胞，巨噬细胞胞质内可见吞噬的红细胞及含铁血黄素（hemosiderin），组织中亦见游离的含铁血黄素。较大的血肿吸收不全时可发生机化或纤维包裹。

Note

（一）内出血

血液积聚于体腔内称为体腔积血，如心包积血、胸腔积血、腹腔积血和关节腔积血。在组织内局限性的大量出血称为血肿（hematoma），如脑硬膜下血肿、皮下血肿、腹膜后血肿等。少量出血时，仅在显微镜下看到组织间隙有少量红细胞或含铁血黄素，无生命危险。但大量出血，如腹主动脉瘤破裂引起腹膜后大血肿，则可引起失血性休克或死亡。

（二）外出血

鼻黏膜出血称为鼻出血；肺出血（如肺结核空洞或支气管扩张）经口排出称为咯血；上消化道出血（如消化性溃疡或食管静脉曲张）经口排出称为呕血；下消化道出血经肛门排出称为血便；泌尿道出血经尿排出称为血尿；皮肤、黏膜、浆膜面形成的较小出血点（直径 1 ～ 2 mm）称为瘀点（petechiae）；稍大范围的出血（直径 3 ～ 5 mm）称为紫癜（purpura）；直径超过 1 ～ 2 cm 的皮下出血灶称为瘀斑（ecchymosis）。局部出血灶中的红细胞被巨噬细胞吞噬并降解，血红蛋白被酶解转变为胆红素，最后变成棕黄色的含铁血黄素，成为慢性出血灶的特征性改变。有广泛性出血的患者，由于大量的红细胞崩解，胆红素释出，可发展为黄疸。

三、后果

出血对机体的影响取决于出血的类型、出血量、出血速度和出血部位。迅速而大量的破裂性出血，短时间内丧失循环血量的 20% ～ 25% 时，可发生出血性休克。广泛的漏出性出血，如肝硬化因门静脉高压发生的广泛性胃肠道黏膜出血，亦可导致出血性休克。重要器官的少量出血，亦可引起严重的后果，如心脏破裂引起心包内积血，可导致心包填塞和急性心功能不全。脑干出血时，可压迫重要的神经中枢而致死。局部组织或器官的出血，可导致相应的功能障碍，如脑内囊出血引起对侧肢体的偏瘫，视网膜出血可引起视力减退或失明。局部组织或体腔内的血液，可通过吸收或机化消除，较大的血肿吸收不完全则可导致机化或纤维包裹。缓慢少量的出血，由于局部受损血管发生反射性收缩，或血管受损处形成血凝块，多可自行止血。但慢性反复性少量出血使红细胞中的铁随血液一起流失，导致铁储备下降，血红蛋白合成减少，可引起缺铁性贫血。

（毛峥嵘　刘　岩）

第三节　血栓形成

在活体的心脏和血管内，血液发生凝固或血液中某些有形成分凝集形成固体质块的过程，称为血栓形成（thrombosis）。所形成的固体质块称为血栓（thrombus）。血液中存在凝血系统和抗凝血系统（纤维蛋白溶解系统），生理状态下，血液中的凝血因子被不断地有限激活，产生凝血酶，形成微量的纤维蛋白，沉着于心血管内膜上，但其又不断地被激活的纤维蛋白溶解系统所溶解，同时被激活的凝血因子也不断地被单核巨噬细胞系统吞噬。上述凝血和抗凝血系统的动态平衡，既保证了血液潜在的可凝固性，又保证了血液的流体状态。若在某些诱发凝血过程的因素作用下，上述动态平衡被破坏，则会触发凝血过程，由此便可形成血栓。

Note

一、血栓形成的条件和机制

血栓形成是由于血小板的活化和凝血因子被激活导致血液发生凝固，通常需要以下 3 个条件。

（一）心血管内皮细胞损伤

心血管内膜的内皮细胞具有抗凝和促凝的两种特性，在生理情况下，以抗凝作用为主，从而使心血管内血液保持流体状态。

拓展：内皮细胞的抗凝作用和促凝作用

心脏和血管内膜的损伤，是血栓形成的最重要和最常见的原因。内皮细胞损伤后，暴露内皮下基质（主要为胶原），激活血小板和凝血因子Ⅻ，启动内源性凝血途径。同时，损伤的内皮细胞释放组织因子，激活凝血因子Ⅶ，启动外源性凝血途径。在凝血过程启动中，血小板的活化极为重要，包括黏附、分泌和释放、聚集 3 个连续反应。

心血管内膜损伤导致的血栓形成，多见于风湿性和感染性心内膜炎、心肌梗死区的心内膜、动脉粥样硬化斑块溃疡灶、创伤性或炎症性动、静脉损伤部位。缺氧、休克、败血症和细菌内毒素等可引起全身广泛的内皮细胞损伤，激活凝血过程，造成弥散性血管内凝血（disseminated intravascular coagulation，DIC），在全身微循环内形成血栓。

拓展：血小板的活化反应

（二）血流状态异常

正常血流时，血浆（边流）将血液的有形成分（轴流）与血管壁隔开，阻止血小板与内膜接触和激活。当血流减慢或产生漩涡时，血小板可进入边流，与内膜接触和黏附的机会增加，有利于血栓的形成；同时，被激活的凝血因子和凝血酶在局部易达到凝血所需的浓度。此外，血流缓慢导致缺氧，内皮细胞损伤，暴露其下的胶原，从而触发内、外源性的凝血过程。临床中静脉血栓的发生率比动脉血栓高 4 倍，血流缓慢是静脉血栓形成的主要原因。虽然心脏和动脉内的血流快，不易形成血栓，但在二尖瓣狭窄时的左心房、动脉粥样硬化斑块溃疡灶、动脉瘤、室壁瘤内或血管分支处血流缓慢及出现涡流，是动脉和心脏血栓形成的常见原因。

拓展：静脉血栓多见的原因

（三）血液凝固性增加

血液凝固性增加指血液中血小板和凝血因子增多，或纤维蛋白溶解系统的活性降低，导致血液呈高凝状态。遗传性高凝状态最常见于第Ⅴ因子和凝血酶原基因突变，此外还与抗凝血酶、蛋白 C 或蛋白 S 的先天性缺乏有关。获得性高凝状态通常是多因素的，其机制更为复杂。

拓展：获得性高凝状态的机制

必须强调，上述血栓形成的条件同时存在和相互影响。虽然心血管内膜损伤是血栓形成最重要和最常见的原因，但在某些情况下，血流缓慢及血液凝固性增高也可能是重要的因素。

二、血栓形成的过程及形态

（一）形成过程

首先，血小板黏附于内膜损伤后裸露的内皮下基质并被激活，发生肿胀变形，分泌血小板颗粒，释放 ADP、TXA2、5-HT 及血小板第Ⅳ因子等物质，使血流中的血小板不断地在局部聚集，形成可逆的血小板堆。同时，内皮细胞损伤还可通过暴露胶原、激活凝血因子、释放组织因子而启动内源性和外源性凝血，使凝血酶原转变为凝血酶，促进纤维蛋白原转变为纤维蛋白。后者与受损处内膜基质中的纤维连接蛋白结合，形成纤维蛋白网，使黏附的血小板堆牢固附着于受损的

Note

血管内膜表面，成为不可逆的血小板血栓，成为血栓的起始点。

镜下，血小板血栓呈无结构的淡红色聚集物，其内可见少量纤维蛋白。血流中的血小板不断激活并聚集于血小板血栓上，使其不断增大，血流在其下游形成漩涡，再形成新的血小板堆。如此反复进行，血小板聚集并形成不规则的梁索状或珊瑚状突起，称为血小板梁。血小板梁之间有纤维蛋白网及捕获的大量红细胞。血小板血栓是血栓形成的第一步，血栓的发展、形态和组成以及大小取决于血栓发生的部位和局部血流状态。

（二）类型和形态

血栓根据其发生部位可分为动脉性血栓、静脉性血栓、微血管血栓和心脏瓣膜血栓，根据其形态特点可分为白色血栓、混合血栓、红色血栓和透明血栓；动脉性血栓多为白色血栓，也可为混合血栓，通常发生在内皮损伤或血流产生漩涡（如血管分支处）的部位；而静脉性血栓则主要发生于血流缓慢的部位，以红色血栓为主。

1．白色血栓（pale thrombi） 位于血流较快的心瓣膜、心腔和动脉内。急性风湿性心脏病时，二尖瓣和主动脉瓣闭锁缘胶原变性，血流冲击使内皮细胞脱落，在闭锁缘上形成粟粒大小、排列整齐、由血小板和纤维素构成的血栓，称为白色血栓或血小板血栓。肉眼呈灰白色小结节状，串珠状排列，表面粗糙、质实、不易脱落。在静脉性血栓中，白色血栓构成延续性血栓的起始部。

2．混合血栓（mixed thrombi） 静脉血栓形成血栓头部后，其下游血流变慢，出现旋涡，导致另一个血小板小梁状的凝集堆形成。小梁之间的血液发生凝固，纤维蛋白形成网状结构，网内充满大量红细胞。这一过程反复交替，形成的血栓呈灰白色和红褐色的层状交替结构，称为混合血栓，构成静脉内延续性血栓的体部。混合血栓大体呈粗糙、干燥、圆柱状（图 5-4），与血管壁粘连。镜下，淡红色、无结构、分支状或珊瑚状的血小板小梁、纤维蛋白网和充填其间的红细胞构成混合血栓，边缘可见中性粒细胞附着，提示纤维蛋白崩解对白细胞的趋化作用。

在心腔或主动脉内形成的混合血栓，其底部与心壁或血管壁相连，称为附壁血栓（mural thrombi）（图 5-5）。由于心房的收缩与舒张，左心房内的混合血栓可呈球形，称为球形血栓（ball thrombi）。

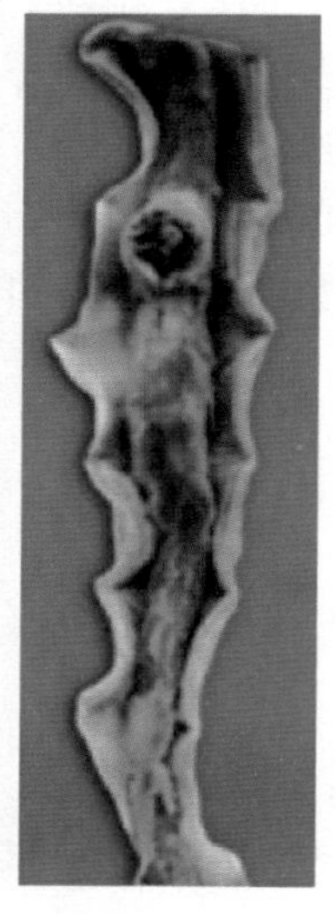

图 5-4　髂静脉混合血栓

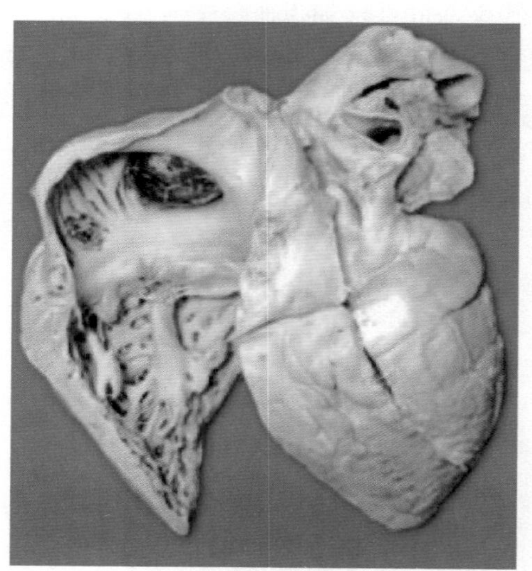

图 5-5　左心耳附壁血栓

3．红色血栓（red thrombi） 混合血栓逐渐增大并阻塞管腔时，血栓下游局部血流停止，血液发生凝固，成为延续性血栓的尾部。红色血栓的形成与血管外凝血过程相同，镜下可见纤维蛋白网眼内充满血细胞，细胞比例类似正常血液。肉眼呈暗红色，新鲜时湿润，有弹性，与血管壁无粘连。血栓内水分被吸收则变得干燥、质脆易碎、可脱落形成栓塞。

4．透明血栓 主要成分为嗜酸性均质性纤维蛋白，常在毛细血管内形成，又称为微循环纤维蛋白性血栓（fibrin thrombi）。仅能在显微镜下观察到，又称为微血栓（micro-thrombus）（图5-6），常见于弥散性血管内凝血（DIC），是许多疾病（如产科疾病、晚期恶性肿瘤等）的并发症。

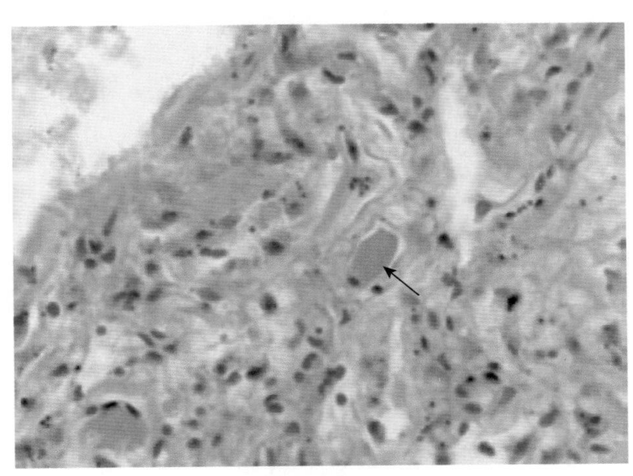

图 5-6　肾小球毛细血管内微血栓

三、血栓的结局

（一）软化、溶解、吸收

血栓内纤溶酶的激活和白细胞崩解释放的蛋白酶，可软化并逐渐溶解新形成的血栓。溶解的快慢取决于血栓的大小和新旧程度。小而新鲜的血栓可被快速完全溶解；大的血栓仅可被部分溶解或软化，被血液冲击形成碎片或整个脱落，随血流运行，导致栓塞。

（二）机化、再通

血栓形成后的 1 ～ 2 天，内皮细胞、成纤维细胞和肌成纤维细胞从血管壁长入并逐渐取代未被溶解的血栓。肉芽组织逐渐取代血栓的过程，称为血栓机化（thrombus organization）。较大的血栓约 2 周可完全机化，与血管壁紧密黏着、不再脱落，由于水分被吸收，机化的血栓干燥收缩或部分溶解而出现裂隙，周围新生的内皮细胞长入并被覆于裂隙表面形成新的血管，相互吻合沟通，部分重建血流的过程称为再通（recanalization）（图 5-7）。

（三）钙化

若血栓未能软化又未完全机化，可发生钙盐沉着，称为钙化（calcification），形成静脉石（phlebolith）或动脉石（arteriolith）。机化的血栓发生纤维组织玻璃样变，也可发生钙化。

Note

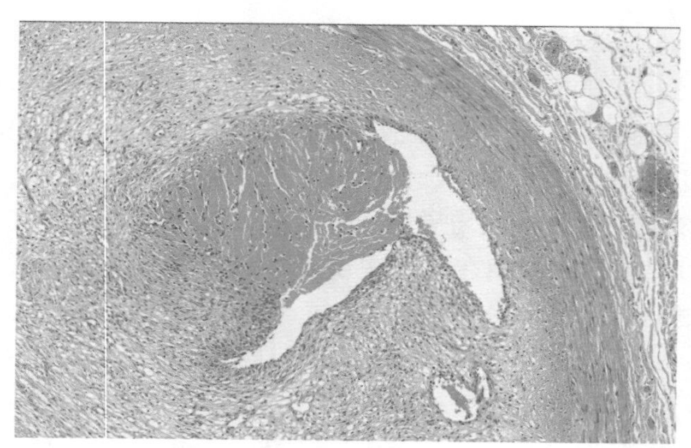

图 5-7　血栓机化和再通

四、血栓对机体的影响

血栓形成对破裂的血管起止血作用，如慢性胃溃疡、十二指肠溃疡底部和肺结核性空洞壁的血管，在病变侵蚀前已形成血栓，可避免大出血。但多数情况下血栓形成对机体不利，且取决于血栓形成的部位、大小、类型、阻塞管腔的程度以及有无侧支循环的建立。

（一）阻塞血管

动脉血栓未完全阻塞管腔时，可引起局部器官或组织缺血，实质细胞萎缩。若完全阻塞而又无有效的侧支循环，则引起局部器官或组织缺血性坏死（梗死），如脑动脉血栓引起脑梗死；心冠状动脉血栓引起心肌梗死；血栓闭塞性脉管炎时引起患肢的坏死，合并腐败菌感染发生坏疽等。静脉血栓形成后，若未能建立有效的侧支循环，则将导致引流部位淤血、水肿、出血、坏死。如肠系膜静脉血栓可引起肠的出血性梗死。下肢浅静脉有丰富的侧支循环，血栓形成时极少出现梗死，受累区域可有淤血、肿胀、疼痛等。深静脉出现血栓时，若不能及时建立有效的侧支循环，则将导致淤血甚至梗死。

（二）栓塞

由于血栓与血管壁粘着不牢固或在血栓软化、碎裂过程中，血栓的整体或部分脱落形成栓子，随血流运行，则引起栓塞。严重时可致脏器梗死，甚至导致患者死亡。深静脉形成的血栓或心室、心瓣膜上形成的血栓最易脱落成为栓子。含细菌的栓子可引起败血性梗死或脓肿。

（三）心瓣膜变形

风湿性心内膜炎和感染性心内膜炎时，心瓣膜上反复形成的血栓发生机化，可使瓣膜增厚变硬、瓣叶粘连，造成瓣膜口狭窄和瓣膜关闭不全。

（四）广泛性出血

严重创伤、大面积烧伤、羊水栓塞、癌肿等原因导致促凝物质释放入血，启动外源性凝血途径；或由于感染、缺氧、酸中毒等引起广泛性内皮细胞损伤，启动内源性凝血途径，引起微血管内广泛性纤维蛋白性血栓形成，导致肺、肾、脑、肝、胃肠、肾上腺、胰腺等器官广泛坏死和出血。由于凝血因子的大量消耗，以及凝固的纤维蛋白进一步激活纤溶酶原，血液出现不凝固，可诱发全身广泛性出血和休克，甚至导致死亡。

Note

（毛峥嵘　刘　岩）

第四节　栓　　塞

在循环血液中出现的不溶于血液的异常物质，随血流运行阻塞血管腔的现象称为栓塞（embolism）。阻塞血管的异常物质称为栓子（embolus），可以是固体、液体或气体。栓子以部分或全部脱落的血栓最为常见，罕见的有脂肪滴、空气、羊水和肿瘤细胞团等。

一、栓子运行的途径

栓子一般随血流方向运行，最终停留在口径与其相当的血管并阻断血流。来自不同血管系统的栓子，其运行途径不同。

（一）体静脉系统及右心栓子

来自体静脉系统及右心的栓子，随血流进入肺动脉主干及分支，引起肺动脉栓塞。体积小、富于弹性的脂肪栓子可通过肺泡壁毛细血管回流入左心，再进入体循环，阻塞动脉小分支。

交叉性栓塞（crossed embolism）：又称反常性栓塞。偶见来自右心或腔静脉的栓子，在右心压力升高的情况下通过先天性房（室）间隔缺损到达左心，再进入体循环引起栓塞。罕见有静脉脱落的小血栓经肺动脉未闭的动脉导管进入体循环而引起栓塞。

逆行性栓塞（retrograde embolism）：罕见情况下，下腔静脉血栓由于胸、腹压突然升高（如咳嗽或深呼吸），一时性逆流至肝、肾、髂静脉分支并引起栓塞。

（二）主动脉系统及左心栓子

栓子来自主动脉系统及左心，随动脉血流运行，阻塞各器官的小动脉，常见于脑、脾、肾及四肢末端。

（三）门静脉系统栓子

栓子来自肠系膜静脉，可引起肝内门静脉分支的栓塞。

二、栓塞类型和对机体的影响

（一）血栓栓塞

由血栓或血栓的一部分脱落引起的栓塞称为血栓栓塞（thromboembolism），是栓塞最常见的原因。对机体的影响取决于血栓栓子的来源、大小、数量和栓塞部位。

1. 肺动脉栓塞（pulmonary embolism） 95% 以上的栓子来自下肢深静脉，特别是腘静脉、股静脉和髂静脉，偶可来自盆腔静脉或右心附壁血栓。栓塞的后果取决于栓子的大小和数量：①中等大小的栓子：阻塞肺动脉，由于肺有双重血供，很少引起肺梗死，仅有肺出血。如已有严重的肺淤血（如左心衰），则可引起肺梗死。②较小的栓子：栓塞小的肺动脉末端，可致相应部位发生梗死。大量小栓子栓塞肺动脉分支达 60% 以上时，可引起右心衰竭或猝死。③较大的栓子：栓塞肺动脉主干或大分支。较长的栓子栓塞左右肺动脉干（图 5-8），称为骑跨性栓塞

拓展：肺动脉栓塞引起猝死的机制

Note

（saddle embolism），临床表现为患者突然出现呼吸困难、发绀、休克等症状，严重者可因急性呼吸循环衰竭而死亡。

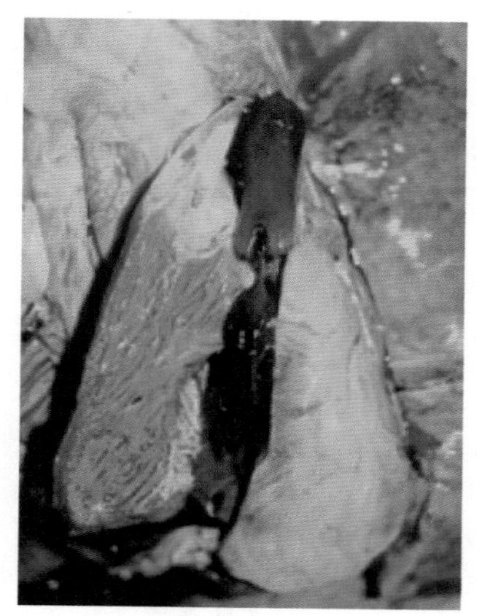

图 5-8　肺动脉血栓栓塞

2．体循环动脉栓塞　栓子大多来自左心，常见有心瓣膜的赘生物或心腔附壁血栓，其次是来自动脉粥样硬化溃疡或动脉瘤的附壁血栓。栓塞主要发生在下肢（75%）和脑（10%），其次为肠、肾和脾。栓塞的后果主要取决于栓塞部位、局部侧支循环以及组织对缺血的耐受性。缺乏有效侧支循环的组织，常继发梗死。动脉吻合支较丰富的上肢以及有双重供血的肝很少发生梗死。

（二）脂肪栓塞

循环血流中出现脂肪滴阻塞小血管，称为脂肪栓塞（fat embolism）。脂肪栓子来源于长骨骨折、脂肪组织严重挫伤和烧伤。脂肪细胞破裂释出脂滴，由破裂的骨髓血管窦状隙或静脉入血。脂肪栓塞的临床症状在损伤后 1 ～ 3 天出现，表现为突发的呼吸急促、呼吸困难、心动过速和淤斑性皮疹，死亡率约为 10%。

脂肪栓塞的后果取决于栓塞部位及脂滴数量的多少。少量脂滴入血，可被巨噬细胞吞噬吸收，或由血中脂酶分解清除，无不良后果。脂肪栓子从组织创伤处经静脉入右心及肺循环，直径大于 20 μm 的大量脂滴引起肺动脉分支或毛细血管栓塞，当 75% 的肺循环面积受阻时，可因窒息和急性右心衰致死；直径小于 20 μm 的脂滴栓子可通过肺泡壁毛细血管 - 肺静脉 - 左心室到达体循环的分支，引起大脑等全身多器官的栓塞。

（三）气体栓塞

大量空气迅速进入血液或原溶于血液内的气体迅速游离，形成气泡阻塞心血管，称为气体栓塞（gas embolism）。前者为空气栓塞（air embolism），后者是在高气压环境急速转到低气压环境的减压过程中发生的气体栓塞，称为减压病（decompression sickness）。

1．空气栓塞　静脉损伤破裂，外界空气由缺损处进入血流所致。如分娩时子宫强烈收缩，将空气挤入子宫壁破裂的静脉窦内。空气栓塞的后果取决于气体进入的速度和量。少量气体可溶解于血液内，不发生栓塞。若大量气体（> 100 ml）迅速进入静脉到达右心，心脏搏动将空气与血液搅拌成大量血气泡，充满心腔，阻碍静脉回流和向肺动脉的输出，造成严重的循环障碍。患者出现呼吸困难，发绀，甚至猝死。部分气泡可引起肺小动脉气体栓塞。

Note

2．减压病　在高气压环境下（如深海潜水），吸入的气体（特别是氮气）可大量溶解于血液和组织中，当人体从高气压环境迅速进入常压或低气压环境时，原来溶于血液、组织的气体迅速游离形成气泡。氧和二氧化碳可再溶于体液，但氮气溶解迟缓，在血液和组织内形成很多微泡或大泡，而引起气体栓塞（氮气栓塞），出现脑和心脏等器官缺血。若短期内大量气泡形成，阻塞冠状动脉等重要血管，可引起严重血液循环障碍甚至死亡。

拓展：减压病的临床表现

（四）羊水栓塞

羊水栓塞（amniotic fluid embolism）是分娩过程中一种罕见、严重的并发症，发生率约为1/50 000，死亡率极高。分娩时，胎膜破裂或胎盘早剥，加之胎儿阻塞产道，子宫强烈收缩导致宫内压增高，可将羊水压入子宫壁破裂的静脉窦内，经血流进入肺动脉分支、小动脉及毛细血管内引起羊水栓塞。少量羊水可通过肺的毛细血管经肺静脉到达左心，引起体循环小血管栓塞。羊水栓塞的典型病理变化是显著肺水肿、弥漫性肺泡损伤以及肺小动脉和毛细血管内有羊水成分（图 5-9），如角化鳞状上皮、胎毛及胎脂等。本病发病急，患者常在分娩中或分娩后突然出现呼吸困难、发绀、抽搐、休克、昏迷甚至死亡。后期可继发典型肺水肿和DIC。

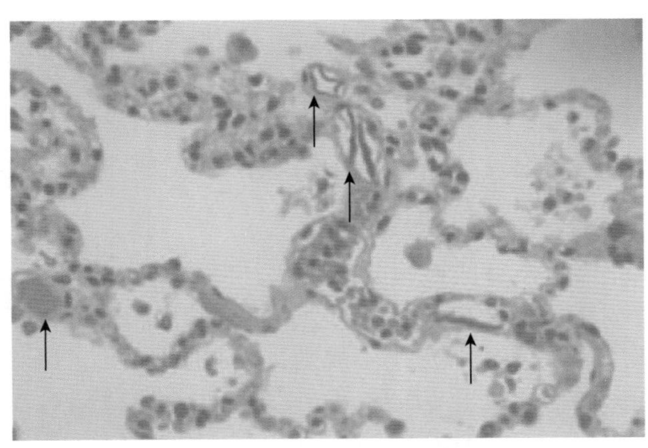

图 5-9　羊水栓塞

羊水栓塞引起猝死的机制为：①羊水中胎儿代谢产物入血引起过敏性休克；②羊水栓子阻塞肺动脉，以及羊水内含有血管活性物质引起反射性血管痉挛；③羊水含有多种促凝物质，引起DIC。

（刘　岩　毛峥嵘）

第五节　梗　　死

器官或局部组织由于血管阻塞、血流停止导致缺血缺氧而发生的坏死，称为梗死（infarction）。梗死一般由动脉阻塞引起，少数由静脉阻塞、局部血流停滞和缺氧诱发。

一、梗死形成的原因和条件

任何引起血管管腔阻塞，导致局部组织缺血的原因均可引起梗死。

（一）梗死的原因

1. 血栓形成　梗死最常见的原因，主要见于冠状动脉、脑动脉粥样硬化合并血栓形成时引起的心肌梗死和脑梗死。静脉内血栓形成一般只引起淤血、水肿，但肠系膜静脉血栓形成可引起肠梗死。

2. 动脉栓塞　多为血栓栓塞，亦可为气体、羊水、脂肪栓塞，常引起脾、肾、肺和脑的梗死。

3. 动脉痉挛　在严重的冠状动脉粥样硬化或合并粥样硬化灶内出血的基础上，冠状动脉发生强烈和持续的痉挛，引起心肌梗死。

拓展：梗死形成的影响因素

4. 血管受压闭塞　肿瘤压迫，肠扭转、肠套叠和嵌顿疝时肠系膜静脉和动脉受压。

（二）梗死形成的影响因素

梗死形成的影响因素包括供血血管的类型、局部组织对缺血的敏感程度、局部组织氧含量以及血管阻塞发生的速度。

二、梗死的病变及类型

（一）梗死的形态特征

梗死的形态因不同组织器官而有所差异。

1. 梗死灶的形状　取决于器官的血管分布方式。多数器官的血管呈锥形分布，如脾、肾、肺等，故梗死灶也呈锥形，尖端位于血管阻塞处，常指向脾门、肾门、肺门，底部为器官的浆膜面，常有纤维素性渗出物。心冠状动脉分支不规则，故心肌梗死灶的形状也不规则，呈地图状。肠系膜血管支配某一肠段，肠梗死灶呈节段形。

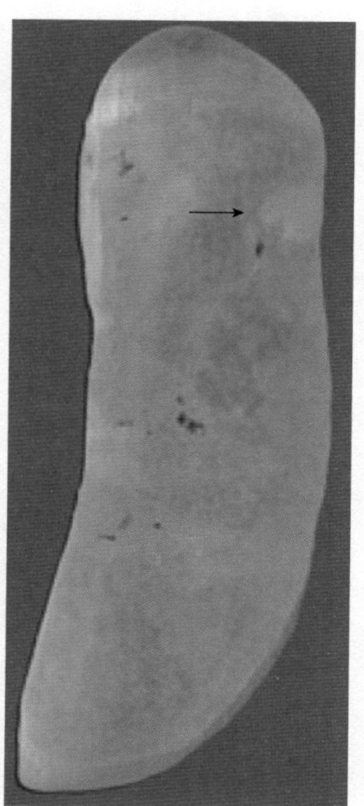

图 5-10　脾贫血性梗死

2. 梗死灶的质地　心、脾、肾的梗死为凝固性坏死。新鲜时，局部胶体渗透压升高而肿胀，表面微隆起。陈旧性梗死干燥、质硬，表面下陷。脑梗死为液化性坏死，新鲜时质软、疏松，随后液化成囊状。

3. 梗死的颜色　取决于病灶内含血量，含血少时颜色灰白，称为贫血性梗死。含血多时，颜色暗红，称为出血性梗死。

（二）梗死的类型

根据梗死灶内含血量的多少和有无合并细菌感染，将梗死分为以下 3 种类型。

1. 贫血性梗死（anemic infarct）　发生于组织结构较致密、侧支循环不充分的实质器官，如脾、肾、心和脑。由于组织致密，灶内出血量不多，红细胞崩解被吸收，梗死灶呈灰白色（图 5-10）。早期，梗死灶周围因炎症反应出现充血出血带，数日后因红细胞被巨噬细胞吞噬转变为含铁血黄素而变成黄褐色；晚期，病灶凹陷，质地变硬，出血带消失，梗死灶发生机化，形成瘢痕。镜下梗死灶呈凝固性坏死，早期尚可见核固缩、碎裂、溶解，原组织结构轮廓尚存。晚期病灶呈均质性，边缘有肉芽组织长入，最终被瘢痕取代。脑梗死也为贫血性梗死，梗死区液化性坏死，后被吸收形成囊腔，

Note

或胶质纤维增生形成胶质瘢痕。

2．出血性梗死（hemorrhagic infarct）　当器官原有严重淤血时，血管阻塞引起的梗死为出血性梗死。

（1）肺出血性梗死：常位于肺下叶，有大小不等的多个病灶，呈锥形，尖端朝向肺门，底部紧靠肺膜，肺膜表面有纤维素性渗出物。梗死灶质实，因弥漫性出血呈暗红色。梗死灶逐渐机化变成灰白色，瘢痕组织收缩使病灶凹陷。镜下梗死灶呈凝固性坏死，可见肺泡轮廓，肺泡腔及肺间质充满红细胞。梗死灶边缘肺组织充血、出血。临床可出现胸痛、咳嗽、咯血、发热及白细胞升高。

拓展：出血性梗死的发生条件

（2）肠出血性梗死：多见于肠系膜动脉栓塞和静脉血栓形成，或因肠套叠、肠扭转、嵌顿疝、肿瘤压迫等引起出血性梗死。肠梗死呈节段性暗红色，肠壁因淤血、高度水肿和出血而明显增厚（图 5-11）。随之肠壁坏死，质脆易破裂，浆膜面可见纤维素性脓性渗出物。临床表现为剧烈腹痛、呕吐、麻痹性肠梗阻；肠壁全层坏死可致穿孔及腹膜炎，后果严重。

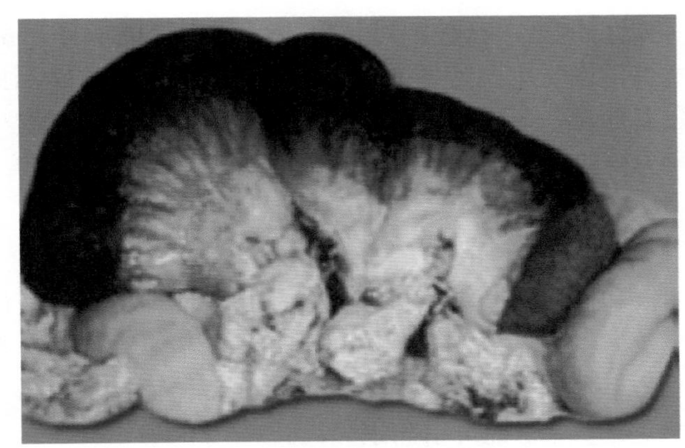

图 5-11　肠出血性梗死

3．败血性梗死（septic infarct）　常见于急性感染性心内膜炎，含细菌的栓子从心内膜脱落，顺血流方向运行而引起相应组织器官动脉栓塞所致。梗死灶内可见有细菌团及大量中性粒细胞，如有化脓性细菌感染可形成脓肿。

三、梗死对机体的影响和结局

（一）梗死对机体的影响

取决于发生梗死的器官、梗死灶的大小和部位，以及有无细菌感染等因素。梗死发生于重要器官，如心肌梗死和脑梗死，病灶较大者可导致死亡。脾、肾梗死对机体影响不大，仅引起局部症状，如腰痛和血尿（肾梗死）、胸痛和咯血（肺梗死）。肺、肠、四肢的梗死，若继发腐败菌感染，可引起坏疽，后果严重。败血性梗死灶内可出现脓肿。

（二）梗死的结局

梗死与坏死的结局相同，引起周围炎症反应，继而形成肉芽组织。小的梗死灶可被肉芽组织完全取代并机化，日久变为纤维瘢痕。大的梗死灶不能完全机化时，则由肉芽组织和瘢痕组织包裹并发生钙化。脑梗死可液化成囊腔并由胶质瘢痕包裹。

（刘　岩　毛峥嵘）

Note

第六节 水 肿

水肿（edema）是指组织间隙内的体液增多。如果体液积聚在体腔则称为积水（hydrops），如胸水、心包积水、腹水、脑积水等。按水肿波及范围可分为全身性水肿和局部性水肿。按发病原因可分为肾性、肝性、心性、营养不良性、淋巴性、炎性水肿等。全身水肿除浆膜腔积水外，还伴有明显的全身性皮下组织水肿。

一、水肿的发病机制

正常人体组织液总量相对恒定，这种恒定依赖于血管内外的液体平衡和体内外的液体交换平衡的共同调节。各类水肿的发生都与这两大平衡因素的失调有关：①当血管内外的液体交换失衡时，组织液的形成超过其回流，导致液体在组织间隙中积聚，此时细胞外液的总量并不一定增加。②当体内外液体交换失衡时，可因细胞外液总量增加，导致液体在组织间隙或体腔中积聚。

（一）血管内外液体交换失衡

正常情况下，组织间液和血浆之间持续进行液体交换，以保持组织液的生成和回流的动态平衡。这种平衡主要受到有效流体静压、有效胶体渗透压、毛细血管通透性和淋巴回流等因素的调控。这些因素中的一个或多个失调，使毛细血管动力学朝着增加净滤过的方向改变，并且多余的滤过液无法通过淋巴回流完全去除，即可引起水肿。

1. 毛细血管流体静压增高 可导致有效流体静压增加，平均有效滤过压增大，组织液生成增多。当组织液生成超过淋巴回流的代偿能力时，可导致水肿。全身或局部的静脉压升高是主要原因。充血性心力衰竭时静脉压增高，可能导致全身水肿；肿瘤压迫静脉或血栓堵塞静脉时，可能引发局部水肿。

2. 血浆胶体渗透压降低 血浆蛋白（主要是白蛋白）的浓度对维持血浆胶体渗透压起关键作用。血浆胶体渗透压降低，导致有效胶体渗透压下降，从而使有效滤过压增大，组织液生成增加，可引起水肿。常见原因包括：蛋白质合成减少，如严重肝疾病导致的白蛋白合成不足；蛋白质丢失过多，如肾病综合征导致大量蛋白尿；蛋白质分解代谢增强，如慢性感染、恶性肿瘤等慢性消耗性疾病的影响。

3. 微血管壁通透性增加 正常情况下，微血管仅允许微量蛋白质滤出，在血管内外形成较大的胶体渗透压梯度。当微血管壁通透性增加时，血浆蛋白从微血管壁（尤其是毛细血管和微静脉）滤出，导致血管内胶体渗透压降低，组织间液的胶体渗透压上升，进而促使溶质和水分滤出。在感染、烧伤、冻伤、化学伤以及昆虫咬伤等炎症病理条件下，微血管壁通透性增加是常见的水肿发生原因。

4. 淋巴回流受阻 淋巴系统在组织液平衡中起重要作用，能将组织液及其所含蛋白质回输到血液循环。当淋巴回流受阻时，可能导致水肿。常见原因包括：恶性肿瘤，如恶性肿瘤进入并堵塞淋巴管；外科手术，如乳腺癌根治术可能导致局部淋巴结摘除，影响相应部位的淋巴回流；寄生虫感染，如丝虫病时淋巴管可能被虫体堵塞，引发水肿。

（二）体内外液体交换失衡

Note

正常机体钠、水摄入量与排出量处于动态平衡，以维持体液量的相对恒定。当肾小球滤过率下降或（和）肾小管重吸收钠、水增加时，可导致钠水潴留，成为水肿发生的重要原因。

1．肾小球滤过率下降 常见原因包括：广泛的肾小球病变，如急性肾小球肾炎时炎性渗出物和内皮细胞肿胀导致滤过率下降，慢性肾小球肾炎时肾单位严重破坏导致肾小球滤过面积明显减小。

有效循环血量明显减少，如充血性心力衰竭、肾病综合征或肝硬化可导致有效血流量减少、肾血流量下降，继而兴奋交感 - 肾上腺髓质系统和肾素 - 血管紧张素系统，导致入球小动脉收缩，肾血流量进一步减少，肾小球滤过率下降。

2．肾小管重吸收钠、水增多 主要因素：①醛固酮含量增高：醛固酮能促进远端小管重吸收钠，进而引起钠水潴留。有效循环血量下降或其他因素引起肾血流量减少，可导致肾素分泌增加，进而激活肾素 - 血管紧张素 - 醛固酮系统，提高血中醛固酮浓度。肝功能严重障碍等可使醛固酮灭活减少而使血浆中醛固酮浓度上升。②抗利尿激素（ADH）分泌增加：ADH 可促进远端小管和集合管对水的重吸收。在充血性心力衰竭等情况下，有效循环血量降低可导致 ADH 分泌增加。此外，肾素 - 血管紧张素 - 醛固酮系统激活时，血管紧张素Ⅱ可促进 ADH 释放，醛固酮通过增强钠的重吸收，导致血浆渗透压上升，可进一步促进 ADH 的释放。③心房钠尿肽（ANP）分泌减少：循环血容量明显减少可抑制 ANP 分泌，而 ANP 通常对近端小管的钠重吸收和醛固酮的分泌有抑制作用，因此其减少会进一步促进钠、水的重吸收。④肾血流重分布：有效循环血量下降时，交感神经兴奋，可发生肾内血流的重新分布，导致皮质肾单位的血流减少，近髓肾单位的血流增加。这种血流改变可导致钠、水的重吸收增加，从而引发钠水潴留。

二、水肿的病理变化

水肿的肉眼改变为组织肿胀，颜色苍白、质软，切面有时呈胶冻样。镜下，由于水肿液积聚于细胞间和纤维结缔组织之间或腔隙内，因此，HE 染色为透亮空白区，细胞外基质成分被水肿液分隔变得疏松。任何组织器官都可发生水肿，但以皮下、肺、脑最为常见。

（一）皮下水肿

皮下水肿（subcutaneous edema）分为弥漫性和局部性两种。右心衰竭性水肿是典型的体位性水肿，长期站立时下肢水肿，而卧床时骶部水肿。由肾功能不全或肾病综合征引起的水肿影响全身各部位，但早期见于疏松结缔组织，如眼睑水肿。皮肤水肿时表面紧张、苍白，用手指按压时可留下凹陷，称为凹陷性水肿（pitting edema）。

（二）肺水肿

引起肺水肿（pulmonary edema）的最常见原因是左心衰，其次见于肾衰竭、成人呼吸窘迫综合征、肺部感染和过敏反应。水肿液积聚于肺泡腔内，肺肿胀、变实，重量明显增加，切面有淡红色泡沫状液体渗出。

（三）脑水肿

脑水肿（edema of the brain）可以位于局部脑组织，如梗死、脓肿、肿瘤周围，也可发生于全脑，如脑炎、高血压危象和脑静脉回流受阻。全脑水肿时脑回变平，脑沟变浅，重量增加。在脑水肿的情况下，颅内压力升高可能导致小脑向枕骨大孔移位，进而引发脑疝。镜下可见脑组织疏松，血管周围空隙加宽。

Note

小测试5-4：患者，男性，56岁。因全身皮下组织水肿和明显腹水症状就诊。实验室检查结果显示血浆白蛋白浓度显著下降。患者既往有严重的肝疾病史。该患者发生水肿最可能的原因及机制是什么？

三、水肿对机体的影响

水肿对机体的影响取决于水肿的部位、程度、发生速度及持续时间。全身性皮下水肿提示可能有心或肾衰竭的可能。局部皮肤水肿影响伤口的愈合和感染的清除。肺水肿阻碍氧气交换，可引起死亡。脑水肿可引起颅内压增高，脑疝形成，或压迫脑干而致死。喉头水肿引起气管阻塞，可造成窒息死亡。

（毛峥嵘　沈　静）

小　结

局部血液循环障碍及继发病变是许多疾病过程中出现的基本病理改变，表现为局部组织或器官的水肿、充血、出血以及血栓形成、栓塞或梗死等。水肿是由于组织间隙体液增多引起，其发病机制主要涉及血管内外液体交换失衡（毛细血管流体静压增高、血浆胶体渗透压降低、微血管壁通透性增加和淋巴回流受阻）和体内外液体交换失衡（钠水潴留）。充血是血管内血液含量的主动性增加，淤血则是器官或局部组织静脉血液回流受阻、血液淤积于小静脉和毛细血管内的被动性过程。血液从血管或心腔逸出，称为出血，分为内出血（血液逸出至体腔或组织内）和外出血（血液流出至体外）。血栓形成是由于血小板的活化和凝血因子被激活致血液发生凝固，可分为动脉性血栓、静脉性血栓、微血管血栓和心脏瓣膜血栓，根据其形态特点可分为白色血栓、混合血栓、红色血栓和透明血栓。血栓的整体或部分脱落形成的栓子，随血流运行，引起栓塞，根据栓子的类型常见的有血栓栓塞、脂肪栓塞、空气栓塞及羊水栓塞等。器官或局部组织由于血管阻塞、血流停止导致缺氧而发生的坏死，称为梗死，根据其梗死灶含血量多少及是否合并细菌感染的特点可分为贫血性梗死、出血性梗死和败血性梗死，其后果取决于发生器官、梗死灶的大小和部位，以及有无细菌感染等因素，可导致局部症状甚至死亡。

整合思考题

参考答案

1．手术后的患者为何容易形成血栓？可能造成哪些严重的后果？如何预防？

2．心肌梗死属于哪种亚型的梗死？有哪些形态特点？心肌梗死后会出现哪些后果？

3．患者，女性，25岁，因全身水肿入院。患者有肾炎疾病2年。实验室检查结果显示血浆白蛋白浓度下降，尿常规检查蛋白阳性3+，肾功能有异常。该患者发生水肿最可能的原因及机制是什么？哪些治疗措施有助于减轻其水肿？

Note

第六章　动脉粥样硬化及其治疗药物

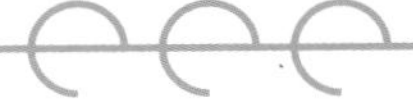

导学目标

通过本章内容的学习，学生应能够：

※ 基本目标

1. 总结动脉粥样硬化的概念、基本病理变化和主要受累血管。
2. 复述冠状动脉粥样硬化性心脏病的概念、类型和病理特点。
3. 列举抗血栓药物的分类、代表药物。
4. 分析肝素、香豆素类抗凝药的药理作用、作用机制、临床应用、不良反应，以及两者之间的异同。
5. 总结抗血小板药物的分类、代表药物及各自的作用机制。
6. 说出纤溶药的代表药物及其作用机制。
7. 解释心绞痛的药物治疗策略。
8. 总结抗心绞痛药物的分类和代表药物。
9. 比较硝酸酯类、β肾上腺素受体阻断药和钙通道阻滞药抗心绞痛的作用机制、临床应用和不良反应。
10. 分析抗心绞痛药物联合应用的药理学依据。

※ 发展目标

1. 分析动脉粥样硬化的危险因素和发病机制。
2. 列举动脉粥样硬化的常用药物。
3. 综合运用抗血小板药物的作用机制和作用特点，对临床相关血液疾病患者以及冠心病患者进行初步合理用药。
4. 根据冠心病引起心绞痛的病理生理机制，阐述心绞痛的治疗策略。
5. 探讨抗心绞痛药物治疗的新策略。

案例 6-1

男，60 岁。高血压病史 20 余年，未予重试，平时血压情况不详。近 2 年劳累后心慌气短，体力减退。半年来感觉双下肢发凉、发麻，行动时腿痛明显，休息后好转。近来上述症状逐渐加重，右脚剧痛，不能活动，皮肤逐渐变黑，感觉消失，足背动脉搏动消失。入院准备手术期间突发心前区不适，检查发现心电图异常，血清心肌酶谱升高，心功能进行性恶化，抢救无效死亡。尸体解剖心脏病变如图 6-1 所示。

Note

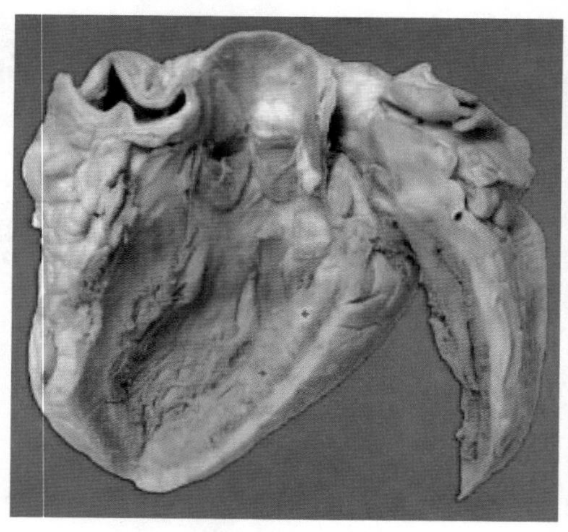

图 6-1　患者心脏解剖

案例 6-1 解析

问题：

1．图中红色、黄色和蓝色箭头所指分别为什么病变？

2．导致患者下肢症状的可能病因是什么？

动脉硬化（arteriosclerosis）泛指以动脉壁增厚、变硬和弹性减退为特征的一组血管硬化性疾病，主要包括动脉粥样硬化（atherosclerosis，AS）、动脉中膜钙化（Mönckeberg medial calcific sclerosis）和细动脉硬化（arteriolosclerosis）。其中动脉粥样硬化是主要发病形式。其病理特征以内膜局灶性纤维性增厚及粥样斑块形成为主，主要累及大动脉和中等动脉，使动脉壁增厚、变硬和弹性减退。多见于中老年人，是最常见且严重危害健康的心血管系统疾病，其发病率在我国呈上升趋势。

第一节　动脉粥样硬化的危险因素

动脉粥样硬化的确切病因尚不清楚，目前认为是多种因素共同作用的结果。前瞻性研究表明，以下因素与动脉粥样硬化的发病密切相关，预示动脉粥样硬化的发病风险。其中有些因素为获得性或具有可控性，如高脂血症、高血压和吸烟等；有些因素属于固有性或非可控性，如年龄、性别和遗传等因素。

1．血脂异常　高脂血症（hyperlipidemia）是指血浆总胆固醇和（或）甘油三酯异常增高，是动脉粥样硬化的主要危险因素。一般成年人空腹血清总胆固醇超过 5.72 mmol/L、甘油三酯超过 1.70 mmol/L，即可诊断为高脂血症。脂质在血浆中通过与蛋白质结合以脂蛋白的形式进行转运，临床上常以血浆脂蛋白的浓度来反映血脂情况。根据密度大小不同，脂蛋白分为乳糜微粒（chylomicron，CM）、极低密度脂蛋白（very-low-density lipoprotein，VLDL）、中密度脂蛋白（intermediate-density lipoprotein，IDL）、低密度脂蛋白（low-density lipoprotein，LDL）和高密度脂蛋白（high-density lipoprotein，HDL）。其中，LDL 通过受体途径将胆固醇运送至血管内皮下组织，形成脂质核心区，是促进动脉粥样硬化发病的主要因素，尤其是小而密型低密度脂蛋白（small dense LDL，sLDL），它更容易穿过血管内皮进入动脉壁，加速斑块形成。最新人群研

Note

究显示，VLDL 和 CM 形成的残体脂蛋白颗粒具有比 LDL 更强的促进动脉粥样硬化作用。HDL 则是胆固醇的逆向转运载体，可将胆固醇运送至肝和肾进行降解和外排。此外，HDL 还具有抗氧化作用，并且可以竞争性抑制 LDL 与血管内皮细胞表面脂蛋白受体的结合而减少其摄取。因此，HDL 具有拮抗动脉粥样硬化和冠心病发病的作用。

2．高血压　流行病学调查研究发现，与同年龄、同性别的对照人群相比，高血压患者的动脉粥样硬化发病早、病变重。因此，高血压对动脉粥样硬化的发生与发展具有促进作用，抗高血压治疗可以减少冠心病事件的发生。原因可能有多方面：首先，高血压时血流对血管壁的压力和冲击作用较强，容易引起内皮细胞的损伤和功能障碍，同时还可能对动脉壁结缔组织产生影响；其次，与高血压发病有关的肾素、儿茶酚胺和血管紧张素等也可以改变动脉壁的代谢特征。这些多方因素作用的结果都可以造成血管内皮细胞结构和功能受损，导致血管内皮细胞对脂质的通透性增高，大量脂蛋白渗入内膜，血小板和单核细胞黏附、中膜平滑肌细胞迁入内膜，最终促进动脉粥样硬化的发生。

3．吸烟　流行病学资料表明，吸烟是动脉粥样硬化发病的独立危险因素。吸烟导致血液的一氧化碳浓度升高和内皮细胞损伤，还可促进血小板的聚集、升高血液儿茶酚胺浓度和降低 HDL 水平。烟草中的多种化学物质可使血液中的 LDL 易于氧化，形成氧化型 LDL，更易于巨噬细胞的摄取。此外，烟草内的一种糖蛋白可激活某些致突变物质，促进血管壁平滑肌细胞增生。这些综合因素促进动脉粥样硬化的发生和发展，而戒烟可以降低其风险。

4．促进动脉粥样硬化的其他疾病　糖尿病患者的血浆甘油三酯和 VLDL 浓度明显升高，而 HDL 浓度降低。高血糖可导致 LDL 糖基化和易于产生 sLDL，并促进血液单核细胞迁入内膜形成泡沫细胞。肥胖等诱发胰岛素抵抗的疾病可以导致高胰岛素血症，对动脉粥样硬化的发生具有促进作用。目前的研究还认为，高同型半胱氨酸血症也是动脉粥样硬化和心脑血管疾病的危险因素之一。

5．其他因素　包括年龄、性别、遗传因素、体重和感染等。动脉粥样硬化的检出率和严重程度随年龄的增长而升高。女性绝经前的 HDL 水平高于男性，LDL 水平则低于男性，冠心病的发生概率也低于同龄男性。绝经后，两者之间的差异消失，原因在于雌激素能影响脂质代谢，降低血胆固醇水平。家族史是发生动脉粥样硬化和冠心病的重要危险因素。一些与脂质摄取、代谢和排泄相关的基因异常可以导致高脂血症，如家族性高胆固醇血症患者由于 LDL 受体基因突变，导致 LDL 受体功能缺陷，血 LDL 水平极度升高。基因异常与饮食因素相互作用可能是导致高脂血症的重要原因。另外，超重者（体质指数＞ 26）发生动脉粥样硬化的危险性较大。也有实验报道某些微生物感染可能与动脉粥样硬化的发生有关。

（柳剑英　冼勋德）

第二节　动脉粥样硬化的发病机制

动脉粥样硬化的发病机制尚未完全阐明。其中，损伤应答学说是目前具有较强说服力的发病学说，但任何单一因素都不能完美地诠释动脉粥样硬化的发病机制。其发病参与因素众多，过程复杂，总结归纳如下。

1．脂质蓄积　动脉粥样斑块中的脂质成分主要是胆固醇和胆固醇酯，动脉粥样硬化的严重程度与血总胆固醇和 LDL 浓度显著相关。高脂血症可以直接引起内皮细胞的损伤和功能障碍，造成内皮细胞的通透性增加，加速内皮下 LDL 积聚，渗入内膜的 LDL 被进一步氧化修饰为氧化

Note

型 LDL（oxidized LDL，ox-LDL），ox-LDL 被单核巨噬细胞吞噬或平滑肌细胞摄取，形成泡沫细胞，同时对细胞造成脂毒性，进一步造成泡沫细胞坏死和崩解，导致局部出现脂性物质的沉积。这些物质参与形成粥样斑块，可压迫中膜造成萎缩，并诱发局部炎症反应，促进细胞因子和趋化因子的释放，诱发单核巨噬细胞的招募和平滑肌细胞的迁移，导致粥样硬化斑块的形成。

2．内皮细胞损伤　作为血管壁重要的组成结构，内皮细胞功能复杂多样，不仅具有一定的通透性，还能产生多种活性物质调节局部血管的舒缩和维持血液的稳定性。导致内皮细胞损伤的因素很多，如血流动力学、高血压、高脂血症、吸烟、毒素、病毒、细胞因子、补体、C 反应蛋白等。轻者使内皮细胞功能受损，重者可使内皮细胞变性、坏死和脱落，导致内皮通透性增高，血浆成分包括脂蛋白易于沉积在内膜。内皮细胞的损伤同时导致血小板的黏附、聚集和释放活性物质。内皮细胞损伤所产生的细胞因子可以促进单核细胞黏附并聚集于内膜，同时还可促进中膜平滑肌细胞向内膜迁移并发生增生、转化和合成细胞外基质。进入内膜的单核巨噬细胞和平滑肌细胞都可以吞噬脂质，形成泡沫细胞，促进动脉粥样硬化的形成和发展。

3．单核巨噬细胞和炎症反应　在 ox-LDL、单核细胞趋化蛋白 -1（monocyte chemoattractant protein-1，MCP-1）、PDGF 等细胞因子作用下，血液中的单核巨噬细胞募集于内膜并通过其表面的清道夫受体、CD36 受体和 Fc 受体吞噬脂质，衍变为巨噬细胞源性泡沫细胞，形成动脉粥样硬化的早期病变（脂纹）。同时，吞噬脂质后巨噬细胞内的炎症小体被激活，导致细胞因子白介素（IL）-1 的大量产生，进一步募集并激活以单核巨噬细胞和 T 淋巴细胞为主的炎症细胞，促进局部炎症反应。炎症细胞产生的细胞因子和生长因子可促进平滑肌细胞的迁移和增殖。因此，炎症反应贯穿动脉粥样硬化的整个发生与发展过程。

4．平滑肌细胞的迁移、增殖和转化　动脉中膜的平滑肌细胞在受到细胞因子的刺激后迁入内膜，同时发生增生和表型转化。平滑肌细胞通过表面的脂蛋白受体介导而摄取脂质，形成平滑肌源性泡沫细胞。此外，平滑肌细胞还能合成胶原纤维和蛋白多糖等细胞外基质，使内膜增厚和变硬，促进斑块硬化。

（柳剑英　冼勋德）

第三节　动脉粥样硬化的基本病理变化

受血流动力学、剪切应力和渗透性的影响，动脉粥样硬化常发生于动脉的分叉、分支开口和弯曲血管的凸面。在儿童期即可出现脂纹，病变随年龄增加而进展。从脂质沉积到形成纤维斑块，最终溃疡、钙化、血栓形成，构成典型的粥样斑块（图 6-2），一般历时数十年，发展阶段如下。

1．脂纹（**fatty streak**）　动脉粥样硬化的早期病变，儿童期即可出现，属可逆性病变，脂纹形成的早期阶段是由于脂质在胞内聚集和胞外沉积。大体观主要表现为黄色、点状或 1 ～ 2 mm 宽的细条纹略微隆起于动脉内膜表面，常位于主动脉后壁或动脉分支开口处。组织学上，局部动脉内膜明显增厚，通过特殊染色（如苏丹Ⅲ）肉眼可见胞内含有脂质。机制上，平滑肌细胞表型转分化并侵袭内膜，巨噬细胞吞噬脂质形成泡沫细胞，泡沫细胞体积较大，呈圆形或椭圆形，胞质内含有大量小空泡（图 6-3）。

2．纤维斑块（**fibrous plaque**）　由脂纹进一步发展而来。大体观，内膜表面有散在分布的不规则隆起性斑块，呈浅黄或灰黄至灰白色，直径为 3 ～ 15 mm，可互相融合。组织学上，病变位于内膜，病灶表面为纤维帽，由致密胶原纤维、蛋白聚糖和散在分布的平滑肌细胞构成；纤维帽下方有数量不一的泡沫细胞；基底部有少量增生的纤维组织和炎症细胞。

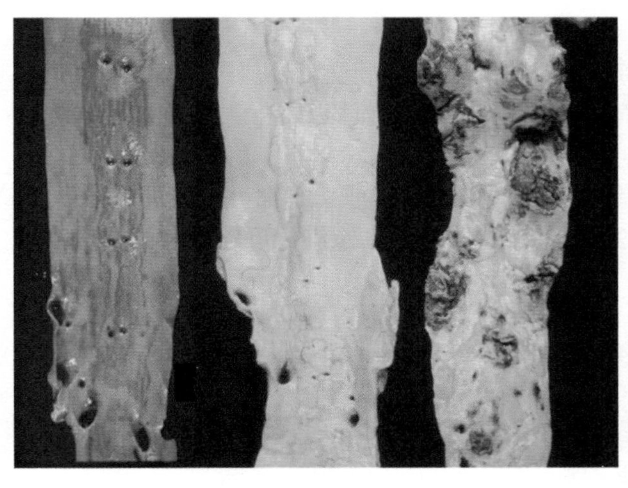

图 6-2　动脉粥样硬化斑块
脂纹期（左）；纤维斑块（中）；溃疡、钙化和血栓形成（右）

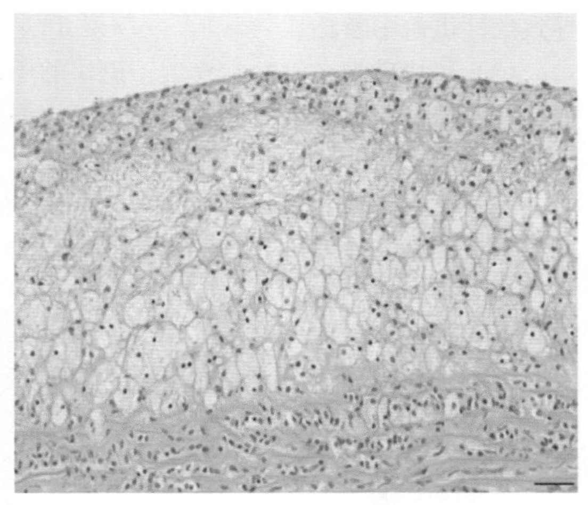

图 6-3　脂纹内泡沫细胞

3．粥样斑块（**atheromatous plaque**）　亦称粥瘤或粥肿（atheroma），在纤维斑块的基础上因深部细胞坏死而形成，是动脉粥样硬化的晚期病变（图 6-4）。大体观，动脉内膜面出现既向内膜表面隆起又向深部压迫中膜的黄色斑块。组织学上，纤维帽呈玻璃样变性；深部为大量无定形的坏死崩解产物，其内富含脂质，可见胆固醇结晶（针状裂隙）和钙盐沉积，可有泡沫细胞残留；基底部及侧缘可见肉芽组织和少量淋巴细胞。斑块深部的中膜平滑肌可出现轻重不一的压迫性萎缩、弹力纤维破坏而变薄。

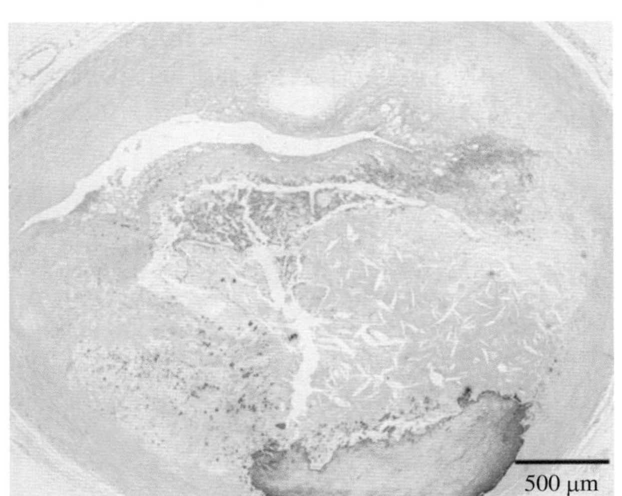

图 6-4　动脉粥样硬化的晚期病变，纤维帽覆盖的脂质核心

粥样斑块的结构和成分会影响其稳定性。纤维帽较厚且胶原致密、粥样斑块的核心小以及炎症较轻者为稳定性斑块（stable plaque）；纤维帽较薄或细胞丰富、粥样斑块的核心大以及炎症活跃者为不稳定斑块（vulnerable plaque），后者更容易出现斑块破裂等急性事件，诱发急性心肌梗死和冠心病。

4．继发性病变

（1）斑块内出血：主要是由于斑块内出现新生血管而且新生血管通透性增加，血管破裂或斑块表面的纤维帽破裂而导致血液涌入斑块。血肿造成斑块迅速隆起或增大，甚至完全闭塞管腔，

Note

导致急性供血中断。

（2）斑块破裂：破裂常发生于斑块的周边部，纤维帽与正常内膜交汇处。纤维帽破裂后粥糜样物自裂口排入血流，并暴露于血管腔而形成粥瘤性溃疡，可继发血栓形成。排入血流的坏死物和脂质可形成栓子，导致胆固醇栓塞。

（3）血栓形成：斑块处血流异常、内膜损伤以及斑块破裂后胶原暴露都可以促进血栓形成，加重管腔的狭窄程度（图 6-5），甚至堵塞管腔而导致组织梗死。血栓机化可以导致粥样斑块增厚、变大。

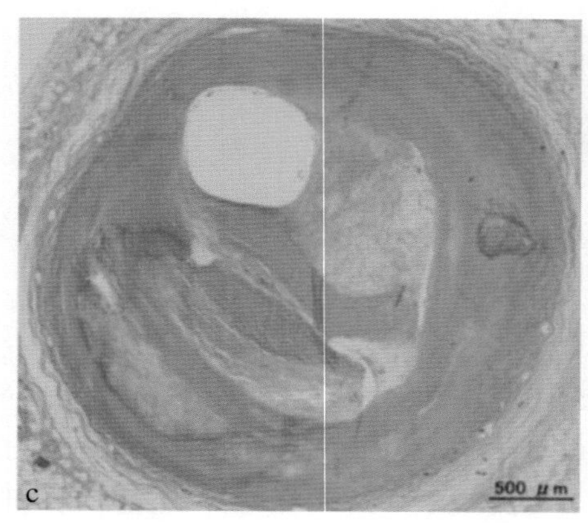

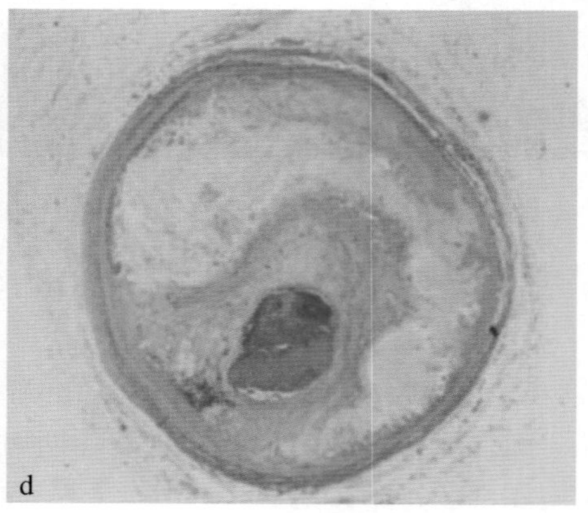

图 6-5　冠状动脉粥样斑块合并血栓形成及机化，血管腔几乎完全堵塞

（4）钙化：纤维帽和坏死灶内常发生钙盐沉积，导致动脉壁变硬、变脆。

（5）动脉瘤形成：严重的粥样斑块可以压迫血管中膜平滑肌层，导致平滑肌细胞向合成型转化，细胞外基质重塑，血管变薄且弹性下降。在血流冲击作用下，薄弱处动脉壁可向外膨出形成动脉瘤（aneurysm），或因动脉壁内膜撕裂，血流冲入血管壁中形成动脉夹层（arterial dissection）（图 6-6）。两者都可危及生命。

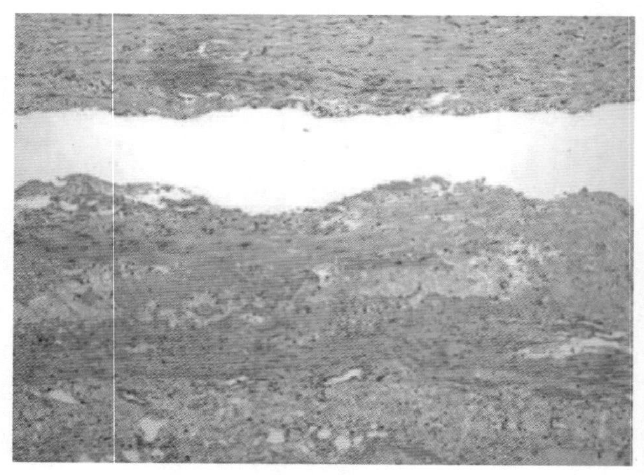

图 6-6　主动脉夹层动脉瘤（绿色星号）

（6）血管腔狭窄：弹性纤维层因斑块挤压导致管腔狭窄，血管壁供应血量减少，不足以维持器官生理需求，造成相应器官的缺血性病变。

（冼勋德　柳剑英）

Note

第四节　主要受累动脉及其导致的器官病变

动脉粥样硬化主要发生于大、中动脉。最常见于腹主动脉，其次为冠状动脉、降主动脉、颈动脉、Willis 环等其他部位。

（一）主动脉粥样硬化

病变多位于主动脉后壁及其分支开口处，以腹主动脉最为严重，胸主动脉次之，主动脉弓和升主动脉病变较轻。由于主动脉血流较快，不易形成血栓；主动脉管腔大，不易引起血管狭窄。主动脉根部的病变可能引发心脏瓣膜病。严重病变可继发主动脉瘤或主动脉夹层，若破裂会危及生命。

（二）冠状动脉粥样硬化及冠状动脉粥样硬化性心脏病

1．冠状动脉粥样硬化（coronary atherosclerosis） 最常见的狭窄性冠状动脉疾病，对人类健康危害大。冠状动脉开口于主动脉根部，承受的收缩压最大，而且冠状动脉血管分支受心脏结构的影响，有多次方向改变，承受较大的血流剪切力，容易发生动脉粥样硬化。冠状动脉粥样硬化是一个动态的疾病过程。当冠状动脉管壁出现动脉粥样硬化斑块时，动脉会发生重塑，其中动脉的管腔面积和斑块面积并不是线性相关的。斑块内可能存在炎症过程和新生血管。动脉粥样硬化斑块破裂后，可能会引发血栓形成，导致疾病进展和（或）急性冠状动脉综合征。冠状动脉粥样硬化最常见于左前降支，其次为右主干、左主干或左旋支、后降支。病变常呈节段性分布。在血管横截面上斑块一般呈新月形，偏心性分布，位于血管的心壁侧，管腔有不同程度的狭窄（图 6-5）。斑块刚开始形成时，因血管壁向外重塑，管腔内径变化不明显。当狭窄面积达到 40% 时，管腔内径开始变小。当狭窄达到血管腔横截面的 70% ～ 75% 时，称为严重狭窄，足以导致组织缺血。

粥样斑块处冠状动脉容易发生痉挛，与局部血小板产物的释放、损伤内皮细胞产生的舒血管因子（如 NO）和缩血管因子（如内皮素）的比例失衡以及炎症细胞释放的某些介质有关。冠状动脉痉挛会加剧粥样斑块处的管腔狭窄程度，造成急性心肌供血减少甚至中断，引起缺血性心脏病，甚至发生心源性猝死。

2．冠状动脉粥样硬化性心脏病（coronary artery atherosclerotic heart disease） 冠状动脉性心脏病（coronary artery heart disease，CHD）简称冠心病，包括多种冠状动脉疾病所导致的缺血性心脏病，其中大部分由冠状动脉粥样硬化所引起，因此，习惯上把冠心病视为冠状动脉粥样硬化性心脏病的同义词。冠状动脉供血不足和（或）心肌耗氧量剧增时，都会诱发 CHD。供血不足可由粥样硬化斑块导致的冠状动脉严重狭窄、闭塞，斑块继发性病变或冠状动脉痉挛引起。各种原因（如血压骤升、劳累过度以及情绪激动等）导致的心肌负荷急剧增加，都可使冠状动脉供血相对不足。CHD 在临床上可表现为心绞痛、心肌梗死、心肌纤维化、心律失常和冠状动脉性猝死。CHD 已逐渐成为中老年人群常见病，我国 CHD 发病率呈逐年上升趋势，现已成为老年人致死的主要疾病之一。

心肌缺血伴心绞痛的首发表现可能是稳定型心绞痛，也可能是急性冠脉综合征（主要包括不稳定型心绞痛、非 ST 段抬高型心肌梗死和 ST 段抬高型心肌梗死）。如果患者近期出现胸部不适、静息时胸部不适，或出现 1 次或多次长时间胸部不适（超过 20 min），应在急症医疗机构评估是否为急性冠脉综合征。不过，所有患者都会有胸部不适的首次发作，因此近期发作并不一定是急性冠脉综合征，尤其是为稳定和可预测发作（即劳力性）时。

（1）心绞痛（angina pectoris）：因冠状动脉供血不足和（或）心肌耗氧量骤增导致心肌急性、

Note

暂时性缺血、缺氧所引起的临床综合征。临床表现为阵发性心前区疼痛、压迫感或紧缩感，可放射至左上肢尺侧面，也可放射至右臂、两臂外侧面或颈部与下颌部，每次持续数分钟，休息或服用硝酸酯类药物后可缓解。心绞痛发作时，局部心肌缺血、缺氧导致代谢产物堆积，刺激心脏交感神经末梢，信号经第 1 ～ 5 胸交感神经节和脊髓上传至大脑，产生痛觉。临床上心绞痛有多种表现方式。①稳定型心绞痛（stable angina pectoris）：又称劳力性心绞痛，在冠状动脉固定性严重狭窄（狭窄程度超过 75%）的基础上，心脏负荷增加时发作的急剧的、暂时的缺血缺氧病症。常发生于过度劳力或情绪激动时。②不稳定型心绞痛（unstable angina pectoris）：在稳定型心绞痛的基础上出现疼痛加重、持续时间延长或发作更频繁，甚至休息状态也可发作。主要病理改变是一支或多支冠状动脉高度狭窄，常可见陈旧性心肌细胞坏死导致的心肌纤维化。③变异型心绞痛（variant angina pectoris）：又称 Prinzmetal 心绞痛，发作时无明显诱因。目前认为，其发病机制除了与斑块导致的狭窄有关外，还与冠状动脉的痉挛相关。以静息心绞痛为主，可能发生于半夜至清晨，过度通气也可能诱发。

（2）心肌梗死（myocardial infarction）：指急性、持续性缺血缺氧（冠状动脉功能不全）导致的较大范围的心肌坏死。临床常表现为剧烈而持久的胸骨后疼痛，急性大面积心肌梗死者可发生心源性休克或急性肺水肿，休息和使用硝酸酯类药物后无法完全缓解，伴白细胞增高、发热、红细胞沉降率加快、血清心肌酶活性增高以及心电图进行性改变。心肌梗死大多是在冠状动脉粥样硬化病变的基础上，并发血栓形成、斑块内出血或持续性痉挛所导致。

根据范围和深度，心肌梗死分为以下 2 种类型。

1）透壁性心肌梗死（transmural myocardial infarction）：也称区域性心肌梗死（regional myocardial infarction），梗死累及心室壁全层，是心肌梗死的典型病变（图 6-7）。梗死灶的范围与闭塞冠状动脉分支的供血区域一致，梗死面积一般超过 2.5 cm^2。最常见的梗死部位是左冠状动脉前降支供血区，包括左室前壁、心尖部、室间隔前 2/3 和前内乳头肌，约占所有心肌梗死的 50%。其次为右冠状动脉供血区，包括左室后壁、室间隔后 1/3 和右心室，可累及窦房结，占 25% ～ 30%。再次为左旋支供血区，包括左室侧壁、膈面和左房，可累及房室结，占 15% ～ 20%。

2）心内膜下心肌梗死（subendocardial myocardial infarction）：梗死累及心室壁内侧 1/3 层以下（图 6-8），可波及肉柱和乳头肌。常为多发性、小灶状坏死（0.5 ～ 1.5 cm^2）。坏死区域不限于某支冠状动脉的供血区，而是不规则分布于左心室环周，严重时病变可融合形成环状梗死。患者通常存在冠状动脉 3 大分支的重度狭窄，但大多不伴有血栓或粥样斑块阻塞。当某些诱因（如休克、心动过速或不适当的体力活动）加重冠状动脉供血不足时，可造成各冠状动脉分支的末梢区域（心内膜下心肌）缺氧而发生梗死。

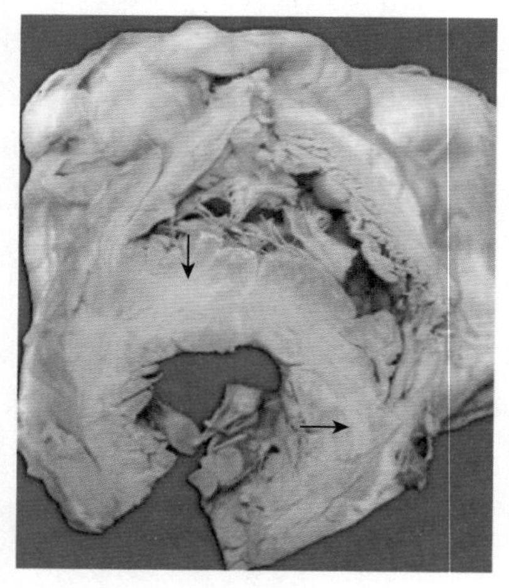

图 6-7　广泛透壁性心肌梗死（黑色箭头）

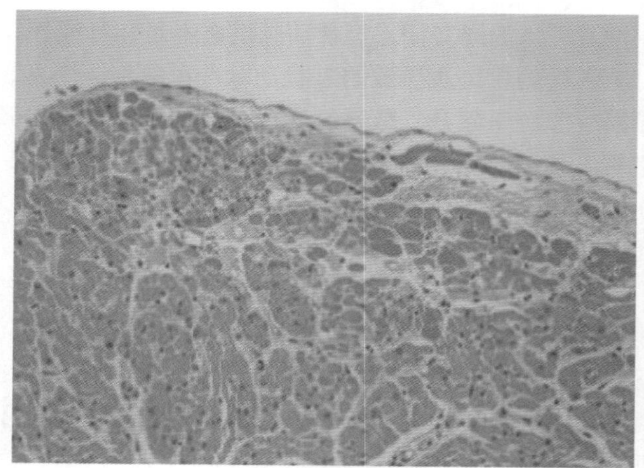

图 6-8　心内膜下心肌梗死（红色星号）

心肌梗死的病理变化随缺血时间的延长而呈进行性改变。当心肌细胞缺血时，迅速出现糖原减少，缺血 20 min 糖原即可消失。细胞内 ATP 的消耗和乳酸堆积导致心肌细胞功能障碍，如收缩乏力、膜通透性增高等。受损心肌细胞内的肌红蛋白、肌凝蛋白和肌钙蛋白逸出。随着心肌细胞的进一步变性、坏死，肌酸磷酸激酶（creatine phosphokinase，CPK）、谷氨酸 - 草酰乙酸转氨酶（glutamic oxaloacetic transaminase，GOT）以及乳酸脱氢酶（lactate dehydrogenase，LDH）等多种物质漏出并释放入血。血清学检测这些物质的浓度变化有助于早期诊断心肌梗死。如果缺血时间持续 30 min 以上，则心肌细胞的损伤将无法逆转，发生坏死。缺血时间持续 1 h 以上可导致微循环结构的破坏。心肌梗死早期的形态改变仅见于超微结构，如线粒体肿胀和质膜破裂。一般在梗死后 6 h 才能肉眼识别病灶。初期颜色较苍白，8 ～ 9 h 后病灶呈土黄色。光镜下，心肌细胞呈凝固性坏死（图 6-9），细胞核碎裂或核溶解，细胞质均质红染，或可出现嗜酸性不规则的粗颗粒状或横带状结构，称为收缩带坏死。间质水肿、出血，有不同程度的中性粒细胞浸润。4 天后，梗死灶的周围出现充血、出血带。7 天～ 2 周时，梗死灶软化，大量巨噬细胞渗出，吞噬坏死心肌，病灶边缘肉芽组织增生并向内部长入。3 周以后肉芽组织开始机化，逐渐形成瘢痕组织。大约需要 2 个月才可形成致密的胶原性瘢痕。

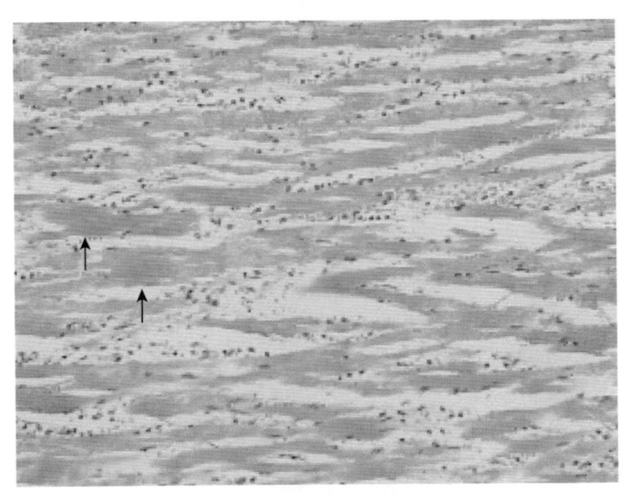

图 6-9　心肌细胞坏死溶解，间质水肿、出血和炎症细胞浸润

心肌梗死可导致多种并发症。①心力衰竭：心肌缺血坏死面积是决定心功能状态的重要因素，梗死面积占左心室的 20% 时即可引起心力衰竭，心力衰竭主要与大量心肌坏死、心室重构和心脏扩大有关，也可继发于心律失常或机械并发症，出现呼吸困难、咳嗽、发绀等症状。②心律失常：大部分心肌梗死患者会出现心律失常，多发生在起病 1 ～ 2 天，以 24 h 内最多见。心律失常是急性心肌梗死早期死亡的重要原因之一，低血钾、低血镁等电解质紊乱是室性心律失常的重要诱发因素。心律失常包括室性心律失常、室上性心律失常和缓慢性心律失常。③心源性休克：当心肌梗死面积＞ 40% 时发生，此时心肌收缩力极度减弱，心排血量显著减少，外周循环衰竭，该并发症致死率高。高龄、左心功能减退、糖尿病及再发心肌梗死和前壁大面积心肌梗死的患者易发生心源性休克，休克可单独出现或与心力衰竭合并发生。④心脏破裂：是急性心肌梗死的主要死亡原因之一，占急性心肌梗死死亡的 10% ～ 15%。临床特征取决于受累的部位，心脏游离壁破裂较为常见，常在起病 1 周内出现，约占 STEMI 患者院内死亡原因的 10%；其次为室间隔穿孔。由于梗死灶内渗出的中性粒细胞和单核细胞释放大量蛋白水解酶，使坏死区域的组织大量溶解，心壁无法承受血流冲击力而破裂，心室内血液涌入心包造成心脏压塞，导致猝死。如破裂发生于室间隔，则左心室血液流入右心室，导致急性右心衰竭。如左心室乳头肌断裂，则导致二

Note

尖瓣关闭不全和急性左心衰竭。⑤室壁瘤：或称心室膨胀瘤，发生率为 5% ～ 10%，室壁瘤多见于首次发作、前降支完全闭塞且无侧支循环形成的前壁大面积心肌梗死患者，好发于前壁和心间处。易合并充血性心力衰竭、动脉栓塞及严重的心律失常，病死率较无室壁瘤者高 5~6 倍。因瘢痕组织或梗死心肌弹性下降，受心室内压力作用而局部向外膨隆，多位于左心室前壁近心尖处，可继发附壁血栓、心律失常和心功能不全。⑥附壁血栓形成和栓塞：在未行抗凝治疗的急性心肌梗死患者中约 20% 发生心室内附壁血栓，尤其是累及左心室心间部的大面积前壁心肌梗死更易发生。附壁血栓的形成与心肌梗死造成的心内膜炎性反应促进血小板在梗死区的黏附聚集有关。室壁瘤的患者更易形成附壁血栓。⑦急性心包炎：常发生于急性 STEMI 患者，表现为胸痛、心包摩擦音，可发生于心肌梗死后的 4 h 至 6 周内。早期心包炎主要为梗死延展到心外膜导致的局部急性纤维素性炎症。而梗死后综合征大多发生于心肌梗死后数日至 6 周内，为坏死物质所致的自身免疫性心包炎、胸膜炎和（或）肺炎，表现为发热、胸膜 - 心包积液伴胸痛。

（3）慢性缺血性心脏病（chronic ischemic heart disease）：又称缺血性心肌病（ischemic cardiomyopathy），是指由于长期心肌缺血导致心肌局限性或弥漫性纤维化，从而产生心脏的收缩和（或）舒张功能受损，引起心脏扩大或僵硬、充血性心力衰竭、心律失常等一系列临床表现的综合征。其基本病因为冠状动脉动力性和（或）阻力性因素引起的冠状动脉狭窄或闭塞性病变，比如冠状动脉粥样硬化、血栓形成、血管炎等。可分为充血型和限制型。病理以心肌纤维化（myocardial fibrosis）为突出特点。组织学表现为多灶性或弥漫性心肌纤维化或瘢痕样改变（图 6-10），心肌细胞呈胞质空泡变性、萎缩或者肥大状态。大体表现为心脏增大，心腔扩张，心内膜增厚，可见多灶状分布的白色纤维瘢痕，左心室病变更显著，偶尔伴有机化的附壁血栓。

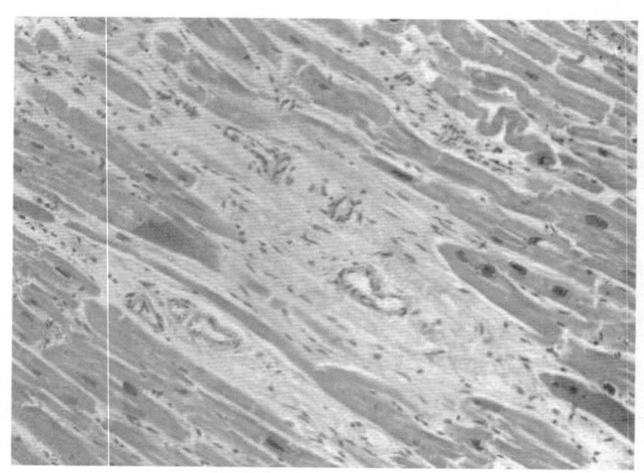

图 6-10　示灶状心肌纤维化，周围心肌变性、肥大

（4）心源性猝死（sudden cardiac death）：由于心脏原因，以心搏骤停的特征为基础，出现症状后 1 h 内未预料到的心脏原因死亡。绝大多数心源性猝死发生在有器质性心脏病的患者，以冠心病居多。发病的高危因素包括：高血压、高脂血症、过度饮酒、吸烟、运动等，常见于中老年人群，且以男性多发。主要的发病机制为：致命性的心律失常——心室颤动及心室停搏。缺血性心脏病、心肌电的不稳定性是导致心室颤动的主要电生理学基础。当心肌缺血时，心肌纤维的应激性及传导性都发生较多变化。由于缺氧、儿茶酚胺分泌增多等原因，导致自律性增强，室性早搏及早搏性心动过速增多，易引发心室颤动。或因心脏较大面积的缺血，交感神经反射性抑制，迷走神经的中央核及周围组成了对心脏的抑制系统，出现心室停搏，电 - 机械分离而出现心源性猝死。

（三）颈动脉和脑动脉粥样硬化

病变常见于颈内动脉起始部、基底动脉（图 6-11）、大脑中动脉和 Willis 环。长期供血不足导致脑实质萎缩，严重者可出现精神、神经症状。急性供血中断可导致脑梗死。脑动脉粥样硬化病变可形成动脉瘤，常见于 Willis 环，血压骤升导致的破裂可引起致命性脑出血。

（四）肾动脉粥样硬化

病变常位于肾动脉开口处和主动脉近侧端，可累及弓形动脉和叶间动脉。严重者可引起顽固性肾血管性高血压。肾动脉及其分支狭窄或阻塞可以导致肾萎缩或形成范围较大的梗死瘢痕灶，称为动脉粥样硬化性固缩肾，并发展为肾衰竭。

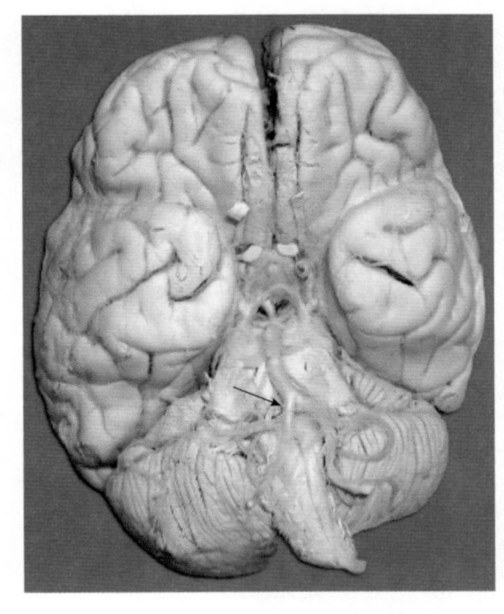

图 6-11　基底动脉硬化（黑色箭头所指）

（五）肠系膜动脉粥样硬化

肠系膜动脉粥样硬化是导致缺血性肠病的常见原因。肠系膜动脉堵塞可以导致肠梗死，临床可表现为急腹症或肠麻痹，处理不及时可危及生命。

（六）四肢动脉粥样硬化

一般而言，下肢动脉病变较上肢严重。当发生于较大动脉的粥样斑块导致管腔狭窄时，可出现相对性供血不足，即行走时发生腓肠肌麻木、疼痛以致痉挛，休息后好转，再行走时又出现，称为间歇性跛行（claudication）。如动脉腔完全堵塞，又无侧支循环代偿，可导致干性坏疽。

（冼勋德　柳剑英）

第五节　抗血栓药与抗心绞痛药

一、抗血栓药

案例 6-2

男，57 岁。因“活动时胸痛 1 年”入院。患者 1 年前爬山时感胸骨后压榨性疼痛，休息 5 min 后自行缓解，此后症状反复发作，均与体力活动有关。既往有心房颤动病史 5 年，最初为阵发性，大约 8 个月前转为持续性，未接受规范诊治。脑梗死史 8 个月，服用阿司匹林，无明显后遗症。有“十二指肠球部溃疡”病史 10 余年，已愈。体格检查：体温 36.2℃，脉搏 70 次 / 分，呼吸 19 次 / 分，血压 105/80 mmHg，神智清楚，颈静脉无明显充盈，颈部未闻及血管杂音，双肺呼吸音清。心界不大，房颤律，各瓣膜听诊区未闻及明显病理性杂音。腹平软，双下肢不肿。心电图：心房颤动，心室率约 78 次 / 分。超声心动图：双房增大；左心房（LA）43 mm × 40 mm × 50 mm，左室舒张末径（LVEDd）51 mm，

Note

案例 6-2 解析

左心室射血分数（EF）53%。入院诊断：①冠心病，稳定型心绞痛；②心律失常，持续性心房颤动；③陈旧性脑梗死；④十二指肠球部溃疡。治疗：患者入院后，给予双联抗血小板药物、抗心肌缺血治疗，完善相关检查后，行冠脉支架植入术。出院带药：阿司匹林，硫酸氢氯吡格雷，华法林，酒石酸美托洛尔，单硝酸异山梨酯，法莫替丁。

问题：

1．冠脉支架植入术后，给予三联抗栓华法林 + 阿司匹林 + 氯吡格雷，三者的作用机制是什么？

2．上述三药合用的目的是什么？有什么可能存在的潜在风险？

抗血栓药包括抗凝血药（anticoagulants）、抗血小板药（antiplatelet drugs）和纤维蛋白溶解药（fibrinolytics）。

（一）抗凝血药

1．肝素（heparin）　肝素为注射用抗凝血药，属于凝血酶间接抑制药。

（1）来源与化学：肝素是由硫酸 -D- 葡萄糖胺（glucosamine）、硫酸 -L- 艾杜糖醛酸（iduronic acid）及 D- 葡萄糖醛酸（glucuronic acid）中两种双糖单位交替连接而成的酸性黏多糖的硫酸酯，分子量为 5 ～ 30 kDa，平均分子量约为 12 kDa（图 6-12），存在于肥大细胞、血浆及血管内皮细胞中。含有大量硫酸基和羧基，带大量负电荷，呈强酸性，这与其抗凝作用有关。药用肝素从猪小肠黏膜和牛肺中提取而得。

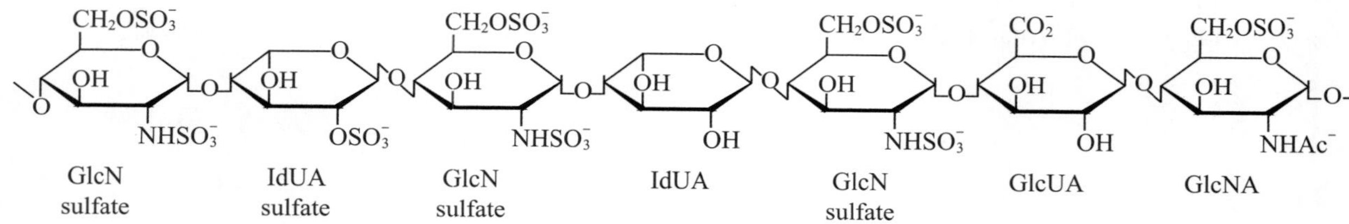

图 6-12　肝素的化学结构

GlcN sulfate，硫酸 -D- 葡萄糖胺；IdUA sulfate，硫酸 -L- 艾杜糖醛酸；GlcUA，葡萄糖醛酸；GlcNA，氨基葡萄糖酸

（2）药理作用

1）抗凝血及抗血小板聚集作用：肝素是体内正常的抗凝血成分，在体内、体外均有强大的抗凝血作用，可延长凝血时间。静脉注射后，活化的部分凝血活酶时间（activated partial thromboplastin time，APTT）和凝血酶时间（thrombin time，TT）均明显延长，凝血酶原时间（prothrombin time，PT）受影响较小。肝素的抗凝作用主要依赖于抗凝血酶Ⅲ（antithrombin Ⅲ，AT- Ⅲ）。AT- Ⅲ是 α_2- 球蛋白，含有精氨酸 - 丝氨酸（Arg-Ser）肽活性部位，是因子Ⅱ a、Ⅸ a、Ⅹ a、Ⅺ a、Ⅻ a 等含丝氨酸残基蛋白酶的抑制剂，可与这些因子化学结合，形成稳定的 1 : 1 复合物，从而抑制这些因子发挥抗凝血作用。肝素可加速这一过程。肝素与 AT- Ⅲ结合后，引起 AT- Ⅲ的构象改变，使其活性部位充分暴露，使 AT- Ⅲ所含的精氨酸残基更易与上述凝血因子的丝氨酸残基结合，抑制这些因子，从而使反应加速近 1000 倍。肝素 -AT- Ⅲ - 凝血因子复合物一旦形成，肝素就从复合物上解离，再次与另一分子 AT- Ⅲ结合而被反复利用。AT- Ⅲ - 凝血因子复合物则被网状内皮系统所消除。肝素的抗凝作用与其分子大小有关，通常分子量越大，则抑制作用越大。肝素通过 AT- Ⅲ灭活Ⅱ a、Ⅸ a 等凝血因子时，必须同时与 AT- Ⅲ和这些因子结合

形成三元复合物，而灭活因子Ⅹa时，仅需与AT-Ⅲ结合。低分子量肝素（low molecular weight heparins，LMWH，分子量低于7 kDa）因分子链较短，不能与AT-Ⅲ和Ⅱa等同时结合形成复合物，故主要对Ⅹa发挥作用，对Ⅱa及其他凝血因子影响较小。

肝素也能抑制血小板聚集，这可能是继发于抑制凝血酶的结果。

2）降血脂作用：肝素在体内具有降血脂作用，这是因其能促进脂蛋白酯酶从组织释放到血浆中，进而加速水解乳糜微粒（chylomicrons）和极低密度脂蛋白（VLDL）。但停药后会引起"反跳"，使血脂回升。

3）抗炎作用：肝素对炎症反应有抑制作用，在炎症反应中，肝素抑制白细胞游走、黏附及趋化。

（3）体内过程：肝素带有大量负电荷，是高极性大分子，不宜通过生物膜，故口服和直肠给药均无效。皮下注射血浆浓度低，肌内注射局部可发生水肿。静脉注射后，60%集中于血管内皮，大部分经网状内皮系统被破坏，极少以原形从尿排出。肝素抗凝活性$t_{1/2}$与给药剂量有关，静脉注射肝素100、400和800 U/kg时，$t_{1/2}$分别为1、2.5和5h。对于肺栓塞及肝硬化患者，其抗凝活性$t_{1/2}$延长。

（4）临床应用：

1）防治血栓形成和栓塞：肝素可防治血栓形成与扩大，如深静脉血栓、肺栓塞及周围动脉血栓栓塞等。连续静脉注射肝素，使血药浓度保持在0.2 U/ml，可防止肺栓塞的发生。也可用于心肌梗死、脑梗死、心血管手术及外周静脉术后血栓的防治。心肌梗死后用肝素可预防高危患者发生静脉血栓栓塞性疾病，并预防大块前壁性心肌梗死患者发生动脉栓塞。

2）弥散性血管内凝血（DIC）：如脓毒血症、胎盘早期剥离、恶性肿瘤溶解等所致的DIC。应早期应用，防止因纤维蛋白原及其他凝血因子耗竭而发生继发性出血。

3）体外抗凝：如心血管手术、心导管检查、体外循环、血液透析等抗凝。

（5）不良反应：肝素的主要副作用是出血，表现为各种黏膜出血、关节腔积血和伤口出血等。应用期间，需仔细观察患者，适当控制剂量及严密监测凝血时间或部分凝血活酶时间。一旦发生严重出血反应，应停用肝素，注射带有正电荷的鱼精蛋白，每1 mg鱼精蛋白可中和100 U肝素。连续应用肝素3～6个月，可引起骨质疏松，产生自发性骨折。肝素也可引起皮疹、药物热等过敏反应。

小测试6-1：低分子量肝素与常规肝素相比，发生自发性出血的概率哪个更高，为什么？

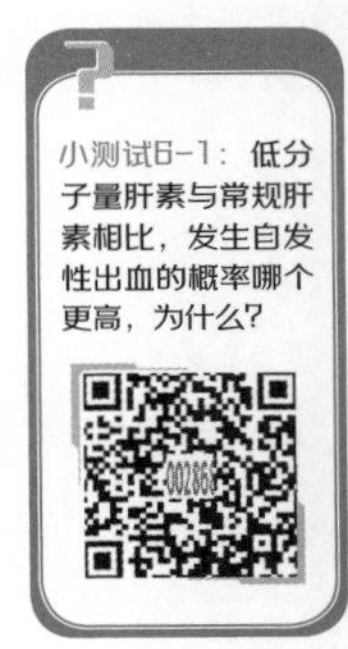

部分患者（发生率可达5%）应用肝素2～14天期间可出现短暂性血小板减少，可能与肝素诱导的血小板聚集作用有关。在体内，肝素诱导的抗体与肝素-血小板因子4复合物（heparin-platelet factor 4 complex）相结合，而此抗原抗体复合物进一步与邻近血小板上的Fc受体结合，导致血小板聚集和血栓栓塞。

框6-1　肝素诱导的血小板减少症

肝素诱导的血小板减少症（HIT）是使用普通肝素及低分子量肝素过程中出现的一种药物免疫介导的并发症，其特点是血小板计数下降，出血风险较低而体内高凝，易形成血栓。血栓形成是HIT最严重的并发症，是导致患者残疾及死亡的危险因素，有30%～60%的HIT患者合并血栓形成。常见的是静脉血栓栓塞，尤其是下肢深静脉血栓，可引发患者肺栓塞死亡，但引起肢体坏疽、心肌梗死及脑卒中的动脉血栓也会发生。因此，应用肝素的患者应注意以下几点：①经常进行血小板计数；②出现血小板减少应考虑是由肝素诱导的；③新的血栓形成可能是应用肝素的结果。对于肝素诱导的栓塞性疾病，应停止使用肝素并服用替代的药物，如重组水蛭素、阿加曲班。若用华法林替代，则会使肝素诱导的与血小板减少相关的血栓形成状况更加恶化。

Note

（6）禁忌证：肝素过敏、有出血倾向、血友病、血小板功能不全和血小板减少、细菌性心内膜炎、肝肾功能不全、严重高血压、颅内出血、紫癜、溃疡病、活动性肺结核、先兆性流产及产后、内脏肿瘤、外伤及术后等。LMWH 与肝素有相似的禁忌证和注意事项。

2．磺达肝素（fondaparinux sodium） 磺达肝素是一种合成的肝素衍生物，其戊糖序列与在肝素和低分子量肝素发现的可以介导与抗凝血酶反应的戊糖相似。磺达肝素由于链过短，只有抗凝血因子 Xa 的活性。用于髋骨骨折、髋关节和膝关节置换手术，以防凝血。磺达肝素的主要副作用为出血。该药不能用于有严重肾功能障碍或体重过轻的患者，因为其导致出血的危险性较高。另外，也不宜用于进行脊髓麻醉或穿刺的患者，因为存在因脊柱出血而引起血块形成的危险，从而导致长期或永久性瘫痪。与肝素和 LMWH 相比，该药发生血小板减少症的风险明显降低。

3．抗凝血酶 - Ⅲ（antithrombin Ⅲ，AT- Ⅲ） AT- Ⅲ是肝合成的一种血浆蛋白，能与凝血酶结合成复合物而使凝血酶灭活，能抑制凝血因子Ⅶ a、Ⅸ a、Ⅹ a、Ⅺ a 的活性，抑制纤溶酶、激肽缓释酶、补体及血管舒缓素活性，抑制凝血酶诱发的血小板聚集反应，从而阻止血栓形成。在肝素存在时，其抗凝作用明显加强，使抗凝活性增加近 1000 倍。AT- Ⅲ的血浆 $t_{1/2}$ 为 50 ~ 60h，在急性血栓形成时可 < 20 h。主要用于防治急性血栓、先天性 AT- Ⅲ缺乏症（或 Budapest 病），或因败血症、弥散性血管内凝血、肝硬化、急性肝衰竭、肾病、子痫等引起的继发性 AT- Ⅲ缺乏症，也用于手术、损伤、感染、妊娠或口服避孕药所致的 AT- Ⅲ缺乏者。AT- Ⅲ浓缩剂和肝素同时用，可增加出血的危险性。

4．阿加曲班（argatroban） 阿加曲班为精氨酸衍生物，直接与凝血酶的催化部位结合，抑制凝血酶的蛋白水解作用，从而阻断纤维蛋白原的裂解，最终抑制纤维蛋白凝块的形成，并促使纤维蛋白溶解。同时也可抑制凝血酶诱导的血小板颗粒释放及聚集。本品需静脉给药且立即生效，$t_{1/2}$ 为 40 ~ 50 min，治疗安全范围小，剂量须视病情而定，过量无对抗剂，需检测 APTT，使之保持在 55 ~ 85 s 之间。阿加曲班可用于肝素引起的血小板减少症患者。

5．来匹芦定（lepirudin） 来匹芦定又称重组水蛭素（hirudin），是一种来自水蛭的强效和特异的凝血酶抑制剂，为多肽类化合物。其作用的发挥不依赖 AT- Ⅲ，可直接与凝血酶的催化位点和阴离子外位点结合，使凝血酶的蛋白水解功能受到抑制，抑制纤维蛋白的凝集，也可抑制凝血酶引起的血小板聚集和分泌，从而产生抗血栓作用。来匹芦定经美国 FDA 批准上市，用于与肝素诱导的血小板减少相关血栓症的治疗。来匹芦定对血小板和出血时间几乎没有影响。和肝素一样，来匹芦定需非肠道给药，并通过测定 APTT 进行监控。它的半衰期短，但肾功能不全者会导致来匹芦定在体内蓄积，且无解毒剂。长期注射该药，40% 的患者可形成直接针对凝血酶 - 来匹芦定复合物的抗体，而这些抗原抗体复合物不能被肾清除，可使其抗凝效应增强。

框 6-2　水蛭素

水蛭是我国传统中药，1800 年前《神农本草经》中就有记载，主要用于治疗血瘀症。几乎在同期，希腊医生甘伦也曾倡导使用活水蛭吸除患者体内的坏血。但直到 1955 年，F. Markwawdt 首先从水蛭中提取并纯化得到水蛭素，并于 1970 年确定其是凝血酶的特异性抑制剂后，水蛭素才逐渐为现代医学所接受。水蛭素是水蛭唾液中的抗凝成分，含 65 个氨基酸残基，分子量约为 7 kD，是迄今为止所发现的天然存在的、具有特异性的、强效的凝血酶抑制剂。基因重组水蛭素是由天然水蛭素经基因重组技术制成的，其作用与天然水蛭素相同。

Note

6．香豆素类（coumarin） 香豆素类为口服抗凝血药。

（1）化学和药动学：香豆素是一类含有4-羟基香豆素基本结构的物质，口服参与体内代谢才能发挥抗凝作用，故称为口服抗凝血药。有双香豆素（dicoumarol）、华法林（warfarin，又称苄丙酮香豆素）和醋硝香豆素（acenocoumarol，又称新抗凝）等。香豆素抗凝活性的发现源于变质的草木樨饲料在贮存过程中形成抗凝物质，导致血浆凝血酶原缺乏，结果使牛患出血性疾病，这种毒性物质被证明是双羟基香豆素，并由此合成了双香豆素。香豆素类除作为抗凝剂用于人体外，还广泛用作灭鼠剂。华法林是这类药物中最具有代表性的药物，也是美国FDA唯一批准上市的香豆素类抗凝药。

华法林口服吸收快而完全，钠盐的生物利用度几乎为100%。超过99%的外消旋华法林和血浆白蛋白结合，因此分布容积小，半衰期长（$t_{1/2}$约为36 h）。给药后2～8 h内血药浓度可达高峰，但因受作用机制的影响，药物作用高峰与峰浓度不一致，作用维持2～5天。华法林可通过胎盘屏障。主要在肝中代谢，最后主要以代谢物形式由肾排除。用于临床的华法林为外消旋复合物。左旋（S）-华法林的效能比右旋（R）-华法林高4倍。

（2）作用机制：香豆素类药物口服有效，体外用无效。其抗凝机制为对抗维生素K参与的凝血因子的合成（图6-13），也称为维生素K拮抗药。维生素K的环氧化物（epoxide，KO）须转变为氢醌型维生素K（hydroquinone，KH_2），进而参与凝血因子Ⅱ、Ⅶ、Ⅸ、Ⅹ以及内源性抗凝血蛋白C和S（anticoagulant protein C and S，是因子Ⅱ、Ⅶ、Ⅸ、Ⅹ的同系物，二者结合后，抗凝血蛋白C被激活，可降解因子Ⅴa和Ⅷa，发挥抗凝作用）的氨基末端谷氨酸残基的γ-羧化作用，羧化后的结构是这些因子活化并与Ca^{2+}和磷脂膜结合的必要结构。香豆素类药物可阻止维生素K在肝由环氧化物转变为氢醌形式，从而阻断上述γ-羧化作用，使这些因子停留于无凝血活性的前体阶段，发挥抗凝作用（图6-13）。这也就说明了香豆素类在体外无抗凝活性的原因。华法林对已经γ-羧化的上述因子无抑制作用，在体内也需在原有的凝血因子Ⅱ、Ⅶ、Ⅸ、Ⅹ以及内源性抗凝血蛋白C和S耗竭后，才发挥作用。因子Ⅶ、Ⅸ、Ⅹ、Ⅱ、抗凝血蛋白C及S的半衰期分别为6、24、40、60、8及30 h。故香豆素类药物口服后，其显效时间较长，如华法林口服后，经过8～12 h才会显效。

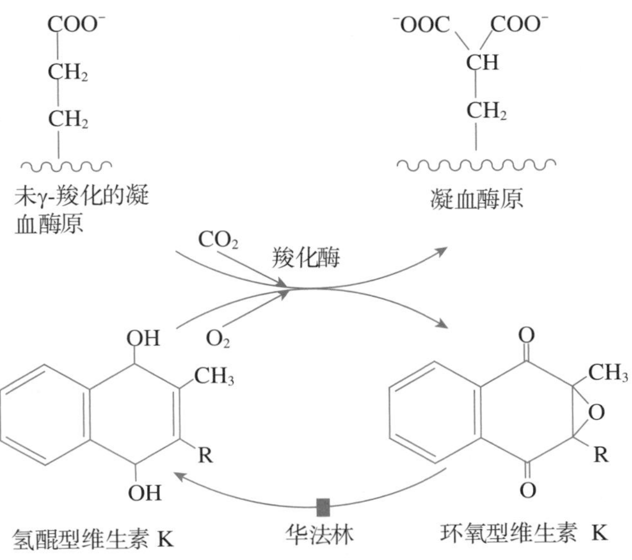

图6-13 维生素K循环及香豆素类药物抗凝机制

（3）临床应用：这类药物应用与肝素相似，主要用于防治血栓栓塞性疾病。优点是口服有效，作用时间长。缺点是显效慢，作用过于持久，不易控制。防治静脉血栓和肺栓塞一般采用先肝素、后香豆素类药物维持治疗的序贯疗法。与抗血小板药合用，可减少外科大手术、风湿性心脏病、人工瓣膜置换术后的静脉血栓发生率。

（4）不良反应：华法林治疗应从每天 5 ～ 10 mg 的小剂量开始。应用过量易致自发性出血，最严重者为颅内出血，应用这类药物期间必须测定凝血酶原时间（prothombin time，PT）进行监控，并据此调整剂量。初始的凝血酶原时间调节需 1 周，通常是按 5 ～ 7 mg/d 的维持剂量。如引起出血，应立即停用，并缓慢静脉注射维生素 K 或输新鲜血液。华法林易通过胎盘，造成胎儿的出血性疾病。另外，骨骼和血液中带有 γ- 羧基谷氨酸残基的胎儿蛋白可能受华法林的影响。药物可造成一系列以骨形成异常为特征的先天性缺陷。因此，在妊娠期间不能使用华法林。

（5）药物相互作用：有些药物和香豆素类口服抗凝剂合用可增加抗凝效应和出血的风险。阿司匹林、保泰松等与血浆蛋白结合率高，使血浆中游离香豆素浓度升高，抗凝作用增强。甲硝唑（metronidazole）、氟康唑（fluconazole）和甲氧苄啶（trimethoprim）等可立体选择性地抑制 *S*-华法林的代谢转化，而胺碘酮、双硫仑、西咪替丁则抑制华法林两种异构体的代谢，增强抗凝作用。肝疾病时凝血因子合成减少也可加强华法林的药效。第三代头孢菌素（cephalosporins）可清除肠道产生维生素 K 的菌群，同时也与华法林一样可直接抑制维生素 K 环氧化物还原酶，增强华法林的抗凝作用。肝药酶诱导剂如巴比妥酸盐（barbiturates）和利福平（rifampin）等能加速香豆素类药物代谢，显著降低其抗凝效应。考来烯胺可在肠道结合华法林，减少其吸收和生物利用度。

7．达比加群酯（dabigatran etexilate）　达比加群酯为新型口服抗凝药。该药为前体药，在体内很快转化为达比加群，直接可逆地阻抑凝血酶的活性中心。该药口服后吸收快，服药后 0.5 ～ 2 h 达到峰浓度，同时半衰期短，停药后抗凝作用消退较快，治疗窗较宽，一般治疗人群无需进行剂量调整和常规抗凝检测。用药后一旦发生出血，可使用特异性拮抗剂依达赛珠单抗（idarucizumab）抑制其抗凝作用。达比加群被批准用于治疗和预防深静脉血栓形成和肺栓塞，且在非瓣膜性心房颤动患者预防卒中方面优于华法林，可替换华法林作为长期抗凝治疗的药物。

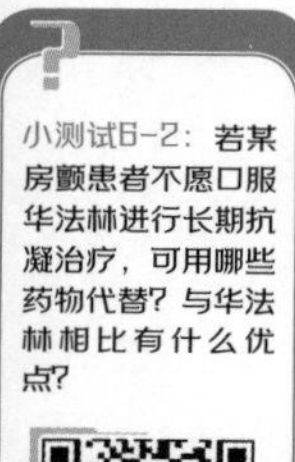

8．利伐沙班（rivaroxaban）　利伐沙班是一种新型口服的直接Ⅹa 因子抑制药，通过竞争性结合凝血因子Ⅹa 位点发挥抗凝作用。与达比加群相似，Ⅹa 因子抑制药口服吸收快，半衰期短，治疗过程中无需进行抗凝检测。临床应用于成人择期髋关节或膝关节置换术后预防静脉血栓，以及肺栓塞和非瓣膜性房颤患者的卒中预防。

9．枸橼酸钠（sodium citrate）　枸橼酸钠是体外抗凝血药。其酸根与 Ca^{2+} 可形成难解离的可溶性络合物，导致血中 Ca^{2+} 浓度降低，产生抗凝作用。仅适用于体外抗凝，如输血时每 100 ml 全血中加入 2.5% 枸橼酸钠 10 ml 可防止血液凝固。

（二）抗血小板药

抗血小板药又称血小板抑制剂（platelet inhibitors），具有抑制血小板黏附、聚集以及颗粒释放（degranulation）等功能。根据作用机制可将这类药物分为：①抑制血小板代谢的药物，如阿司匹林（aspirin）、利多格雷（ridogrel）、双嘧达莫（dipyridamole）；②阻碍 ADP 诱导血小板活化的药物，如噻氯匹定（ticlopidine）；③血小板 GPⅡb/Ⅲa 受体的阻断剂，如阿昔单抗（阿伯西马，abciximab）；④凝血酶抑制剂，如阿加曲班（argatroban）、来匹芦定（lepirudin）。这些抗血小板药物的作用靶点见图 6-14。

1．阿司匹林（aspirin）　阿司匹林是环氧酶抑制剂。TXA_2 是一种强大的血小板释放及聚集诱导物，阿司匹林通过对环氧酶（COX-1）的不可逆的乙酰化作用，抑制 COX-1 的活性，减少 PGG_2 和 PGH_2 的生成，从而抑制血小板 TXA_2 的合成，发挥抗血小板作用。在体外，对胶原、ADP 等引起的血小板聚集都有明显的抑制作用，在体内可延长出血时间，防止血栓形成。小剂量

Note

阿司匹林可用于预防心肌梗死和脑血栓形成，减少缺血性心脏病发作和复发的危险，也可使一过性脑缺血发作患者的卒中发生率和病死率降低。但值得注意的是，大剂量或长期服用阿司匹林可增加消化性溃疡和胃肠道出血的发生率，同时，由于大剂量阿司匹林也能抑制血管内皮 COX-1 的活性，减少 PGI_2 的合成，因此有可能促进凝血及血栓形成。因此，阿司匹林作为常规的预防药物而用于抗血栓和消化性溃疡患者时，应充分考虑患者有可能承担的风险。

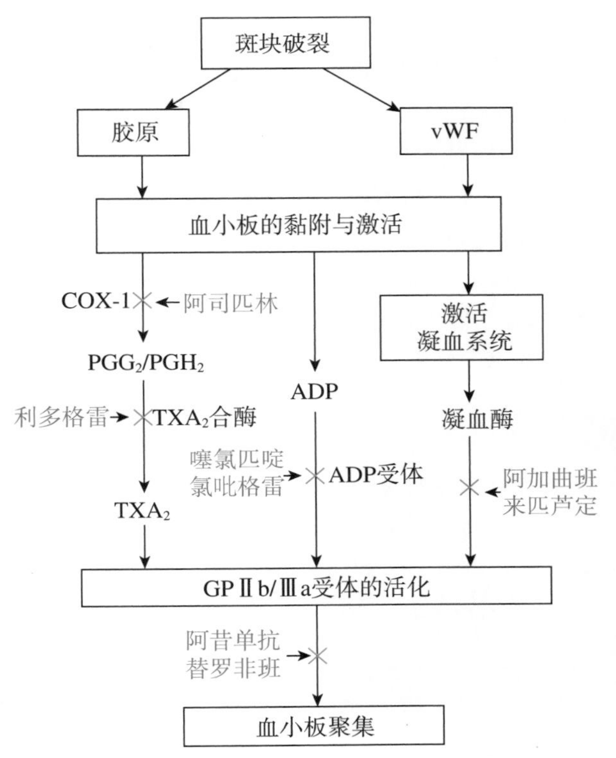

图 6-14　抗血小板药物的作用靶点

小测试6-3：在用阿司匹林预防心肌梗死或脑卒中时，是否剂量越大，抗栓效果越好，为什么？

2．利多格雷（ridogrel）　利多格雷为一强大的 TXA_2 合酶抑制剂和中度的 TXA_2 受体阻断剂。动物实验证实其对血小板血栓和冠状动脉血栓的作用比水蛭素及阿司匹林更为有效。临床研究发现，利多格雷对急性心肌梗死患者的血管梗死率、复灌率及增强链激酶的纤溶作用等的影响与阿司匹林相当，但再栓塞、反复心绞痛及缺血性卒中等的发生率比阿司匹林低，证明利多格雷在防止新的缺血病变的治疗方面比阿司匹林更有效。本品不良反应一般较轻，如轻度胃肠反应，易耐受，未发现有出血性卒中等并发症。

同类药物尚有吡考他胺（picotamide），其作用比利多格雷弱，不良反应也轻。

3．双嘧达莫（dipyridamole）　双嘧达莫又称潘生丁（persantin），是增加血小板内 cAMP 的药物，原为扩张冠脉血管药，用于冠心病，但因其疗效不确定，故现主要用作抗血小板药。实验表明，本品具有抗血栓形成作用，对胶原、ADP、肾上腺素及低浓度凝血酶诱导的血小板聚集有抑制作用。口服潘生丁后，血药浓度在 3.9 ~ 9.9 mol/L 时，可明显抑制血小板聚集。其可能的作用机制包括：①抑制磷酸二酯酶（phospho-diesterase）活性，使 cAMP 破坏减少，cAMP 含量增加可抑制血小板聚集；②激活腺苷活性，进而激活腺苷酸环化酶的活性，使 cAMP 增多；③增强血管内皮细胞 PGI_2 的生成和活性；④轻度抑制血小板的环氧酶，使 TXA_2 合成减少。

双嘧达莫用于血栓性疾病的治疗和人工心脏瓣膜置换术后患者，可抑制血小板在损伤血管内膜和人工瓣膜表面黏附，防止血小板血栓形成。还可阻抑动脉粥样硬化早期的病理过程。与华法林合用能防止心脏瓣膜术后栓塞的发生。与阿司匹林合用，增强阿司匹林的抗血小板聚集作用。口服每次 100 mg，每日 4 次。与适量阿司匹林合用（疗效更好）时用量应减半。可引起头痛、眩晕、恶心、呕吐、腹泻等不良反应。与肝素、香豆素类及纤维蛋白溶解药合用，可引起出血倾向，应注意。

4．噻氯匹定（ticlopidine）和氯吡格雷（clopidogrel）　噻氯匹定又称抵克立得（ticlid），属噻吩并吡啶（thienopyridine）类药物。与阿司匹林不同，噻氯匹定对前列腺素代谢没有影响。噻氯匹定为血小板 ADP 受体（P2Y12）阻断药，不可逆地抑制 ADP 与血小板受体的结合，从而抑制 ADP 诱导的血小板的颗粒分泌（黏连蛋白、纤维蛋白原、有丝分裂因子等物质），还可抑制 ADP 诱导的血小板膜 GPⅡb/Ⅲa 受体复合物与纤维蛋白原结合位点的暴露，从而具有抗血小板黏附和聚集作用。噻氯匹定可用于预防脑卒中、心肌梗死及外周动脉血栓性疾病的复发。尤其适用于不能接受阿司匹林治疗的患者。常见的不良反应包括恶心、消化不良、腹泻、出血、白细胞减少等。

Note

氯吡格雷的作用与噻氯匹定相似。对约 19 000 名有缺血性疾病风险的患者进行的随机双盲临床试验研究结果表明，与阿司匹林相比，氯吡格雷可使缺血性疾病发病率减少 8.7%。氯吡格雷的副作用比噻氯匹定少，且少见中性粒细胞减少。从不良反应和剂量考虑，氯吡格雷优于噻氯匹定。

5．阿昔单抗（abciximab） 血小板 GPⅡb/Ⅲa 受体阻断药阿昔单抗是主要用于急性冠脉综合征的新型抗血小板药。这类药物以血小板Ⅱb/Ⅲa 复合受体为靶点。GPⅡb/Ⅲa 受体的功能主要是作为纤维蛋白原和玻璃体结合素（vitronectin）的受体而发挥效应，但同时也可作为纤维结合素（fibronectin）和 vWF 的受体。该受体的活化是血小板聚集的“最后通路”。血小板之间借助纤维蛋白原、vWF 等配体联结在一起而聚集。在血小板表面约有 50 000 个这样的复合受体。缺乏这种受体的人会患一种名为血小板无力症（Glanzmann's thrombasthenia）的出血性疾病。

阿昔单抗是一种直接针对 GPⅡb/Ⅲa 受体的人源化单克隆抗体，是这类药物中第一个被批准上市，并被允许用于经皮冠状动脉成形术（percutaneous coronary intervention）后冠状动脉再阻塞和急性冠脉综合征（acute coronary syndrome）防治的药物。此后相继开发出非肽类 GP Ⅱ b/ Ⅲ a 受体阻断药替罗非班（tirofiban）及可供口服的珍米罗非班（xemilofiban）、西拉非班（sibrafiban）及夫雷非班（fradafiban）等，其抑制血小板聚集作用强，应用方便，不良反应少。用于急性心肌梗死、溶栓治疗、不稳定型心绞痛和血管成形术后再梗死的效果良好。

框 6-3 新型抗血小板药—蛋白酶激活受体（PAR）阻断药

凝血酶能够促进血小板活化和聚集的过程，是一种强效的血小板激活剂。凝血酶活化血小板主要通过蛋白酶激活受体（protease activated receptor, PAR）介导。人类血小板表面表达 PAR-1 和 PAR-4 两种受体。PAR-1 是凝血酶高亲和受体，通过拮抗 PAR-1 受体可抑制凝血酶介导的血小板活化和聚集，进而发挥抗血栓疗效。沃拉帕沙（vorapaxar, SCH530348）是口服有效的 PAR-1 受体阻断药，已被美国 FDA 批准用于无卒中史心肌梗死或外周动脉疾病患者缺血事件的二级预防。其他针对 PAR-1 和 PAR-4 受体的拮抗药也在研发过程中。

（三）纤维蛋白溶解药

纤维蛋白溶解药（fibrinolytics）可使纤溶酶原（plasminogen，又名纤维蛋白溶酶原）从 Arg560-Val561 之间断裂，转化成纤溶酶（plasmin，又名纤维蛋白溶酶），从而快速水解纤维蛋白（fibrin）和纤维蛋白原（fibrinogen），导致血栓溶解（thrombolysis），故又被称为血栓溶解药（thrombolytics）。链激酶（streptokinase）、尿激酶（urokinase）、组织型纤溶酶原激活因子（tissue plasminogen activator，t-PA）等均为纤维蛋白溶解药。

1．链激酶（streptokinase，SK） 链激酶是从丙组 β 溶血性链球菌培养液中提取的一种非酶性单链蛋白，分子量约为 47 kD。在体内其 $t_{1/2}$ 呈双相：快速相为 11 ～ 13 min，缓慢相约 23 min。能与纤溶酶原结合成链激酶 - 纤溶酶原复合物，促使游离的纤溶酶原转化成有活性的纤溶酶，纤溶酶迅速水解血栓中的纤维蛋白，导致血栓溶解（图 6-15）。有抗链球菌抗体的患者可能出现发热、过敏反应和耐药现象。静脉或冠脉内注射可使急性心肌梗死面积缩小，阻塞血管重建血流。本品不仅可使血栓从外部溶解，对新近形成的血栓，还可渗入血栓内、激活血栓内的纤溶酶原，使血栓从内部溶解。对深静脉血栓、动脉血栓、肺栓塞、眼底血管栓塞均有疗效。但须早期用药，血栓形成不超过 6 h 时疗效最佳。对脑栓塞疗效甚差。链激酶初次静脉给药的剂量是 25 万单位，而后 24 ～ 72 h 的维持剂量为 10 万单位 / 时。

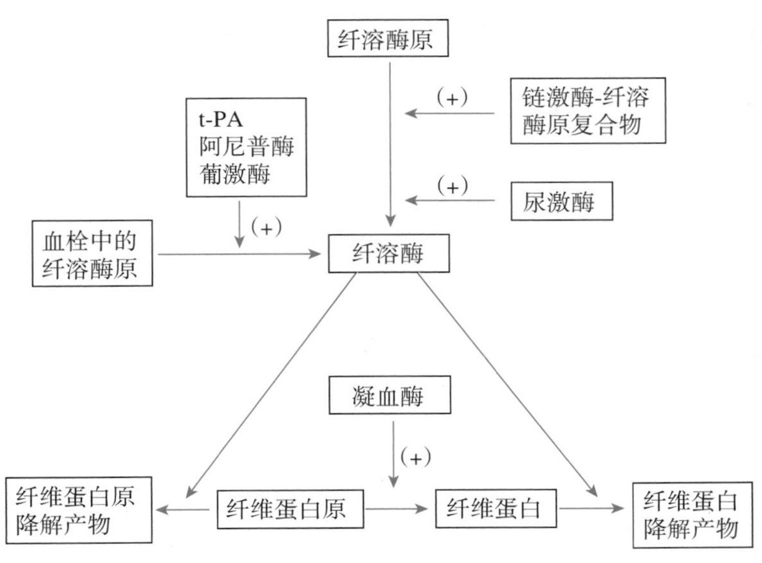

图 6-15　纤维蛋白酶解系统示意图

与其他纤溶药一样，链激酶最严重的不良反应为出血，因为被激活的纤溶酶能同时溶解病理性和生理性纤维蛋白。有出血倾向、胃十二指肠溃疡、伤口愈合中、产后未满 1 个月、严重高血压、白血病和癌症或有脑出血者禁用。

2．尿激酶（urokinase，UK） 尿激酶由人肾细胞合成，自尿中分离而得，无抗原性。尿激酶可使纤溶酶原从 Arg560-Val561 处断裂成纤溶酶，发挥溶栓作用。尿激酶在肝、肾被灭活。$t_{1/2}$ 为 15 ~ 20 min。临床应用同链激酶，用于脑栓塞疗效明显。尿激酶的初次剂量需达到 30 万单位，12 h 内的维持剂量 30 万单位 / 时。不良反应及禁忌证同链激酶。因尿激酶没有抗原性，故不引起链激酶样的过敏反应，其价格昂贵，临床上一般只用于链激酶过敏或耐药者。

3．阿尼普酶（anistreplase） 阿尼普酶又称茴香酰化纤溶酶原 - 链激酶激活剂复合物（anysoylated plasminogen-streptokinase activator complex，APSAC），是对链激酶进行改良后的第二代溶栓药。其特点是通过茴香酰化使纤溶酶原的活性得到保护，可避免注射时被非特异地激活。注射后，酰基自发水解，释放激活的链激酶而发挥作用，其作用有一段潜伏期。阿尼普酶可以快速静脉注射，对血栓的选择性强，很少引起全身性纤溶活性增强，故出血少，而且血栓溶解活性强，一次静脉注射 30 mg 就能产生较好的溶栓效果。血浆 $t_{1/2}$ 为 105 ~ 120 min。对发病 6 h 内的急性心肌梗死患者，血管再通率与冠脉注射链激酶相近。不良反应与等剂量链激酶相近。

4．组织型纤溶酶原激活因子（tissue plasminogen activator，t-PA） 组织型纤溶酶原激活因子存在于人体多种组织，是血管壁、子宫、心脏、血管内皮细胞合成并释放的生理性纤溶酶原激活剂。组织型纤溶酶原激活因子最初从人子宫和黑色素瘤细胞培养液中分离提取，现可用 DNA 重组技术制备。人组织型纤溶酶原激活因子是由 527 个氨基酸组成的单链丝氨酸蛋白酶，分子量约为 70 kD。组织型纤溶酶原激活因子选择性地激活结合在纤维蛋白上的纤溶酶原，而对循环血液中游离的纤溶酶原作用很弱。因此，组织型纤溶酶原激活因子对血栓的纤溶作用很强，对循环中纤维蛋白原的降解作用很弱，故出血副作用相对较小。组织型纤溶酶原激活因子主要在肝中代谢，$t_{1/2}$ 约 5 min。静脉滴注用于急性心肌梗死（acute myocardial infarction，AMI）。近来的研究结果证实，组织型纤溶酶原激活因子对于急性缺血性卒中发作后 3 h 内接受静脉注射治疗 1 年后的患者有神经保护作用，与服用安慰剂的对照组患者相比，接受组织型纤溶酶原激活因子治疗的患者没有或很少致残。

阿替普酶（alteplase）是利用 DNA 重组技术合成的未经修饰的人组织型纤溶酶原激活物。瑞替普酶（reteplase）则是去除了一些氨基酸序列的重组人组织型纤溶酶原激活物。

5．重组葡激酶（recombinant staphyloki-nase，r-SaK） 重组葡激酶是从金黄色葡萄球菌中分离出来的一种能够特意溶解血栓的酶类物质，与血栓中的纤维蛋白有较高的亲和力。它能在形成血栓的部位与纤溶酶原结合，此结合物能够激活纤溶酶原转变为纤溶酶，从而溶解血栓。重组葡激酶对纤维蛋白的溶解作用较链激酶强，对富含血小板的血栓的溶栓效果也较链激酶为强，用于血管内给药溶栓，治疗急性心肌梗死等血栓性疾病。本品为异体蛋白，给药后可产生抗体。不良反应与链激酶相似，但免疫原性比链激酶强。

二、抗心绞痛药

案例 6-3

男，65 岁。因活动后反复发作心前区疼痛 2 年，加重 1 个月入院。自诉劳累后或情绪激动时喘息、胸闷和心前区疼痛，每次发作持续 5 ~ 6 min，停止活动后可自行缓解；胸痛发作时伴左侧肩部和上肢隐痛。既往患有高血压，无糖尿病史。查体：血压 150/85 mmHg，双肺呼吸音清，心率 96 次 / 分，律齐，未闻及病理性杂音。实验室检查：TC 5.96 mmol/L（参考值 < 5.18 mmol/L），LDL-C 4.32 mmol/L（参考值 < 3.64 mmol/L），心肌酶谱正常。心电图示：窦性心律，胸导联 ST 段下移，T 波倒置。初步诊断：高血压病、心绞痛。治疗方案：硝苯地平缓释片、美托洛尔。胸痛发作时舌下含服硝酸甘油。

案例 6-3 解析

问题：

1．解释硝酸甘油治疗心绞痛的作用机制。

2．分析本案例中硝苯地平与美托洛尔联合应用的药理学依据。

（一）常用的抗心绞痛药物

目前，药物治疗仍然是心绞痛最重要的基本治疗方法，主要包括三大类药物：硝酸酯类、β 肾上腺素受体阻断药和钙通道阻滞药。

1．硝酸酯类 临床用于心绞痛治疗的硝酸酯类药物主要包括：硝酸甘油（nitroglycerin）、硝酸异山梨酯（消心痛，isosorbide dinitrate）、单硝酸异山梨酯（异乐定，isosorbide mononitrate）、戊四硝酯（硝酸戊四醇酯，pentaerythrityl tetranitrate）。

硝酸甘油

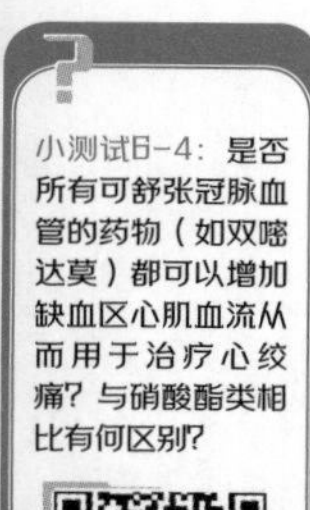
小测试6-4：是否所有可舒张冠脉血管的药物（如双嘧达莫）都可以增加缺血区心肌血流从而用于治疗心绞痛？与硝酸酯类相比有何区别？

（1）体内过程：硝酸甘油口服由于首过消除的影响，生物利用度仅为 8%，故临床不宜口服用药。因其脂溶性高，舌下含服极易通过口腔黏膜吸收，血药浓度很快达峰值，含服后 1 ~ 2 min 即可起效，持续 20 ~ 30 min，$t_{1/2}$ 为 2 ~ 4 min。

（2）药理作用：硝酸甘油是 NO 的供体。NO 在血管平滑肌细胞内活化鸟苷酸环化酶，从而促进细胞内 cGMP 的合成。cGMP 依赖性蛋白激酶被激活后导致平滑肌细胞内一系列蛋白磷酸化反应，最终引起肌球蛋白轻链脱磷酸化，平滑肌松弛。小剂量硝酸甘油即可明显扩张静脉血管，减少回心血量，降低心脏前负荷和室壁张力，稍大剂量的硝酸甘油也可显著舒张动脉血管，降低心脏后负荷，从而降低心肌耗氧量。硝酸酯类选择性扩张较大的心外膜冠状血管和侧支血管，而对阻力血管的舒张作用较弱，使到达缺血区特别是严重缺血的心内膜下区的血流量增加，从而增加心肌供氧。

Note

（3）临床应用：舌下含服硝酸甘油主要用于缓解各种类型的急性心绞痛症状和预防心绞痛发作。与β肾上腺素受体阻断药和钙通道阻滞药比较，硝酸酯类无加重心力衰竭和诱发哮喘的危险。对急性心肌梗死者多静脉给药，可缩小梗死范围。此外，由于硝酸甘油可降低心脏前、后负荷，也可用于心力衰竭的治疗。

（4）不良反应：其血管舒张作用可以引起头、面、颈、皮肤血管扩张，引起暂时性面颊部皮肤潮红，脑膜血管舒张引起搏动性头痛和颅内压升高，眼内血管扩张则可升高眼压等，故青光眼和颅内高压患者禁用。大剂量可出现直立性低血压及晕厥。剂量过大可引起血压过度下降，冠状动脉灌注压过低，并引起反射性兴奋交感神经、心动过速、加强心肌收缩性，使耗氧量增加而加重心绞痛发作。超剂量时还会引起高铁血红蛋白血症，表现为呕吐、发绀等。用药剂量大或反复应用过频易产生耐受性。长期用药突然停止可能诱发心绞痛、心肌梗死，应逐步停药。

硝酸异山梨酯和单硝酸异山梨酯

硝酸异山梨酯又名消心痛，其作用机制与硝酸甘油类似，但作用较弱，起效较慢，作用维持时间较长。本品经肝代谢生成的异山梨醇 -2- 单硝酸酯和异山梨醇 -5- 单硝酸酯仍具有舒张血管和抗心绞痛作用。此外，本品剂量范围个体差异较大，剂量大时易致头痛及低血压等副作用，缓释剂可减少不良反应。主要口服用于心绞痛的预防和心肌梗死后心衰的长期治疗。单硝酸异山梨酯的作用及应用与硝酸异山梨酯相似。

2．肾上腺素受体阻断药　可用于心绞痛治疗的β肾上腺素受体阻断药有普萘洛尔（propranolol）、氧烯洛尔（oxprenolol）、阿普洛尔（alprenolol）、吲哚洛尔（pindolol）、索他洛尔（sotalol）、美托洛尔（metoprolol）、阿替洛尔（atenolol）、醋丁洛尔（acebutolol）、纳多洛尔（nadolol）和比索洛尔（bisoprolol）等。

（1）药理作用

1）降低心肌耗氧量：心绞痛发作时交感神经兴奋，心肌局部和血中儿茶酚胺含量均显著增加，使心肌收缩力增强、心率加快、血管收缩，左心室后负荷增加，进而导致心肌耗氧量增加。同时，心率加快导致心室舒张时间相对缩短，使冠脉血流量减少，进一步加重心肌缺血缺氧。β肾上腺素受体阻断药通过阻断心脏 β_1 受体使心肌收缩力减弱、血压下降、心率减慢，可明显减少心肌耗氧量。但其负性肌力作用可能会导致心室前负荷增加，同时因收缩力减弱，心室射血时间延长，导致心肌耗氧量增加，但其总体效应是降低心肌耗氧量而缓解心绞痛。心率减慢和血压降低所引起的心肌耗氧量减少是β肾上腺素受体阻断药缓解心绞痛和提高运动耐受量的最重要的机制。

2）改善心肌缺血区供血：冠脉血管β肾上腺素受体被阻断后可导致冠脉收缩，尤其在非缺血区明显。因此，非缺血区与缺血区血管张力差增大，促使血液流向已代偿性扩张的缺血区，从而增加缺血区血流量。β肾上腺素受体阻断剂对缺血区和非缺血区心肌冠脉血管的作用不同，可使到达缺血心肌的冠脉血流量重新分布。此外，由于在心率减慢的同时，舒张期灌注时间延长，有利于血液从心外膜血管流向易缺血的心内膜区。此外，β肾上腺素受体阻断药也可增加缺血区的侧支循环和血液灌注量。

3）改善缺血区代谢，缩小心肌梗死范围：阻断β肾上腺素受体，可抑制脂肪分解酶活性，减少心肌游离脂肪酸的含量；改善心肌缺血区对葡萄糖的摄取和利用，从而改善糖代谢和减少耗氧；促进氧合血红蛋白结合氧的解离而增加组织供氧。

（2）临床应用：更倾向于使用选择性 β_1 肾上腺素受体阻断药，减少心绞痛发作，提高运动耐量。用于慢性稳定型心绞痛，可降低心肌梗死后稳定型心绞痛患者死亡和再梗死的风险。如无禁忌证，β肾上腺素受体阻断药应作为稳定型心绞痛的初始治疗药物。不宜用于变异型心绞痛，β肾上腺素受体阻断药阻断β受体后，可能会使α受体作用相对占优势，易致冠脉痉挛，从而加

Note

重心肌缺血症状。

3．钙通道阻滞药　可用于心绞痛治疗的钙通道阻滞药主要包括：①二氢吡啶类钙通道阻滞药，如硝苯地平（nifedipine）、氨氯地平（amlodipine）、非洛地平（felodipine）等；②非二氢吡啶类钙通道阻滞药，如维拉帕米（verapamil）、地尔硫䓬（diltiazem）。

（1）药理作用

1）降低心肌耗氧量：通过阻滞心肌细胞 Ca^{2+} 内流，抑制心肌收缩力、降低自律性和减慢心率，从而降低心肌耗氧量。钙通道阻滞药对心脏的抑制作用以维拉帕米最强，地尔硫䓬次之，硝苯地平较弱。同时，通过阻滞血管平滑肌细胞 Ca^{2+} 内流，使外周血管扩张，减轻心脏后负荷，从而降低心肌耗氧量。其中硝苯地平扩张血管作用较强，应用后可能会出现反射性心率加快，可能使心肌耗氧量增加；维拉帕米、地尔硫䓬等扩血管作用相对较弱。

2）扩张冠状血管：钙通道阻滞药是目前作用最强的冠脉扩张药，对较大的冠状血管包括输送血管和侧支循环以及小阻力血管均有扩张作用，特别是对痉挛收缩的血管有显著的解除痉挛作用，能改善缺血区血液供应。

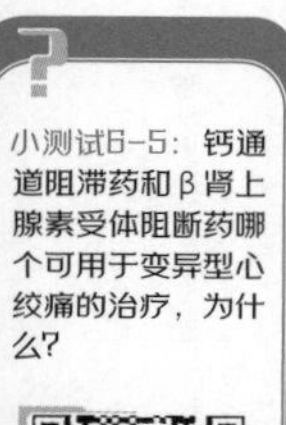

小测试6-5：钙通道阻滞药和β肾上腺素受体阻断药哪个可用于变异型心绞痛的治疗，为什么？

3）保护缺血心肌细胞：心肌缺血或再灌注时细胞内钙超载可造成心肌细胞尤其是线粒体功能严重受损，钙通道阻滞药可通过阻滞 Ca^{2+} 内流而减轻钙超载。

4）抑制血小板聚集：钙通道阻滞药阻滞 Ca^{2+} 内流，降低血小板内 Ca^{2+} 浓度，可抑制血小板聚集。

（2）临床应用：对冠状动脉痉挛所致的变异型心绞痛有较好的疗效。也可用于稳定型心绞痛。适用于伴有哮喘和阻塞性肺疾病的心绞痛；也可用于伴有外周血管痉挛性疾病的心绞痛。

（二）治疗心绞痛的新策略

近年来，对心肌缺血机制的研究取得了很大的进展，在细胞、分子和基因水平上不断深入。新的药物靶点的发现，如寡义核苷酸药物、miRNA 抑制剂等，为抗心肌缺血药物的研发提供了新的思路。目前，用于心绞痛治疗的二线药物主要包括：①代谢调节药：曲美他嗪（trimetazidine）；② Rho 激酶抑制剂：法舒地尔（fasudil）；③钾通道开放剂：尼可地尔（nicorandil）；④ 窦房结抑制剂：伊伐布雷定（ivabradine）；⑤晚钠电流抑制剂：雷诺嗪（ranolazine）等。

框 6-4　抗心绞痛药物的联合应用

单一用药治疗心绞痛往往疗效不佳，因此在临床上治疗心绞痛常常采用联合用药这一重要措施。因为不同种类抗心绞痛药物的作用机制不同，提示联合用药时可减少用量、增强疗效和减少不良反应。如有机硝酸酯类和β受体阻断药联合治疗典型的劳力型心绞痛是很有效的。二氢吡啶类钙拮抗药与β受体阻断药联用也显示出效应的增强，比单用β受体阻断药更好，两者合用对心绞痛伴高血压及运动时心率加快者最适宜。由于维拉帕米和地尔硫䓬有抑制心功能的作用，与β受体阻断药合用可明显抑制心肌收缩力和传导速度，因此要慎用。联合用硝酸酯类和钙通道阻滞药对劳力型和血管痉挛性心绞痛的效果超过单用任何一种药物的效果，但可能会产生过度的血管舒张和血压下降反应，应予以注意。三类抗心绞痛药物对心肌耗氧因素的影响见表 6-1。

Note

表 6-1　硝酸酯类、β 受体阻断药和钙通道阻滞药对心肌耗氧因素的影响

	硝酸酯类	β 受体阻断药 / 钙通道阻滞药	硝酸酯类 +β 受体阻断药 硝酸酯类 + 钙通道阻滞药
心率	↑	↓ *	↓
心肌收缩力	↑	↓ *	± 或↓
动脉压	↓	↓	↓
心室容积	↓	↑	± 或↓
射血时间	↓	↑	±

* 硝苯地平可引起反射性的心率加快和心肌收缩力增强

（杜艳华　毛一卿）

小　结

动脉粥样硬化是以大中动脉内膜粥样斑块形成为特征的常见心血管疾病，主要由高脂血症、高血压、代谢异常等多种危险因素共同作用引发。其病理机制涉及脂质沉积、内皮损伤、平滑肌细胞增殖与迁移，以及相关的炎症修复反应。随着粥样斑块的逐渐发展，血管硬化、弹性减弱和管腔狭窄，导致供血器官缺血缺氧，严重时可引发心肌梗死等严重并发症。心肌梗死的病理变化随缺血时间的延长而恶化，早期诊断与治疗至关重要。

整合思考题

1．哪些人易发高脂血症？
2．简述动脉粥样硬化发生的机制。
3．动脉粥样硬化斑块中泡沫细胞的来源是什么？
4．不稳定性粥样斑块的病理特点是什么？
5．急性心肌梗死后继发心脏破裂的危险时间段是何时？为什么？
6．现有他汀类药物降脂方案的局限性有哪些？

参考答案

第七章 缺血-再灌注损伤

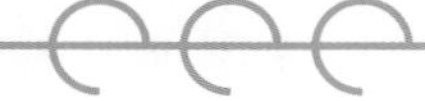
导学目标
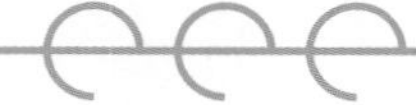

通过本章内容的学习，学生应能够：

※ **基本目标**

1. 说出缺血-再灌注损伤发生的概念。
2. 列举缺血-再灌注损伤发生的条件。
3. 分析缺血-再灌注损伤发生的分子机制。
4. 比较不同器官发生缺血-再灌注损伤的特征性变化。
5. 复述缺血-再灌注损伤防治的病理生理学基础。

※ **发展目标**

设计缺血-再灌注损伤的动物实验。

案例 7-1

患者一，男，63 岁，退休公务员。晨起后突发胸痛、呼吸困难，发病约 1 h 后入院。查体：BP 110/60 mmHg，HR 37 次/分，律齐。心电图显示心动过缓、不完全性右束支传导阻滞、$V_1 \sim V_3$ 导联 ST 段明显抬高。既往有高血压病史 15 年。入院后 1 h 给予尿激酶 150 万单位静脉溶栓，15 min 后心电监护显示出现严重心室颤动。立即除颤，同时给予药物抢救。半小时后患者恢复窦性心律，且胸痛消失。

案例 7-1 解析

患者二，男，21 岁，某工厂员工。因操作机器不慎切断左手 2 ~ 5 指，在当地基层医院进行止血清创，6 h 后连同断指一起转送至省人民医院行断指再植术。手术过程顺利，但术后 24 h，断指连接部位陆续出现水肿，断指皮肤逐渐转为紫黑色，最终医生宣布断指再植失败。3 年后，经 3D 全型手指再造术恢复左手部分功能。

问题：

1. 患者一溶栓治疗过程中为何出现心室颤动？
2. 患者二断指已成功再植，为何 24 h 后却发生坏死？

机体的组织细胞必须持续不断地从血液中获得氧气和各种营养物质，并利用氧气将能源物质通过氧化磷酸化生成 ATP 以维持细胞正常的代谢和功能，同时细胞产生的代谢废物（如二氧化碳）也通过血液循环被带走。组织细胞缺血、缺氧会导致线粒体氧化磷酸化受抑，ATP 形成减少，代谢废物堆积，导致细胞代谢、功能乃至结构发生损伤，称为缺血性损伤（ischemic injury）。

Note

缺血性损伤的程度可随着缺血时间的延长而加剧，甚至造成不可逆损伤而导致器官、系统功能障碍。因此，尽快恢复缺血组织的血液循环是治疗缺血性损伤的首要措施。

拓展：溶栓治疗

拓展：3D全型手指再造术

然而，大量的临床证据显示，在缺血性疾病抢救和治疗过程中，如抗休克治疗、动脉搭桥术、溶栓疗法、经皮腔内冠脉血管成形术、心脏外科体外循环、心肺脑复苏、断肢再植和器官移植等多数情况下，缺血后再灌注可使组织器官功能得到恢复，损伤的结构得到修复，患者病情好转康复；但有时缺血后再灌注，不仅不能使组织、器官功能恢复，反而会加重组织、器官的功能障碍和结构损伤。这种在缺血基础上恢复血流后组织损伤反而加重，甚至发生不可逆性损伤的现象称为缺血－再灌注损伤（ischemia-reperfusion injury，IRI）。

第一节 缺血－再灌注损伤发生的原因和条件

一、缺血－再灌注损伤发生的原因

凡是在组织器官缺血基础上的血液再灌注都可能成为缺血－再灌注损伤的发病原因，最常见于急性心肌梗死冠脉支架植入术后或冠状动脉旁路移植术（冠脉搭桥术）后，还可见于静脉溶栓、心肺复苏、体外循环、器官移植以及断指再植等。但以上过程中，并非所有缺血的器官在血流恢复后都必然会发生缺血－再灌注损伤，许多因素可影响其发生发展和严重程度。

二、缺血－再灌注损伤发生的条件

体外实验结果显示，用低氧溶液灌注组织器官或在缺氧的条件下培养细胞一定时间后，再恢复正常氧供应，组织及细胞的损伤反而更趋严重，这种现象称为氧反常（oxygen paradox）。用无钙溶液灌流大鼠心脏后，再用含钙溶液进行灌流时，心肌细胞的损伤反而加重，称为钙反常（calcium paradox）。缺血引起的代谢性酸中毒是细胞功能及代谢紊乱的重要原因，但在再灌注时迅速纠正缺血组织的酸中毒，反而会加重缺血再灌注损伤，称为pH值反常（pH paradox）。

1．缺血时间（duration of ischemia） 缺血－再灌注损伤的发生与缺血时间有较高的相关性，过短和过长都不易发生缺血再灌注损伤。缺血时间越短，发生再灌注损伤的可能性越小。但若缺血时间过长，缺血部位的组织器官因已发生不可逆的缺血性损伤，甚至坏死，再灌注时则观察不到损伤的加重。不同器官、不同物种发生再灌注损伤所需的缺血时间窗不同。一般来说，器官对缺氧的耐受能力越强，发生再灌注损伤所需的缺血时间越长。对于不同物种而言，一般小动物发生再灌注损伤所需的缺血时间较大动物更短。

2．需氧程度 耗氧量大的器官（如心脏、脑）较耗氧量小的器官（如肌肉、小肠）更容易发生缺血－再灌注损伤。

3．侧支循环的建立 由于侧支循环（collateral circulation）的建立可以减轻缺血程度，缩短缺血时间，因此缺血后容易形成侧支循环的组织器官再灌注时受损伤的可能性小。

4．再灌注的条件 缺血－再灌注损伤的发生和程度与再灌注液体的压力、温度、酸碱度和电解质浓度均有不同程度的相关性。适度降低再灌注血液的流速、压力、温度、pH值以及钠、钙离子浓度，提高钾、镁离子浓度，能有效减轻再灌注损伤。

小测试7-2：哪些因素可以影响缺血-再灌注损伤的发生?

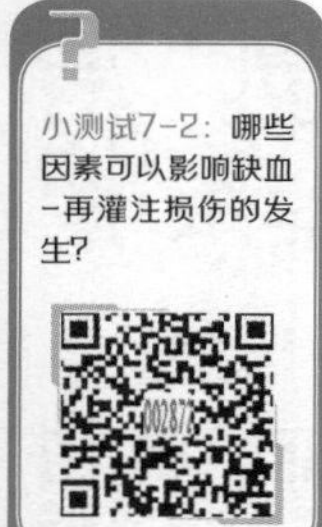

框 7-1 缺血 - 再灌注损伤发现简史

1955 年，Swell 发现在结扎实验犬的冠状动脉造成心肌缺血后，如突然解除结扎恢复血管，部分动物会立即发生心室颤动而死亡。

1960 年，Jennings 等人通过动物实验观察到对实验犬的心肌缺血后再灌注，其心脏结构和电生理的变化。

1967 年，Bulkley 和 Hutchings 发现冠脉搭桥术后患者心肌细胞出现反常性坏死。

1968 年，Ames 报道了脑缺血 - 再灌注现象。

1972 年，Flore 报道了肾缺血再灌注现象。

1978 年，Modry 报道了肺缺血再灌注现象。

1981 年，Greenberg 报道了肠缺血再灌注现象。

1985 年，Braunwald 和 Klone 正式提出了“心肌缺血 - 再灌注损伤”的概念。

（陆立鹤）

第二节 缺血－再灌注损伤的发生机制

如前述，缺血 - 再灌注损伤在临床缺血性疾病的救治过程中极为常见，显著影响患者的预后。因此，阐明其发生机制对于指导临床预防和减轻缺血 - 再灌注损伤至关重要。目前认为缺血 - 再灌注损伤的发生主要与自由基的作用、钙超载和炎症反应过度等有关。

一、自由基的作用

（一）自由基的种类

自由基是外层电子轨道含有一个或多个不配对电子的原子、原子团或分子的总称。为表示不配对电子，常常在其分子式后方或上方加一个点（如 R·）。自由基种类很多，主要有以下几种。

1．氧自由基（oxygen free radical，OFR） 是由氧衍生的自由基，包括超氧阴离子（superoxide anion，$O_2^{\bar{\cdot}}$）和羟自由基（hydroxyl radical，OH·）。单线态氧（singlet oxygen，$^1O_2$）和过氧化氢（hydrogen peroxide，H_2O_2）外层轨道无不配对电子，不属于氧自由基，但其化学性质十分活泼，与氧自由基关系密切，因此与氧自由基一起被称为活性氧（reactive oxygen species，ROS）。

2．脂性自由基（lipid free radical） 是氧自由基与不饱和脂肪酸作用后生成的中间代谢产物。包括烷自由基（L·）、烷氧自由基（LO·）和烷过氧自由基（LOO·）等。

3．其他 如氯自由基（Cl·）、甲基自由基（CH_3·）、一氧化氮自由基（NO·）等。

因为具有不配对电子，所以自由基性质活泼，氧化能力极强，参与一系列代谢过程，如细胞防御、解毒、生物活性物质的合成和酶促反应等。但如果自由基产生过多，或抗氧化酶类活性下降，可损伤细胞膜、线粒体膜等，并进而导致细胞的凋亡和坏死，对机体造成严重损伤。

Note

框 7-2 自由基的代谢

生理状态下，有 1% ～ 2% 的氧在线粒体氧化磷酸化过程中获得不同数目的电子，生成 O_2^-、H_2O_2 和 OH · 等 ROS。体内的许多酶促反应也可通过单电子转移生成自由基，比如黄嘌呤氧化酶、醛氧化酶、NADH、铁硫蛋白、前列腺素合成酶等均能在酶促反应过程中生成自由基。此外，在中性粒细胞及巨噬细胞吞噬细胞的过程中、电离辐射、光敏反应以及氧合血红蛋白氧化分解时也能通过单电子转移产生自由基。

体内也存在能及时清除自由基的重要化学物质，以维护正常机体稳态。例如，辅酶 Q、维生素 E、β- 胡萝卜素、维生素 C 以及谷胱甘肽等抗氧化物质能还原自由基，从而将其清除。超氧化物歧化酶、过氧化氢酶以及谷胱甘肽过氧化物酶等抗氧化酶也能清除自由基。

（二）再灌注时 OFR 产生的机制

再灌注时机体可通过多种途径生成一系列 ROS，如 O_2^-、H_2O_2、OH · 等，对组织细胞造成严重损害。

1. 黄嘌呤氧化酶途径 正常情况下黄嘌呤氧化酶（xanthine oxidase，XO）占 10%，其前身黄嘌呤脱氢酶（xanthine dehydrogenase，XD）占 90%，这两种酶主要存在于毛细血管内皮细胞内。缺血时，组织 ATP 生成减少，并相继分解为 ADP、AMP、腺嘌呤核苷、次黄嘌呤核苷和次黄嘌呤，因此次黄嘌呤在缺血组织内大量积聚。另外，缺血时 ATP 缺乏使钙泵功能发生障碍，造成细胞内 Ca^{2+} 大量积聚，激活细胞内 Ca^{2+} 依赖性蛋白水解酶，促使 XD 大量转化为 XO。XO 能催化次黄嘌呤生成黄嘌呤，并继续催化黄嘌呤转变为尿酸，但这两步反应都需以 O_2 为电子接受体。再灌注时，大量 O_2 随血液进入缺血组织，作为前述两步反应的电子接受体，生成大量的 O_2^- 和 H_2O_2。H_2O_2 在 Fe^{2+} 参与下可形成化学性质更为活泼的 OH ·。上述反应在再灌注早期尤为强烈，在组织内产生大量 ROS。

小测试7-3：缺血组织恢复灌注后，发生呼吸爆发的机制及其对机体产生的影响有哪些？

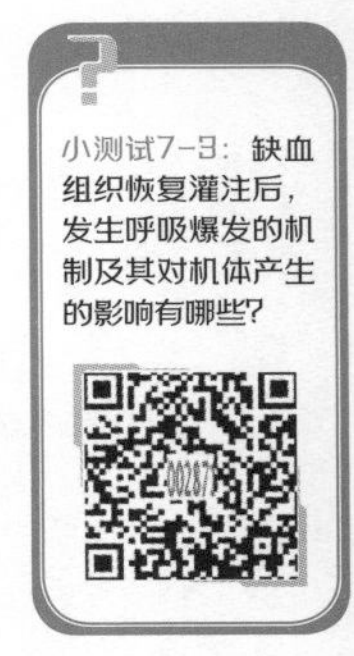

2. 中性粒细胞途径 缺血使补体系统和内皮细胞激活，产生 C3a、白三烯等趋化因子，大量中性粒细胞被招募、聚集并激活。再灌注时，激活的中性粒细胞在吞噬活动时的耗氧量显著增加（耗氧量可增加数百倍），摄取的 O_2 通过 NADPH 氧化酶或 NADH 氧化酶催化产生大量 OFR（NADPH 或 NADH+2O_2 → $NADP^+$ 或 NAD^++H^++ 2O_2^-），导致组织损伤，称为呼吸爆发（respiratory burst）。呼吸爆发在细胞毒性中起重要作用。

小测试7-4：再灌注时氧自由基产生的机制是什么？

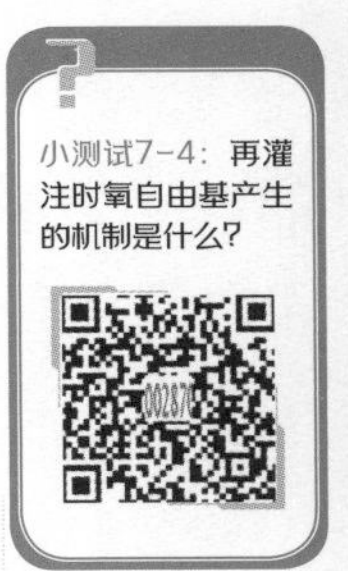

3. 线粒体途径 正常情况下，线粒体内的绝大部分 O_2 在细胞色素氧化酶作用下还原成 H_2O，仅 1% ～ 2% 的 O_2 经单电子还原生成少量的 OFR，但立即被线粒体内的超氧化物歧化酶、过氧化氢酶等抗氧化酶清除。缺血时线粒体氧化磷酸化功能障碍，ATP 产生减少，大量 Ca^{2+} 进入线粒体，导致线粒体细胞色素氧化酶系统功能失调的同时，也抑制了线粒体的抗氧化酶活性，因此再灌注时线粒体内的 O_2 经单电子还原形成的 OFR 增多。

4. 儿茶酚胺自身氧化途径 各种应激如缺血、缺氧时交感 - 肾上腺髓质系统兴奋，分泌大量儿茶酚胺，对机体起重要的代偿调节作用。但过多的儿茶酚胺在单胺氧化酶的作用下，通过自身氧化形成大量 O_2^-，又对机体造成损害。

（三）OFR 的损伤作用

OFR 的性质极为活泼，一旦形成，就可经其中间代谢产物不断扩展生成新的 OFR，形成连锁反应。OFR 能与膜磷脂、蛋白质、核酸等多种细胞成分发生反应，攻击膜磷脂、线粒体和 DNA，破坏细胞的结构和功能，造成细胞损伤甚至死亡。

Note

1．膜脂质过氧化作用增强 细胞膜、线粒体膜等生物膜由富含不饱和脂肪酸的脂质双层及镶嵌于其中的蛋白质构成，膜脂质微环境的正常是保证膜结构完整和膜蛋白功能正常的基本条件。OFR 可与膜上的不饱和脂肪酸作用，产生一系列脂性自由基，使膜发生脂质过氧化（lipid peroxidation），破坏膜脂质微环境，导致细胞及细胞器膜结构和功能受损。

框 7-3 脂质过氧化的损伤作用

脂质过氧化能破坏细胞及细胞器膜的结构，具体表现为：①减少膜不饱和脂肪酸，导致膜不饱和脂肪酸/蛋白质的比例失调。②降低膜的液态流动性。③提高膜的通透性，引起胞外 Na^+ 和 Ca^{2+} 内流增多，导致细胞水肿、钙超载。

此外，线粒体膜脂质过氧化则能抑制线粒体功能，减少 ATP 生成，加重细胞能量代谢障碍。

2．蛋白质变性和酶活性降低 OFR 和膜脂质过氧化过程中生成的脂性自由基可攻击蛋白质，引起蛋白质分子肽链断裂；也可修饰酶活性中心的氨基酸，使酶的巯基氧化，酶活性丧失。膜脂质过氧化过程中生成的丙二醛作为重要的交联因子，易引起胞质和膜蛋白及某些酶相互交联、聚合，造成蛋白质变性而丧失功能。

3．DNA 断裂和染色体畸变 OFR 尤其是 OH·（80% 为 OH·所致）可与脱氧核糖核酸及碱基反应并使其结构改变，造成 DNA 片断缺失、点突变及插入突变等。

4．诱导炎性因子产生 ROS 作为强大的氧化物质，可导致膜脂质过氧化和钙超载，进而激活膜磷脂酶、脂加氧酶和环加氧酶，通过花生四烯酸代谢，生成具有高度生物活性的前列腺素、血栓素 A_2 等。ROS 还可激活核转录因子，促进各种黏附分子的表达。

二、钙超载

各种原因引起的细胞内 Ca^{2+} 含量异常增多并导致细胞结构损伤和功能代谢障碍的现象，称为钙超载（calcium overload）。钙超载是缺血－再灌注损伤的重要发生机制之一。

（一）钙超载的机制

1．Na^+-Ca^{2+} 交换异常 细胞外 Ca^{2+} 浓度约为细胞内 Ca^{2+} 浓度的 10 000 倍，其浓度差主要依靠钙泵、钙通道和 Na^+-Ca^{2+} 交换蛋白维持。生理情况下，Na^+-Ca^{2+} 交换蛋白将 3 个 Na^+ 移入细胞，同时将 1 个 Ca^{2+} 移出细胞，是细胞膜上 Ca^{2+} 外流的主要转运体。缺血缺氧时细胞内无氧酵解加强，H^+ 浓度增高，通过细胞膜 H^+-Na^+ 交换途径导致细胞内 Na^+ 增多。另外，缺血时 ATP 产生减少，钠泵功能降低，也可造成细胞内 Na^+ 潴留。再灌注时，细胞内增多的 Na^+ 迅速激活细胞膜上 Na^+-Ca^{2+} 交换蛋白，但 Na^+、Ca^{2+} 交换方向逆转，使胞内 Na^+ 外流，胞外 Ca^{2+} 大量内流，形成细胞内钙超载。缺血－再灌注损伤时 Na^+-Ca^{2+} 逆向交换是钙超载的主要机制。

2．蛋白激酶 C 激活 组织在缺血后再灌注时，内源性儿茶酚胺释放增加。儿茶酚胺能结合 α_1 肾上腺素受体，激活 G 蛋白－磷脂酶 C 介导的细胞信号转导通路，促进磷脂酰肌醇分解，生成三磷酸肌醇（IP_3）和甘油二酯（DG）。IP_3 促进肌质网释放 Ca^{2+}，DG 则激活蛋白激酶 C 促进 H^+-Na^+ 交换，进而增加 Na^+-Ca^{2+} 逆向交换，促进胞外 Ca^{2+} 内流，共同使胞质 Ca^{2+} 浓度升高。此外，儿茶酚胺也能作用于 β 肾上腺素受体，通过激活腺苷酸环化酶增加 L 型钙通道的开放，从而

Note

促进胞外 Ca^{2+} 内流，进一步加重细胞内钙超载。

3．生物膜损伤　生物膜包括细胞膜及细胞器膜，其结构与功能完整是维持细胞内、外离子平衡的重要保证。缺血时，一方面细胞膜对 Ca^{2+} 的通透性增大，Ca^{2+} 内流增加；另一方面 ATP 产生减少，细胞膜及肌质网钙泵功能低下而不能充分排出或储存 Ca^{2+}，亦导致胞质内 Ca^{2+} 增多。缺血 - 再灌注过程中生成的大量 OFR 引发膜的脂质过氧化，导致膜结构受损，细胞膜和肌质网对 Ca^{2+} 的通透性都增高，既促进细胞外 Ca^{2+} 内流，也促进细胞器贮存的 Ca^{2+} 释放。以上均可促成钙超载的发生。

（二）钙超载引起缺血－再灌注损伤的机制

1．各种 Ca^{2+} 依赖性酶的激活　细胞内 Ca^{2+} 增多的作用：①激活 Ca^{2+} 依赖性的磷脂酶，促进膜磷脂分解，使细胞质膜及细胞器膜受损；②激活 Ca^{2+} 依赖性的蛋白水解酶，加速 XD 转化为 XO，促进 ROS 生成。此外，膜磷脂降解产物及其代谢产物等均可促进冠状动脉收缩及血栓形成，加重细胞功能代谢障碍。

2．线粒体功能障碍　线粒体是缺血 - 再灌注损伤中的重要靶细胞器。大量 Ca^{2+} 在线粒体内以磷酸钙的形式沉积，干扰线粒体的氧化磷酸化过程，使 ATP 生成减少。缺血 - 再灌注后氧化应激反应诱导线粒体释放细胞色素 C 和胱天蛋白酶（caspase），进而导致细胞死亡。

在缺血 - 再灌注早期，就可以检测到线粒体肿胀，线粒体膜不完整、通透性增强。线粒体内外信息的交流主要是通过线粒体通透性转运孔（mitochondria permeability transition pore，mPTP）的开放来实现的。mPTP 开放是再灌注损伤的关键。正常生理条件下心脏 mPTP 保持关闭状态。缺血时钙超载和大量生成的 ROS 促进再灌注期间 mPTP 开放。越来越多的研究证实，mPTP 是从可逆性再灌注损伤向不可逆性再灌注损伤转化的关键因子。

拓展：线粒体膜电位的检测

另外，线粒体膜电位（mitochondrial membrane potential，$\Delta\Psi$m）也是衡量线粒体功能的重要指标。生理条件下，$\Delta\Psi$m 在一定范围内小幅震荡，ROS 与线粒体结合很弱；氧应激情况下，ROS 生成与清除的平衡被破坏，ROS 破坏线粒体膜，影响呼吸链电子传递过程，$\Delta\Psi$m 发生去极化，引起线粒体功能障碍，从而触发细胞凋亡的级联反应，缺血 - 再灌注时的这种变化可引起致命性心律失常。

3．加重酸中毒　缺血缺氧使细胞能量代谢障碍，抑制有氧氧化，增强无氧酵解，导致乳酸生成增多，引起细胞酸中毒。此外，细胞内钙超载可激活某些 ATP 酶，导致细胞高能磷酸盐水解，释放出大量 H^+，加重细胞酸中毒。

钙超载能激活磷脂酶，使膜磷脂降解，而膜磷脂降解又进一步增加细胞膜对 Ca^{2+} 的通透性，促进钙超载。因此，钙超载既是缺血 - 再灌注的结果，又是缺血 - 再灌注过程中细胞损伤的原因。

三、炎症反应过度

缺血 - 再灌注可激活体内免疫反应，缺血 - 再灌注组织中最多见的是中性粒细胞浸润，中性粒细胞是介导缺血 - 再灌注时微血管阻塞和细胞破坏的主要细胞类型，随后出现单核细胞和巨噬细胞浸润，补体系统激活，也在缺血 - 再灌注中起重要的作用。急性缺血导致 ROS 产生，分泌炎性细胞因子、趋化因子和黏附分子，还可启动先天性免疫反应，导致组织损伤。

（一）再灌注时引起炎症反应过度的机制

1．趋化因子生成增多　再灌注时，细胞膜磷脂降解，花生四烯酸及其代谢产物增多，其中白三烯、血小板活化因子、补体、激肽等具有很强的趋化活性，能招募大量中性粒细胞进入缺血

Note

组织。中性粒细胞自身也能合成、释放多种具有趋化作用的炎症介质。

2．黏附分子生成增多 黏附分子（adhesion molecule）是指由细胞合成的，可促进细胞与细胞之间、细胞与细胞外基质之间黏附的一大类分子的总称，如整合素（integrin）、选择素（selectin）等，在维持细胞结构完整和细胞信号传导中起重要作用。缺血时血管内皮细胞表面各种黏附分子的表达增多，使中性粒细胞靠近、黏附、聚集于血管内皮细胞上。

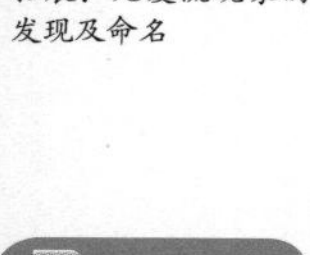

拓展：无复流现象的发现及命名

（二）炎症反应引起机体损伤的机制

1．微血管损伤 研究者在动物实验中发现，结扎犬的冠状动脉造成局部心肌缺血一段时间后，再重新打开被结扎的血管，较大的分支血管能恢复血液灌注，但缺血区的微循环血流并未完全恢复，这种现象称为无复流现象（no-reflow phenomenon）。无复流现象是缺血的延续和叠加，也是造成再灌注损伤的重要机制。

目前认为，中性粒细胞激活和炎症因子释放是无复流现象发生的病理生理基础。无复流现象的发生机制：①微血管内血流动力学改变：中性粒细胞黏附是血流阻塞的主要原因。正常情况下，中性粒细胞和血管内皮细胞之间相互排斥，以保证微血管的正常灌流。缺血－再灌注时，血管内皮细胞与中性粒细胞表达的黏附分子和趋化因子增多，导致局部中性粒细胞增多，并促进中性粒细胞在血管内皮细胞表面黏附、滚动，甚至穿过血管壁渗出。由于中性粒细胞体积大，变形能力弱，与血管内皮细胞黏附后，极易嵌顿、堵塞毛细血管，产生无复流现象。②微血管口径改变：再灌注使受损的血管内皮细胞肿胀，可导致管腔狭窄，血流受阻。③微血管通透性增高：激活的中性粒细胞和内皮细胞释放缩血管物质增多，自由基损伤和中性粒细胞黏附造成的微血管壁通透性增高，微血管痉挛和堵塞，引起细胞间质水肿，血管内血液浓缩，加重无复流现象。

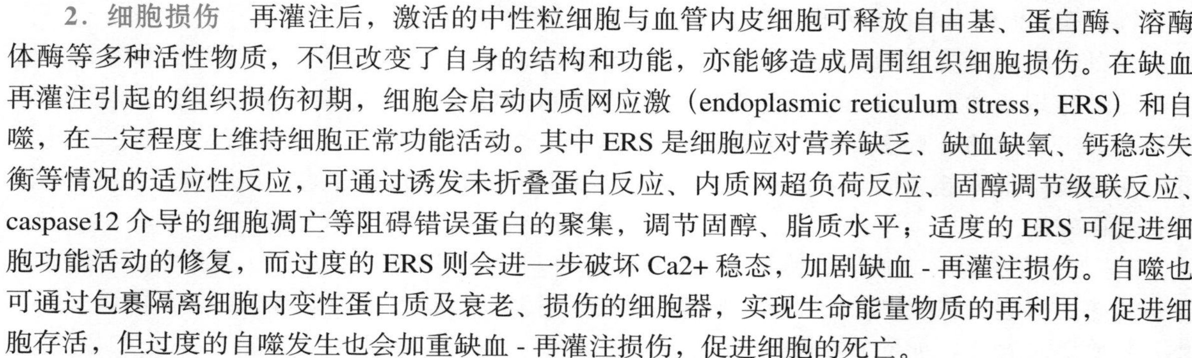

2．细胞损伤 再灌注后，激活的中性粒细胞与血管内皮细胞可释放自由基、蛋白酶、溶酶体酶等多种活性物质，不但改变了自身的结构和功能，亦能够造成周围组织细胞损伤。在缺血再灌注引起的组织损伤初期，细胞会启动内质网应激（endoplasmic reticulum stress，ERS）和自噬，在一定程度上维持细胞正常功能活动。其中ERS是细胞应对营养缺乏、缺血缺氧、钙稳态失衡等情况的适应性反应，可通过诱发未折叠蛋白反应、内质网超负荷反应、固醇调节级联反应、caspase12介导的细胞凋亡等阻碍错误蛋白的聚集，调节固醇、脂质水平；适度的ERS可促进细胞功能活动的修复，而过度的ERS则会进一步破坏Ca2+稳态，加剧缺血－再灌注损伤。自噬也可通过包裹隔离细胞内变性蛋白质及衰老、损伤的细胞器，实现生命能量物质的再利用，促进细胞存活，但过度的自噬发生也会加重缺血－再灌注损伤，促进细胞的死亡。

综上所述，缺血－再灌注损伤发生的主要机制包括自由基的作用、钙超载及炎症反应过度激活，三者相互作用和协同，最终引起细胞、组织和机体损伤。

（席姣娅 王庭槐）

第三节 缺血－再灌注损伤发生时机体的功能及代谢变化

机体缺血－再灌注损伤主要表现为器官的代谢障碍、功能障碍和结构损伤。心脏和脑由于对氧的需求高，对缺氧的耐受性差，更容易出现缺血－再灌注损伤的变化。

一、心脏发生缺血－再灌注损伤的变化

心肌缺血-再灌注损伤最为常见，再灌注时可观察到心脏前负荷增高，后负荷降低，说明心脏收缩力降低。

（一）对心肌代谢的影响

短时间的缺血-再灌注，可使心肌代谢迅速改善并恢复正常，但缺血时间较长后再灌注反而会使心肌代谢障碍更为严重，ATP 和磷酸肌酸（creatine phosphate，CP）含量迅速下降，氧化磷酸化障碍，线粒体不再对 ADP 产生反应，导致 ATP/ADP 的比值进一步降低。这是因为再灌注时自由基和钙超载等对线粒体的损伤导致心肌能量合成减少；加之再灌注血流的冲洗，ADP、AMP 等物质含量比缺血期减少，造成合成高能磷酸化合物的底物不足，氧化型谷胱甘肽含量进行性增加，还原型谷胱甘肽含量减少，提示再灌注时活性氧产生增多。

（二）对心肌电活动的影响

缺血心肌再灌注过程中出现的心律失常，称为再灌注性心律失常（reperfusion arrhythmia）。动物实验发现，再灌注性心律失常的发生率可达 50% ～ 70%。临床上解除冠状动脉痉挛及溶栓疗法后再灌注性心律失常的发生率也高达 50% ～ 70%。其中以室性心律失常，特别是室性心动过速和心室颤动最为常见。再灌注性心律失常的发生可能与心肌 Na^+ 和 Ca^{2+} 负荷过度及动作电位时程的不均一性有关。

小测试7-6：什么叫再灌注性心律失常？常见的再灌注性心律失常有哪些种类？

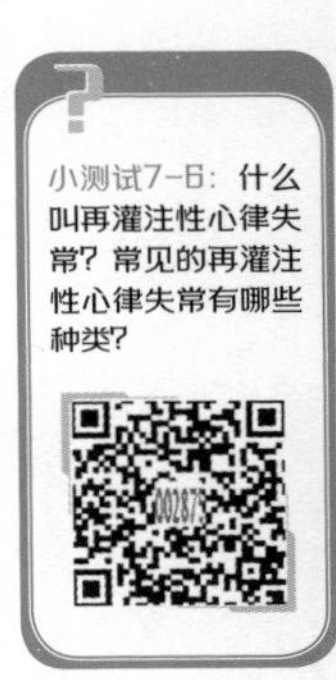

心肌缺血后心肌细胞自律性增强，但兴奋性和传导性均降低，这为心律失常创造了条件。心肌细胞急性缺血时一些快反应细胞转变为慢反应细胞。在心电图上表现为缺血心肌对应部位 ST 段抬高，R 波振幅增加。再灌注后缺血中心区 R 波振幅迅速降低，抬高的 ST 段回落，Q 波出现，由窦性心律转变为心室颤动，或先出现室性心动过速，再转变为心室颤动，这是规律、迅速、反复的室性异位活动的结果。此外，再灌注后缺血区和缺血边缘区心肌细胞动作电位时程的不一致性增强了心肌兴奋折返，可能是引发心室颤动的主要原因。缺血 20 ～ 30 min 正是心肌发生可逆性与不可逆性损伤的交叉点，细胞的不均一性最强，发生心室颤动的概率最高。

（三）对心功能的影响

短期缺血后再灌注心功能可得到恢复，但若阻断冠脉血流 1 h 以上再恢复灌注，则心功能往往进一步恶化。20 世纪 70 年代的研究发现，夹闭犬冠状动脉 15 min 并不会造成心肌坏死，但缺血-再灌注后心肌收缩功能抑制可持续 12 h。这种心肌并未因缺血发生不可逆损伤，但在再灌注血流基本恢复正常后一定时间内心肌出现的可逆性收缩功能降低的现象称为心肌顿抑（myocardial stunning）。表现为短期缺血早期恢复灌注时，心肌收缩功能不能迅速恢复，在较长一段时间内（数天到数周），心肌都处于收缩功能低下，甚至处于无功能状态（nonfunction state）。心肌顿抑是缺血-再灌注损伤的表现形式之一，造成心输出量和左心室舒张末压（left ventricular end diastolic pressure，LVEDP）降低，其发病机制与自由基爆发性生成和钙超载有关，也与 ATP 减少和 Ca^{2+} 敏感性降低有关（图 7-1）。

Note

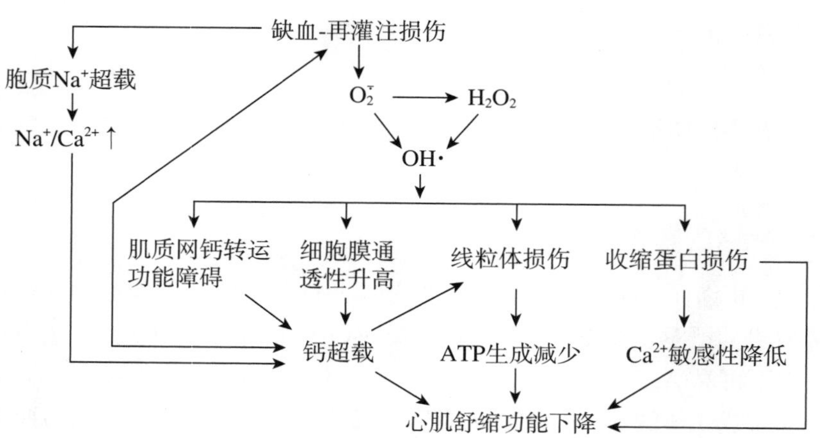

图 7-1 心肌顿抑的发生机制

框 7-4 心肌顿抑和心肌冬眠

心肌顿抑（myocardium stunning）是指心肌在经历短暂急性缺血后，心肌细胞虽未发生坏死，但处于“昏厥”状态，即使得到有效再灌注后，仍需数小时、数天乃至数周才能恢复收缩功能的现象。其特点是：①发生于可逆性缺血（2 ~ 20 min）再灌注之后；②属于可逆性功能障碍，可完全恢复；③局部血流正常或几乎正常；④心肌细胞高能磷酸盐储备降低。

心肌冬眠（myocardium hibernation）是由于长期低血流灌注状态下心肌通过自身的调节使收缩功能减低，减少能量的消耗，以保证心肌存活，由此防止不可逆性损伤。若增加血流供应或减少需求而使心肌氧的供需平衡得到改善，心功能可恢复正常。其特点是：①持续性收缩功能障碍，可达数月甚至数年；②可逆性功能障碍，在血管重建术后可完全恢复；③局部心肌血流降低，但尚足以维持组织的存活；④心肌细胞糖代谢正常甚至略高。

两者的共同点：①均为缺血所引起；②均为可逆性心肌收缩功能障碍。

两者的不同点：①心肌顿抑的血流供应正常或接近正常，而心肌冬眠时血流供应减少；②心肌顿抑发生于缺血后再灌注时，心肌冬眠发生于持续缺血期；③心肌顿抑功能障碍恢复时间长，需数小时、数天或更长；心肌冬眠功能障碍恢复时间短，去除病因后可立即恢复。

（四）对心肌超微结构的影响

缺血-再灌注损伤时，超微结构可见心肌细胞水肿，细胞膜损伤加重，细胞挛缩加重，线粒体嵴破裂消失，线粒体内 Ca^{2+} 大量沉积，形成致密颗粒，肌原纤维断裂，节段性溶解和收缩带形成。

再灌注也可使毛细血管内皮细胞肿胀加重，胞质形成突起物伸向管腔，内质网扩张成大小不一的空泡，引起管腔变窄，甚至阻塞，同时血小板、白细胞聚集、阻塞在微循环中。上述变化使心肌恢复灌流后仍得不到血液供应，出现无复流现象。

二、脑发生缺血－再灌注损伤的变化

脑的神经活动主要依靠葡萄糖有氧氧化提供能量，是人体对缺氧最敏感、耐受力最差的器官。因此一旦缺血时间较长，即可引起严重的不可逆性损伤。脑缺血时生物电发生改变，出现病理性慢波，缺血一定时间后再灌注，慢波持续并加重。脑组织富含磷脂，脂质过氧化是脑损伤的主要特征，可出现脑水肿和脑细胞坏死。

（一）对脑细胞代谢的影响

缺血时脑细胞内ATP、CP合成减少，影响钠-钾泵、钙泵功能。由于钠-钾泵功能降低，膜离子梯度不能维持，造成细胞外K^+浓度升高，而细胞内水钠潴留。再灌注时，氧自由基的产生加重了膜损伤，使细胞肿胀，同时细胞内细胞器也肿胀，影响各种细胞器的功能。由于毛细血管外水肿压迫、血管内皮细胞的肿胀堵塞，影响脑微循环，加重脑损伤。

同时由于脑组织缺氧，糖酵解增强，产生大量乳酸，造成细胞内酸中毒。

缺血-再灌注能引起突触前兴奋性氨基酸（谷氨酸及*N*-甲基-*D*-天冬氨酸（glutamate and *N*-methyl-*D*-aspartate，NMDA）释放增加，激活受体依赖性通道中的N型钙通道。在某些神经元上存在NMDA受体，在兴奋性氨基酸的作用下，受体兴奋可引起受体依赖的Ca^{2+}内流，导致钙超载，钙超载可激活多种蛋白酶与核酸内切酶，导致微管解聚、细胞骨架破坏、神经元降解。

拓展：*N*-甲基-*D*-天冬氨酸

在脑缺血期，内皮细胞及其他细胞内的铁池破裂，Fe^{2+}从铁池中释出，引起铁依赖性脂质过氧化，使细胞受损。

框7-5　缺血-再灌注损伤中的细胞铁死亡

铁死亡（ferroptosis）是一种铁依赖性的，区别于细胞凋亡、细胞坏死、细胞自噬的新型的细胞程序性死亡方式。铁死亡的主要机制是在二价铁或酯氧合酶的作用下，催化细胞膜上高表达的不饱和脂肪酸发生脂质过氧化，从而诱导细胞死亡。此外，还表现为抗氧化体系（谷胱甘肽系统）的核心酶GPX4的降低。有研究发现，在阿霉素处理和缺血-再灌注过程中，心肌细胞的死亡形态变化与铁死亡高度一致。后续的研究证实，阿霉素处理后细胞内的血红素加氧酶HMOX1表达量上调，导致细胞内的铁离子浓度升高，进而诱导细胞的铁死亡。此外很多研究发现，在药物处理或缺血倒灌引起的肝或肾急性损伤时都存在细胞铁死亡的现象。

（二）对脑功能的影响

脑缺血-再灌注也可造成脑功能严重受损。缺血时脑细胞生物电发生改变，出现病理性慢波，缺血一定时间后再灌注，慢波持续并加重。如在夹闭双侧椎动脉和双侧颈总动脉的兔脑缺血-再灌注损伤模型中发现，颞叶组织内神经递质性氨基酸含量发生明显变化，抑制性神经递质（γ-氨基丁酸、丙氨酸、甘氨酸和牛磺酸）在缺血-再灌注早期就显著升高，而兴奋性神经递质（谷氨酸、天冬氨酸）则随缺血-再灌注时间延长而逐渐降低。故缺血-再灌注损伤时间越长，兴奋性递质含量越低，对脑功能的抑制作用就越明显。

Note

（三）对脑超微结构的影响

脑缺血再灌注后，线粒体肿胀，钙盐沉积，并可见线粒体嵴断裂，核染色质凝集，内质网高度肿胀，结构明显破坏，星型细胞肿胀，尼氏体完整性破坏，胶质细胞、血管内皮细胞肿胀，周围间隙增大并有淡红色水肿液、白质纤维间隙疏松，血管内微血栓、髓鞘分层变性，呈现不可逆损伤。

三、肺发生缺血 – 再灌注损伤的变化

（一）对代谢的影响

肺缺血 - 再灌注后，ATP 合成减少，ATP/ADP 比值降低，糖原含量下降，乳酸堆积。

（二）对肺功能的影响

再灌注后可造成肺动脉高压、肺水肿、肺顺应性降低，肺分流率增加，造成以急性呼吸衰竭和低氧血症为特征的急性呼吸窘迫综合征（acute espire-torydistress syndrome，ARDS）。

（三）对肺超微结构的影响

肺缺血 - 再灌注后，线粒体肿胀、嵴消失，内质网扩张。肺泡Ⅰ型上皮细胞肿胀，肺泡Ⅱ型上皮细胞的板层体消失，血管内皮细胞和基底膜肿胀，出现呼吸膜损害。

四、其他器官发生缺血 – 再灌注损伤的变化

肠缺血 - 再灌注损伤常见于动脉栓塞、绞窄性疝气、结肠癌、肠扭转、血液中毒、肠系膜功能障碍和低血容量性休克，通常伴随着强烈的炎症反应和大量中性粒细胞募集，引起广泛的肠上皮细胞死亡，主要表现为肠黏膜损伤。其形态学特征表现是广泛的肠上皮与绒毛分离，上皮细胞坏死，固有层破损，出血及溃疡形成。小肠缺血时肠道毛细血管通透性升高，血管腔内液体通过毛细血管漏出而形成间质水肿。再灌注后，肠道毛细血管通透性进一步升高。这可导致肠道的吸收功能障碍及肠黏膜屏障功能受损。黏膜的通透性升高，使大分子溶质得以通过，因此，来自肠腔的细菌和内毒素可能通过受损的肠黏膜屏障进入循环系统，诱发全身炎症反应综合征甚至多器官衰竭。

肝缺血 - 再灌注损伤普遍发生在肝叶切除、肝移植等手术中。术中因第一肝门阻断，肝组织内缺血缺氧使 ATP 大量消耗，ATP 依赖性钠 - 钾泵失效，导致细胞能量代谢障碍，离子分布失衡，细胞水肿；松开阻断后，血流重新灌注，发生一系列氧化应激、炎症等，加重肝损伤。炎症反应、细胞能量代谢异常、血流循环障碍等都参与肝缺血 - 再灌注损伤的发生。表现为血清天冬氨酸氨基转移酶（AST）、谷丙转氨酶（ALT）活性升高，其升高水平可反映肝细胞缺血 - 再灌注损伤程度。在超微结构方面，可在光镜下观察到肝细胞肿胀、脂肪变性、空泡变性及点状坏死。电镜下可观察到线粒体高度肿胀、变形、嵴减少，排列紊乱，甚至线粒体崩解，空泡形成等，

肾缺血 - 再灌注时肾组织学损伤较单纯缺血时更明显，表现为血清肌酐浓度升高，反映肾功能受损。电镜下同样可观察到细胞缺血 - 再灌注损伤时典型的超微结构改变：线粒体高度肿胀、变形、嵴减少，排列紊乱，甚至线粒体崩解，空泡形成等。以急性肾小管坏死最为严重，血清中

肌酐含量显著升高，说明肾功能严重受损，可发生急性肾衰竭。

此外，骨骼肌缺血－再灌注可导致肌肉微血管和细胞损伤，自由基增多，脂质过氧化增强。

（陆立鹤）

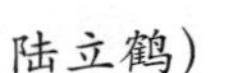

第四节 防治缺血－再灌注损伤的病理生理基础

尽管目前有关缺血－再灌注损伤的研究多数是在实验动物上进行的，但这些实验资料却已经为缺血－再灌注损伤的临床防治提供了重要的启示和借鉴。目前，值得临床上参考的防治措施有以下几种。

一、减少缺血时间

由于缺血－再灌注损伤的发生与缺血时间有较高的相关性，缺血时间越短，发生再灌注损伤的可能性越小，因此针对缺血原因，采取有效措施，尽早恢复血流灌注，可避免或减轻缺血－再灌注损伤。

二、控制再灌注条件

再灌注液体应低压、低流速、低温、低钙、低钠、高钾。低压低流速灌注可避免使氧的供应突然增加而产生大量氧自由基；低温则使缺血器官代谢降低，代谢产物聚积减少；低钙浓度能减少钙超载引起的损伤；低钠浓度可减轻细胞肿胀；高钾浓度能减轻缺血组织钾丢失。

三、清除与减少自由基，抑制钙超载

清除自由基实验证明，外源性 SOD、黄嘌呤氧化酶抑制剂别嘌呤醇、维生素 E、维生素 C、过氧化氢酶、二甲基亚砜等自由基清除剂对缺血－再灌注损伤的心肌有防护作用。补充外源性 SOD，或预先用 OH^- 清除剂二甲基亚砜处理肠管能显著降低肠缺血所致的血管通透性增高。抑制钙超载的钙通道阻滞剂也对预防和减轻缺血－再灌注损伤有一定作用。

四、补充能源物质

外源性 ATP 可穿过细胞膜进入细胞直接供能，同时还能与细胞表面的 ATP 受体结合，或使细胞膜蛋白磷酸化，有利于细胞膜功能恢复。缺血组织无氧代谢增强，补充糖酵解底物如磷酸己糖具有保护缺血组织的作用；细胞色素 C 能增加线粒体的 ADP 磷酯化；醌类化合物则能加速电子传递或将电子直接传递给氢，对缺血时线粒体损伤所致的氧化磷酸化受阻有一定的治疗作用，以延长缺血组织的可逆性改变的期限。

Note

五、通过缺血适应激活内源性保护机制

拓展：国家“百万减残工程”的提出与实施

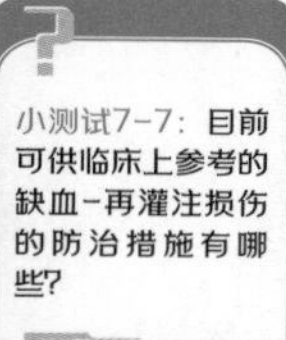

小测试7-7：目前可供临床上参考的缺血–再灌注损伤的防治措施有哪些?

经常对机体进行反复多次短暂的、无危害的缺血适应训练，能够激发机体免疫系统的应急机制，产生和释放内源性保护物质（如腺苷、缓激肽、NO、前列环素、去甲肾上腺素等），减轻和抵抗随后更长时间因缺血缺氧造成的损伤，这一现象被称为缺血预适应（ischemic preconditioning，IPC）。而在血液循环重建后的前几分钟多次短暂阻塞、再灌注，便可获得与缺血预适应相同的效果，称为缺血后适应（ischemic postconditioning）。缺血预适应的概念是由美国Murry博士在1986年率先提出的，他在对犬进行心肌梗死模型的实验时，在对冠状动脉前降支结扎之前，先对其进行4次阻断血流和恢复血流（每次各持续5 min）的训练，之后再将前降支持续结扎40 min，发现最终心肌梗死面积减小了75%以上。缺血预适应的机制可能是减少细胞能量需求，促进内源性保护物质的释放；并能通过激活PKC，促进细胞内热休克蛋白的生成而产生保护作用。此外，还可能激活PI3K/Akt信号通路，抑制细胞凋亡。1993年，Przyklenk等提出了“远隔缺血适应（remote ischemic conditioning，RIC）”的概念。他们在动物实验中发现，在对犬进行冠状动脉前降支结扎之前，对另外一支动脉进行4次阻断血流和恢复血流（各持续5 min）的训练，可使心肌梗死面积减小70%。远隔缺血适应是通过对某一器官或组织进行反复、短暂的缺血刺激，使得该器官或组织以外的其他器官或组织产生对缺血的适应，进而提高其对缺血损伤的耐受能力。

框7-6 《远隔缺血适应防治缺血性脑血管病中国专家共识》

为规范远隔缺血适应的临床应用，国家“百万减残工程”规范指导临床办公室和中国老年医学学会脑血管病分会组织领域内相关专家，参考国内外临床实践和研究结果，于2021年7月6日在中华医学杂志第101卷第25期发表了《远隔缺血适应防治缺血性脑血管病中国专家共识》，旨在引起广大神经科医师的重视，指导缺血性脑血管病的规范化防治和管理。

专家共识摘要：远隔缺血适应是通过对某一器官或组织进行反复、短暂的缺血刺激，使得该器官或组织以外的其他器官或组织产生对缺血的适应，进而提高其对缺血损伤的耐受能力，该方法具有便捷无创、经济实用、不良反应少、易于普及等优点。近年来，远隔缺血适应在缺血性脑血管病患者中的应用不断增多。本共识是结合我国脑血管病防治特点，参考国内外最新文献，围绕远隔缺血适应的概念和分型、作用机制、临床实施方法、适用人群、禁忌证及治疗前评估、未来研究和应用建议等临床常见问题制定，旨在引起广大神经科医生重视，以期为我国缺血性脑血管病患者的规范化防治和管理提供指导性建议。

（陆立鹤）

小 结

组织细胞缺血、缺氧会导致细胞代谢、功能乃至结构发生损伤，称为缺血性损伤。尽快恢复缺血组织的血液循环是治疗缺血性损伤的首要措施。但有时缺血后再灌注反而会加重组织、器官的功能障碍和结构损伤。这种在缺血基础上恢复血流后组织损伤反而加重，甚至发

Note

生不可逆性损伤的现象称为缺血－再灌注损伤。缺血－再灌注损伤的发生与缺血时间、器官对氧的需求、侧支循环的建立情况和再灌注条件密切相关。

缺血－再灌注损伤的发生机制与自由基的作用、钙超载和炎症反应过度相关。自由基包括氧自由基、脂性自由基等，再灌注时可通过黄嘌呤氧化途径、中性粒细胞途径、线粒体途径以及儿茶酚胺自身氧化途径生成，造成膜脂质过氧化，蛋白质变性和酶活性降低，DNA 断裂和染色体畸变以及炎性因子产生增多。再灌注时 Na+-Ca2+ 交换异常、蛋白激酶 C 激活和生物膜的损伤可引起细胞内钙超载，导致各种 Ca2+ 依赖性酶的激活、线粒体功能障碍并加重细胞酸中毒。再灌注时趋化因子和黏附分子生成增多可引起炎症反应过度，导致微血管和细胞损伤。

机体缺血－再灌注损伤主要表现为器官的代谢障碍、功能障碍和结构损伤。心脏和脑由于对氧的需求高，对缺氧的耐受性差，更容易出现缺血－再灌注损伤的变化。目前值得临床上参考的防治缺血－再灌注损伤的措施有：减少缺血时间；控制再灌注条件（低压、低流速、低温、低钙、低钠、高钾）；外源性 SOD、别嘌呤醇、维生素 E、维生素 C、过氧化氢酶、二甲基亚砜等自由基清除剂清除与减少自由基；补充 ATP、细胞色素 C 等能源物质；以及通过缺血预适应、远隔缺血适应等措施激活内源性保护机制。

整合思考题

从缺血－再灌注损伤发生机制的角度，分析目前临床上常见的防治缺血－再灌注损伤的措施的病理生理学基础。

参考答案

Note

第八章 休 克

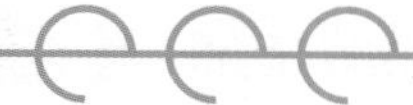

导学目标

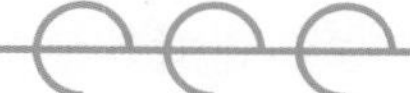

通过本章内容的学习，学生应能够：

※ **基本目标**

1．描述休克的病因和分类。

2．说出休克和急性呼吸窘迫综合征的定义。

3．比较休克早期和休克进展期的特点和微循环变化机制。

4．描述休克早期的代偿反应和休克进展期的失代偿反应。

5．阐述休克过程中细胞损伤和细胞代谢障碍的机制。

6．解释休克时肾、肺、心和消化系统功能受损的机制。

7．复述休克的治疗原则。

※ **发展目标**

1．结合微循环的变化特点，分析休克的发生机制。

2．根据临床表现，分析判断患者的休克分期。

案例 8-1

男，70 岁。慢性支气管炎病史 20 余年。入院前 5 天，因受凉而出现咳嗽、流涕、发热（体温 39.2℃），按“感冒”自行服用“感康”等药物，3 天后热退，但自觉呼吸困难加重，咳黄色浓痰，遂入院就诊。门诊以“肺炎”收入院。

案例 8-1 解析

体格检查：体温 36.8℃，脉搏 130 次 / 分，呼吸 28 次 / 分，血压 80/50 mmHg。神志淡漠，重病容，口唇发绀。脉细而弱，皮肤冰冷。心律齐，未闻及病理性杂音。双肺呼吸音粗，可闻及湿啰音，胸部 X 线检查示双肺下叶片絮状阴影。腹软，肝、脾未触及肿大。双肾区无叩击痛，尿量减少。

实验室检查：血常规 WBC 15×10^9/L。痰培养、血培养提示革兰氏阴性菌感染。

问题：

1．患者发生了哪种类型的休克？诊断依据是什么？

2．患者血压降低的机制有哪些？

休克（shock）是指各种强烈的致病因素引起的急性循环障碍，使全身有效循环血量急剧减少，组织器官微循环灌流严重不足及某些休克病因直接损伤细胞，造成各重要生命器官功能、代谢障碍及结构损伤的全身性病理过程。休克由英语“shock”音译而来，原意为打击或震荡。1731年，法国医生 Henri Francois Le Dran 首次用“休克”一次来描述患者因创伤而引起的临床危重状态。19 世纪末，将休克患者的临床表现描述为：面色苍白或发绀、四肢湿冷、脉搏细速、脉压缩小、尿量减少、神志淡漠。随着无创性血压测定方法在临床的普遍应用，补充了休克患者的一个重要体征——低血压，这是首次从整体水平对休克患者临床表现进行的生动描述，至今仍对休克的临床诊断具有一定的指导意义。

拓展：休克发生机制的研究进展

第一节 休克的病因和分类

一、休克的病因

许多强烈的致病因子作用于机体可引起休克，常见的病因有以下几种。

（一）失血与失液

1. 失血 大量失血引起的休克称为失血性休克（hemorrhagic shock），常见于创伤失血、消化道出血、宫外孕和产后大出血等。失血量和失血速度决定该类型休克发生与否，快速失血超过总血量 20% 以上时，若得不到及时纠正，即可引起休克。

2. 失液 剧烈呕吐或腹泻、大量出汗等可造成体液大量丢失，使有效循环血量急剧减少而引起休克。

（二）烧伤

烧伤性休克（burn shock）是一种继发性休克。严重大面积烧伤早期，因毛细血管壁通透性增高，使血浆大量渗出，导致循环血量锐减，加上剧烈疼痛，引起休克的发生。晚期常因继发感染而发展为感染性休克。

（三）创伤

严重创伤时，机体可因大量失血、剧烈的疼痛刺激、组织坏死和细菌毒素的作用而引起休克，称为创伤性休克（traumatic shock）。

（四）感染

细菌、病毒、真菌等病原微生物严重感染可引起感染性休克，其中以革兰氏阴性菌感染引起的休克最为多见。感染灶中的微生物及其毒素等侵入血液循环，激活宿主的各种细胞和体液系统，产生细胞因子和内源性介质等作用于机体各种组织器官，导致组织细胞缺血、缺氧、代谢紊乱和功能障碍，甚至发生多器官功能衰竭。严重感染常伴败血症，故又称为败血症休克（septic shock）。

（五）过敏

过敏性休克（anaphylactic shock）是一种严重的过敏反应。药物（如青霉素）、血清制剂或疫苗等进入过敏体质者体内，可引起 I 型（速发型）超敏反应，由肥大细胞释放血管活性物质而使血管床容积急剧扩大、毛细血管壁通透性增高、血浆外渗，使有效循环血量相对不足，引起休克。

Note

（六）强烈的神经刺激

剧烈疼痛、脑外伤、中枢镇静药过量、高位脊髓麻醉或损伤等可使交感神经系统功能受抑，血管舒缩性丧失，血管床容积扩大，有效循环血量相对不足，从而引起神经源性休克(neurogenic shock)。

（七）心脏和大血管病变

心脏和大血管的许多病变都可通过影响心输出量而导致休克。大面积急性心肌梗死、弥漫性心肌炎、扩张性心肌病、严重室性心律失常等心脏病变引起原发性心功能受损，使心输出量急剧减少、组织灌流不足而导致心源性休克（cardiogenic shock）。心脏压塞、张力性气胸等通过影响心室舒张期充盈，肺动脉高压、主动脉瓣狭窄等影响心脏射血，导致心输出量骤减、有效循环血量严重下降，进而引起心源性休克。

二、休克的分类

引起休克的病因复杂多样，分类方法也有多种，临床上常用的分类方法如下。

（一）按病因分类

休克按病因可分为失血性休克、烧伤性休克、创伤性休克、感染性休克、过敏性休克、神经源性休克和心源性休克等。

（二）按休克的始动环节分类

良好的心功能、合适的血管容积和充足的循环血量是保障微循环灌流的 3 个基本条件，若病因直接造成这 3 个因素中的一个或几个改变，致使各重要器官微循环灌流量急剧减少，即引起休克。循环血量减少、血管容积扩大和心功能降低为休克发生的 3 个始动环节（图 8-1）。

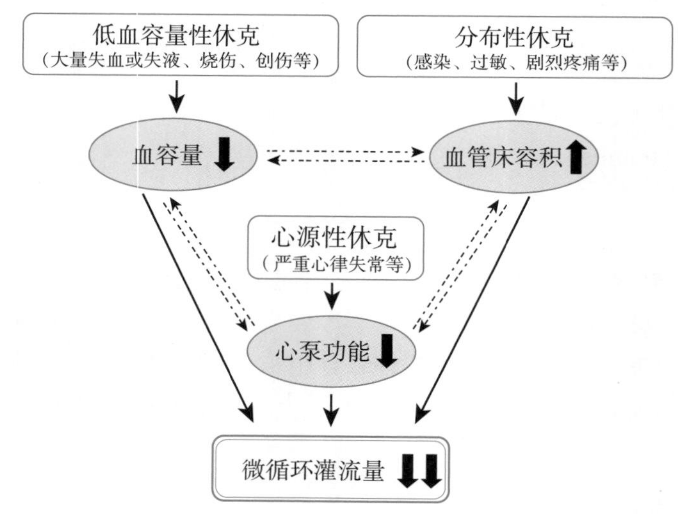

图 8-1 休克发生的始动环节

按照休克发生的始动环节，可将休克分为以下 3 种类型。

1. 低血容量性休克（**hypovolemic shock**） 因血容量减少而引起的休克。大量失血或失液、烧伤、创伤等引起体液大量丢失或血管通透性增加，导致有效循环血量急剧减少，静脉回流不足，心输出量减少和血压下降，引起组织器官微循环灌流严重不足。

2．心源性休克 由于心脏泵血功能障碍，心输出量急剧减少，使有效循环血量和微循环灌流量显著下降而引起的休克。可见于大面积急性心肌梗死、弥漫性心肌炎等心肌源性病因引起心肌舒缩功能显著损伤，也可见于急性心脏压塞、张力性气胸等非心肌源性病因导致心室充盈或射血严重不足。非心肌源性原因引起的心源性休克又称为心外阻塞性休克（extracardiac obstructive shock）。

3．分布性休克（distributive shock） 因外周血管扩张，血管床容积显著扩张、有效循环血量相对不足而引起的休克，也称为血管扩张性休克（vasodilatory shock）或低阻力性休克（low-resistance shock）。感染性休克、过敏性休克和神经源性休克属于该类休克。

（三）按血流动力学特点分类

休克还可按照血流动力学特点（即心输出量与外周阻力的关系）进行分类。

1．低动力型休克（hypodynamic shock） 该型休克的血流动力学特点为心输出量降低、外周阻力增高，故又称为低排高阻型休克。早期动脉血压降低可不明显，但脉压明显缩小，晚期血压明显降低。因皮肤血管收缩、血流减少而使皮肤温度降低，故又称为冷休克，常见于低血容量性休克和心源性休克。

小测试8-1：比较低动力型休克与高动力型休克。

2．高动力型休克（hyperdynamic shock） 该型休克的血流动力学特点为心输出量增高、外周阻力降低，故又称为高排低阻型休克。动脉血压稍降低，脉压可增大。因皮肤血管扩张或动-静脉吻合支开放，血流量增多，而使皮肤温度升高，故又称为暖休克，常见于感染性休克的早期。该型休克发病过程中虽心输出量增加，但因大量动静脉吻合支开放，血流经此短路返回，真毛细血管中血流量显著减少，微循环灌流仍处于不足的状态。

各型休克发展到晚期，不仅心输出量降低，外周阻力也降低，表现为低排低阻型休克，为失代偿表现，动脉血压明显降低。

拓展：休克的最新分型

（刘利梅）

第二节 休克微循环障碍的发病机制

一、微循环灌流

（一）微循环的结构与调节特征

微循环（microcirculation）是指微动脉和微静脉之间的血液循环，是血液与组织间物质交换的基本结构和功能单位，对于维持人体正常的生理功能具有重要意义。正常微循环的功能状态，主要受神经、体液和自身因素的调节。微动脉和后微动脉分布有较多的交感神经纤维和 α- 肾上腺素受体，因此，对缩血管调节因素比较敏感，后微动脉和毛细血管前括约肌的舒缩活动还受局部代谢产物的调节。

动画：正常微循环

微循环血管数量多、容积大，生理状况下毛细血管保持交替开放，大部分处于关闭状态。在生理条件下，全身性缩血管活性物质的浓度很少发生明显波动，毛细血管主要受组织局部 CO_2、H^+、组胺、腺苷和激肽等代谢产物的调节而交替开放。

Note

（二）影响微循环灌流的主要因素

微循环灌流量取决于有效循环血量、灌注压和血流阻力。各种病因通过不同途径使有效循环血量减少、灌注压降低或（和）血流阻力增大，从而导致微循环灌流量急剧减少，引起休克。

二、休克微循环障碍的分期及机制

不同病因引起的休克，发病过程各有其自身特点，但有效循环血量减少使全身重要脏器微循环灌流量急剧降低是各种类型休克发病的共同环节。以失血性休克为例，可将休克病程分为3个时期。

（一）休克早期

休克早期，机体处于强烈应激反应的早期阶段，机体多种代偿机制发挥作用，以维持血压稳定和重要器官的血液灌流，故又称为休克代偿期。

动画：休克早期微循环的变化

1．微循环变化特点 各种病因引起体内神经 - 体液机制激活，微动脉、后微动脉和毛细血管前括约肌发生强烈收缩，而微静脉仅轻度收缩或无明显变化，使毛细血管前阻力增加，大量真毛细血管关闭，血流减少、流速减慢，血液经直捷通路和开放的动 - 静脉吻合支回流至微静脉端，使组织血液灌流量显著减少，微循环呈“少灌少流，灌少于流”的状态，组织器官呈缺血、缺氧状态。因此，休克早期又称为缺血性缺氧期（ischemic hypoxic stage）。

2．微循环变化机制 各种致休克病因可引起交感 - 肾上腺髓质和肾素 - 血管紧张素 - 醛固酮等系统活性增高，释放多种体液因子。

小测试8-2：不同病因引起交感-肾上腺髓质系统兴奋的机制

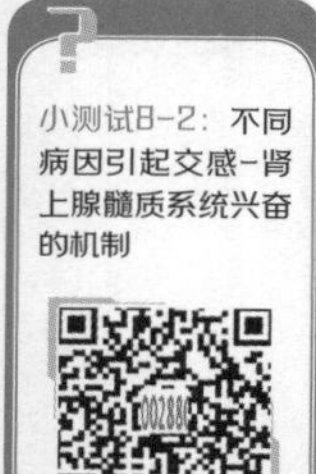

（1）交感 - 肾上腺髓质系统强烈兴奋：各种致休克病因通过不同途径引起交感 - 肾上腺髓质系统强烈兴奋，如低血容量和心源性休克时，因大量失血失液、心输出量减少和血压降低等可刺激容量和压力感受器；疼痛、紧张可激活边缘系统；内毒素具有拟交感作用，上述情况均可导致交感 - 肾上腺髓质系统兴奋，释放大量儿茶酚胺入血。现已证明，各种休克时血中儿茶酚胺的含量比正常时高几十倍、甚至几百倍。儿茶酚胺作用于皮肤、腹腔内脏器官尤其是肾血管壁的α-肾上腺素受体，引起血管收缩，而微动脉和后微动脉对儿茶酚胺的敏感性更高，因此毛细血管前阻力显著增加，使微循环灌流量急剧减少。此外，儿茶酚胺还可与β- 肾上腺素受体结合，引起动 - 静脉短路开放，使血液绕过真毛细血管网直接进入微静脉，加重组织的缺血缺氧。但儿茶酚胺对心脑血管的影响不大。

（2）其他体液因子的作用：①血管紧张素Ⅱ（angiotensin Ⅱ，Ang Ⅱ）：交感 - 肾上腺髓质系统兴奋使肾小动脉显著收缩，肾血流量减少而激活肾素 - 血管紧张素 - 醛固酮系统（renin-angiotensin-aldosterone system，RAAS），产生大量血管紧张素，其中Ang Ⅱ的缩血管作用最强；②血管加压素（vasopressin）：又称抗利尿激素，血容量减少及疼痛刺激使血管加压素分泌增多；③血栓素 A_2（thromboxane A_2，TXA_2）：儿茶酚胺、内毒素等激活血小板生成，并使之释放 TXA_2，后者具有强烈的缩血管作用；④内皮素 -1（endothelin-1，ET-1）：休克时，缺血缺氧、血小板聚集、肾上腺素等因素促进血管内皮细胞前内皮素原的基因表达，使内皮素 -1 合成和释放增加，引起血管痉挛，高浓度的内皮素 -1 对心肌有直接的毒性作用；⑤白三烯类物质：肾上腺素和去甲肾上腺素等可以刺激脂加氧酶的活性，促进白三烯的生成和释放，引起腹腔内脏器官小血管的收缩。

3．微循环变化对机体的影响 休克早期交感神经强烈兴奋及儿茶酚胺等缩血管物质的大量释放，引起皮肤、腹腔内脏和肾等器官发生明显的缺血、缺氧，但亦具有重要的代偿意义，主要

Note

表现在以下两个方面。

（1）维持有效循环血量和血压：休克早期患者的血压可不降低或轻度下降，主要通过以下几个方面实现。①自身输血：静脉血管属于容量血管，容纳总血量的 60% ~ 70%，大量的儿茶酚胺使小静脉、微静脉以及肝、脾等储血器官收缩，迅速而短暂地增加回心血量，有助于动脉血压的维持，是休克时增加回心血量和循环血量的“第一道防线”。②自我输液：交感缩血管神经兴奋时，毛细血管前阻力血管的收缩程度大于毛细血管后阻力血管，导致毛细血管前阻力比后阻力的增加更明显，微循环血液的灌入量少于流出量，使毛细血管中流体静压降低，组织液进入血管，增加循环血量，是休克时增加回心血量和循环血量的“第二道防线”。③醛固酮和抗利尿激素增多促进肾小管对 Na^+、水的重吸收，有助于补充循环血量。④交感神经兴奋及多种缩血管物质增多导致全身小动脉的痉挛收缩，使外周阻力增加，血压回升。⑤儿茶酚胺作用于心肌 β_1- 肾上腺素受体，使心肌收缩力增强、心率加快，心输出量增加。除失血性休克和心源性休克外，其他类型的休克患者在休克早期血压常无明显变化。

（2）血液重新分布，保证心、脑血液供应：各组织器官微循环血管对缩血管调节反应不同，因此，交感神经兴奋时体循环脏器血液发生重新分布，皮肤、腹腔内脏和肾小动脉明显收缩，灌流量减少；肾上腺素通过 β_1- 肾上腺素受体使心肌活动增强、代谢增加，心肌中代谢产物如腺苷、前列环素（prostacyclin，PGI_2）增多，引起冠脉扩张而使其血流量增多。脑血管交感缩血管纤维分布稀疏，α- 肾上腺素受体密度较小，所以脑血管无明显收缩，而且休克早期血压无明显降低，因此脑血流量无明显变化（图 8-2）。

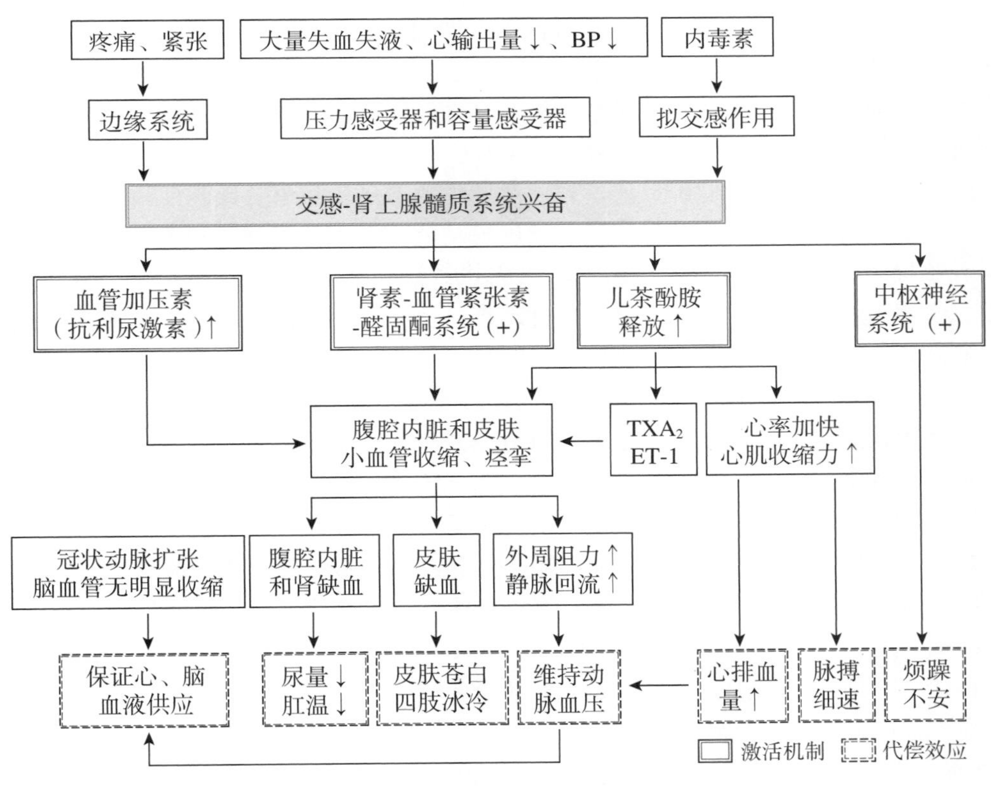

图 8-2 休克早期微循环的变化机制和代偿意义

4．主要临床表现 休克早期由于交感神经兴奋和儿茶酚胺增加，皮肤微血管收缩、血液灌流量显著减少，患者面色苍白，四肢冰冷；手掌、颜面等部位皮肤分布有肾上腺素能节后纤维，交感神经兴奋引起汗腺分泌增加，患者表现为出冷汗；肾血管的强烈收缩使肾血液灌流量减少，

Note

而肾小管对 Na^+、水的重吸收增多，引起尿量明显减少；中枢神经系统兴奋性增高，患者常表现为焦虑、烦躁不安；患者血压可骤降（如大失血）或略降，甚至因代偿作用可维持正常或轻度升高，即休克早期收缩压可无明显变化，但因外周阻力显著升高而使舒张压升高，故脉压明显缩小。

大多数组织器官灌流量减少发生在血压明显下降之前，因此不能以血压降低与否作为早期诊断休克的指标。休克早期患者常因无特异的临床表现而未能得到及时治疗（如尽早去除休克病因、及时补充血容量等），或因病情严重、发展较快，将进一步发展为休克进展期。

（二）休克进展期

如果休克的原始病因未及时消除，微循环的缺血将发展为淤血，导致严重的内环境紊乱和重要器官功能障碍，出现典型的休克表现。

动画：休克进展期微循环的变化

1．微循环变化特点　该期微循环的特征是血流淤滞，为可逆性失代偿期。微循环血管自律运动现象最先消失，终末血管床对儿茶酚胺的反应性进行性降低，微动脉、后微动脉和毛细血管前括约肌逐渐舒张，大量血液进入真毛细血管网。此外，血液浓缩、黏度增加，红细胞黏附、聚集加重，引起微循环血流速度显著减慢，白细胞发生滚动，黏附在血管内皮细胞上，嵌塞毛细血管或微静脉，导致微循环淤血，使组织灌流量进一步减少，组织细胞缺氧加重，微循环呈“灌而少流，灌多于流”的状态，因此该期又称为淤血性缺氧期（stagnant hypoxic stage）。

2．微循环变化机制　组织细胞长时间缺氧、微血管对缩血管物质的反应性降低、大量扩血管物质生成以及血细胞黏附、聚集是此期微循环改变的主要机制。

小测试8-3：为什么在休克进展期微循环对缩血管物质的反应性降低?

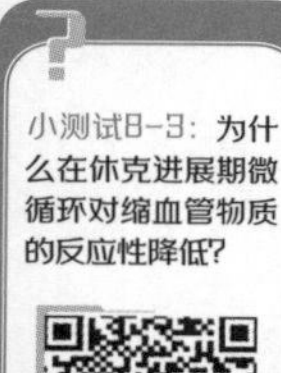

（1）微循环血管扩张：①酸中毒：随着休克早期组织缺血性缺氧的进行性加重，CO_2 和乳酸生成增多，血液中 H^+ 浓度升高；尽管此时交感 - 肾上腺髓质系统仍持续兴奋，血中儿茶酚胺浓度进一步增高，但微血管平滑肌对儿茶酚胺的敏感性降低，血管收缩性减弱。②扩血管物质生成增多：缺血、缺氧刺激肥大细胞脱颗粒释放大量组胺；ATP 分解增强，其代谢产物腺苷在局部堆积；前激肽释放酶被激活为激肽释放酶，致使激肽生成增多；除革兰氏阴性菌感染引起的休克直接造成血中内毒素增多外，肠道缺血使肠黏膜屏障功能减退，肠道细菌和内毒素经肠壁吸收入血增多，引起诱导型一氧化氮合酶表达增加，生成并释放一氧化氮（nitric oxide，NO）。上述因素协同作用，引起微血管扩张、毛细血管通透性增高、血浆外渗和血液浓缩。此时，血压进行性下降，心、脑血液供应减少，全身脏器缺血缺氧程度加重。

动画：红细胞聚集

（2）血液淤滞：①红细胞聚集：缺氧和损伤性细胞因子增多，造成血细胞代谢障碍，膜变形能力降低并表达黏附蛋白；红细胞膜表面负电荷减少；休克病因引起的强烈应激反应，使血浆纤维蛋白原含量显著增多；上述诸因素共同作用，使红细胞相互聚积成串，形成“缗钱状”，甚至聚集成团。②白细胞黏附着血管壁缓慢滚动，进而可黏附在血管壁上或嵌塞在管腔狭窄处及流速慢的微静脉中，增加微循环流出道的血流阻力。③缺血缺氧引起血小板激活与聚集，促进血小板释放 TXA_2 等物质，进一步增强血小板的聚集和活性。④血液浓缩：微循环淤血，肿瘤坏死因子 -α（tumor necrosis factor-α，TNF-α）和白介素 -1（interleukin-1，IL-1）等细胞因子导致毛细血管通透性增高，使血浆外渗、血液浓缩。血液流变学的上述变化，使血液黏度增高，进一步减慢微循环血流速度，加重血流淤滞。

动画：白细胞滚动

3．微循环变化对机体的影响　此时休克早期形成的代偿机制逐渐丧失，血液大量淤滞在微循环，全身器官灌流量进行性减少，出现功能障碍。

（1）有效循环血量进行性减少：此期内脏器官微循环广泛淤血，血管内流体静压上升，“自身输液”停止，血浆大量外渗引起血液浓缩，血液黏度升高，血液流速更加缓慢，淤血进一步加重。静脉系统容量血管扩张，血管床容积增大，“自身输血”停止。血黏度和血细胞比容增高，血细胞黏附、聚积，甚至嵌塞在血流速度缓慢的微循环流出端，使血流阻力显著增大。上述因素共同作用，使回心血量急剧减少，有效循环血量进一步减少，形成恶性循环。

（2）血压进行性下降：小动脉和微动脉等阻力血管扩张，使外周阻力降低；有效循环血量减少；持续缺血使内毒素、H^+、K^+ 等多种抑制心肌收缩的物质增多，造成心肌舒缩功能障碍，上述因素使血压进行性下降。

（3）心、脑血液灌流减少：有效循环血量减少、血流阻力增大、动脉血压进行性下降，以及心、脑血管丧失对血流量的自身调节作用，导致冠状动脉和脑血管的血液灌流量严重减少，发生功能代谢障碍，出现典型的休克临床表现（图 8-3）。

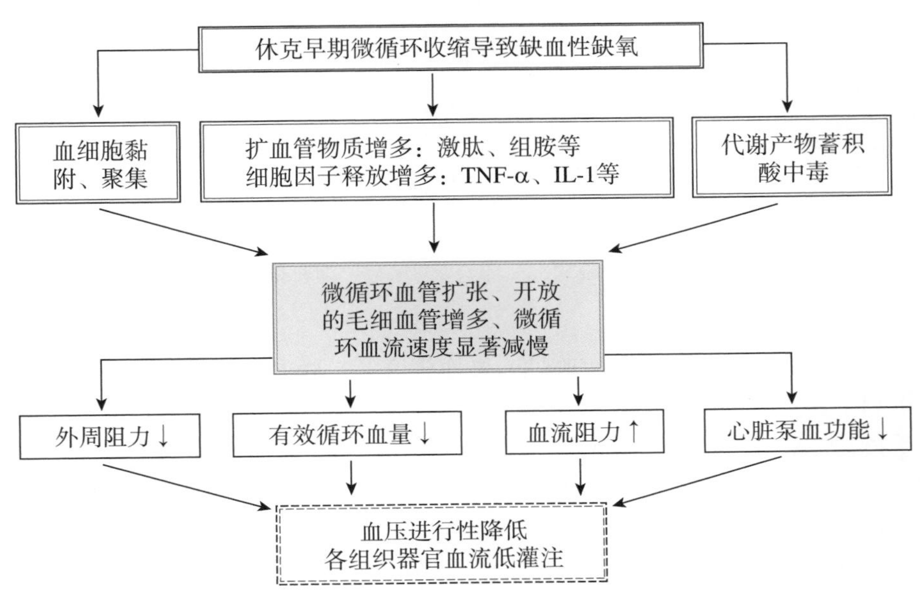

图 8-3 休克进展期微循环的变化机制及对机体的影响

4．主要临床表现 机体因淤血而加重缺氧，脱氧血红蛋白含量增多，皮肤出现发绀或花斑；肾淤血使血流量严重不足，尿量进一步减少，甚至无尿，并伴有明显的尿液成分改变；血压和脉压进行性下降，脉搏细速；脑血流量显著减少，使大脑皮质兴奋性降低，患者表现为表情淡漠、反应迟钝，甚至发生昏迷。

在休克进展期，重要脏器已发生不同程度的功能障碍和严重的内环境紊乱，即进入失代偿期。但该期是临床上抢救休克的关键时期，如果采用合理有效的治疗措施，可使休克逆转。否则，因病因的持续作用，休克将进一步发展而进入难治期。

（三）休克晚期

休克微循环障碍的晚期，可有大量微血栓形成，机体多个器官出现严重功能障碍甚至衰竭，使休克治疗十分困难，因此又称为弥散性血管内凝血（disseminated intravascular coagulation，DIC）期、不可逆性失代偿期或休克难治期（refractory stage of shock）。

1．微循环变化特点 微血管对各种血管活性物质的反应性均显著降低甚至丧失，发生麻痹性扩张。毛细血管大量开放，血液淤滞，血细胞黏附、聚集加重，常伴有大量微血栓形成。微循环血液灌流量显著减少，微循环呈“不灌不流，灌流停止”的状态，甚至可出现无复流现象，即在输血补液治疗后，血压虽可一度回升，但微循环灌流量无明显改善，毛细血管中淤滞的血流不能恢复流动。因此，该期又称为微循环衰竭期（microcirculatory failure stage）。

动画：休克晚期微循环的变化

2．微循环变化机制 微循环血管麻痹扩张，血细胞严重黏附、聚集及广泛微血栓形成是造成微循环衰竭的主要机制（图 8-4）。

Note

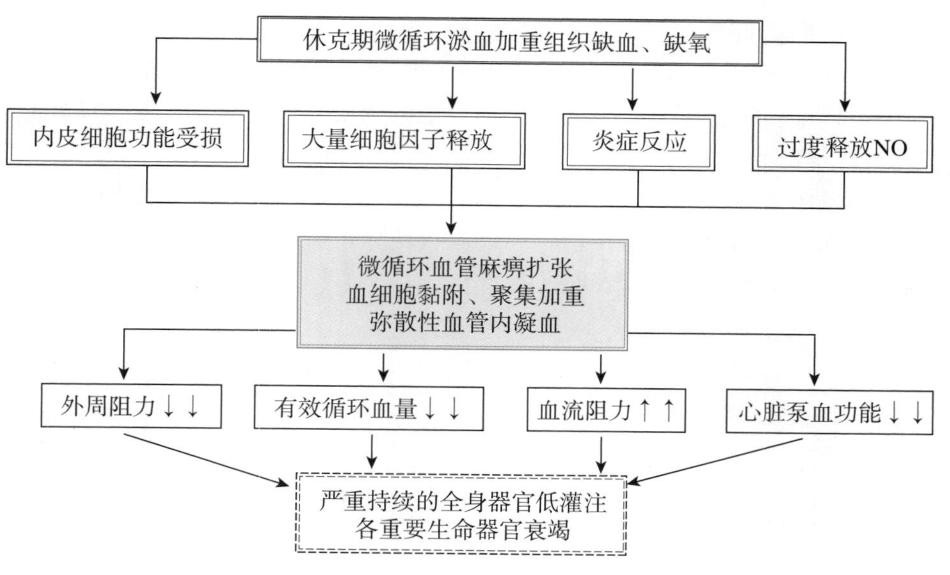

图 8-4 休克晚期微循环的变化机制及对机体的影响

（1）微循环血管麻痹扩张：在休克晚期，微血管麻痹扩张的发生机制非常复杂，目前尚未能完全解释其机制。其发生的可能机制包括：①内皮细胞功能受损：持续且不断加剧的缺氧导致内皮细胞功能受损，使血管壁的通透性增加。②细胞因子释放：大量细胞因子，如 TNF-α、IL-1 和 IL-6 等直接或间接损伤血管内皮细胞功能。③炎症反应：休克晚期伴随着严重的炎症反应，引发一系列炎症介质的释放，如白细胞黏附分子（如 E- 选择素、P- 选择素）和炎性细胞因子等，导致血管壁通透性增加。④过度释放 NO，导致微血管扩张。以上因素综合作用，使微血管壁细胞发生严重的功能代谢障碍，进而导致结构损伤，对神经 - 体液调节的反应性严重降低，甚至丧失，发生麻痹扩张。

（2）血细胞黏附、聚集加重：毛细血管壁受损，通透性增高，使血浆中超滤液渗出增多，循环血量进一步减少，血黏度进一步增高；损伤性活性物质生成和释放增多，使内环境严重紊乱，加重血细胞代谢和功能障碍，血细胞进一步黏附和聚集，呈“淤泥状”，在微循环血管中缓慢流动，进而堵塞微血管。

（3）弥散性血管内凝血（DIC）：广泛微血栓形成堵塞微血管，加重微循环障碍。休克晚期形成 DIC 的机制包括：①血液流变学改变：血液浓缩，血黏度增高以及血细胞黏附、聚集加重，促进微血栓的形成。②凝血系统激活：严重缺血、缺氧、酸中毒或内毒素等导致血管内皮损伤，表达和释放组织因子，激活外源性凝血系统；内皮细胞损伤还可暴露内皮下带负电荷的胶原纤维，激活血浆中凝血因子Ⅻ，启动内源性凝血系统；严重创伤、烧伤等使组织大量破坏，导致大量组织因子的表达和释放；红细胞破坏释放 ADP 等，启动血小板的释放反应，促进凝血过程。③ TXA_2-PGI_2 平衡失调：应激反应和炎症反应的持续作用进一步导致血管内皮细胞损伤，使 PGI_2 生成和释放减少，而胶原纤维的暴露又可促进血小板的激活、黏附和聚集，使 TXA_2 生成和释放增加；PGI_2 抑制血小板聚集并扩张小血管，而 TXA_2 则可促进血小板聚集和小血管收缩；因此，TXA_2-PGI_2 的平衡失调可促进 DIC 的发生。

小测试8-4：为什么在休克晚期会有广泛微血栓的形成？

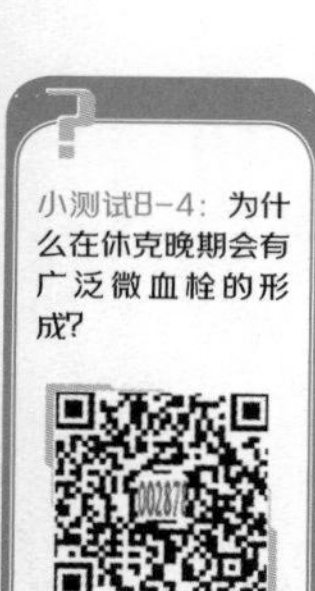

3．微循环变化对机体的影响 微循环血管麻痹扩张、微血栓的形成、严重持续的全身组织器官低灌注、体内大量损伤性体液因子和细胞因子的生成和释放以及严重内环境紊乱，导致多个重要生命器官和系统功能代谢障碍及结构损伤甚至衰竭，使休克治疗十分困难，甚至不可逆，最终导致死亡。

Note

4．主要的临床表现 由于微血管反应性降低和动脉血压进行性下降，出现脉搏细弱而频速、中心静脉压降低、静脉塌陷，出现循环衰竭；若并发 DIC，有效循环血量将进一步下降，使中心静脉压、心排血量和平均动脉血压显著下降，病情迅速恶化，对微循环和器官功能将产生严重影响，常有斑点状皮下出血；严重持续的全身器官低灌流和 DIC 导致血液灌流停止，造成重要器官功能代谢障碍和结构损伤，出现呼吸困难、少尿或无尿、意识模糊，甚至发生多器官功能不全或衰竭。

以上休克 3 个时期的变化既有区别又相互联系，其间并无明显的界线。由于引起休克的病因和始动环节不同，这 3 个时期的出现也不完全遵循循序渐进的发展规律。例如，失血、失液性休克常从缺血缺氧期开始，逐渐发展；严重感染性休克可能从微循环衰竭期开始，很快发生 DIC 和多器官功能衰竭；而严重过敏性休克，由于微血管大量开放和毛细血管壁通透性增加，微循环障碍可能从一开始就进入淤血性缺氧期。

三、休克发病的细胞分子机制

休克时细胞和器官功能的障碍继发于神经体液因子的作用和微循环障碍，也可由休克的原始动因直接损伤所致，而细胞功能代谢改变以及生成和释放多种损伤性活性物质，又可进一步促进休克的发展。休克时，细胞膜电位的变化可以发生在血压降低和微循环障碍之前；器官微循环灌流恢复后，器官功能仍无好转；而细胞功能的恢复则可促进微循环的恢复，改善细胞功能的药物有抗休克的疗效。随着分子生物学的进展，对休克发病机制的研究逐步深入到分子水平，对休克过程中的细胞信号转导调控和细胞功能损伤机制有了进一步认识，休克的发生机制十分复杂，其发生发展与许多细胞分子机制有关。

（一）细胞损伤的变化

1．细胞膜的变化　细胞膜是休克时最早发生损伤的部位。缺氧、ATP 减少、酸中毒、溶酶体酶释放及自由基的脂质过氧化作用等导致细胞膜结构受损、蛋白质功能变化和膜通透性增高，离子泵的功能障碍使水、Na^+、Ca^{2+} 内流和 K^+ 外流，引起细胞水肿、Ca^{2+} 超载和跨膜电位明显降低。血管内皮细胞水肿可使微血管管腔狭窄，而组织细胞肿胀可压迫微血管，加重微循环障碍。血管内皮细胞水肿可能是引起或加重微循环障碍的重要原因。

2．线粒体的变化　休克时，由于缺血、缺氧导致线粒体 ATP 合成减少，细胞能量生成严重不足使细胞功能障碍。休克后期，线粒体发生肿胀、膜电位改变、致密结构和线粒体嵴消失以及钙盐沉积，最终导致线粒体发生崩解破坏。线粒体呼吸链和氧化磷酸化障碍使能量产生进一步减少，可导致细胞死亡。此外，线粒体是细胞凋亡调控的中心，线粒体膜电位降低和细胞色素 C 大量释放可激活细胞内凋亡蛋白 Caspase 的级联反应，最终导致细胞凋亡。

3．溶酶体的变化　酸中毒、氧化应激和炎症反应等导致溶酶体损伤，从而释放溶酶体酶，包括酸性蛋白酶、中性蛋白酶和 β 葡萄糖醛酸酶等，引起细胞自溶。溶酶体酶进入循环系统后，损伤血管内皮细胞、降解基底膜、破坏血管平滑肌，使血管通透性增加，引起激肽系统和纤溶系统的激活，促进组胺等介质的释放，从而导致微循环障碍进一步恶化、组织细胞损伤和器官功能障碍进行性加重。

（二）细胞损伤的机制

1．能量代谢障碍和环磷酸腺苷（cAMP）减少　缺血、缺氧使细胞内能量代谢紊乱，包括线粒体功能障碍和 ATP 合成减少等：①使细胞膜离子泵功能障碍，引起细胞水肿和 Ca^{2+} 超载；②抑制腺苷酸环化酶，使 cAMP 生成减少，导致细胞对某些内分泌激素反应性降低，影响细胞代

Note

谢，造成细胞损伤，最终导致细胞死亡。

2．细胞损伤和炎症反应　缺血、缺氧或内毒素可激活单核 - 巨噬细胞、中性粒细胞和内皮细胞等，释放细胞色素 C 和 TNF-α、IL-1、IL-6 等炎症介质，造成细胞损伤，甚至引起细胞死亡。

3．氧化应激和氧自由基产生增加　休克时，氧自由基生成的多种途径可被激活，如细胞缺氧时线粒体中 O_2 单电子还原增多；白细胞被内毒素激活产生呼吸爆发；休克治疗过程中微循环灌流的恢复，可激发内皮细胞生成氧自由基。氧自由基通过脂质过氧化作用损伤细胞膜结构、抑制蛋白质功能、破坏核酸及染色体，进而引起细胞死亡。

4．细胞坏死和凋亡　严重的溶酶体破裂释放大量溶酶体酶使细胞自溶；休克过程中的多种途径激活磷脂酶和补体系统，造成细胞膜结构严重损伤，导致细胞坏死。休克过程中，非致死程度的缺氧、TNF-α、IL-1、氧自由基等因素均可激活凋亡基因，引起血管内皮细胞、单核 - 吞噬细胞和脏器实质细胞发生凋亡（apoptosis）。凋亡和坏死既是细胞损伤的一种表现，也是导致器官功能障碍和衰竭的基础之一。

总之，休克发病的细胞分子机制是一个复杂的过程，涉及多个细胞内外的因素相互作用。深入了解这些机制对于诊断、治疗和预防休克具有重要意义。

（刘利梅）

第三节　机体代谢与功能变化

缺血、缺氧、酸中毒、神经 - 体液机制失调以及炎症介质的大量释放等一系列因素共同导致微循环障碍进行性加重，造成机体发生多方面的代谢与功能紊乱。

一、机体代谢变化

（一）物质代谢紊乱

休克是以外周循环衰竭为特征的严重病理过程，可导致机体发生严重的代谢失衡和器官功能障碍。休克时，糖、蛋白质和脂肪物质代谢反应复杂，代谢的总体变化为氧耗减少、糖酵解加强，脂肪和蛋白质分解增加、合成减少；表现为一过性血糖升高和尿糖，血中游离脂肪酸、甘油三酯、极低密度脂蛋白和酮体增多，血浆氨基酸尤其是丙氨酸含量增高、尿氮排出增多，出现负氮平衡。在脓毒性休克和烧伤性休克中，骨骼肌蛋白分解增强，氨基酸从骨骼肌向肝转移，促进急性期蛋白合成；部分感染性休克可出现高代谢状态，可能与休克时代谢活动的重新调整有关，如儿茶酚胺、生长激素、皮质激素和胰高血糖素分泌增多，胰岛素分泌减少。

（二）电解质与酸碱代谢紊乱

1．代谢性酸中毒　休克时微循环障碍及组织缺氧，线粒体氧化磷酸化受抑制，葡萄糖无氧酵解增强及乳酸生成增多。此外，肝、肾功能受损使葡萄糖转化和乳酸排除障碍，导致高乳酸血症，加重代谢性酸中毒，损伤血管内皮细胞、激活溶酶体酶、诱发 DIC，降低心肌收缩力和血管平滑肌对儿茶酚胺的反应性，引起心排血量减少、血压下降。

Note

2．呼吸性碱中毒　休克早期由于创伤、出血、感染等刺激引起呼吸加快，肺通气量增加，

$PaCO_2$ 下降导致呼吸性碱中毒，发生在血压下降和血中乳酸水平升高之前，可作为早期休克的诊断指标之一。碱中毒可减少脑血流量、影响心功能。

小测试8-5：在休克过程中会出现什么类型的酸碱平衡紊乱？

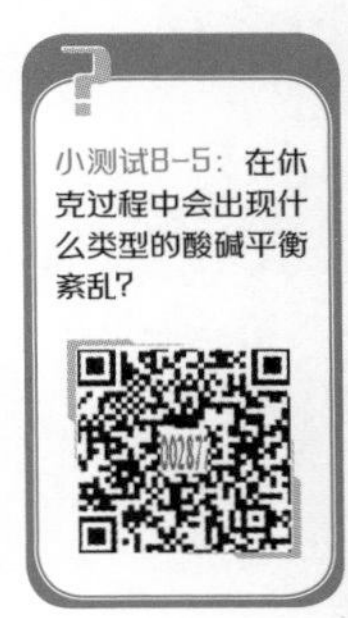

3. 呼吸性酸中毒 休克后期出现急性呼吸衰竭，导致 CO_2 大量潴留，可引起呼吸性酸中毒，与代谢性酸中毒一起使机体处于混合型酸中毒状态，从而加重酸碱平衡紊乱。

4. 高钾血症 创伤性休克时，由于大面积组织损伤导致细胞损伤破裂，释放大量 K^+ 入血；缺氧导致酸中毒，引起细胞内外离子交换，K^+ 移出细胞明显增多；细胞膜上钠泵功能障碍，加重 K^+ 在细胞外的滞留；肾缺血引起肾小球滤过率下降，使 K^+ 排泌明显减少，抵消由于有效循环血量减少、醛固酮分泌引起的保钠排钾作用，也促使 K^+ 在体内的滞留。

二、器官功能障碍

休克时各器官系统功能均可发生改变，其中最易受累的器官是肺、肾、心、脑和肝。而发生在肺、肾、心的功能衰竭，称为休克的“三大危症”。休克患者常因某个或数个重要器官发生功能障碍甚至衰竭而死亡。

（一）肺功能的变化

休克早期微循环缺血、缺氧使呼吸中枢兴奋，导致呼吸加深、加快，造成通气过度，引起低碳酸血症和呼吸性碱中毒。交感 - 肾上腺髓质系统兴奋使血小板在肺微血管聚集并释放大量 5- 羟色胺（5-hydroxytryptamine，5-HT），肥大细胞释放大量组胺，二者均可引起肺血管收缩、肺血管阻力升高。休克进一步发展，中性粒细胞、肺泡巨噬细胞、补体、氧自由基以及炎症介质等导致肺泡 - 毛细血管膜弥漫性损伤、通透性增高，引起间质性肺水肿和肺泡水肿；大量血细胞聚集以及血管内皮细胞损伤，导致局部发生凝血形成微栓塞；肺泡Ⅱ型上皮细胞受损以及水肿液的稀释作用使肺泡表面活性物质减少；渗出的血浆蛋白质在肺泡内凝集形成肺透明膜。肺内出现的上述多种病理变化，导致气体弥散障碍、肺泡通气 / 血流比例失调、部分肺泡通气减少，发生急性呼吸窘迫综合征（acute respiratory distress syndrome，ARDS），表现为进行性呼吸困难、顽固性低氧血症和严重发绀，常因急性呼吸衰竭而死亡。急性呼吸衰竭约占休克死因的 1/3，是休克致死的主要原因。

（二）肾功能的变化

肾是休克中最易受到损伤的器官之一，肾功能障碍是威胁休克患者生命的主要并发症。各类休克常伴发急性肾衰竭（acute renal failure，ARF），称为休克肾。

休克早期，肾血液灌流量严重减少，肾小球滤过率显著降低，而血中醛固酮和抗利尿激素明显增多，促进肾小管对 Na^+、水的重吸收，有利于补充循环血量，但使尿量明显减少，加重内环境紊乱，此时肾功能障碍被称为急性功能性肾衰竭，其变化可逆。随着休克的进展，持续剧烈的肾血管收缩以及肾小球、肾间质毛细血管中微血栓的形成，使肾小球滤过功能发生严重障碍，并出现以基底膜断裂为特征的肾小管上皮细胞坏死，导致急性器质性肾衰竭。此时，尿量进一步减少甚至无尿，出现明显的氮质血症、高钾血症和酸中毒，加重内环境紊乱，导致休克进一步恶化。尿量变化是临床判断休克预后和疗效的重要指标。

（三）心功能的变化

除心源性休克有原发性心功能障碍外，其他类型休克也可引起心功能改变。休克早期由于血液重新分布，能够维持冠状动脉的血流量，对心泵功能影响不明显。但随着休克的进展，心泵功

Note

能发生障碍，甚至出现急性心力衰竭。其主要发生机制包括：①冠状动脉血流量减少和心肌耗氧量增加。休克时，各种原因均可导致血压降低，心率加快引起心室舒张期缩短，使冠脉灌流量减少和心肌供血不足；交感神经兴奋导致心率加快和心肌收缩力增强，使心肌耗氧量增加。②休克时出现酸中毒和高钾血症。缺血、缺氧等引起酸中毒，使心肌收缩力减弱；高钾影响心肌兴奋-收缩耦联，甚至引发心律失常，使心排血量下降。③休克晚期，心脏微血管内 DIC 形成，引起局灶性心肌坏死，心肌收缩力进一步减弱。④休克时炎症介质生成增多，导致心肌细胞损伤。⑤细菌感染或发生肠源性内毒素血症，内毒素可直接或间接损伤心肌细胞。休克并发心功能障碍，除使休克进一步加重外，也对休克的治疗特别是扩充血容量造成很大的限制。

（四）消化系统功能的变化

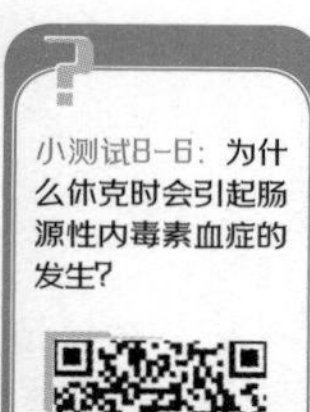

休克时胃肠道功能变化主要为应激性溃疡和出血。休克早期有效循环血量减少，机体因代偿而使血流重新分布，胃肠微血管痉挛导致缺血。随着休克的发展，消化系统的血液灌流量进行性减少，发生肠道淤血、肠黏膜水肿、甚至坏死，肠黏膜屏障作用减退，细菌和内毒素吸收入血增多，形成肠源性内毒素血症，使休克进一步恶化。

肝是人体最大的网状内皮细胞吞噬系统。休克早期，肝库普弗细胞（Kupffer's cells，又称枯否细胞）被激活并释放大量细胞因子，成为促进全身微循环功能紊乱的重要原因之一。休克后期因持续缺血，使肝细胞的代谢功能、生物转化功能和吞噬功能降低，成为休克时发生酸中毒、DIC、肠源性败血症和内毒素血症的重要原因。

（五）脑功能的变化

休克早期，通过体内脏器血液的重新分布和脑循环的自身调节作用，脑血液灌流量并无明显变化，此时交感神经兴奋性增高，经上行激动系统传到中枢的非特异冲动增多，使皮质兴奋性增高，脑细胞耗氧增多。除焦虑、烦躁不安外，尚无明显的脑功能障碍。

随着休克的进展，严重的血液流变学变化导致血压进行性降低，当平均动脉压低于 50 mmHg（6.67 kPa）时，脑血流量明显降低，脑组织出现严重缺氧、能量生成减少，引起代谢产物在脑组织积聚，导致脑细胞离子转运障碍，引发一系列脑功能障碍，表现为表情淡漠、反应迟钝、嗜睡，甚至昏迷。缺氧、酸中毒还可使脑血管壁通透性增高，导致脑水肿和颅内压升高，严重者形成脑疝，如压迫延髓生命中枢，可导致迅速死亡。

（六）多系统器官功能衰竭

休克严重时可同时或相继出现两个或两个以上的器官功能障碍或衰竭，称为多器官功能障碍综合征或多系统器官衰竭，为休克患者死亡的重要原因。

（刘利梅）

第四节　休克防治的病理生理基础

休克是严重的急性全身性病理过程，尽早发现，及时、合理救治是治疗休克的关键。临床防治中应在去除病因的前提下采取综合措施，以支持生命器官的微循环灌流和防治细胞损害为主要目的，监测临床重要指标，最大限度地保护各器官系统的功能，为临床治疗提供依据。

Note

一、积极预防休克的发生

创伤和感染是休克发生的最常见原因，对创伤和感染的早期处理可以有效预防休克的发生，如及时止血、止痛、控制感染、恢复血容量等。

二、早期发现，及时合理治疗

对休克患者积极实施治疗，医生必须熟悉休克患者的临床征象、分期，对患者发生休克的危险性有充分认识。改善微循环，恢复有效循环血量，尽快恢复组织的氧供以保护细胞和器官功能是治疗的中心环节。

（一）补充血容量

无论何种原因引起的休克，都存在有效循环血量的不足。因此，及时补充血容量是提高心输出量和改善微循环灌流的根本措施，但对心源性休克患者需格外谨慎。微循环缺血期要尽早、尽快补液，以降低交感 - 肾上腺髓质系统兴奋性，缓解微循环前阻力血管的收缩程度，提高微循环灌流量，防止休克进一步加重。微循环淤血期的输液原则是“需多少，补多少”，补液量应大于失液量。感染性休克和过敏性休克虽无明显的体液丢失，但由于血管床容积扩大，使得有效循环血量也显著减少，因此也应该及时补液。

但应注意不要超量输液，否则输液过多、过快将会导致肺水肿，诱发心力衰竭，甚至造成水中毒。为防止补液超量引起肺水肿，临床上应动态观察静脉充盈程度、尿量、血压和脉搏等指标，有条件时可监测肺动脉楔压（pulmonary artery wedge pressure，PCWP）和中心静脉压（central venous pressure，CVP），以更精确地反映左右心的功能和进入的液体量，更好地指导输液。特别强调补充晶体溶液和低分子血浆代用品，因这类溶液不仅能扩充血容量，还能降低血黏度，解除血细胞聚积，对疏通微循环、预防和治疗 DIC 都有较好的效果。

拓展：血容量是否补足的判断

（二）纠正酸中毒

休克过程中，缺血、缺氧引起乳酸堆积或肾衰竭使酸性物质排出减少而引起代谢性酸中毒；休克后期出现的急性呼吸衰竭使 CO_2 大量潴留，引起呼吸性酸中毒。酸中毒会加重微循环障碍、降低血管对儿茶酚胺的反应性、抑制心肌收缩力、促进 DIC 形成和高血钾。根据酸中毒的程度，及时补碱纠酸不仅可以纠正微循环紊乱，还可以减轻酸中毒对细胞的损伤，增强血管活性物质的疗效。

（三）合理使用血管活性药物

血管活性药物包括缩血管药物和扩血管药物，临床应根据患者的具体情况，选择适当的血管活性药物，以纠正微循环功能紊乱，恢复有效血液灌流。一般来说，休克早期可以选择性地使用扩血管药物以缓解微血管因过度代偿而出现的强烈收缩，但扩血管药物可使血压一过性降低，因此必须在充分扩容的前提下使用。休克后期为防止容量血管过度扩张，可选用适量缩血管药物来轻度收缩血管，尤其是肌性小静脉和微静脉，防治容量血管的过度扩张。若患者血压过低，又因条件限制不能及时补液，需在短时间内应用缩血管药物以维持血压，保障心、脑重要脏器的血液供应。对于过敏性休克和神经源性休克，缩血管药物是最佳选择。总之，要针对不同情况灵活选用血管活性药物，必要时可以联合使用。

Note

（四）治疗 DIC

由于 DIC 病情复杂，治疗的首要目标是恢复体内正常的凝血和抗凝血活性之间的平衡：①治疗原发病和改善微循环：休克时有效控制感染，及时清创，预防 DIC，终止促凝物质入血，及时纠正微循环障碍，改善组织灌流。②恢复凝血和纤溶的正常动态平衡：为了防止血小板和各种凝血因子的进一步消耗，抑制微血栓的形成，重建正常的凝血和抗凝血的平衡是 DIC 治疗的重要原则，其中包括合理、适时地使用抗凝和抗纤溶药物，治疗持续性凝血和过度纤溶，以便恢复正常的凝血、抗凝与纤溶的平衡。

（五）拮抗炎症介质

炎症介质在休克发病中的作用非常复杂且相互依赖，有一些因子参与机体代偿防御反应，不能一概加以清除。因此，提倡免疫调节治疗。对于全身炎症反应综合征的患者，由于他们处于高炎症时期，因此需要进行拮抗促炎因子治疗，而处于免疫抑制或免疫麻痹的患者需要进行免疫重建和免疫刺激治疗。在拮抗炎症介质的治疗中，正在寻找新的治疗靶点，包括产生多种炎症介质的共同信号转导通路，从而阻止多种炎症介质的生成。

（六）改善细胞代谢，减轻细胞损伤

改善微循环、去除休克动因是保护细胞功能、防治细胞损伤的根本措施。另外，还可采用补充能量物质；稳定溶酶体膜、清除自由基；使用体液因子如 TNF-α 的单克隆抗体、酶抑制剂等拮抗损伤性体液因子的作用，应用可的松类制剂抑制细胞因子的过量生成等方法来改善细胞代谢、防治细胞损伤。

（七）防治器官功能障碍和衰竭

休克治疗过程中应注意保护器官功能，防止出现器官功能障碍。对休克患者要给予营养支持，确保热量平衡；对危重患者，应行代谢支持，确保正氮平衡，加强对患者的整体保护。休克晚期一旦发生器官功能障碍和衰竭，除采取一般的治疗措施外，应针对不同器官功能障碍采取相应的治疗措施。如出现急性心力衰竭，应及时强心、利尿，适当控制输液，并降低心脏前、后负荷。一旦出现 ARDS，则应进行人工辅助呼吸、吸氧，改善呼吸功能，防止发生多系统器官功能衰竭。为防止肠道屏障作用降低导致的肠源性内毒素或细菌移位对全身的危害，尽量缩短禁食时间，通过鼻饲和经口摄食，以维持和保护肠黏膜屏障功能。为防止高代谢带来的自耗，特别是支链氨基酸的大量氧化，应提高蛋白质和氨基酸的摄入量，提高缬氨酸等支链氨基酸的比例，从而促进肝利用氨基酸合成蛋白质，并减少芳香族氨基酸和含硫氨基酸对器官的损害。

（刘利梅）

小 结

休克是许多潜在致命临床事件的最终共同途径，包括严重出血、广泛创伤、大面积心肌梗死、过敏反应或微生物败血症。休克是由多种致病因素引起心输出量或有效循环血容量减少，从而导致机体灌注不足，造成器官功能、代谢严重障碍的全身性病理过程。

休克通常历经 3 个阶段。在缺血缺氧期，代偿机制被激活，维持重要器官的灌注，微循环灌流呈现“少灌少流，灌多于流”的特点；在淤血性缺氧期，重要脏器发生不同程度的功

Note

能障碍，出现严重的内环境紊乱，微循环灌流呈现“灌而少流，灌少于流”的特点；在微循环衰竭期，细胞和组织损伤严重，广泛微血栓形成，微循环灌流呈现“不灌不流，灌流停止”的特点。

休克是急性进行性加重的全身微循环灌流障碍，可导致全身器官和系统的严重功能障碍，出现严重而致命的并发症，包括急性呼吸窘迫综合征、急性肾衰竭、急性心力衰竭、胃肠道溃疡、弥散性血管内凝血和多系统器官衰竭。

整合思考题

参考答案

1. 休克的常见病因有哪些？它们通过哪些始发环节引起休克？
2. 对比休克早期与休克进展期的发生机制及其对机体的影响。
3. 分析休克造成细胞损伤和代谢障碍的机制。
4. 休克导致呼吸功能、肾功能和心功能障碍的机制是什么？
5. 为何治疗各类重症休克都应扩充血容量和补充碱性溶液？休克治疗中应用血管活性药物的基本原则是什么？

Note

第九章 高血压及抗高血压药

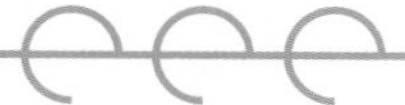
导学目标
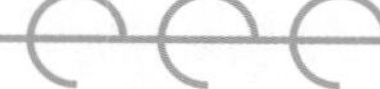

通过本章内容的学习，学生应能够：

※ **基本目标**

1. 复述高血压的概念、类型。
2. 描述高血压的病因和发病机制。
3. 分析良性高血压的分期，主要器官的病理变化。
4. 描述急进性高血压的病变特点。
5. 说出抗高血压药物的分类，列举其代表药物。
6. 比较不同钙通道阻滞药的降压特点、临床应用的差别。
7. 描述 ACEIs 的降压机制、代表药物、不良反应和临床应用。
8. 描述 ARBs 的降压机制、代表药物、不良反应和临床应用。
9. 分析 β 肾上腺素受体阻断药的降压机制和不良反应。
10. 分析利尿药的降压机制和不良反应。

※ **发展目标**

1. 从高血压的病因出发，总结高血压患者可能的不良生活方式，总结有助于预防高血压的措施。
2. 从疾病发展的角度，理解高血压的分期、临床病理联系和后果。
3. 理解血压达标不是高血压治疗的唯一目标。
4. 根据常用降压药的作用特点，分析个体化治疗方案的制定。

案例 9-1

王某，男，63 岁，突然昏迷 2 h 入院。20 年前发现高血压。10 年前体检血压为 170/100 mmHg，超声心动检查提示左心室肥厚，左心室收缩功能正常，舒张功能减低。肾动脉彩色多普勒超声检查提示双侧肾动脉起始段未见明显狭窄；眼底检查示视网膜小动脉硬化。入院诊断：原发性高血压（高血压病 3 级）。住院期间给予缬沙坦及氨氯地平；低盐低脂饮食；每天定时监测血压，经治疗后病情好转出院。近 2 年因工作繁忙经常出差，偶有漏服药物。

近 1 年常感心悸，以体力活动为甚，近半月自觉头晕、眼花、乏力，四肢麻木，今晨上厕所时突然跌倒，不省人事，左侧上下肢不能活动并有尿失禁。

入院后查体：血压 200/120 mmHg，神志昏迷、双侧瞳孔直径 4.0 mm、对光反射消失，

Note

左侧肢体无活动、右侧肢体刺痛轻微收缩，左侧肢体病理征阳性、右侧肢体病理征未引出，颈强直。给予吸氧、降压等治疗，疗效不显，昏迷加深，呼吸不规则，呼吸、心搏停止，死亡。

尸检主要发现：心脏 300 g，大小 12 cm × 9 cm × 7 cm，心肌无梗死灶，左室壁厚 1.3 cm，右室壁厚 0.5 cm，各瓣膜薄而透明，且闭合良好，冠状动脉各分支轻度狭窄；双肾重 110 g，体积均为 9 cm × 5 cm × 3 cm，两肾表面轻度细颗粒，切面双肾皮质均为 0.4 cm；大脑重 1140 g，脑回增宽，脑沟变浅，右侧内囊部出血穿破脑室并与蛛网膜下腔相通，蛛网膜下腔广泛出血，脑水肿。

案例 9-1 解析

问题：

1．请做出该病例各器官的主要病理诊断。

2．简述该病例的临床病理联系。

3．联合使用缬沙坦和氨氯地平进行治疗的药理学依据是什么？

4．高血压的药物治疗原则是什么？其生活方式的干预措施有哪些？

第一节　高血压的定义、病理变化和发病机制

血压（blood pressure）一般指体循环动脉血压，是血液作用于动脉管壁的侧压力。血压是推动血液在动脉血管中向前流动的动力，对维持器官、组织的正常代谢至关重要，血压过低和过高对人体都是不利的。血压偏低，容易引起器官低灌注，导致机体重要器官供血不足，出现头晕、心绞痛等症状。血压偏高容易造成血管壁损伤和心室射血阻力增加，引起诸多继发性病变。

高血压（hypertension）是以动脉血压持续性升高为主要特征，常引起心、脑、肾及血管等结构功能异常改变的一类临床综合征。世界卫生组织（WHO）和世界高血压联盟（ISH）将动脉收缩压 SBP ≥ 140 mmHg（18.67 kPa），和（或）动脉舒张压 DBP ≥ 90 mmHg（12.0 kPa）定义为高血压。《中国高血压防治指南》2022 年修订版推荐将我国成人高血压的诊断界值由 SBP ≥ 140 mmHg 和（或）DBP ≥ 90 mmHg 下调至 SBP ≥ 130 mmHg 和（或）DBP ≥ 80 mmHg；推荐我国成人高血压患者按血压水平分为 1 级［SBP 130 ～ 139 mmHg 和（或）DBP 80 ～ 89 mmHg］和 2 级［SBP ≥ 140 mmHg 和（或）DBP ≥ 90 mmHg］。

拓展：中国高血压现状

按照病因，高血压可分为原发性高血压（essential hypertension）和继发性高血压（secondary hypertension）。

原发性高血压，又称特发性高血压、高血压病（hypertensive disease），是以血压升高为主要表现，全身细动脉硬化为基本病变，且病因不明的一种独立的临床综合征，有 90% ～ 95% 的高血压都是原发性高血压。高血压病是我国最常见的心血管疾病，多见于中老年人，常在不被重视的情况下发展到晚期。2023 年美国心脏协会心脏病和卒中统计数据显示，未绝经女性的高血压患病率低于同龄男性，绝经后女性高血压的患病率随年龄逐渐升高，且血压增高速度超过男性。继发性高血压较为少见（5% ～ 10%），又称症状性高血压（symptomatic hypertension），是患有某些疾病而导致的血压升高，血压升高仅是该疾病的病症之一。慢性肾小球肾炎和肾盂肾炎等肾疾病，肾上腺皮质激素分泌异常、嗜铬细胞瘤和甲状腺功能异常等内分泌系统疾病，主动脉缩窄、结节性多动脉炎等心血管疾病，颅内压升高、睡眠呼吸暂停等神经性疾病，都可以激发血压升高。本节将主要介绍原发性高血压。

Note

一、原发性高血压的病因和发病机制

原发性高血压是一种由遗传和环境因素共同作用引起的疾病，其发病机制尚不清楚。神经内分泌、体液和血流动力学等调控外周阻力和心输出量的各种因素在高血压发生发展过程中也发挥着重要的作用。

（一）病因

拓展：单基因遗传性高血压

1．遗传因素 高血压病有明显的遗传倾向，属于多基因遗传性疾病，某些单基因突变也可导致高血压。研究表明，参与肾素 - 血管紧张素 - 醛固酮系统（RAAS）、细胞钠 - 钾泵功能调节的相关编码基因的变异、突变和遗传缺陷，与高血压的发生密切相关。对高血压家族的调查研究发现，若父母均患有高血压，其子女患高血压的概率高达 45%；若父母中一方患高血压，子女患高血压的概率是 28%；而如果双亲血压正常，其子女患高血压的概率仅为 3%。另外，在某些人群，如非裔美国人中，高血压的发病率比白人高 4 倍，且发病快，病情严重，致死率也较高。

2．环境因素

（1）高盐膳食：中国人群普遍对钠敏感，高钠、低钾膳食是我国人群重要的高血压发病危险因素。盐的摄入量与高血压呈正相关。为了预防高血压和降低高血压患者的血压，钠的摄入量应 < 6 g/d，同时增加膳食中钾的摄入量。

（2）超重、肥胖和不良生活习惯：超重或肥胖、饮酒、吸烟和缺乏体力活动等，也是血压升高的危险因素。超重和肥胖与高血压患病率的关联显著。中国成人正常人的体重指数（BMI，kg/m^2）为 19 ～ 24，随着 BMI 的增加，超重组（BMI ≥ 24）和肥胖组（BMI ≥ 28）的高血压发病风险升高，是体重正常组的 1.16 ～ 1.28 倍。人群高血压患病率随饮酒量增加而升高。长期少量饮酒可使血压轻度升高，过量饮酒则使血压明显升高。体力活动与血压呈负相关，运动可以改善血压水平，高血压患者定期锻炼可降低心血管疾病的死亡风险。

（3）职业和社会心理应激因素：长期从事精神处于紧张状态的职业，或受到严重的社会应激性生活事件的影响，可改变体内激素水平，影响所有代谢过程，从而使血压升高。精神紧张者发生高血压的风险是正常人群的 1.18 倍。

（4）神经内分泌因素：一般认为，细动脉的交感神经纤维兴奋性增强是高血压病的重要神经因素。缩血管纤维的神经递质为去甲肾上腺素、神经肽 Y 等，而扩血管纤维的神经递质为降钙素基因相关肽、P 物质等，分别发挥升压和降压的作用。当缩血管纤维和扩血管纤维调节血管舒缩的平衡功能被打破，前者强于后者时，会造成血管收缩，血压升高。

（二）发病机制

高血压的发病机制是复杂的，可能是遗传因素、环境因素、神经和体液等多种因素互相影响、相互作用的结果。

1．遗传因素影响血压调节 对高血压患者家系的研究证实，遗传因素是导致高血压发生的机制之一。单个基因的突变，可以改变钠的净吸收；或者影响血压的多个基因多态性的累积效应，如血管紧张素原和血管紧张素受体基因序列的变异，都会引起血压的升高。

2．神经 - 体液调节异常

（1）RAAS 调节反应增强：RAAS 系统过度激活在高血压发病中的机制：①收缩小动脉，增加外周阻力；②刺激肾上腺皮质球状带分泌醛固酮，增加水钠潴留；③刺激交感神经增加去甲肾上腺素的分泌等，升高血压。

Note

（2）交感神经活性增强：交感神经兴奋持续升高，释放的去甲肾上腺素等神经递质作用于心脏，可导致心率增快，心肌收缩力增强，心排血量增加；作用于血管，可收缩动脉，使血管重构，增加外周阻力；作用于肾，可减少肾血流量，增加肾素释放；作用于肾上腺，可增加儿茶酚胺释放。以上变化均可以诱发血压升高。

（3）血管内皮功能紊乱：高血压患者存在血管内皮功能紊乱，表现为内皮 NO 水平或活性下调，局部 RAAS 过度激活，类花生四烯酸等物质代谢异常。

3．肾排钠减少　各种原因引起的肾排钠减少，会造成水钠潴留，增加心输出量，使外周血管阻力增加，导致血压升高。

4．代谢异常　部分高血压患者有胰岛素抵抗和高胰岛素血症等代谢障碍。胰岛素具有舒张血管、抗炎等血管保护效应。组织和细胞对胰岛素的反应性降低，可使：①内皮细胞功能障碍，分泌内皮素和 NO 失衡；②提高交感神经兴奋，并抑制钙泵活性；③促进肾小管对 Na^+ 的重吸收；④促进平滑肌细胞增殖等，导致高血压。

5．血管重构　持续的动脉管腔内压力升高，流量变化及血管壁损伤，可引起管壁增厚、壁腔比值增高、微小动脉数量减少以及血管功能异常，即血管重构。血压升高早期引起的血管重构能使血管适应血流动力学的短暂变化。然而，血压的持续增加将使血管失代偿而发生不良重构，最终导致管腔狭窄，引起外周阻力增加，致使血压上升。血压升高反过来又加重血管重构，两者互为因果，相互恶化。

二、原发性高血压的类型和病理变化

按照病程发展速度不同，原发性高血压可分为良性高血压和急进性高血压。

（一）良性高血压

良性高血压（benign hypertension），又称缓进型高血压（chronic hypertension），约占原发性高血压的 95%，多见于中老年人，起病隐匿，病程长，进展缓慢。其按病变的发展可分为 3 期。

1．功能紊乱期　此期为高血压病变的早期，表现为全身细小动脉间歇性痉挛，血压处于波动状态，间歇性增高，患者可有头痛、头晕等症状。因无器质性病变，经适当休息或治疗，血压可恢复正常。

2．动脉病变期

（1）细动脉硬化（arteriolosclerosis）：是良性高血压最主要的病变特征，表现为细动脉的玻璃样变性，最易累及肾小球入球小动脉、视网膜和脾中央动脉。细动脉长期痉挛，管壁缺氧，加之血液对管壁的压力增加，使内皮和基底膜受损，血管通透性增加，血浆蛋白漏入内皮下间隙。同时平滑肌细胞（smooth muscle cell，SMC）分泌大量细胞外基质（extracellular matrix，ECM），继而 SMC 缺氧凋亡，血管壁逐渐被血浆蛋白和 ECM 代替，并发生玻璃样变性，形成均质红染无结构的物质。细动脉管壁增厚，管腔变小，甚至闭塞（图 9-1）。

（2）小动脉硬化：主要累及肾小叶间动脉、弓形动脉及脑的小动脉等肌性小动脉。肌性小动脉内膜亦有血浆蛋白漏入，胶原纤维及弹力纤维增生，内膜弹力膜分裂。中膜平滑肌细胞增生、肥大，胶原纤维和弹力纤维增生。最终导致管壁增厚，管腔狭窄。

（3）中大动脉硬化：累及弹力肌型或弹力型大动脉，动脉内膜弹力纤维增生、中膜 SMC 增生，可伴动脉粥样硬化（atherosclerosis）病变。

此时的临床表现为血压持续升高，失去波动性，患者常有眩晕、头痛、疲乏、心悸等症状，需服用降压药治疗。

Note

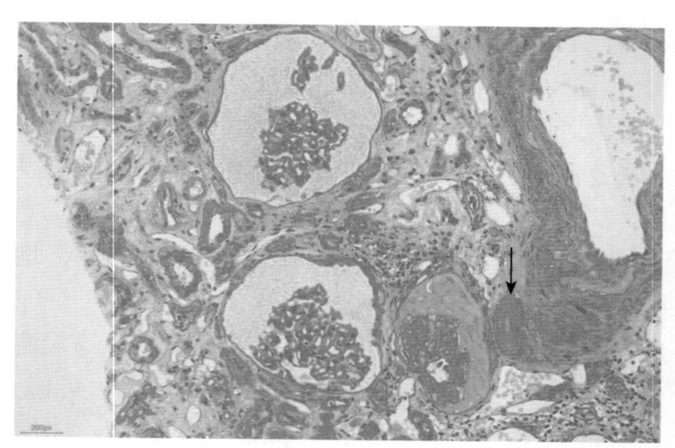

图片由南方医科大学耿舰教授提供

图 9-1　高血压肾小球细动脉玻璃样变性

可见细动脉玻璃样变（黑色箭头），肾小球硬化及毛细血管袢缺血、皱缩，肾小管萎缩（PAS 染色）

3．内脏病变期

（1）心脏病变：主要表现为左心室代偿性肥大，细、小动脉硬化，外周阻力增加，血压持续升高，这些是应对高血压的适应性变化。心脏重量增加，肉眼可见左心室壁及室间隔均质增厚，可达 1.5 ~ 2.5 cm（正常＜ 1.0 cm），乳头肌和肉柱明显增粗，但心腔缩小（图 9-2），称为向心性肥大（concentric hypertrophy）。光镜下，心肌细胞呈适应性改变，细胞增粗、变长、分支增多，细胞核肥大、深染。病变持续进展，左心室代偿失调，心肌收缩力降低，出现心腔扩张，称为离心性肥大（eccentric hypertrophy），严重者可导致心力衰竭。

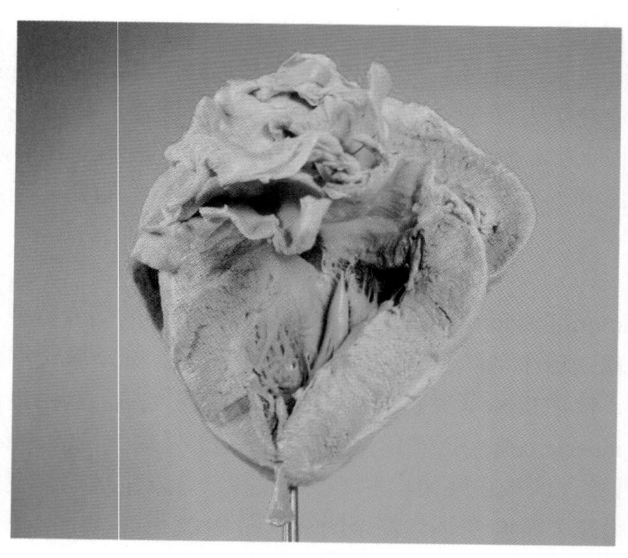

图 9-2　高血压心脏

由高血压引起的心脏病变，称为高血压性心脏病（hypertensive heart disease），患者可有心悸等临床表现，ECG 提示左心肥大和心肌劳损，严重者有心力衰竭的症状和体征。

（2）肾病变：病变表现为原发性颗粒固缩肾（primary granular atrophy of the kidney），即肉眼可见的双肾对称性缩小，质地变硬，肾表面凹凸不平，呈细颗粒状，单侧肾质量小于 100 g（正常人约 150 g），切面皮质变薄（≤ 0.2 cm，正常厚 0.3 ~ 0.6 cm），皮髓质界限不清，肾盂和肾周围脂肪组织增多（图 9-3）。光镜下，肾小球入球小动脉玻璃样变性，肌性小动脉硬化明显，肾

Note

小球缺血发生纤维化，硬化或玻璃样变，相应的肾小管因缺血而萎缩、消失。肾间质结缔组织增生，淋巴细胞浸润。病变相对轻的肾单位肾小球代偿性增大，肾小管代偿性扩张。

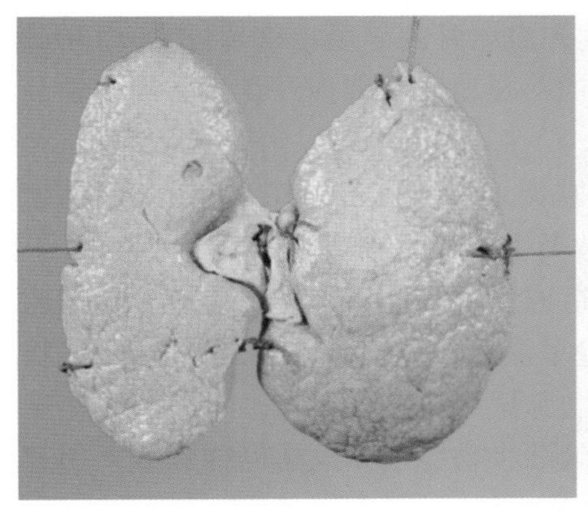
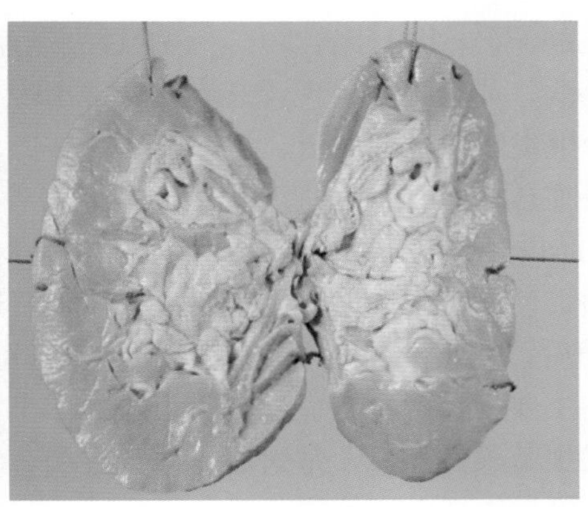

图 9-3　原发性颗粒固缩肾

由于肾的代偿机制，早期不会出现肾功能障碍。晚期随着病变的肾单位增多，肾血流量逐渐减少，肾小球滤过率降低，患者出现水肿、蛋白尿和肾病综合征，严重者可以出现尿毒症。

（3）脑病变：高血压也可导致脑部细、小动脉硬化，使脑发生下述的一系列病变。

1）脑水肿或高血压脑病（hypertensive encephalopathy）：脑部细、小动脉硬化和痉挛，造成局部脑组织缺血，血管通透性增加，进而导致脑水肿和颅内高压。患者可出现不同程度的高血压脑病的症状，如头晕、眼花、呕吐、视力障碍等，血压的急剧升高，还能使患者出现剧烈头痛、意识模糊、抽搐等症状，称为高血压危象（hypertensive crisis）。

2）脑软化（softening of brain）：由于脑的细、小动脉硬化，痉挛，造成其供血区域的脑组织缺血坏死，形成多个微梗死灶（直径 < 1.5 cm）。光镜下可见梗死灶组织液化性坏死，形成质地疏松的筛网状结构。最终坏死组织会被吸收，由周围胶质细胞修复，形成胶质瘢痕。

3）脑出血（intracerebral hemorrhage）：又称脑卒中（stroke），是高血压最严重和最常见的死因，最常发生于基底节、内囊。脑出血是由于脑的细小动脉硬化，使管壁变脆，当血压突然升高时，可引起破裂性出血（图 9-4）。脑出血亦可以由脑内局部小动脉瘤、微小动脉瘤破裂出血导致。出血区域脑组织全部坏死，形成囊腔状，其内充满坏死组织和凝血块。有时出血范围扩大，可破裂入侧脑室，患者可发生昏迷甚至死亡。脑出血的临床症状与出血部位、出血量多少密切相关。其中内囊出血可引起“三偏征”，即对侧肢体偏瘫、偏身感觉障碍、同向性偏盲。脑出血可因血肿占位和脑水肿引起颅内高压，并发脑疝形成。

（4）视网膜病变：视网膜中央动脉也常发生细动脉硬化，眼底检查可见视网膜血管迂曲，反光增强，动静脉交叉处出现压痕。严重者可出现视神经盘水肿、视网膜出血和视物模糊。

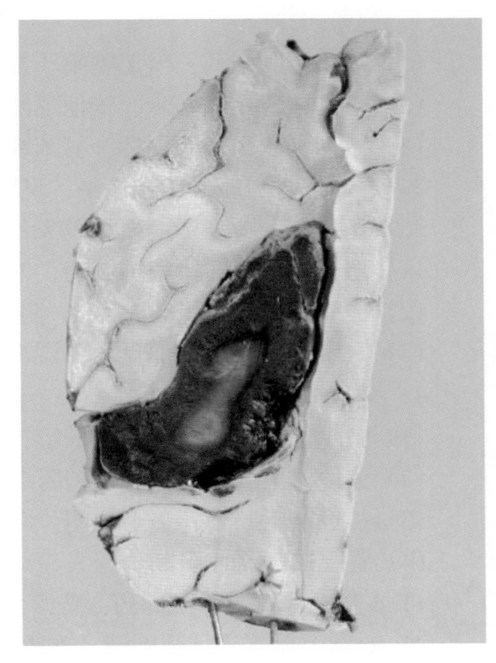

图 9-4　高血压病脑出血

Note

（二）急进性高血压

小测试9-1：
1．何为向心性肥大？
2．晚期良性高血压可使肾发生何种病变？对机体的主要影响是什么？

急进性高血压（accelerated hypertension）亦称恶性高血压（malignant hypertension），仅占原发性高血压的5%，多见于青少年。病变进展迅速，血压升高显著，常超过230/130 mmHg，可发生高血压脑病，或较早即出现肾衰竭，并常出现视网膜出血及视神经盘水肿。恶性高血压多为原发性，部分继发于良性高血压。

恶性高血压的特征性病理变化是坏死性细动脉炎（necrotizing arteriolitis）和增生性小动脉硬化（hyperplastic arteriolosclerosis）。坏死性细动脉炎主要累及血管内膜和中膜，由于内皮细胞损伤，管壁通透性异常增高，血浆蛋白进入血管壁造成纤维素样坏死，并伴有单核细胞及中性粒细胞浸润。随后，SMC增生，胶原基质增多，管壁呈洋葱皮样（onion-skin）同心层状增厚，管腔狭窄。病变主要累及肾和脑血管，肾小球入球小动脉壁纤维素样坏死，可波及肾小球，使肾小球毛细血管发生节段性坏死，常引起急性肾衰竭。脑细小动脉也可发生同样病变，引起脑部组织缺血、水肿，可发生高血压脑病。

（周　蕊　毛峥嵘）

第二节　抗高血压药物分类

拓展：高血压患者的非药物干预措施

排除遗传性高血压患者，大多数初发原发性高血压患者均首先进行生活方式干预，包括饮食干预、运动干预、减压干预、减重干预、戒烟限酒和综合生活方式干预。经过3～6个月的生活方式干预，若SBP仍≥130 mmHg和（或）DBP≥80 mmHg，可考虑启动降压药物治疗。无临床合并症、年龄＜65岁的高血压患者血压控制目标值为＜130/80 mmHg。

根据药物的作用部位和作用机制，可将抗高血压药物分为以下类别。

1．利尿药

（1）噻嗪类利尿药：氢氯噻嗪、氯噻酮、吲达帕胺等。

（2）袢利尿药：呋塞米、依他尼酸等。

（3）保钾利尿药：螺内酯、氨苯蝶啶、阿米洛利等。

2．钙通道阻滞药　硝苯地平、尼群地平、尼莫地平、氨氯地平和非洛地平等。

3．肾素-血管紧张素-醛固酮系统抑制药

（1）血管紧张素转换酶抑制药：卡托普利、依那普利、福辛普利等。

（2）血管紧张素Ⅱ受体（AT_1）阻断药：氯沙坦、缬沙坦、替米沙坦等。

（3）肾素抑制药：依那克林、雷米克林、阿利林等。

4．交感神经阻断药

（1）中枢性抗高血压药：可乐定、甲基多巴和莫索尼定。

（2）去甲肾上腺素能神经末梢阻滞药：利血平、胍乙啶等。

（3）神经节阻断药：美卡拉明、六甲溴铵等。

（4）肾上腺素受体阻断药

1）β肾上腺素受体阻断药：普萘洛尔、比索洛尔、美托洛尔和阿替洛尔等。

2）α_1肾上腺素受体阻断药：哌唑嗪、特拉唑嗪和乌拉地尔等。

3）α、β肾上腺素受体阻断药：拉贝洛尔、卡维地洛。

Note

5．血管舒张药

（1）直接舒张血管药：肼屈嗪和硝普钠等。

（2）钾通道开放药：米诺地尔、二氮嗪和吡那地尔等。

目前抗高血压新药的研发在向高效、长效、高选择性、多器官保护、少不良反应的方向发展。除以上药物外，还有许多新型抗高血压药即将上市。比如 5- 羟色胺（5-HT）受体激动药乌拉地尔（urapidil），通过激动中枢 5-HT 受体，降低外周交感神经活性而降压；内皮素受体阻断药波生坦（bosentan）、塞塔生坦（sitaxsentan）、恩拉生坦等，通过阻断内皮素与内皮素受体结合而表现出强效降压作用。此外，一些药物的固定配比的复方制剂也呈现出明显的临床优势。

拓展：固定配比复方制剂

（汤慧芳）

第三节　常用抗高血压药物

目前，临床上常用的降压药物主要包括五大类：钙通道阻滞药、血管紧张素转换酶抑制药（ACEIs）、血管紧张素受体 AT_1 阻断药（ARBs）、利尿药、β 肾上腺素受体阻断药。

一、钙通道阻滞药

根据化学结构，钙通道阻滞药（calcium channel blockers，CCBs）可分为二氢吡啶类和非二氢吡啶类钙通道阻滞药。其中，二氢吡啶类 CCBs 对血管的选择性高；而非二氢吡啶类 CCBs 对心脏的选择性高。新的长效制剂有较好的血管选择性，渐进性降压，半衰期长，降压作用维持时间长，且不易引起反射性交感神经兴奋；而且可以扩张冠状动脉和侧支循环，因此，长效类 CCBs 有益于防止血压波动及保护靶器官。

钙通道阻滞药选择性地阻断 L 型电压依赖性 Ca^{2+} 通道，抑制细胞外 Ca^{2+} 内流，松弛血管平滑肌，降低外周血管阻力，或减慢心率，降低心肌收缩力，而使血压下降。CCBs 适合与其他 4 类常用降压药联合应用，临床用于治疗轻、中度高血压。可单用或与利尿药、β 肾上腺素受体阻断药、ACEIs/ARBs 合用。常见不良反应有眩晕、头痛、心悸、低血压、皮疹、踝部水肿、咳嗽等。

常用的药物主要有：硝苯地平（nifedipine）、尼群地平（nitrendipine）、尼莫地平（nimodipine）、尼卡地平（nicardipine）、氨氯地平（amlodipine）和非洛地平（felodipine）等；非二氢吡啶类 CCBs 有维拉帕米（nifedipine）和地尔硫䓬（diltiazem）。

1．硝苯地平　普通片降压作用快而强。口服 30 ～ 60 min 见效，作用持续 3 h，血浆蛋白结合率为 92% ～ 95%，半衰期为 3 ～ 4 h。普通片容易引起反射性心率加快，心输出量增加，血浆肾素活性增高，因此，推荐使用缓释剂或控释剂。

2．氨氯地平　长效二氢吡啶类钙通道阻滞药，口服吸收良好，生物利用度高。对血管平滑肌选择性高，对心率、房室传导及心肌收缩力均无明显影响。降压作用起效较慢，维持时间较长。血药浓度达峰值需 6 ～ 12 h，口服后 1 ～ 2 周出现明显的降压作用，6 ～ 8 周达最大降压效果，半衰期长达 35 ～ 50 h，每天只需服药 1 次，降压作用能平稳维持 24 h。

3．尼卡地平　盐酸尼卡地平对血管平滑肌的作用比对心肌的作用强 30 000 倍，其血管选择性明显高于其他钙拮抗剂。口服后 30 min 生效，1 h 血药浓度达高峰，维持 3 h，血浆半衰期约 5 h。90% 以上的药物与血浆蛋白结合。注射剂可用于手术时异常高血压的紧急处理及高血压急症。

Note

二、血管紧张素转换酶抑制药

肾素 - 血管紧张素 - 醛固酮系统（renin-angiotensin-aldosterone-system，RAAS）在调节血压和水、电解质平衡以及高血压发病中都具有重要作用。大规模临床试验结果显示，此类药物对于高血压患者具有良好的靶器官保护和心血管终点事件预防作用。血管紧张素转换酶抑制药（angiotensin-converting enzyme inhibitor，ACEI）单用降压作用明确，对糖、脂代谢无明显不良影响。尤其适用于伴慢性心力衰竭、心肌梗死后伴心功能不全、糖尿病肾病、非糖尿病肾病、代谢综合征、蛋白尿或微量白蛋白尿患者。

1．ACEI 的一般药理学特征

（1）药理作用及其机制：ACEIs 通过抑制 ACE 的活性，减少血浆和局部组织中 Ang Ⅱ的生成，发挥降压和保护靶器官作用：①抑制血浆与组织中的 ACE，降低 Ang Ⅱ的水平，舒张动脉与静脉，降低外周血管阻力；②减少缓激肽降解，升高缓激肽水平，继而促进一氧化氮（NO）和前列环素（PGI_2）生成，产生舒血管效应；③减少抗利尿激素和醛固酮的分泌，减少水的重吸收、促进水钠排泄，减轻水钠潴留，降低心脏前负荷；④减弱 Ang Ⅱ对交感神经末梢突触前膜 AT_1 受体的激动作用，减少去甲肾上腺素的释放，降低中枢交感神经活性，从而使外周交感神经活性降低；⑤降低心血管组织中 Ang Ⅱ水平，可以预防或逆转心血管重塑，改善心肌和动脉的顺应性。

（2）体内过程：不同的 ACE 抑制药因化学结构不同，药物的体内过程有较大差异。许多药物为含乙酯的前体药，如依那普利、培哚普利等，前体药物抑制 ACE 的强度弱于其活性代谢物 100 ～ 1000 倍。由于与 ACE 结合的有效活性基团的亲疏水性不同，组织亲和力不同，影响半衰期与代谢清除率，使药物作用持续时间不同。含巯基类 ACEI 组织亲和力最低、作用持续时间最短，含羧基类 ACEI 组织亲和力最高、作用持续时间最长，含膦酸基类 ACEI 组织亲和力介于前两者之间。

（3）临床应用：治疗轻、中度原发性和肾性高血压，可与其他抗高血压药如利尿药、β 肾上腺素受体阻断药、钙通道阻滞药等联合应用，也可作为伴有糖尿病、左心室肥厚、左心功能障碍和急性心肌梗死的高血压患者的首选药物。

（4）不良反应：①干咳：发生率 5% ～ 20%，多见于用药初期，症状较轻者可坚持服药，不能耐受者可换用 ARBs。发生原因可能与缓激肽、P 物质、前列腺素等在肺组织内蓄积有关。常于用药 1 周至 6 个月时发生，致使不能耐受者中断用药；②低血压：心力衰竭或重度高血压患者在应用利尿药的基础上，首次应用卡托普利可引起血压下降；③高血钾：ACEI 一般不会引起高血钾，但在为患者补钾、服用保钾利尿药、应用 β 肾上腺素受体阻断药以及伴有肾功能不全者可能发生，故应用时应定期监测血钾和血肌酐水平。肾动脉狭窄的患者因依赖 Ang Ⅱ收缩出球小动脉以保持肾小球滤过率，而 ACEI 会抑制 Ang Ⅱ的生成，因而取消了该调节机制而致肾衰竭，故双侧肾动脉严重狭窄者禁用 ACEI。此外，妊娠和哺乳期妇女、高钾血症和血管神经性水肿患者也禁用。

2．常用 ACEI 根据化学结构可分为 3 类：含巯基（-SH）的卡托普利（captopril）、阿拉普利（alacepril）；含羧基（-COOH）的依那普利（enalapril）、贝那普利（benazepril）、赖诺普利（lisinopril）、喹那普利（quinapril）、培哚普利（perindopril）等；含磷酸基的福辛普利（fosinopril）等。

（1）卡托普利：卡托普利降压作用中等。口服 15 min 起效，生物利用度 70%，0.5 ～ 1 h 血药浓度达高峰，半衰期 2 h，作用维持 3 ～ 4 h。因食物能影响卡托普利的吸收，故应于餐前 1h 服药。卡托普利可出现青霉胺样反应，如皮疹、瘙痒、嗜酸性粒细胞增多及味觉障碍等。在妊娠中期和末期服用卡托普利会引起胎儿颅盖及肺发育不全、生长迟缓，甚至引起胎儿死亡。

Note

（2）福辛普利：是前体药，口服后缓慢且不完全吸收，并迅速转变为活性更强的二酸代谢产物福辛普利拉发挥作用。对心脏、脑部 ACE 的抑制作用强而持久，对肾 ACE 的抑制作用相对弱而短暂。肝、肾双通道排泄，单纯肝或肾功能减退患者，一般不需要减量，较少引起蓄积。

三、血管紧张素Ⅱ受体（AT1）阻断药

长期应用 ACEI 可能会导致非 ACE 途径如糜蛋白酶（chymase）催化生成的 AngⅡ增加，使 ACEI 的药效下降；而血管紧张素Ⅱ受体（AT1）阻断药（angiotensin Ⅱ receptor blockers，ARBs）能特异性地与 AT_1 受体结合，阻断不同途径所生成的 AngⅡ作用于 AT_1 受体，因而抑制 AngⅡ对心血管的作用。此外，ACEI 由于可抑制激肽酶降解，使缓激肽、P 物质等在肺组织堆积而引起咳嗽等不良反应，而 ARBs 则不易引起咳嗽。

目前应用于临床的药物有氯沙坦（losartan）、缬沙坦（valsartan）、厄贝沙坦（irbesartan）、替米沙坦（telmisartan）和奥美沙坦（olmesartan）等。可选择性阻断 AT_1 受体，抑制 AngⅡ的收缩血管和促进醛固酮及抗利尿素激素分泌的作用；降低中枢及外周交感神经系统的活性；降低血压，还能抑制或逆转心血管重塑。不良反应较轻而且短暂。极少发生干咳和血管神经性水肿，偶有头痛、头晕、腹泻、乏力等。长期应用可升高血钾，应注意监测血钾及肌酐水平变化。用药期间应慎用保钾利尿药及补钾药。双侧肾动脉严重狭窄、妊娠和哺乳期妇女、高钾血症和血管神经性水肿患者禁用。

（1）氯沙坦：口服易吸收，首关效应明显，生物利用度为 33%，给药后血药浓度达峰时间为 1 h，半衰期为 2 h，血浆蛋白结合率为 98.7%，大部分在肝内被细胞色素 P450 酶系统代谢，经胆汁和随尿排出。大剂量应用可促进尿酸排泄，明显降低血浆尿酸水平。用于治疗高血压、不能耐受 ACEI 的患者；还能改善左室心肌肥厚；治疗充血性心力衰竭，降低心脏后负荷，增加心输出量等。能够降低糖尿病或肾病患者的蛋白尿及微量白蛋白尿，适用于伴糖尿病肾病、代谢综合征、微量白蛋白尿或蛋白尿患者。

（2）替米沙坦（telmisartan）：口服，每次 80 mg，每日 1 次，作用迅速，约 0.3 h 起效，持续时间长达 35.4 h，半衰期约为 20 h，可与食物同时服用，不影响其吸收。主要用于高血压，也用于心力衰竭，防治高血压并发的血管壁增厚和心肌肥厚。

框 9-1 ACEIs/ARBs 在常用降压药物中的优势

（1）降压时不易引起反射性交感兴奋，对心率和心输出量无明显影响。

（2）能预防或逆转高血压导致的左心室心肌肥厚和血管平滑肌细胞的增生和肥大，抑制心血管重构。

（3）降低肾血管阻力，增加肾血流量；但是，用药之初可能会有一过性的肾小球滤过率（GFR）下降。

（4）除了降压以外，具有独立于降压作用以外的分子机制，能够保护肾功能，降低蛋白尿。

（5）对慢性心功能不全患者能降低心脏前、后负荷，改善心脏泵血功能，延缓疾病进程。

（6）ACEIs/ARBs 单用降压作用明确，对糖、脂代谢无影响。

（7）限盐或加用利尿剂可增强其降压效果。因此，ACEIs/ARBs 药物对于高血压患者具有良好的靶器官保护和心血管终点事件预防作用。但这两者不建议合用，因合用可能导致副作用增加。

Note

四、利尿药

利尿药（diuretics）降压作用温和，能加强其他降压药的降压作用，无耐受性，因此可作为基础降压药广泛用于临床，与其他降压药联合应用或制成单片复方。主要包括袢利尿药、噻嗪类利尿药、保钾利尿药与醛固酮受体阻断药等几类。长期用于控制血压的利尿药主要有噻嗪类利尿药（thiazide diuretics），其中以氢氯噻嗪（hydrochlorothiazide，HCTZ）、氯噻酮（chlorthalidone）和类噻嗪类的利尿药吲哒帕胺（indapamide）最为常用。

1. 利尿药的一般药理学特征

（1）药理作用及作用机制：噻嗪类利尿药降压作用温和、持久。初期降压作用可能通过排钠利尿，使细胞外液和血容量减少，导致心排血量降低而血压下降；用药 3 ~ 4 周后，血容量和心输出量已逐渐恢复至用药前水平，但外周血管阻力和血压仍持续降低。

长期用药的作用机制：由于排钠增加，细胞内钠减少，使血管平滑肌细胞内钠离子含量降低，增加 Na^{+}-Ca^{2+} 交换，使细胞内钙量减少，引起血管平滑肌舒张；细胞内钙量减少使血管壁对去甲肾上腺素等升压物质的敏感性降低，血管张力减弱而降压；尚与诱导动脉壁产生扩血管物质如缓激肽、前列腺素（PGE_2）等有关。此外，有研究显示，高血压患者对氢氯噻嗪降压作用有个体差异，基因组学研究表明，这种差异与患者的 *GNB3* 基因的 C825T 多态性有关。

（2）临床应用：噻嗪类利尿药可单用治疗轻度高血压；也可作为基础降压药与其他降压药合用，治疗中、重度高血压。尤其适用于老年高血压、单独收缩期高血压或伴有心力衰竭患者。此外，此药也是难治性高血压的基础药物之一。

（3）不良反应：长期应用噻嗪类利尿药可致低血钠、低血钾、低血镁，应注意补钾或与保钾利尿药合用。由于代偿作用，可引起血浆肾素活性增高，激活肾素 - 血管紧张素 - 醛固酮系统而不利于降低血压，可与 β 肾上腺素受体阻断药等降低肾素活性的药物合用。此外，长期应用也可能会引起代谢异常变化，如高血脂、高血糖和高尿酸等，对有持续血脂异常或血糖增高的高血压患者不宜长期单用本类药物降压。

2. 常用利尿药　吲达帕胺（indapamide）

吲达帕胺是一种非噻嗪类氯磺酰胺衍生物，具有降压效果好，副作用少，可长期使用等优点。其降压作用除与利尿作用有关外，也能直接舒张小动脉，降低血管壁张力和血管对升压物质的反应性，从而使外周阻力降低。扩血管作用与阻滞钙离子内流，降低细胞内钙浓度有关。此外，尚有促进血管内皮产生内皮［源性］舒血管因子（endothelium-derived relaxing factor，EDRF）、抗心肌肥厚等作用，可用于轻、中度高血压，伴有水肿者更适宜。口服用药吸收迅速而完全。一次给药降压作用可维持 24 h。本品经肝代谢，主要由肾排泄，对糖脂代谢无明显影响，不良反应少，偶见恶心、头晕、轻度血钾下降及血尿酸升高等。肝肾功能不良者、对磺胺类和噻嗪类过敏者禁用。

拓展：单基因遗传性高血压的药物治疗

五、肾上腺素受体阻断药

1. β 肾上腺素受体阻断药　β 肾上腺素受体阻断药（β adrenergic receptor blocking agents）是常用的降压药物，也可用于治疗心绞痛、心律失常和慢性心力衰竭。高选择性的 β 肾上腺素受体阻断药对 β 受体有较高选择性，而因阻断 β 受体产生的不良反应较少，如支气管痉挛等。常用药物包括美托洛尔（metoprolol）、比索洛尔（bisoprolol）、卡维地洛（carvedilol）和阿替洛尔（atenolol）等。

Note

(1) 降压机制：阻断心脏 β_1 受体，抑制心肌收缩力，减慢心率，降低心输出量；阻断血管平滑肌 α_1 受体，舒张血管，降低外周阻力而降低血压；阻断交感神经末梢突触前膜上的 β 受体，使去甲肾上腺素释放减少；由于改变中枢血压调节机制而产生降压作用。

(2) 临床应用：可单独用作抗高血压药的首选药，也可与其他抗高血压药如利尿药、ACEIs、ARBs 和钙通道阻滞药合用。对肾素活性较高者疗效较好，高血压伴快速型心律失常、冠心病心绞痛、慢性心力衰竭及交感神经活性增高患者尤其适用，既可降低血压，也可保护靶器官，降低心血管事件风险。

(3) 不良反应：常见的不良反应有疲乏、肢体冷感、激动不安、胃肠不适等，还可能影响糖、脂代谢。重度心脏传导阻滞、哮喘为禁忌证。慢性阻塞型肺病、运动员、周围血管病或糖耐量异常者慎用；高血压合并糖尿病的患者不宜选用非选择性 β 受体阻断药普萘洛尔降压，因其能抑制儿茶酚胺的促进糖原分解作用，可延缓应用胰岛素后血糖水平的恢复。

长期应用者突然停药可发生反跳现象，即原有的症状加重或出现新的表现，较常见有血压反跳性升高，伴头痛、焦虑等，称为撤药综合征。因此，长期应用 β 受体阻断药后停药时必须逐渐减量。

(4) 常用 β 肾上腺素受体阻断药

1) 美托洛尔 (metoprolol)：美托洛尔为选择性 β_1 肾上腺素受体阻断药，无内在拟交感活性。口服吸收完全，主要经肝代谢。服药后 1 ~ 2 h 作用达高峰。美托洛尔控释剂一次给药后降压作用可维持 24 h，故一日给药一次即可。不良反应较少。

2) 比索洛尔 (bisoprolol)：本品是选择性 β_1 肾上腺素受体阻断药，无内在拟交感活性和膜稳定作用。不同模型动物实验表明其与 β_1 受体的亲和力比 β_2 受体大 11 ~ 34 倍，对 β_1 受体的选择性是同类药物阿替洛尔 (atenolol) 的 4 倍。本品作用时间长 (24 h 以上)，连续服用控制症状好且无耐受现象，对呼吸系统副作用极小，未见对脂肪分解代谢的影响。

2. α_1 肾上腺素受体阻断药 α_1 肾上腺素受体阻断药 (α_1 adrenergic receptor blocking agents) 能选择性地阻断血管平滑肌突触后膜的 α_1 受体，舒张小动脉和静脉血管平滑肌，使容量血管和阻力血管扩张，降低外周阻力，引起血压下降。已知膀胱颈、前列腺包膜和腺体、尿道均有 α 受体，哌唑嗪阻断 α_1 受体而使膀胱及尿道平滑肌松弛，可使前列腺增生患者的排尿困难症状减轻。此类药物包括哌唑嗪 (prazosin)、特拉唑嗪 (terazosin)、多沙唑嗪 (doxazosin) 等。

常用 α_1 肾上腺素受体阻断药为哌唑嗪：①口服吸收良好，服药 30 min 后起效，1 ~ 3 h 血药浓度达高峰，首过效应显著，生物利用度 60%，血浆半衰期为 3 h，大部分在肝代谢，代谢物主要经胆汁排泄，有 5% ~ 10% 原形经肾排出。

(1) 临床应用：不作为一般高血压治疗的首选药。对高血压伴前列腺增生患者，在降压的同时，能改善排尿困难症状。也用于难治性高血压患者的治疗，开始用药应在入睡前，以防直立性低血压的发生。使用中注意测量坐立位血压，最好使用控释制剂。

(2) 不良反应：一般不良反应常见眩晕、乏力、鼻塞、头痛等。主要不良反应是部分患者首次给药时出现所谓的“首剂现象”，表现为严重的直立性低血压、心悸、眩晕、晕厥等。若将首次剂量减半，睡前服用即可避免。直立性低血压者禁用。心力衰竭者慎用。

3. α、β 肾上腺素受体阻断药 (α、β adrenergic receptor blocking agents)

(1) 拉贝洛尔 (labetalol)：拉贝洛尔阻断 β 受体的作用较强，对 β_1、β_2 受体无选择性，但选择性阻断 α_1 受体，对 α_2 受体无作用，通过阻断 α_1、β 受体，降低外周血管阻力而产生降压作用。降压作用温和，对心输出量和心率无明显影响，适用于各型高血压，静脉注射可治疗高血压危象。也用于治疗心绞痛。不良反应有头痛、乏力等。

(2) 卡维地洛 (carvedilol)：为 α、β 肾上腺素受体阻断药。用于治疗轻度及中度高血压或伴有肾功能不全、糖尿病的高血压患者。卡维地洛降压迅速，可长时间维持降压作用。对左室射血

Note

分数、心功能、肾功能、肾血流灌注、外周血流量、血浆电解质和血脂水平没有影响，不影响心率或使其稍微减慢，极少产生水钠潴留。

六、抗高血压药物的合理应用原则

高血压是一种心血管综合征，往往合并有其他心血管危险因素、靶器官损伤。高血压病因未明，不能根治，需要终生治疗。抗高血压治疗的根本目标是降低高血压的心、脑、肾与血管并发症发生和死亡的风险。需要依赖疾病基因组和药物基因组分析，揭示不同人群（个体）的分子和表型特征，根据“最好疗效、最少不良反应”的原则，制订不同类型高血压患者的个体化用药方案。

1．有效治疗与终身治疗　有效治疗即有效控制血压。普通高血压患者的降压目标为血压降至 140/90 mmHg 以下，老年人的收缩压降至 150 mmHg 以下，有糖尿病或肾病的高血压患者的血压降至 130/80 mmHg 以下。高血压人群如不经合理治疗，平均寿命较正常人缩短 15 ～ 20 年。必须告知患者建立确切降压与终身治疗的理念。

2．平稳、持续降压　一般宜从小剂量开始，逐步增量，达到满意效果后改维持量以巩固疗效，避免降压过快、过剧，以免造成重要器官灌流不足，导致器官损伤。因此，必须在降低血压的同时保持血压平稳。提倡使用长效降压药物以减小血压波动性，保证药物的降压谷 / 峰值大于 50%。此外，高血压治疗需长期系统用药，不宜中途随意停药，更换药物时亦应逐步替代。

3．保护靶器官　长期高血压可能会导致心血管重构、肾小球硬化等，主张选择一些对靶器官保护作用强的降压药，如 ACEI 抑制剂、AT_1 受体阻断剂及长效钙通道阻滞剂（氨氯地平）等。

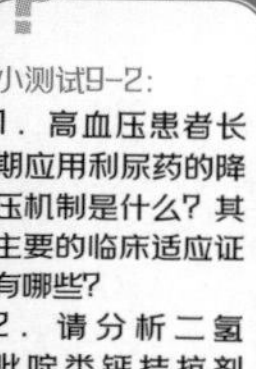

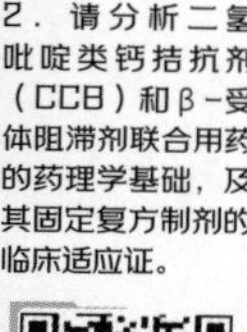

小测试9-2：
1．高血压患者长期应用利尿药的降压机制是什么？其主要的临床适应证有哪些？
2．请分析二氢吡啶类钙拮抗剂（CCB）和β-受体阻滞剂联合用药的药理学基础，及其固定复方制剂的临床适应证。

4．联合用药　联合应用的目的是增加降压疗效，加强对靶器官的保护，减少不良反应。当一种抗高血压药物无效时，可改用作用机制不同的另一种抗高血压药。单一药物有较好反应，但降压未达到目标时，可采用联合用药。联合用药应从小剂量开始，并应采用作用机制不同的药物，以提高疗效和减少不良反应。积极推荐 SPC 治疗，包括起始治疗即可考虑 SPC，以改善高血压患者对降压治疗的依从性和持续性，进而提高降压达标率。

5．个体化治疗　主要根据患者的年龄、性别、种族、病情程度、并发症等情况制定治疗方案。轻、中度高血压开始采用单药治疗，中国高血压治疗指南推荐五大类第一线降压药物。长效抗高血压药物优于短效制剂，降压持续、平稳，并可能有靶器官保护作用。根据并发症选药：①高血压合并心功能不全或支气管哮喘者，宜用利尿药、ACE 抑制药、血管紧张素Ⅱ受体阻断药等，不宜用β受体阻断药；②高血压合并肾功能不良者，宜用 ACE 抑制药、钙通道阻滞药；③高血压合并窦性心动过速，年龄在 50 岁以下者，宜用β受体阻断药；④高血压合并消化性溃疡者，宜用可乐定；⑤高血压伴潜在性糖尿病或痛风者，宜用 ACE 抑制药、血管紧张素Ⅱ受体阻断药、α受体阻断药和钙通道阻滞药，不宜用噻嗪类利尿药；⑥高血压危象及脑病时，宜静脉给药，以迅速降低血压，可选用硝普钠、二氮嗪，也可用高效利尿药如呋塞米等；⑦老年高血压者，上述第一线药物均可应用，避免使用能引起直立性低血压的药物（大剂量利尿药、α受体阻断药等）和影响认知能力的药物（如可乐定）；⑧舒张期高血压可选用卡维地洛。

（汤慧芳）

Note

小　结

高血压是以体循环动脉血压持续升高为主要表现，全身细小动脉硬化为主要病理变化的一种常见的心血管疾病。它是动脉粥样硬化、充血性心力衰竭和肾衰竭的主要危险因素。

原发性高血压的病因及发病机制复杂，偶尔由单基因病引起，但更多可能是多个基因和环境因素相互作用的结果，与血容量增加和外周阻力增加的相关因素都会使血压升高。组织学上，高血压与透明物质沉积导致的动脉壁增厚有关，严重时还与平滑肌细胞的增生和基底膜的增厚有关。

良性高血压的病变可分为3个时期，即功能紊乱期、血管病变期和器官病变期。功能紊乱期血压呈波动性，但并未发生器质性病变，适当的休息和治疗可以使血压恢复正常。细、小动脉硬化是良性高血压最主要的病变特征，此时期患者血压持续升高，失去波动性，患者需服用降压药。当良性高血压进入器官病变期，心脏、肾、脑和视网膜都会发生病变。心脏早期发生左心室代偿性肥大，晚期左心室失代偿，出现心腔扩张，离心性肥大，严重者可发生心力衰竭。肾小球入球小动脉出现玻璃样变，最终导致原发性颗粒固缩肾，使肾功能下降，出现水肿、蛋白尿和肾病综合征。脑细小动脉的硬化和痉挛造成脑水肿、高血压脑病、脑软化和脑出血，严重者危及患者生命。视网膜病变严重者可形成视神经盘水肿，视网膜出血。恶性高血压常见于青少年，血压高，病程进展迅速，预后差。主要病变为增生性小动脉硬化和坏死性细动脉炎。

常用的降压药物主要包括五大类：钙通道阻滞药、血管紧张素转换酶抑制药（ACEIs）、血管紧张素受体AT1阻断药（ARBs）、利尿药、β肾上腺素受体阻断药。抗高血压药物的合理应用原则是有效降压与终身治疗、保护靶器官、平稳降压、联合用药及个体化治疗。

整合思考题

1．良性高血压各个时期各内脏器官的形态变化特点有哪些？理想的降压药物应具备哪些特点？为什么主张使用长效的抗高血压药？

2．急进性高血压的基本病理变化是什么？会对机体造成何种影响？有哪些药物可用于治疗？

参考答案

Note

第十章　风湿性心脏病、感染性心内膜炎、瓣膜性心脏病

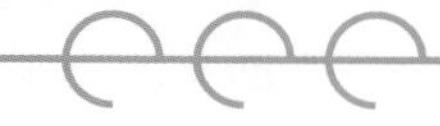

导学目标

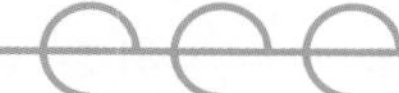

通过本章内容的学习，学生应能够：

※ **基本目标**

1．复述风湿病的概念、病因和发病机制。

2．总结风湿病的基本病理改变和发展过程。

3．分析风湿性心脏病（心内膜炎、心肌炎和心外膜炎）的形态学特点及临床病理联系。

※ **发展目标**

1．从病变发展的角度，解释风湿病对心脏造成的各种继发病变。

2．从瓣膜赘生物的形态特点出发，分析各种心内膜炎的发病机制及临床转归特点。

第一节　风湿性心脏病

案例 10-1

女，32 岁，因感冒后头晕、乏力 5 天，咳嗽、咳痰伴喘憋 2 天急诊入院。既往风湿性心脏病史 10 年，常于劳累后出现心悸、气短。近 2 年心慌、气短加重，并出现下肢水肿及腹胀。入院时查体：体温 38.1℃，脉搏 95 次 / 分，呼吸 41 次 / 分，口唇和甲床发绀，颈静脉怒张，双肺湿啰音，心界向左、右扩大，心尖区可闻及Ⅲ级收缩期杂音和舒张期杂音，肝肋下 3.5 cm，肝颈静脉回流征（+），双下肢可凹性水肿，胸部 X 线显示心脏呈梨形。入院后抢救无效死亡。

案例 10-1 解析

尸检主要发现，二尖瓣孔高度狭窄和关闭不全，二尖瓣变厚、变硬，腱索缩短、增粗，乳头肌肥大，于增厚的二尖瓣闭锁缘上可见多个灰白色粟粒大小的疣状赘生物，左、右房室壁肥厚，心腔扩大，心包积液。慢性肺淤血；慢性肝淤血，早期肝硬化。

问题：

1．心瓣膜疣状赘生物是如何形成的？其结局和危害如何？

2．试分析患者的死亡原因。

Note

风湿病（rheumatism）是一种与 A 组 β 溶血性链球菌感染有关的变态反应性疾病，主要累及结缔组织，属于结缔组织病。常形成特征性风湿肉芽肿，即风湿小体，或称 Aschoff 小体。病变最常累及心脏、关节和血管，以心脏病变最为严重。风湿病可呈急性或慢性反复发作，急性期称为风湿热（rheumatic fever），为风湿病的活动期。临床上，除心脏和关节症状外，常伴发热、皮疹、皮下结节、小舞蹈病等症状和体征；血液检查抗链球菌溶血素“O”抗体滴度增高、血沉加快，白细胞增多；ECG 示 P-R 间期延长。风湿病急性期过后，常造成轻重不等的心脏病变，可遗留心脏瓣膜病变，形成风湿性心瓣膜病。风湿病可发生于任何年龄，但多见于 5 ～ 15 岁，以 6 ～ 9 岁为发病高峰，男女发病率无差别，心瓣膜病常在 20 ～ 40 岁出现。

拓展：风湿病“舔过关节，咬住心脏”

拓展：小舞蹈病

一、风湿病的病因和发病机制

（一）病因

目前普遍认为风湿病的发生与 A 组 β 溶血性链球菌感染有关。冬春季节寒冷、潮湿，易发生咽喉部急性链球菌感染，而部分风湿病患者在发病前也曾有咽喉炎、扁桃体炎等上呼吸道链球菌感染的病史。抗生素被广泛使用后，不但能治疗咽峡炎、扁桃体炎，还降低了风湿病的发病率。咽喉炎后 10 ～ 15 天，患者血清抗链球菌溶血素“O”抗体滴度明显升高，临床上抗“O”抗体可作为风湿病的血清学诊断指标。

拓展：溶血性链球菌的分类

（二）发病机制

风湿病的发病机制尚不十分清楚。虽然在风湿病患者的血清中检测出了高效价的抗链球菌抗体，但是风湿病变不在链球菌感染的原发部位，且病灶（心、血管、关节等）及血培养均无链球菌，加上病变类型也不是化脓性炎症，说明本病不是细菌直接作用所致。由于链球菌的溶菌素“O”可在感染后 10 ～ 15 天诱导机体产生抗体，与风湿病的发病时间相一致，目前多数研究支持抗原 - 抗体交叉反应学说。即链球菌感染时，在上呼吸道局部释放链球菌细胞壁蛋白（M 抗原）、糖蛋白（C 抗原）、溶血素“O”等大分子进入血液，刺激 B 淋巴细胞及浆细胞产生相应抗体。M 抗体与心肌和血管平滑肌的某些成分产生交叉反应，C 抗体与心瓣膜、关节及皮下结缔组织的糖蛋白产生交叉反应，所形成的抗原 - 抗体复合物可进一步激活补体系统产生活性物质，引起变态反应性损伤。

链球菌除释放菌体蛋白外，还可能产生多种细胞外毒素和酶，直接造成人体组织器官的损伤。也有研究发现大多数风湿病患者体内存在对心瓣膜、心肌纤维、平滑肌等起反应的自身抗体或免疫复合物沉积，因此链球菌感染也可能激发患者对自身抗原的自身免疫反应，从而引发相应的病变。除链球菌感染以外，有些病毒、细菌感染也可能通过改变心血管及全身结缔组织的分子结构，使之具有抗原性而引发自身免疫反应，这些也可能与风湿病的发病有关。此外，遗传易感性可能对链球菌引发的变态反应起着调节作用，风湿病患者亲属的患病风险高于无风湿病家族史者。在人群调查中发现，人类白细胞抗原 HLA-DR4 与风湿病患者有关，60% ～ 70% 风湿病患者为组织相容性抗原 HLA-DR4 型，而无风湿病者仅为 10% ～ 15%。另外，风湿病患者中 T 细胞表面标记物 $CD3^+$ 表达明显高于正常人群。

Note

二、风湿病的基本病变

风湿病是发生于结缔组织的变态反应性炎症，病变可累及全身结缔组织，但以心脏、关节和血管等处较为明显。其特征性病变是形成风湿小体，即 Aschoff 小体，对风湿病有诊断意义。各受累部位的病变发展过程不尽相同，但典型病变一般经历以下 3 个阶段。

1. 变质渗出期（alterative and exudative phase） 风湿病的早期改变。在心脏、浆膜、关节和皮肤等部位的结缔组织发生黏液样变性和纤维素样坏死，其中胶原纤维肿胀、断裂、崩解为无结构的颗粒状物质，与基质内的蛋白多糖、免疫球蛋白等成分混合在一起，形成片状或丝网状红染物质，即纤维素样坏死。病灶中还有少量淋巴细胞、浆细胞及单核细胞浸润。本期持续约 1 个月。

2．增生期（proliferative phase） 又称肉芽肿期（granulomatous phase），此期病变特点是形成特征性的肉芽肿，称为风湿性肉芽肿或风湿小体（rheumatic body）、Aschoff 小体（Aschoff body），具有诊断意义。风湿小体主要分布于心肌间质、心内膜下和皮下结缔组织，心外膜、关节和血管等处少见。心肌间质风湿小体多位于小血管旁，呈圆形或梭形。典型的风湿小体由位于中心的纤维素样坏死物和周围围绕的数量不等的 Anitschkow 细胞、淋巴细胞、浆细胞和 Aschoff 巨细胞构成。Anitschkow 细胞是典型的风湿细胞（rheumatic cell），也称 Aschoff 细胞（图 10-1），主要由巨噬细胞增生、聚集，并吞噬纤维素样坏死物后转变而来。Anitschkow 细胞可融合成多核 Aschoff 巨细胞。风湿细胞体积较大，呈圆形或卵圆形，胞质丰富、略嗜碱性或双色；核大，呈圆形或卵圆形，核膜清晰，核染色质集中于中心并呈细丝状向核膜扩散，因而横切面似枭眼状，纵切面呈毛虫状。风湿细胞大多为单个核，也可见少数双核或多个核的 Aschoff 巨细胞。此期病变持续 2 ～ 3 个月。

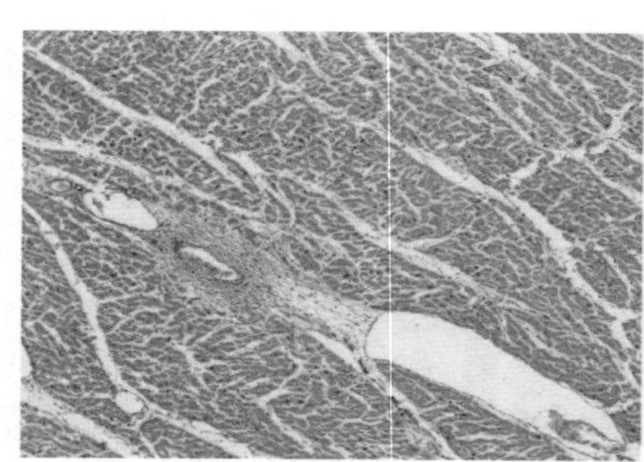
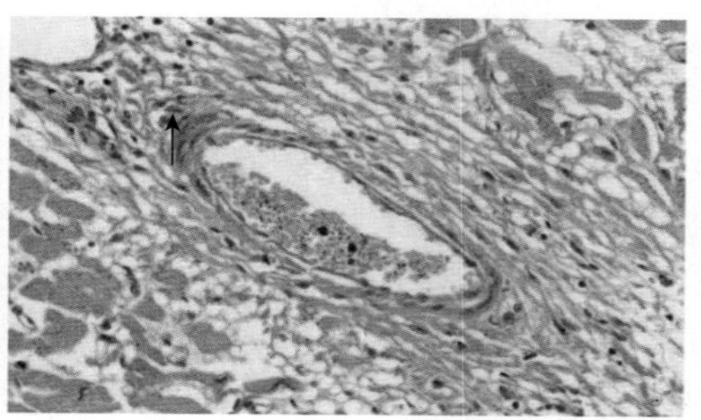

图 10-1　风湿性心肌炎（低倍和高倍）
心肌间质中可见 Aschoff 小体及 Aschoff 细胞（黑色箭头）

3．纤维化期（fibrous phase） 又称愈合期（healed phase），Aschoff 小体中的纤维素样坏死物质逐渐被吸收，风湿细胞转变为成纤维细胞，产生胶原纤维，风湿小体发生纤维化，形成梭形小瘢痕。此期可持续 2 ～ 3 个月。

上述整个病程持续 5 ～ 7 个月。由于风湿病常反复急性发作，因此受累器官或组织中有新旧病变并存的现象，纤维化和瘢痕不断形成，导致器官功能障碍。在浆膜、皮肤、脑和肺等部位，少数病变不呈现上述典型经过，为非特异性炎症，主要表现为充血、浆液性和（或）纤维素性炎症，胶原纤维可能发生黏液样变性和纤维素样坏死，并有淋巴细胞浸润。

Note

框 10-1　Anitschkow 细胞

在病理学中，Anitschkow（或 Anichkov）细胞是与风湿性心脏病有关的细胞。Anitschkow 细胞是在与该病有关的肉芽肿（Aschoff 小体）内发现的增大的巨噬细胞。这种细胞也被称为毛毛虫细胞，因为它们具有卵圆形的细胞核，染色质向细胞核中心凝结成波浪状的杆状图案，看起来很像毛毛虫而得名。较大的 Anitschkow 细胞可融合成多核 Aschoff 巨细胞。Anitschkow 细胞以俄国病理学家尼古拉 - 尼古拉杰维奇 - 阿尼奇科命名。Anitschkow 细胞是由邻近的巨噬细胞增生、聚集、吞噬纤维素样坏死物后转变而来的。免疫组化标记物显示，其细胞表达 vimentin、mac387 及 lysozhyme；而 actin 和 desmin 阴性，提示为巨噬细胞来源。

三、风湿性心脏病

风湿病引起的心脏病变可以表现为风湿性心内膜炎、风湿性心肌炎和风湿性心外膜炎，若病变累及心脏全层，则称为风湿性全心炎（rheumatic pancarditis）。60% ～ 80% 的儿童风湿病患者有心脏炎的临床表现。

（一）风湿性心内膜炎（rheumatic endocarditis）

病变主要累及心瓣膜，也可累及腱索和左心房壁内膜。其中二尖瓣最常受累，其次为二尖瓣和主动脉瓣同时受累，三尖瓣和肺动脉瓣很少受累。

病变早期表现为浆液性心内膜炎，受累的瓣膜肿胀、增厚，失去光泽，光镜下，瓣膜因浆液性渗出结构变得疏松，其间可见黏液样变性、纤维素样坏死和巨噬细胞浸润。病变周围可出现 Anitschkow 细胞，严重病例可有 Aschoff 小体形成。其后，在血流冲击以及不停地开放、闭合等摩擦作用下，瓣膜表面尤其是闭锁缘处内膜容易受损，血小板在该处沉积，形成串珠状单行排列、粟粒大小（1 ～ 2 mm）的疣状赘生物（verrucous vegetation）（图 10-2A），简称赘生物，所形成的心内膜炎又称为疣状心内膜炎。赘生物主要形成于二尖瓣心房面和主动脉心室面，呈灰白色半透明状，与瓣膜粘连牢固、不易脱落，赘生物多时可累及腱索和邻近内膜或将毗邻瓣膜粘连。光镜下，疣状赘生物是由血小板和纤维蛋白构成的白色血栓，其基底部有黏液样变性、纤维素样坏死、少量炎症细胞浸润（图 10-2B），有时可见肿大的成纤维细胞和数目不等的风湿细胞，典型的风湿小体少见。

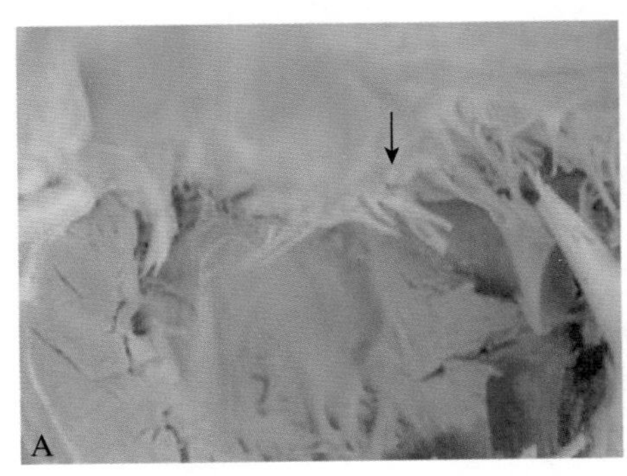

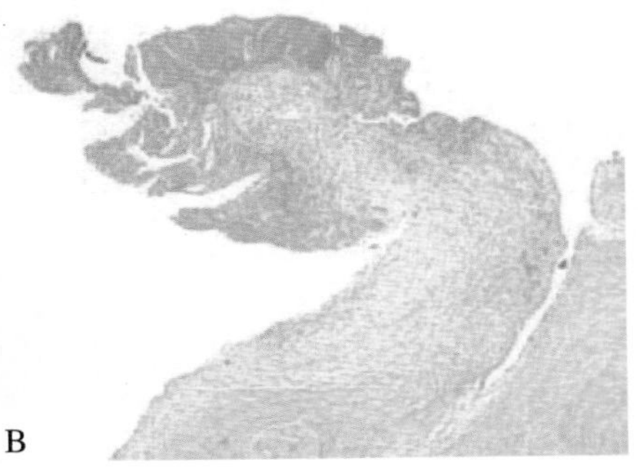

图 10-2　风湿性心内膜炎

A．箭头示增厚的二尖瓣上有疣状赘生物；B．镜下见瓣膜表面有血栓形成

Note

病变后期，由于病变反复发作，瓣膜逐渐增厚、变硬、卷曲、缩短，瓣叶之间发生纤维性粘连，腱索增粗、缩短，最终导致慢性心瓣膜病，引起血流动力学改变，甚至心力衰竭。病变累及心房或心室内膜时，可引起心内膜粗糙、灶状增厚及附壁血栓形成，尤以左心房后壁更为明显，称为 McCallum 斑（McCallum patch）。

（二）风湿性心肌炎（rheumatic myocarditis）

病变主要累及心肌间质小血管周围的结缔组织，发生在成人者常表现为灶状间质性心肌炎。光镜下，心肌间质水肿，小血管旁可见大小不一的风湿小体。以左心室后壁、室间隔、左心房及左心耳等处较多见。风湿性心肌炎反复发作，心肌间质的 Aschoff 小体逐渐纤维化，可导致心肌纤维化。发生在儿童者，常表现为弥漫性间质性心肌炎，心肌间质明显水肿，可见较多量淋巴细胞、嗜酸性粒细胞甚至中性粒细胞浸润，心肌细胞水肿及脂肪变性，有时可见左心房条索状纤维素样坏死，可出现急性充血性心力衰竭。风湿性心肌炎可影响心肌收缩力，累及传导系统时出现心律失常。急性期临床上可出现窦性心动过速，第一心音减弱，心电图显示 P-R 间期延长和房室传导阻滞。

（三）风湿性心外膜炎（rheumatic pericarditis）

病变主要累及心外膜脏层，表现为浆液性或浆液纤维素性炎症。当有大量浆液渗出时，心包腔内液体潴留，形成心包积液；若为大量纤维素渗出，则心外膜表面的纤维素可因心脏不停搏动和摩擦而形成绒毛状（图 10-3），称为绒毛心（cor villosum）。恢复期，浆液逐渐被吸收，纤维素也大部分被溶解吸收。少数患者渗出的大量纤维素如不能被溶解吸收，则发生机化，导致心外膜脏层、壁层互相粘连，形成缩窄性心包炎（constrictive pericarditis），使心脏功能发生障碍。临床上，当出现心包积液时，听诊心音遥远，叩诊左、右心界扩大，X 线检查示心脏呈烧瓶状；当心外膜渗出大量纤维素时，患者出现心前区疼痛，可闻及心包摩擦音。风湿性心外膜炎常伴有风湿性心内膜炎和风湿性心肌炎。

风湿病反复发作，可分别引起心瓣膜病、心肌间质纤维化及心包粘连或缩窄性心包炎，此时称为慢性风湿性心脏病（chronic rheumatic heart disease），简称风心病。

小测试10-1：
1．何为绒毛心？
2．风湿性心内膜炎的病变特点和对机体的影响有哪些？

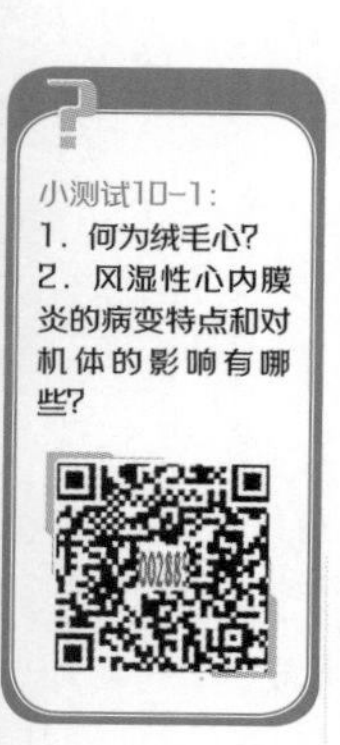

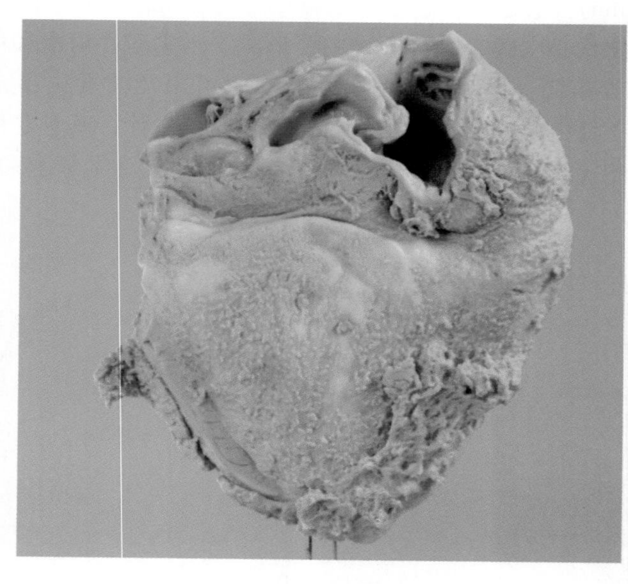

图 10-3 风湿性心外膜炎

（周 蕊 王 华）

第二节 感染性心内膜炎

案例 10-2

男，50 岁，患风湿性心脏病 30 余年，1 个月前出现不明原因发热，体温有波动。2 周来自觉活动后心慌、气短加重，故来院就诊。入院查体，体温 37.8℃，听诊心尖区可闻及 3/6 级收缩期吹风样杂音。行超声心动图检查，提示二尖瓣前、后叶赘生物形成，二尖瓣中度反流。入院当日血培养提示血链球菌Ⅰ型感染。

问题：

1．该患者的主要诊断是什么？

2．患者心脏赘生物由哪些成分构成？

3．简述该患者的发病机制。

案例 10-2 解析

感染性心内膜炎（infective endocarditis，IE）是由病原微生物直接感染心内膜而引起的炎症性疾病。最常累及心脏瓣膜（包括自体瓣膜或人工瓣膜）和室间隔缺损部位的低压区，这些区域通常因异常湍流或压力梯度明显改变导致损伤而形成易感区域。典型的病理改变为赘生物的形成，赘生物主要由血小板、纤维蛋白、坏死组织、炎症细胞、细菌菌落组成。病原微生物可为细菌、真菌、病毒、立克次体、支原体、衣原体和螺旋体等，其中细菌最为常见。

感染性心内膜炎根据病程的不同可分为急性感染性心内膜炎（acute infective endocarditis）和亚急性感染性心内膜炎（subacute infective endocarditis）；根据侵犯瓣膜类型的不同可分为自体瓣膜心内膜炎（native valves endocarditis，NVE）和人工瓣膜心内膜炎（prosthetic valves endocarditis，PVE）；根据感染微生物的不同可分为细菌性心内膜炎和真菌性心内膜炎等，微生物的种类与临床治疗方案密切相关。

一、病因和发病机制

（一）病因

有别于由于风湿热、类风湿、系统性红斑狼疮等所致的非感染性心内膜炎，感染性心内膜炎是病原微生物对心内膜的直接损害。寄居于口腔、皮肤和上呼吸道的链球菌、葡萄球菌、肠球菌和革兰氏阴性杆菌是本病的主要病原菌，其中链球菌和葡萄球菌占所有病原菌的 80% 以上。近年来，由于心血管手术和介入治疗、广谱抗生素以及免疫抑制剂的应用，草绿色链球菌感染现已减少，而葡萄球菌、革兰氏阴性杆菌、厌氧球菌、真菌感染呈增加趋势。

急性感染性心内膜炎以金黄色葡萄球菌感染最多见，少数为 A 组溶血性链球菌、肺炎链球菌、流感嗜血杆菌和淋病奈瑟菌等。亚急性感染性心内膜炎仍以草绿色链球菌感染最多见，肠球菌和表皮葡萄球菌次之。医源性自体瓣膜感染性心内膜炎多由金黄色葡萄球菌、表皮葡萄球菌和肠球菌等引起。人工瓣膜置入术后 2 个月内发生的人工瓣膜心内膜炎多为医源性，主要致病菌是耐甲氧西林表皮葡萄球菌、金黄色葡萄球菌、革兰氏阴性杆菌、类白喉杆菌和真菌等；人工瓣膜置入术后 1 年后出现的感染性心内膜炎主要致病菌与社区获得性感染一致，包括草绿色链球菌、葡萄球菌、肠球菌和革兰氏阴性杆菌。静脉吸毒者所致的感染性心内膜炎的主要致病菌是金黄色葡萄球菌，多数为耐甲氧西林菌株，还可见铜绿假单胞菌、念珠菌等。

Note

框 10-2　人工瓣膜

人工瓣膜（prosthetic valve）是指用于替代严重受损瓣膜的、人工制造的具有瓣膜功能的器具。当心脏瓣膜病变严重而不能用瓣膜分离手术或修补手术恢复或改善瓣膜功能时，则须采用人工心脏瓣膜置换术。换瓣病例主要有风湿性心脏病、先天性心脏病、马方综合征等。

目前，人工瓣膜根据使用材料分为两大类：一类是全部用人造材料制成的机械瓣；另一类是全部或部分用生物组织制成的生物瓣。机械瓣具有较好的耐用性，但其容易形成血栓，患者术后需终生抗凝。生物瓣的患者虽不需服用抗凝药，但由于生物瓣使用寿命较短，患者可能需要再次换瓣。这些问题的存在提示需要寻找一种既无需抗凝、又有较长使用寿命的心脏瓣膜制作材料，不少国家正在研究的组织工程心脏瓣膜，目前仅处于动物实验阶段，而其临床效果仍很难判定，所以对理想心脏瓣膜制作材料的研究仍有较长的路程要走。

（二）发病机制

感染性心内膜炎病例大多发生于有器质性心脏病的患者，如风湿性心脏病、先天性心脏病、老年退行性心脏病以及人工瓣膜置换术患者等。其中大多数患者有风湿性心脏病，有 10% ~ 20% 发生于人工瓣膜置换术患者，完全无器质性心脏病患者仅占 2% ~ 10%。

完整的心内膜可防御大部分病原体的感染及血栓的形成。当存在器质性心脏病时，心脏内血流状态发生变化，可引起瓣膜表面的内皮受到损伤，内皮下胶原暴露，凝血机制被激活，引起血小板和纤维蛋白的沉积，形成无菌血小板纤维素血栓，称为无菌性血栓性心内膜炎（nonbacterial thrombotic endocarditis，NBTE），其为微生物提供了黏附表面。无菌性血栓性心内膜炎常发生于二尖瓣反流、主动脉狭窄、主动脉反流、室间隔缺损等病变；也可发生于高凝状态，包括恶性肿瘤和慢性消耗性疾病引起的消耗性心内膜炎，以及风湿系统疾病引起的非刺激性赘生物。

各种感染或细菌寄居的皮肤黏膜损伤（如手术、器械操作等）常导致暂时性菌血症，微生物经血液循环到达心内膜。致心内膜炎的微生物一般具有表面黏附分子，又称为微生物表面组分识别黏附基质分子，介导细菌黏附到心内膜上。致病力强的细菌（如金黄色葡萄球菌等）可以直接黏附到完整的心内膜，其他微生物黏附于无菌性血小板纤维素血栓上。致病微生物黏附后可持续存在并繁殖，同时诱导血小板聚集，诱发内皮细胞等释放组织因子，纤维蛋白原沉积，形成感染性赘生物。纤维蛋白覆盖于黏附微生物表面可抑制宿主吞噬细胞对微生物的杀伤作用。宿主防御力下降时，微生物在赘生物中持续繁殖并形成菌落，深处的微生物处于非生长状态，对抗生素不敏感，而表面增殖的微生物脱落进入血流可导致持续菌血症而造成危害。不断增大的赘生物和微生物造成的局部心脏组织破坏可以导致复杂的血流动力学改变。赘生物碎片脱落并成为栓子可导致远端组织栓塞、梗死，以及形成转移性感染灶（脓肿）。另外，反复的菌血症不断激活机体免疫系统，可引起变态反应性炎症，如关节炎、血管炎、肾小球肾炎等。

Note

二、病理变化及临床病理联系

（一）急性感染性心内膜炎

急性感染性心内膜炎也称为急性细菌性心内膜炎（acute bacterial endocarditis，ABE），通常由致病力和黏附性强的细菌，如金黄色葡萄球菌、A 组 β 型溶血性链球菌和肺炎球菌等引起。常继发于其他部位的感染，为全身感染的一部分，有时伴有其他器官的转移性化脓病灶。

急性感染性心内膜炎大多发生于原来无病变的正常心内膜，可以没有异常的血流动力学和无菌性血栓性心内膜炎，直接由高侵蚀性的细菌直接侵犯所致。主要累及二尖瓣或主动脉瓣，三尖瓣和肺动脉瓣很少受累。病变多位于二尖瓣的心房面和主动脉瓣的心室面，这与血流冲击瓣膜发生机械性损伤有关。病变表现为急性化脓性心内膜炎，导致瓣膜破溃、穿孔或腱索断裂，有时炎症可累及瓣膜根部的内膜及心肌，形成环形脓肿（ring abscess）。在破溃瓣膜的表面常形成较大的赘生物，赘生物肉眼呈灰黄色或灰绿色，质地松软，易脱落或破碎形成带有细菌的栓子，可引起心、脑、肾、脾等器官的败血性梗死和多发性小脓肿。显微镜下，赘生物主要由脓性渗出物、血栓、坏死组织和大量细菌菌落混合构成。值得注意的是，近年来，由于静脉吸毒人数的上升，由此引起的感染性心内膜炎病例也呈增加趋势。静脉吸毒诱发的急性感染性心内膜炎称为静脉药瘾者心内膜炎（endocarditis in intravenous drug abuser），多见于男性，之前多无心脏基础病变，以累及右心内膜特别是三尖瓣为主。三尖瓣赘生物易脱落而引发肺栓塞。

本病起病急，病情重，发展快，常有全身中毒症状，虽经治疗，仍有 50% 以上的病例于数日或数周内死亡。

（二）亚急性感染性心内膜炎

亚急性感染性心内膜炎也称为亚急性细菌性心内膜炎（subacute bacterial endocarditis，SBE），主要由毒力相对较弱的草绿色链球菌引起（约占 75%），还有肠球菌、表皮葡萄球菌、革兰氏阴性杆菌、立克次体、真菌等均可导致本病的发生。这些病原体可自感染灶（扁桃体炎、牙周炎、咽喉炎、骨髓炎等）入血，形成菌血症，再随血流侵入瓣膜，也可因拔牙、心导管或心脏手术等医源性操作致细菌侵入瓣膜。本病多见于已有其他病变的心内膜，少数病例也可发生于正常心内膜。

亚急性感染性心内膜炎因细菌毒力弱，病变破坏小且进展缓慢，可迁延数月甚至 1 年以上，后期瓣膜常发生明显的纤维化、钙化及慢性炎细胞浸润等改变，可造成严重的瓣膜变形。临床上，除有心脏体征外，还有发热及赘生物脱落引起的栓塞及感染等表现。

1．心脏病变　病变主要累及二尖瓣和主动脉瓣，常在原有病变的瓣膜或缺损的间隔上形成赘生物。赘生物单个或多个，体积较大或大小不一（一般比急性感染性心内膜炎者稍小，而比风湿性心内膜炎者大），菜花状或息肉状的赘生物（图 10-4）呈污秽灰黄色或灰绿色，松脆易碎。病变严重时，瓣膜可发生溃疡、穿孔和腱索断裂。显微镜下，赘生物由血小板、纤维蛋白、坏死组织、炎症细胞、细菌菌落构成，细菌菌落包裹在赘生物内部。底部可见少许肉芽组织及淋巴细胞、单核细胞浸润。长期的瓣膜损害可造成或加重瓣膜口狭窄和（或）关闭不全。临床上可听到相应杂音，但杂音强弱多变，这与赘生物的变化有关，典型病例表现为出现新的病理性杂音或原有杂音加重。此外还可出现心力衰竭。

2．栓塞　赘生物碎裂、脱落形成栓子，造成动脉栓塞。栓塞最多见于脑，其次是肾、脾、肺和心脏等，引起相应部位梗死，临床上出现相应症状。由于栓子常来自赘生物的浅层，不含细菌或含极少细菌，加之细菌毒力弱，因此一般不引起败血性梗死。

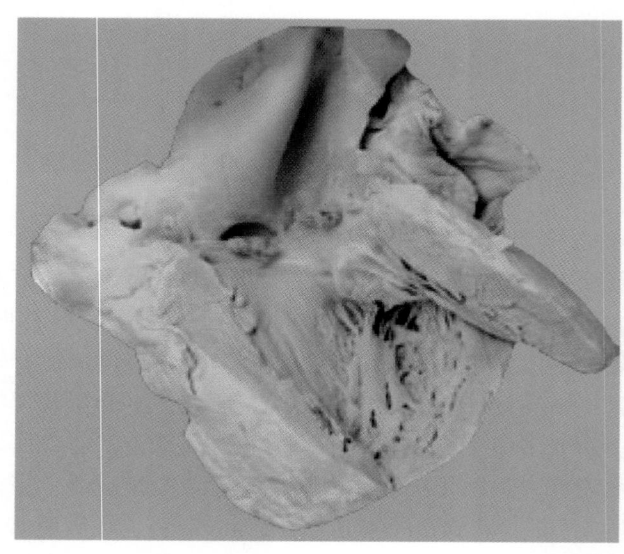

图 10-4　亚急性感染性心内膜炎，主动脉瓣可见多个粗糙的菜花样赘生物

3．免疫反应　部分病例由于病原菌长期释放抗原入血，可导致免疫复合物形成，循环免疫复合物沉积于肾小球基底膜可导致肾小球肾炎。部分可以引起关节炎等。

4．皮肤、黏膜改变　由于毒素和（或）免疫复合物的作用，皮肤、黏膜可出现微血栓和微血管炎，临床表现为皮肤（颈、胸部）、黏膜（如口腔、睑结膜）及眼底出血点（Roth 点）。部分患者由于皮下小动脉炎，在指（趾）末节腹面、足底，或大、小鱼际处出现红紫色、微隆起、有压痛的小结节，称为欧氏小结（Osler nodule）。

5．败血症　由于赘生物中毒性较低的细菌和毒素不断侵入血流，患者会出现长期发热、脾大、白细胞升高、贫血及皮肤、黏膜和眼底部出现小出血点等败血症的表现。

（三）人工瓣膜感染性心内膜炎

人工瓣膜感染性心内膜炎可发生于人工瓣膜置换术后早期（术后 1 年内）或晚期（术后 1 年后）。术后 3 个月内机械瓣感染率高于生物瓣，随后两者感染率逐步接近，术后 5 年两者感染率相当。术后早期人工瓣膜心内膜炎多为医源性感染，尤其是术后 2 个月内，常因术中人工瓣膜污染或术后感染所致，主要致病菌是耐甲氧西林表皮葡萄球菌等。术后晚期人工瓣膜心内膜炎可为社区获得性感染或医院获得性感染，与自体瓣膜感染性心内膜炎的病因相似。

小测试10-2：急性感染性心内膜炎和亚急性感染性心内膜炎的临床症状为何不同？

人工瓣膜感染性心内膜炎的感染主要发生在人工瓣膜附着处，即人工瓣膜缝合处。感染常扩散到瓣膜外的瓣环及环周组织，引起瓣环脓肿、间隔脓肿、瘘管，生物瓣膜可出现瓣叶破坏。严重者出现人工瓣膜开裂、部分脱离，发生瓣周漏，导致严重瓣膜功能不全和反流，最终导致心力衰竭。感染如果扩散至传导系统，可导致严重心律失常。赘生物脱落可引起冠状动脉栓塞而出现心肌梗死。

（洪澍彬　王庭槐）

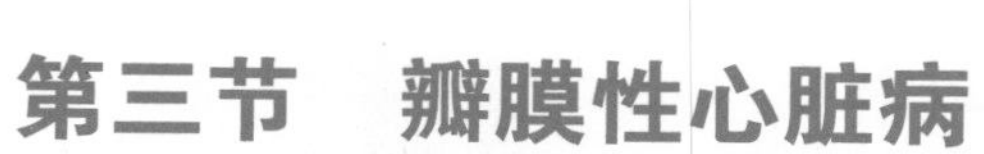

第三节　瓣膜性心脏病

Note

瓣膜性心脏病是指心瓣膜因先天性发育异常或后天性疾病造成的器质性病变，表现为瓣膜口

狭窄和（或）关闭不全，最终导致心功能不全，引起全身血液循环障碍，为常见的慢性心脏病之一。

引起慢性瓣膜性心脏病的疾病较多，多数病例主要与风湿性心内膜炎和感染性心内膜炎有关，其次是主动脉粥样硬化和主动脉梅毒累及主动脉瓣，少数病例由瓣膜退变、钙化或先天发育异常等导致。

除少数先天性发育异常外，几乎所有瓣膜病的组织学变化都是瓣膜机化、纤维化、玻璃样变甚至钙化。大体变化表现为瓣膜增厚、变硬、蜷曲、缩短以及相邻瓣叶的粘连，也可出现瓣膜破裂、穿孔，腱索融合缩短等。这些变化中，如果以瓣叶粘连为主，则会引起瓣膜狭窄（valvular stenosis），表现为瓣膜开放时不能充分张开，使瓣膜口缩小，血流通过障碍。如果以瓣膜卷曲、缩短或破裂穿孔为主，则引起关闭不全（valvular insufficiency），表现为瓣膜关闭时瓣膜口不能完全闭合，导致一部分血液反流。

瓣膜狭窄和瓣膜关闭不全可单独存在，但大多数为两者并存。病变可累及一个瓣膜，但也可累及两个或以上瓣膜或先后受累，称为联合瓣膜病。

瓣膜性心脏病主要为二尖瓣受累，约占70%；二尖瓣与主动脉瓣联合受累占20% ~ 30%；单纯主动脉瓣受累占2% ~ 5%。三尖瓣及肺动脉瓣病变少见。瓣膜性心脏病的主要危害是引起血流动力学的紊乱，加重心房和（或）心室的负荷，导致相应心房和（或）心室的心肌肥厚（代偿期）。瓣膜性心脏病在代偿阶段，可不出现明显的血液循环障碍症状；随着瓣膜病变逐渐加重进入失代偿期，患者出现肺循环和（或）体循环障碍的症状和体征。

一、二尖瓣狭窄

二尖瓣狭窄（mitral stenosis，MS）大多数由风湿性心内膜炎反复发作引起，少数病例由感染性心内膜炎引起，偶见于先天性发育异常。

正常成人二尖瓣瓣口开放时的面积为4 ~ 6 cm^2，根据瓣口面积分为3类：当瓣口面积减小到1.5 ~ 2 cm^{2}时为轻度狭窄；1.0 ~ 1.5 cm^{2}时为中度狭窄；< 1.0 cm^{2}时为重度狭窄。二尖瓣狭窄使血流从左心房流入左心室受阻，左心房排空受限，压力增大，而左心室通常压力正常，但左心室因充盈受限可导致心输出量减少，左心房和左心室跨瓣压力阶差明显增大。根据二尖瓣病变程度可分为3种类型：①隔膜型，病变最轻，瓣膜轻度增厚，仍有弹性，瓣叶轻度粘连，瓣膜口轻度狭窄；②增厚型，病变较重，瓣膜增厚显著，弹性明显减弱，瓣叶间显著粘连，瓣膜口狭窄明显；③漏斗型，病变最严重，瓣膜极度增厚、变硬，瓣叶间有严重的纤维性粘连，失去活动性，瓣膜口缩小且固定呈鱼口状（图10-5）。

正常心脏舒张早期二尖瓣开放，血液由左心房流入左心室，此时这两个心腔压力几乎相等。在二尖瓣狭窄病变早期，左心房处于代偿期时，由于二尖瓣狭窄，舒张期左心房血液进入左心室受阻，致使舒张末期仍有部分血液滞留于左心房内，加上肺静脉输入的血液，使左心房血液量比正常增多。此时，心肌纤维拉长并加强收缩力，心腔扩大以容纳更多血液，导致左心房代偿性扩张及肥大，使血液在加压的情况下快速通过瓣膜口并产生涡流，此时，心尖区听诊可闻及舒张期隆隆样杂音。另外，左心房扩大，心肌纤维拉长可导致心脏传导系统受损，引起心房颤动。而左心房扩大导致心腔内血流相对淤滞，尤其是合并心房颤动时，容易形成心房内血栓，需要抗凝治疗。病变后期左心房进入失代偿期，左心房收缩力减弱而呈高度扩张（肌源性扩张），大量血液淤积在左心房，左心房压力增高，使肺静脉血液回流受阻，从而导致肺静脉压升高，引起肺淤血、肺水肿或漏出性出血，此时临床上可出现呼吸困难、发绀、咳嗽、咳粉红色泡沫痰等左心衰竭的表现。由于肺静脉压升高，可通过神经反射引起肺内小动脉收缩，使肺动脉压升高。长期肺

Note

动脉压升高致使右心室代偿性肥大，并随之发生肌源性扩张，继而出现右心室部分血液反流入右心房，加重右心房负担。当右心室高度扩张时，可导致三尖瓣相对关闭不全，进一步加重右心功能不全，最终引起体循环淤血，出现颈静脉怒张，肝淤血肿大，下肢水肿及浆膜腔积液等右心衰竭的表现。整个病程中左心室并未受累，当狭窄严重时，左心室甚至轻度缩小，而左心房、右心室及右心房均肥大扩张，X 线检查显示为倒置的"梨形心"。治疗本病的关键是通过介入手术或外科手术解除二尖瓣狭窄，降低跨瓣压力差。

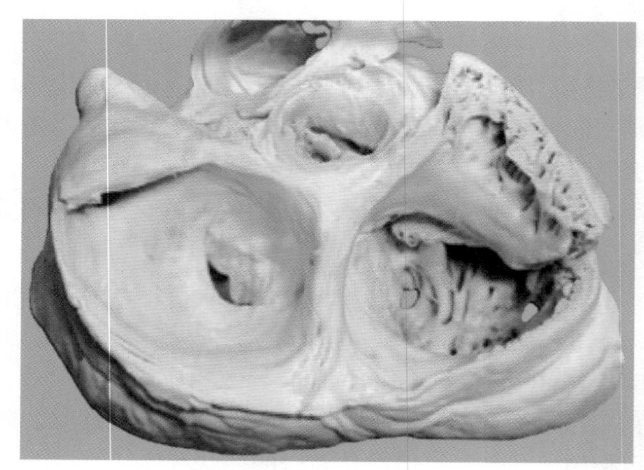

图 10-5　瓣膜性心脏病，二尖瓣呈鱼口状狭窄

二、二尖瓣关闭不全

二尖瓣关闭不全（mitral insufficiency，MI）可因二尖瓣环、瓣叶、腱索或乳头肌结构发生异常所致。大多数是风湿性心内膜炎的后果，其次是由亚急性细菌性心内膜炎引起。另外，二尖瓣脱垂、瓣膜环钙化、先天性病变及腱索异常、乳头肌功能障碍等亦可导致本病的发生。二尖瓣关闭不全也是常见的瓣膜性心脏病，常与二尖瓣狭窄同时出现。

二尖瓣关闭不全时，收缩期左心室部分血液通过未关闭的瓣膜口反流到左心房，并在局部形成涡流与振动，产生心尖区全收缩期吹风样杂音。此时，进入主动脉的前向心排血量减少，反流的血液加上肺静脉输入的血液使左心房内血容量较正常增多，压力升高，久之左心房代偿性扩张肥大。左心室舒张期，左心房内大量血液涌入左心室，左心室血容量增多，压力升高，负荷增加，导致左心室代偿性扩张肥大。病变晚期，左心室、左心房均发生代偿失调（左心衰竭），从而发生肺淤血、肺动脉高压、右心室代偿肥大，随后发生失代偿、右心衰竭及体循环淤血。急性二尖瓣关闭不全时（例如腱索断裂），左心房顺应性没有明显变化，出现大量反流可导致左心房压力明显增加，出现急性肺淤血和肺水肿。慢性二尖瓣关闭不全是一个逐渐发展的过程，左心房顺应性逐步增加，心腔也逐步扩大，可容纳更多的血液，而前向心输出量减少，主要临床症状为无力和易疲劳。另外，左心房扩大、血液淤滞也容易引发心房颤动。

X 线检查显示左、右心房和心室均肥大扩张，呈"球形心"。本病通过瓣膜修复术或人工瓣膜置换术进行治疗。

三、主动脉瓣狭窄

Note

主动脉瓣狭窄（aortic valve stenosis，AS）主要是慢性风湿性主动脉瓣膜炎或老年退行性瓣膜钙化所致。风湿性主动脉瓣狭窄常与风湿性二尖瓣病变合并发生，少数由先天性发育异常所致。

正常主动脉瓣口面积为 3 ~ 4 cm^2，当瓣口面积减小到 1.5 ~ 3 cm^2 时为轻度狭窄；1.0 ~ 1.5 cm^2 时为中度狭窄；< 1.0 cm^2 时为重度狭窄。主动脉瓣狭窄时可导致左心室和主动脉间出现压力阶差而出现血流动力学改变。

由于主动脉瓣狭窄，左心室收缩期血液排出受阻，此时在主动脉瓣区听诊可闻及收缩期吹风样杂音。左心室为维持正常的心排血量而发生左心室向心性肥大，左心室壁增厚。同时左心室顺应性下降，左心室舒张末压增高，进而导致左心房肥大。后期左心室失代偿而出现肌源性扩张。因左心室高度扩张，使房室瓣环扩张而出现二尖瓣相对关闭不全，部分血液反流入左心房。依次出现左心衰竭、肺淤血、肺动脉高压及右心衰竭和体循环淤血。临床表现主要包括心绞痛、晕厥和充血性心力衰竭。心绞痛是因为左心室心肌肥厚及收缩力增加导致心肌耗氧量增加，以及左心室舒张末压增高导致的冠状动脉灌注压力阶差下降至心肌供氧减少。晕厥与主动脉瓣口狭窄所致的心输出量下降有关。随着主动脉瓣狭窄加重，后负荷增大，左心室收缩功能逐步障碍，左心室收缩末期容量和压力增加，从而导致左心房压和肺静脉压增高，肺淤血，出现充血性心力衰竭。X 线检查显示左室肥厚、扩张、突出，呈“靴形心”。本病主要通过介入手术或外科手术解除主动脉瓣狭窄。

四、主动脉瓣关闭不全

主动脉瓣关闭不全（aortic valve insufficiency，AI）主要由主动脉瓣疾病引起，可以是风湿性主动脉瓣炎（常与二尖瓣病变合并发生联合瓣膜病变），也可以是感染性心内膜炎及主动脉粥样硬化和梅毒性主动脉炎累及主动脉瓣。此外，也可由强直性脊柱炎、类风湿关节炎及马方综合征（Marfan syndrome）等使主动脉环扩张所致。

由于主动脉瓣关闭不全，舒张期主动脉内血液反流入左心室，临床听诊时，在主动脉瓣区可闻及舒张期叹气样杂音。反流入心室的血液加上来自左心房的血液，使左心室血容量增加，左心室压力升高，前负荷加重而代偿性肥大。进而可发生肌源性扩张，导致二尖瓣相对关闭不全，加重左心房的负荷，出现左心衰竭、肺淤血、肺动脉高压、右心肥大、右心衰竭和体循环淤血。急性主动脉瓣关闭不全的左心室顺应性较小，反流可使左心室舒张期压力明显升高，从而导致肺循环压力升高而出现急性肺水肿和呼吸困难。慢性主动脉瓣关闭不全时左心室慢性扩张增加了其顺应性，可容纳的反流血液体积增加，从而导致左心室搏出量增加而主动脉舒张压明显下降，脉压增大。主动脉舒张压下降可导致冠状动脉灌注下降而出现心绞痛。长期主动脉瓣关闭不全将导致心肌重构，最终出现心力衰竭。由于左心室血容量增多，心排血量也增多，收缩压升高，但舒张期由于部分血液迅速反流入左心室，致使舒张压急剧下降，患者可出现脉压增大与水冲脉、血管枪击音及毛细血管搏动征等周围血管征。本病通过瓣膜修复术或人工瓣膜置换术进行治疗。

（洪澍彬　谢志刚　王庭槐）

小　结

风湿病是一种与 A 组 β 溶血性链球菌感染有关的变态反应性疾病，累及全身结缔组织，最常侵犯心脏、关节和血管，以心脏病变最为严重。风湿病的急性期又称风湿热，发热、心脏炎、游走性大关节炎、皮肤环形红斑、皮下结节、舞蹈症是其主要症状。该病病程长，其基本病理变化可分为：变质渗出期、增生期（肉芽肿期）、纤维化期（愈合期）。主要病变为

Note

胶原纤维的变性和坏死。特征性病理变化是风湿小体，即Aschoff小体。风湿性心内膜炎主要侵犯二尖瓣，其特征性改变有小的赘生物形成和风湿小体，病变反复发作可导致心瓣膜病。

感染性心内膜炎是病原微生物侵犯心脏内膜导致的感染性疾病，其特征性的病理改变为赘生物形成。常累及心脏瓣膜（包括自体瓣膜和人工瓣膜）以及室间隔缺损部位等。以金黄色葡萄球菌为代表的致病性强的病原微生物可导致急性感染性心内膜炎，大多发生于正常心内膜，表现为急性化脓性心内膜炎，瓣膜破溃、穿孔或腱索断裂，在瓣膜表面形成较大的赘生物，脱落后可引起心、脑、肾、脾等器官的败血性梗死和多发性小脓肿。以草绿色链球菌为代表的致病性弱的病原微生物导致亚急性感染性心内膜炎，常在原有病变的瓣膜或缺损的间隔上形成赘生物，病变进展相对缓慢。人工瓣膜感染性心内膜炎尤其需注意医源性感染。

瓣膜性心脏病是指心瓣膜因先天性发育异常或后天性疾病造成的器质性病变，表现为瓣膜口狭窄和（或）关闭不全，前者瓣膜增厚、变硬、蜷曲、缩短，并且瓣叶粘连，后者则以瓣膜卷曲、缩短或破裂穿孔改变为主，最后均导致心功能不全，引起血液循环障碍。

整合思考题

参考答案

1. 比较风湿性心内膜炎和感染性心内膜炎赘生物的特点。
2. 风湿性心脏病会对人体造成哪些危害？
3. 急性感染性心内膜炎和亚急性感染性心内膜炎的区别有哪些？
4. 二尖瓣狭窄和关闭不全的血流动力学改变有哪些？
5. 主动脉瓣狭窄和关闭不全的血流动力学改变有哪些？

Note

第十一章　心功能不全

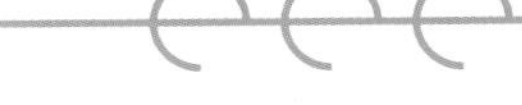

导学目标

通过本章内容的学习，学生应能够：

※ 基本目标

1. 描述心功能不全的病因及诱因。
2. 分析心功能不全的发病机制及机体的代偿反应。
3. 分析心功能不全的临床表现与发病机制的关系。
4. 列举心力衰竭治疗药物的分类及其代表药；总结 ACEI 和 ARB 治疗心力衰竭的作用机制、临床应用及不良反应。
5. 解释 β 受体阻断药成为治疗心力衰竭的药物是治疗观念的更新。
6. 分析螺内酯与 ACEI/ARB 和 β 受体阻断药组成心力衰竭治疗“金三角”的原因。
7. 分析强心苷导致心脏毒性的主要原因及其防治策略。

※ 发展目标

1. 结合心肌重塑的分子机制，分析靶向心肌重塑治疗心功能不全的潜在应用前景。
2. 说出现代心力衰竭治疗的主要目标及其意义。
3. 解释心力衰竭治疗的“黄金搭档”“金三角”和“新四联”。
4. 分析 ARNI 及 SGLT2 抑制剂在心力衰竭治疗中的作用和临床应用。

案例 11-1

男，65 岁。近 1 年来，劳累后出现胸闷、气喘、咳嗽症状，休息后症状逐渐缓解。近 1 周症状加重，轻微活动即感不适，并伴有夜间阵发性呼吸困难、双下肢水肿。入院体检：心率 102 次 / 分，血压 145/90 mmHg，呼吸 27 次 / 分，体温 36.7 ℃，双肺呼吸音粗，双肺背部中下 2/3 肺野可闻及湿啰音。超声心动图检查显示：左心房扩大，左心室扩大，以左侧重；室间隔及左心室室壁运动减低，左心室功能障碍。诊断为慢性心功能不全。给予地高辛、螺内酯、氢氯噻嗪片和奥美沙坦酯进行治疗。

案例 11-1 解析

问题：

1. 患者的主要症状有哪些？分析其发病机制。
2. 分析患者选用相应药物的药理学依据及作用机制。
3. 在患者的用药方案中，哪些药物是改善症状或改善预后的？

Note

心功能不全（cardiac insufficiency）是指各种原因引起心脏结构和功能损伤，使心脏收缩和（或）舒张功能受限，心室充盈或射血功能降低引起的一组复杂的临床综合征。在临床上，心功能不全主要表现为运动耐量下降、疲乏、呼吸困难、水肿等心排血量减少及肺循环静脉和（或）体循环淤血的综合征，也称为心力衰竭（heart failure）。

第一节 心功能不全的发病机制

一、心功能不全的病因及诱因

心功能不全是复杂的临床综合征，是多种心血管疾病发展到终末阶段的共同结果。因此，各种导致心肌组织结构改变、功能及代谢障碍，并使心排血量降低的疾病，都可能导致心功能不全的发生。

（一）病因

由于影响心排血量的主要因素包括心肌收缩力、心室前负荷和后负荷以及心室充盈程度，所以导致心功能不全的病因可归纳为心肌收缩性降低、心室前负荷和（或）后负荷过重、心室充盈受限。

1．心肌收缩性降低 在不依赖于心室前负荷和（或）后负荷的情况下，心肌纤维自身具备改变收缩强度和收缩速度的特性，即心肌收缩性。在心率保持不变的情况下，心肌收缩强度越大、收缩速度越快，则心脏搏出量越多。心肌收缩性取决于心肌纤维结构，并主要受神经 - 体液因素的调节。生理情况下，心肌结构越发达，心肌收缩性越强；而交感神经、儿茶酚胺以及电解质等可通过调节心肌收缩性调控心肌收缩的强度和速度。

在心肌炎、心肌病或心肌梗死等病理情况下，心肌细胞发生变性、坏死，心脏组织发生纤维化等形态结构的改变；冠状动脉粥样硬化、低血压、严重贫血、严重维生素 B_1 缺乏等导致心肌细胞缺血、缺氧或心肌能量代谢障碍等，也可导致心肌结构的改变；某些药物如乙醇、阿霉素等直接损害心肌细胞或通过影响心肌代谢等改变心肌结构，都可使心肌收缩性降低，从而引起心功能不全。

2．心室前负荷过重 心室前负荷指心室舒张末期容量或压力所产生的负荷，也称容量负荷（volume load），是心脏收缩前所承受的负荷。主动脉瓣或二尖瓣关闭不全可引起左心室充盈量增加，导致左心室容量负荷过重；肺动脉瓣或三尖瓣关闭不全则引起右心室充盈量增加，导致右心室容量负荷过重。此外，在房室间隔缺损伴左向右分流、肺动 - 静脉瘘、甲亢、严重贫血、维生素 B_1 缺乏等情况下，左、右心室容量负荷都增加，可引起心功能不全的发生。

3．心室后负荷过重 心室后负荷指心脏收缩（射血）时所克服的阻力，也称压力负荷（pressure overload）。在高血压或主动脉瓣狭窄、主动脉缩窄等主动脉流出道受阻的情况下，左心室压力负荷过重；在肺动脉高压、肺动脉瓣狭窄、肺栓塞等情况下，则右心室压力负荷过重。此外，血液黏度明显增加时，左、右心室压力负荷都会相应增加，从而引起心功能不全。

4．心室充盈受限 在心脏回心血量无明显降低的情况下，由于心肌自身改变引起心脏的舒张及心脏充盈障碍，可引起心功能不全。例如，限制性心肌病、房室瓣狭窄、缩窄性心包炎、心脏压塞、心肌纤维化重塑等，可引起心脏顺应性降低和心脏舒张性能受限；心肌缺血所致能量代谢障碍导致心肌舒张功能障碍等。由于心室充盈受限，使心室舒张末期容积减小，从而导致心排

Note

血量降低，引起心功能不全。

（二）诱因

在上述心功能不全病因的基础上，临床上心力衰竭的发生常常是由多种因素所诱发。各种增加心脏负担、增加心肌耗氧量、加重心肌损伤的因素，都可能成为心力衰竭的诱因。

感染（如呼吸道感染、风湿、消化系统感染、泌尿道感染）是心力衰竭常见的诱因。感染时，由于交感神经兴奋，一方面增加代谢率，从而增加心肌耗氧量；另一方面，感染使心率加快，心脏舒张期缩短，心肌供血、供氧不足；致病微生物及其产物也可直接损伤心肌细胞，使心肌舒缩性降低。此外，呼吸道感染时肺循环阻力增大，加重右心后负荷，降低心肌舒缩力，也容易诱发心力衰竭。

各种原因引起的酸碱及水和电解质代谢紊乱，例如酸中毒、高钾血症等，可通过影响心肌收缩功能，诱发心力衰竭。心律失常如阵发性室性或室上性心动过速、阵发性心房颤动、心房扑动等，因增加心肌耗氧量及缩短心脏舒张充盈期等，可诱发心力衰竭。心功能不全的女性在妊娠与分娩时，由于妊娠期血容量明显增加，加重心脏负荷，也易诱发心力衰竭；此外，由于血浆容量增加超过红细胞数量的增加，出现稀释性贫血，使心肌缺血、缺氧，可加重心肌损伤；而分娩时由于疼痛等使交感神经系统兴奋，也成为诱发心力衰竭的原因。

除上述常见诱因外，气温变化、过度劳累、情绪波动、输液过快等，均可加重心脏负荷而诱发心力衰竭。

二、心功能不全的分类

根据心功能不全的发展速度、发生部位、射血分数等，可对心功能不全进行分类。

（一）按发展速度分类

1．急性心力衰竭（acute heart failure）　发病急，进展快，心排血量在短时间内急剧下降，机体来不及代偿。常见于急性心肌梗死、急性弥漫性心肌炎、严重心律失常、大面积肺梗死、急性心脏压塞等。临床上表现为突然发生晕厥，出现急性肺水肿、心源性休克等。

2．慢性心力衰竭（chronic heart failure）　发病缓，进展慢，机体可存在心肌肥大等代偿阶段。多见于高血压性心脏病或慢性肺源性心脏病等。临床表现以循环淤血和水肿症状为主。

急性心力衰竭经治疗可持续较长时间而转变成慢性心力衰竭，慢性心力衰竭在多种诱因作用下也可急性发作。

（二）按发生部位分类

1．左心衰竭（left heart failure）　左心室受损或负荷过重，导致左心室泵血功能下降。由于左心房压力增高，血液从肺静脉回流到左心房受阻，临床表现以肺循环淤血、肺水肿为主要特征。左心衰竭常见于冠心病、高血压病、主动脉（瓣）狭窄及关闭不全等。

2．右心衰竭（right heart failure）　右心室受损或负荷过重，导致右心室泵血功能下降。由于右心房压力增高，体循环的血液回流到右心房受阻，所以临床表现以体循环淤血、静脉压升高，下肢甚至全身性水肿为主要特征。右心衰竭常见于肺部疾患所致肺微循环阻力增加时，例如，慢性阻塞性肺疾病引起的缺氧可导致肺小血管收缩；也可见于肺大血管阻力增加，如肺动脉狭窄、肺动脉高压及某些先天性心脏病（如法洛四联症、房室间隔缺损）等。

3．全心衰竭（whole heart failure）　左、右心室均发生衰竭，心脏泵血功能下降。左、右心

Note

室可同时受累，如严重的心肌炎或心肌病等，也可一侧心室衰竭逐渐影响另一侧心室功能，例如左心衰竭导致肺循环阻力增加，久之发生右心衰竭。

（三）按心排血量分类

1．低输出量性心力衰竭（low output heart failure） 多数心力衰竭患者的心排血量低于正常群体的平均水平，属于低输出量性心力衰竭。常见于冠心病、心肌病、心脏瓣膜病、高血压病等引起的心力衰竭。

2．高输出量性心力衰竭（high output heart failure） 甲亢、严重贫血、动静脉瘘和严重维生素 B_1 缺乏时，因血容量扩大或血液循环速度加快，静脉回心血量增加，心脏容量负荷过重，心脏做功增强，能量消耗过多而心肌供氧相对不足，容易发生心力衰竭。此类患者发生心力衰竭后，心排血量较心力衰竭发生前（心功能不全的代偿阶段）有所降低，但仍可高于正常群体的平均水平。然而即使患者的输出量较高，却仍不能满足自身高水平代谢的需要。

（四）按左心室射血分数分类

临床上左心室射血分数（left ventricular ejection fraction，LVEF）是评价绝大多数患者左心收缩功能的首选指标。按左心室射血分数是否降低可将心力衰竭进行如下分类。

1．射血分数降低的心力衰竭（heart failure with reduced ejection fraction，HFrEF） 指左心室射血分数低于 40% 的心力衰竭。HFrEF 多因心肌收缩功能障碍所致心脏泵血量减少而引起，属于收缩性心力衰竭。患者有典型的心力衰竭的症状和体征，并伴有进行性左心室扩大和心脏的不良重构。常见于冠心病、心肌病等。

2．射血分数保留的心力衰竭（heart failure with preserved ejection fraction，HFpEF） 指左心室射血分数不低于 50% 的心力衰竭。HFpEF 患者一般伴有结构性心脏病，没有左室扩大，但常出现左心室肥大和（或）左心房扩大及心脏舒张功能异常，属于舒张性心力衰竭（diastolic heart failure）。

继发于 HFrEF 和 HFpEF 的急性失代偿性心力衰竭的发生率类似，由于种族、年龄等原因略有差异。近年来，随着治疗水平的提高，HFrEF 在心力衰竭患者中所占比例逐渐降低，而 HFpEF 则逐渐增加。

3．射血分数中间范围的心力衰竭（heart failure with mid-range ejection fraction，HFmrEF） 左心室射血分数介于 40% ～ 49% 的心力衰竭，也有分类法将其归为临界性 HFpEF，因其在许多方面与 HFpEF 相似。由于患者有轻度的左心室收缩功能不全，近年又将 HFmrEF 称为射血分数轻度降低的心力衰竭。HFmrEF 患者的利钠肽水平升高，可造成舒张功能障碍，并出现左心室肥大和（或）左心房扩大。常见于高血压伴左室肥大等。

三、心功能不全的发病机制

引起心功能不全的病因不同，其发病机制也不尽相同。心功能不全的发病机制非常复杂，而神经 - 体液调节因素在其中发挥重要的作用，心室重塑则是心功能不全发生发展的分子基础，这些因素均可通过降低心肌舒缩功能导致心力衰竭的发生。

（一）心肌舒缩的分子基础

心肌细胞内成束的肌原纤维平行排列，而肌原纤维由多个肌节组成。肌节是心肌收缩的基本功能单位，由粗、细两种肌丝构成，通过粗、细肌丝间的运动调节肌节的缩短与伸长，从而引起

Note

心肌细胞的收缩和舒张。

1. 收缩蛋白　主要包括肌球蛋白（myosin）和肌动蛋白（actin），是心肌舒缩活动的分子基础。肌球蛋白是粗肌丝的主要成分，肌动蛋白是细肌丝的主要成分。肌球蛋白头部具有 ATP 酶活性，并含有与肌动蛋白可逆结合的位点，肌球蛋白头部与肌动蛋白结合后形成横桥，通过分解 ATP，为粗、细肌丝滑行提供能量。

2. 调节蛋白　主要包括细肌丝上的原肌球蛋白（tropomyosin）和肌钙蛋白（troponin）。每个原肌球蛋白分子附有一个肌钙蛋白复合体，后者由 3 个亚单位组成，即原肌球蛋白亚单位（tropotroponin，TnT）、抑制亚单位（inhibitor troponin，TnI）和钙结合亚单位（calcium combining troponin，TnC）。调节蛋白本身不起收缩作用，但能通过肌钙蛋白与 Ca^{2+} 的可逆性结合改变原肌球蛋白的位置，以调控粗、细肌丝的结合与分离。

3. 兴奋 - 收缩耦联　心肌细胞兴奋时膜除极化到激发心肌收缩的整个过程，即心肌细胞的兴奋 - 收缩耦联（excitation-contraction coupling）。心肌细胞兴奋时，细胞膜电位变化激活细胞膜上的 L 型钙通道，细胞外 Ca^{2+} 顺浓度梯度转移到细胞内，进而激活肌质网内储存的 Ca^{2+} 释放（Ca^{2+} 瞬变），使胞质内 Ca^{2+} 浓度迅速升高，Ca^{2+} 与肌钙蛋白的 TnC 结合，从而改变原肌球蛋白的位置，暴露肌动蛋白与肌球蛋白的结合位点，形成横桥，通过粗、细肌丝滑行，引发心肌细胞收缩。

心肌细胞复极化时，大部分 Ca^{2+} 由肌质网上的钙泵（Ca^{2+}-ATP 酶）摄入肌质网内，小部分由细胞膜钠 - 钙交换蛋白和钙泵转运至细胞外，使细胞质 Ca^{2+} 浓度迅速降低，Ca^{2+} 与肌钙蛋白解离，肌动蛋白上的作用位点又被掩盖，横桥解除，心肌细胞舒张。

（二）心肌收缩性减弱

心肌收缩结构改变、能量代谢障碍、心肌兴奋 - 收缩耦联障碍是引起心肌收缩性减弱，从而导致心脏泵血功能降低的主要原因。

1. 心肌收缩结构改变

（1）心肌细胞数量减少：心肌细胞是终末分化细胞，在心肌梗死、心肌炎和心肌病等病理情况下，心肌细胞发生变性、萎缩甚至死亡，细胞数量减少，使心肌收缩功能降低。

多种类型的心肌细胞死亡在心肌梗死及心力衰竭过程中发挥重要作用。心肌梗死中心区域多见细胞坏死（necrosis），此时由于严重缺氧等原因，细胞溶酶体破裂，蛋白水解酶释放引起细胞自溶。而近年研究发现，细胞坏死也受到程序性调控，即程序性细胞坏死（necroptosis）。在心肌梗死边缘区缺氧等应激因素作用下，心肌细胞发生细胞凋亡（apoptosis）。此外，越来越多的研究发现，在心肌梗死或再灌注过程中心肌细胞铁死亡（ferroptosis）及焦亡（pyroptosis）也参与心肌功能损伤。

拓展：心肌细胞的程序性死亡

（2）心肌结构改变：各种病理刺激如机械力刺激、缺氧等，可引起心肌细胞肥大。肥大心肌细胞的肌节不规则叠加，肌原纤维排列紊乱，使心肌细胞的有效收缩性降低。而在心脏的不同部位，由于心肌细胞肥大与心肌细胞程序性死亡等并存，使心脏结构呈现不均一性改变，导致心肌有效收缩性能进一步降低。

2. 心肌能量代谢障碍　心肌收缩是高耗能的过程。心肌细胞所需能量 95% 以上来自线粒体氧化磷酸化，其余由葡萄糖糖酵解提供。心脏所需能量主要来自脂肪酸 β- 氧化，其余来自葡萄糖、乳酸盐及少量酮体等。脂肪酸及葡萄糖氧化生成乙酰辅酶 A，进入线粒体，参与三羧酸循环，通过氧化磷酸化过程产生三磷酸腺苷（adenosine triphosphate，ATP），为心脏的持续搏动提供能量。心肌的两种主要能量形式为：ATP 和磷酸肌酸（creatine phosphate，CP），其中 ATP 用于水解供能，而 CP 则协同 ATP 运输及为 ATP 提供缓冲。心脏持久工作需要高产率的能量供应，而心脏能量储备仅可维持数秒。因此，心脏功能的正常运行高度依赖能量的持续生成。心脏能量

Note

代谢的 3 个主要环节：底物利用、线粒体氧化磷酸化以及 ATP 运输及利用，必须协调有序工作，以保证心脏的高耗能需求。凡是干扰能量生成、储存或利用的因素，都可使心肌收缩性减弱。

（1）能量生成障碍：由于心脏能量几乎全部来自有氧氧化，因此，引起心肌缺血、缺氧的原因，如冠心病、休克和严重贫血等，都可引起心肌能量生成障碍。常温下，心肌缺血 15 min，ATP 含量降到对照水平的 35%；缺血 40 min，ATP 含量将下降到对照水平的 10% 以下。心肌肥大时，毛细血管数量增加不足以及细胞内线粒体含量相对不足，氧化磷酸化水平降低，也可引起心肌细胞能量生成障碍。此外，线粒体氧化磷酸化相关酶活性障碍，例如维生素 B_1 缺乏导致丙酮酸氧化脱羧障碍，也会影响心肌细胞的有氧氧化，导致 ATP 生成减少。

（2）能量储存障碍：心肌能量主要以 CP 的形式储存。肌酸可在 CP 激酶（CP kinase，CPK）的催化下，与 ATP 之间发生高能磷酸键转移而生成 CP，迅速将线粒体中产生的高能磷酸键以 CP 形式转移至胞质。心肌细胞肥大时，随着产能减少而耗能增加，尤其 CPK 同工酶谱发生变化，高活性的成人型（MM 型）CPK 减少，而低活性的胎儿型（MB 型）CPK 增加，使 CPK 活性降低，储能形式的 CP 含量减少，导致肥大心肌的能量转化储存障碍。

（3）能量利用障碍：肥大及损伤心肌细胞中，肌球蛋白头部 ATP 酶活性下降，不能正常水解 ATP 供肌丝滑动。研究证实，在衰竭心肌细胞中，作为能量代谢不足的适应性反应，肌球蛋白轻链 -1 由心室型向心房型转变，肌钙蛋白中 TnT 由成年型向胚胎型转变，肌球蛋白 ATP 酶活性降低。ATP 酶活性降低未减少肥大心肌的能量消耗，但使肥大心肌收缩能力降低。

3．兴奋 - 收缩耦联障碍　Ca^{2+} 是影响心肌兴奋 - 收缩耦联的关键因素，Ca^{2+} 的释放、回收、利用等过程障碍都会导致心肌兴奋 - 收缩耦联障碍（图 11-1）。

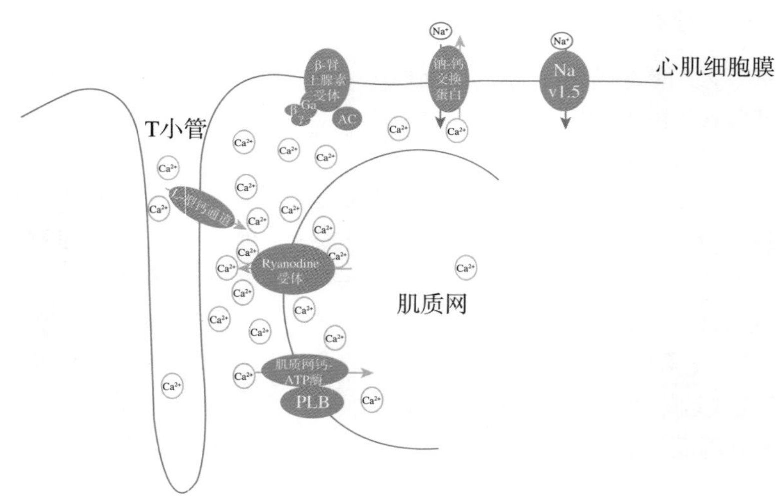

图 11-1　心力衰竭时心肌细胞兴奋 - 收缩耦联相关蛋白改变

（1）胞外 Ca^{2+} 内流障碍：心肌细胞兴奋时，细胞外少量 Ca^{2+} 经细胞膜上 L- 型钙通道内流，触发肌质网钙库释放大量钙，启动心肌细胞的收缩。胞外 Ca^{2+} 经 L- 型钙通道内流受 β- 肾上腺素受体活性、细胞外液 K^+ 以及通道自身敏感性等因素的调节。在心脏负荷过重或心肌缺血缺氧时，由于 β 肾上腺素受体密度及活性降低、L- 型钙通道敏感性降低或高 K^+ 等影响，导致 Ca^{2+} 内流障碍。

（2）肌质网 Ca^{2+} 转运障碍：肌质网是心肌细胞内 Ca^{2+} 的主要储存部位。肌质网通过释放和摄取调节胞质 Ca^{2+} 浓度，调控心肌细胞的收缩或舒张。肌质网膜上的 Ryanodine 受体（RyR）是主要的 Ca^{2+} 释放通道，而肌质网 Ca^{2+}-ATP 酶（SERCA）则是主要的钙回收通道。肥大或衰竭的心肌细胞中，肌质网 RyR 含量或活性、SERCA 含量及活性均明显降低，导致 Ca^{2+} 释放及回收的

Note

量与速度均降低，肌质网释放、摄取、储存 Ca^{2+} 减少，兴奋-收缩耦联障碍，进而使心肌收缩性降低。

（3）肌钙蛋白与 Ca^{2+} 结合障碍：肌质网释放的 Ca^{2+} 需要与肌钙蛋白结合，启动心肌细胞收缩活动。各种原因引起心肌细胞酸中毒时，增多的 H^+ 竞争结合肌钙蛋白的 Ca^{2+} 结合位点，影响 Ca^{2+} 与肌钙蛋白结合，从而影响心肌细胞收缩。

（三）舒张功能障碍

引起心室充盈量减少、弹性回缩力降低、心室僵硬度增加的因素，都可以引起心室舒张功能降低，从而影响血液充盈。据统计，由心室舒张功能障碍引起的心功能不全占总数的20%～40%，尤其在老年患者中发病率较高。

1. Ca^{2+} 复位延缓 肥大或损伤的心肌细胞，由于能量代谢障碍，细胞膜上或肌质网 SERCA 活性降低，不能迅速将胞质中 Ca^{2+} 移出细胞或摄入肌质网，导致细胞收缩后 Ca^{2+} 浓度不能迅速回落，Ca^{2+} 与肌钙蛋白解离减慢，心肌舒张迟缓和不完全，心肌舒张功能障碍。

2. 肌球蛋白-肌动蛋白复合体解离障碍 心肌细胞收缩后，肌球蛋白-肌动蛋白复合体解离是需要 ATP 供能的主动过程。心功能不全时，能量代谢障碍，使肌球蛋白-肌动蛋白复合体难以解离，影响心肌的舒张。

3. 心室舒张势能减少 心室收缩末期，由收缩所致心室几何结构的改变，产生使心室复位的舒张势能。心功能不全时，由于心肌收缩性减弱，相应的舒张势能降低，影响心室舒张。此外，心功能不全时，各种因素导致冠脉灌流不足，也可影响心室的舒张功能。

4. 心室顺应性降低 影响心室顺应性（ventricular compliance）的主要原因是室壁厚度。当心肌肥厚或室壁组成成分改变时，如炎症细胞浸润、水肿、间质增生等，心室顺应性降低，即单位压力变化下所引起的容积改变（dV/dp）降低，心室舒张及充盈受限，诱发或加重心功能不全。

（四）心脏舒缩不协调

左右心、各房室以及心室各区域的舒缩活动必须处于高度协调状态，才能完成心脏正常的泵血功能。引起心功能不全的各种病因如高血压、心肌炎、甲亢、严重贫血等，因病变呈区域性分布，不同区域心肌舒缩活动受累程度不同。例如，心肌梗死后，梗死区形成瘢痕组织而变薄，心室收缩时瘢痕向外膨出，形成心室壁瘤（ventricular aneurysm），使血液停留在室壁瘤内，心室舒张时，滞留的血液又回到心室腔，形成反常收缩。这些因素所致心脏的协调性被破坏，引起心泵功能紊乱，心排血量下降。此外，心脏舒缩活动协调性的破坏还见于各种类型的心律失常。由于不同程度受累心肌在兴奋性、自律性、传导性和收缩性方面都存在差异，易引起如心房颤动、左右束支传导阻滞、房室传导阻滞等不同类型的心律失常。

四、心功能不全的代偿反应

生理条件下，机体通过对心率、心室前后负荷和心肌收缩性的调控维持适度的心排血量。当心功能不全发生时，机体可通过一系列全身或心脏本身的代偿反应实现对损伤心功能的代偿，防止心排血量进一步减少，以满足机体正常代谢需求。通过代偿反应使心排血量基本满足机体代谢需要，患者尚未出现心功能不全的临床表现，称为完全代偿（complete compensation）；如果心排血量仅能满足静息状态下的代谢需要，患者有轻度心力衰竭的表现，为不完全代偿（incomplete compensation）；当心排血量已不能满足静息状态下的代谢需要，患者有明显的心力衰竭表现，则为失代偿（decompensation）。

Note

（一）神经－体液调节机制

各种原因引起心功能不全时，心排血量绝对或相对减少，机体可通过多条途径激活神经－体液调节机制，对降低的心排血量进行代偿，这同时也是导致心功能不全进一步发生发展的关键途径。

1．交感神经系统激活　心功能不全时，由于心腔淤血和血压下降，可通过心交感传入反射和压力感受器，使交感神经系统兴奋，血浆中儿茶酚胺浓度显著升高。儿茶酚胺作用于心脏的 β 肾上腺素受体，使心率增快、心肌收缩性增强，从而提高心排血量，发挥代偿作用；儿茶酚胺也可作用于血管的 α 肾上腺素受体，使外周血管选择性收缩，从而维持动脉血压，并通过血流重新分布，保障重要器官（脑和心脏）的血流灌注。

虽然交感神经系统的激活是机体对心功能不全做出的快速的代偿反应，但持久、过度的交感神经系统激活却可引起心功能的进一步恶化。例如，儿茶酚胺所引起的内脏器官血管收缩，导致器官供血不足，使器官功能、代谢、结构发生改变，并最终引起器官病变；过量儿茶酚胺持续作用于心肌细胞，使细胞膜的离子转运发生异常，可导致心律失常。

2．肾素－血管紧张素－醛固酮系统激活　除激活交感神经系统，心排血量减少也可激活肾素－血管紧张素－醛固酮系统（renin-angiotensin-aldosterone system，RAAS），而且，RAAS 的激活也与交感神经系统激活密切相关。

肾血流量减少使肾素产生增加，肾素释放后触发血管紧张素、醛固酮的产生。血管紧张素Ⅱ具有极强的缩血管功能，使血管收缩，回心血量增加；此外，血管紧张素Ⅱ还可直接作用于心肌，促进心肌和非心肌细胞肥大或增殖，参与心室重塑过程。醛固酮可促进远曲小管和集合管对钠、水的重吸收，使血容量增加，代偿减少的心排血量。此外，醛固酮还可作用于心脏成纤维细胞，促进胶原合成和心室重塑。尽管心肌、肾、脑和血管壁等组织器官都有表达 RAAS 全部组分的能力，但在心肌局部的 RAAS 对于促进心肌细胞重塑的作用更为重要。

3．钠尿肽等其他体液因素　心功能不全时，去甲肾上腺素、血管紧张素Ⅱ、抗利尿激素（antidiuretic hormone，ADH）等大量释放，发挥缩血管、促进钠水潴留的作用，以代偿减少的心排血量。同时，心房钠尿肽（atrial natriuretic peptide，ANP）、脑钠肽（brain natriuretic peptide，BNP）、C 型钠尿肽（c-type natriuretic peptide，CNP）、前列腺素 E_2 和一氧化氮（nitric oxide，NO）等扩张血管、促进钠水排出的物质也相应增加。循环稳态是由缩血管物质与扩血管物质之间的微妙平衡来维持的，其失衡则会导致心功能向失代偿转换。

因此，在心功能不全时，机体通过神经－体液机制的调控进行代偿，以维持心排血量及组织细胞的供氧和用氧。

（二）心血管调节作用

心功能不全时，机体除通过神经－体液机制对心排血量进行调节外，还可通过增加心率、增强心肌收缩、促进心肌扩张等机制，以及通过增加血容量、促进血液重分布、增加红细胞和组织利用氧的能力等，代偿性增加心排血量及心功能。

1．心率加快　在一定范围内，通过加快心率可提高心排血量。心功能不全时，损伤心脏的每搏输出量降低，通过加快心率增加心排血量是对心功能不全的快速反应，具有重要代偿作用，并贯穿在心功能不全发生发展的全过程。

心功能不全导致心率加快的机制主要包括：①心排血量减少，主动脉弓和颈动脉窦血管壁的压力感受器所感受的刺激减弱，经窦神经传至中枢的抑制性冲动减少，心率加快；②心脏泵血减少，心腔内剩余血量增多，心室扩张增强，刺激心交感传入反射，使交感神经系统活动加强，心率加快；③心排血量减少，使静脉回心血量减少，右心房和腔静脉容量感受器兴奋性下降，引起

Note

迷走神经抑制，交感神经兴奋；④心功能不全伴有缺氧时，主动脉体和颈动脉体化学感受器受刺激，反射性引起心率加快。

心率加快可通过提高心排血量、提高舒张压而提高冠脉血液灌流等，对维持动脉血压、保证重要器官的血流供应发挥积极作用。但是，心率增快的代偿作用有限，而加快的心率也增加了心肌的耗氧量，加重心功能损伤。此外，过快的心率（超过 180 次 / 分）导致心脏舒张期明显缩短，冠脉血液灌流不足，加重心肌缺血缺氧，而且心室充盈量明显减少，可使心排血量进一步降低。

2．心肌收缩性增强　心功能损害早期，由于交感神经系统兴奋，儿茶酚胺释放增加，可通过激活 β 肾上腺素受体，促进心肌细胞膜上的钙通道蛋白磷酸化而增加活性，从而提高胞质 Ca^{2+} 浓度，促进心肌细胞收缩性，发挥正性变力作用。增加心肌细胞收缩性是促进心排血量的根本机制，也是心脏最经济的代偿方式。但是，在心肌收缩性增强的同时，必然伴有耗氧量的增加，从而使心功能由代偿发展为失代偿。在慢性心功能不全时，由于心肌 β 肾上腺素受体的敏感性降低，对血浆中存在的大量儿茶酚胺反应性降低，其正性变力作用的效果则显著减弱。

3．心脏紧张源性扩张　正常情况下，心室舒张末期压力为 0 ～ 6 mmHg，肌节长度为 1.7 ～ 1.9 μm，未达到 2.2 μm 的最适初长度。当心功能受损时，由于每搏输出量降低，心室舒张末期容积增加，使肌节初长度增加（不超过 2.2 μm），心肌收缩力随之增强，即紧张源性扩张（tonogenic dilatation），从而代偿性增加每搏输出量。

紧张源性扩张的代偿作用有限。当心脏前负荷过大，肌节长度超过 2.2 μm 时，心肌收缩力反而下降，每搏输出量减少；而肌节长度达到 3.65 μm 时，粗、细肌丝不能重叠，肌节弛张，即发生肌源性扩张（myogenic dilatation），丧失收缩能力。此外，过度的心腔扩张也会增加心肌耗氧量，加重心肌的损伤。

4．血容量增加及血液重新分布　心功能不全，心排血量和有效循环血量减少，激活交感神经系统和 RAAS，肾血流量减少使肾小球滤过率降低、醛固酮释放引起钠水潴留等因素的综合作用，使血容量增加；ADH 分泌和释放也增加，肝对其灭活能力下降，钠水重吸收增多；此外，前列腺素 E_2 等拮抗钠、水重吸收激素的合成及分泌减少，进一步促进钠水潴留。虽然一定程度的血容量增加可以提高心排血量，但长期过度的血容量增加则会加重心脏负荷，进一步加速心功能不全的进展。

交感神经系统激活，使皮肤、腹腔器官及肾血管收缩，心和脑的供血量增加，外周血管阻力增加，从而使血压升高，并保证心、脑等重要器官功能，在急性或轻度心功能不全时发挥代偿作用。但外周血管长期收缩会加重心脏的后负荷，使心排血量进一步降低，而器官的长期缺血也可导致脏器功能减退。因此，血液重新分布对重度慢性心力衰竭的代偿作用也有限。

5．红细胞增加及组织细胞用氧能力增强　心功能不全时，体循环及肺循环淤血，使组织器官缺血缺氧。慢性缺氧可刺激肾间质细胞分泌促红细胞生成素，增强骨髓造血功能，红细胞和血红蛋白生成增多，从而提高血氧容量和血氧含量，对组织器官的缺血缺氧发挥代偿作用。然而，过多红细胞也可增加血液黏滞性，加重心脏后负荷。

此外，心功能不全时，缺氧的组织细胞可通过对自身代谢、功能与结构的调整，使细胞利用氧的能力增强，从而克服低灌注对周围组织供氧不足所带来的不利影响。例如，细胞通过线粒体数量增多、表面积加大、细胞色素氧化酶活性增强等改善细胞的内呼吸功能，加强氧化磷酸化功能；肌肉细胞中肌红蛋白含量可增加，从而改善肌肉组织对氧的储存和利用；此外，缺氧使红细胞内酸性代谢产物 2，3- 二磷酸甘油酸增多，血红蛋白与氧的亲和力降低，有利于血红蛋白释放更多的氧到组织细胞。

（三）心肌重塑

心脏在长期容量负荷或压力负荷过重时，细胞通过改变其代谢、功能和结构，产生慢性代偿

Note

适应反应，包括心肌细胞体积增加及表型改变、非心肌细胞表型及功能改变、细胞外基质产生增加等明显变化，称为心肌重塑（cardiac remodeling）或心室重塑（ventricular remodeling）。

1．心肌肥大（cardiac hypertrophy） 心肌细胞的体积增大，包括直径增宽或长度、重量增加。心肌细胞是终末分化细胞，出生后一般不再增生。但有研究认为，在一定的心肌肥大情况下，心肌细胞也存在数量增多现象。按照心脏负荷过重的类型和心肌肥大的方式，心肌肥大可分为以下两种。

（1）向心性肥大（concentric hypertrophy）：长期压力负荷过重时，心脏收缩期室壁张力持续增加，引起心肌细胞的肌节呈并联性增生（parallel hyperplasia），心肌纤维增粗；心脏的特征表型为心室壁厚度增加、心腔容积正常或缩小，室壁厚度与心腔半径比增大。常见于高血压性心脏病、主动脉瓣狭窄等疾病。

（2）离心性肥大（eccentric hypertrophy）：长期容量负荷过重时，心脏舒张期室壁张力持续增加，导致心肌细胞肌节呈串联性增生（series hyperplasia），心肌纤维长度增加；心脏的特征表型为心腔明显扩大、心室壁厚度轻度增加，室壁厚度与心腔半径比则基本正常。常见于二尖瓣或主动脉瓣关闭不全等疾病。

心肌肥大是心肌细胞对室壁应力增加产生的适应性结构变化，是慢性心功能不全时最重要的代偿方式。虽然损伤心肌的单位收缩性是降低的，但由于肥大心肌的总体重量增加，心脏总的收缩力是增加的，有利于心排血量的维持。此外，肥大心室壁厚度增加，室壁张力降低，从而减少心肌耗氧量，有助于减轻心脏负担。因此，肥大心脏做功增大，心排血量增加，在较长一段时间内心脏能够满足机体对心排血量的需求，从而发挥代偿作用。与心率增快相比，心肌肥大是一种较经济且持久有效的代偿方式。

然而，心肌肥大的代偿作用也是有限的。过度肥大的心肌细胞呈不平衡生长状态，心肌细胞体积的增长超过神经、血管和细胞器的生长，导致心肌交感神经末梢、毛细血管、线粒体分布的密度相对下降，逐渐使心脏发生不同程度的缺血、缺氧、能量代谢障碍以及心肌舒缩功能减弱等，促使心功能由代偿转向失代偿，进而发生心力衰竭。

2．心肌细胞表型改变 在刺激心肌肥大的机械性或化学性信号作用下，一方面，成年心肌细胞中处于静止状态的胎儿期基因可被再次激活，如 *ANP* 基因、β 肌球蛋白重链基因等，胎儿期蛋白质合成增加；另一方面，某些功能基因的表达受到抑制，同工型蛋白之间出现转换，从而导致细胞表型发生转变。表型转变后的心肌细胞，可以通过分泌一些细胞因子或局部激素等进一步促进其他心肌细胞或非心肌细胞在表型、生长周期、增殖、死亡等方面发生改变。

3．非心肌细胞及细胞外基质变化 除心肌细胞外，心脏还含有成纤维细胞、血管平滑肌细胞、内皮细胞等非心肌细胞。在心肌重塑时，血管紧张素Ⅱ、去甲肾上腺素、醛固酮等可促进非心肌细胞的活化和增殖，这些非心肌细胞可分泌大量细胞外基质（extracellular matrix），引起心肌间质的增生与重塑，即心肌纤维化（cardiac fibrosis）。细胞外基质是存在于细胞间隙、肌束之间及血管周围的结构糖蛋白、蛋白多糖及糖胺聚糖的总称，以Ⅰ型和Ⅲ型胶原纤维为主。Ⅰ型胶原是与心肌束平行排列的粗大胶原纤维的主要成分，Ⅲ型胶原则形成了较细的纤维网状结构。心肌纤维化早期以Ⅲ型胶原增多为主，这有利于肥大心肌束组合的重新排列以及心室的结构性扩张；纤维化后期则以Ⅰ型胶原增多为主，有利于提高心肌的抗张强度，防止室壁变薄和心腔扩大。

但是，非心肌细胞的过度增殖以及基质重塑，可导致心室僵硬度增加、室壁顺应性降低，由此影响心脏的舒张及充盈。此外，冠状动脉周围基质增生和室壁增厚，使冠脉循环的储备能力和供血量降低。并且，心肌间质增生和基质重塑还会影响心肌细胞之间的信息传递和舒缩的协调性，影响心肌细胞的血氧供应，促进心肌细胞的死亡和心肌纤维化。

综上所述，心功能不全时，机体可通过神经 - 体液调节机制激活，启动一系列心内及心外的代偿反应。一般而言，在心功能不全早期，神经 - 体液的适应性调节对于维持心脏泵血功能、血流动力学稳态及重要器官的血流灌注有非常重要的代偿作用；但长期、慢性的激活状态却可促进心肌重塑、加重心肌损害，使心功能进一步减退及恶化（图 11-2）。

拓展：靶向心肌纤维化治疗心衰

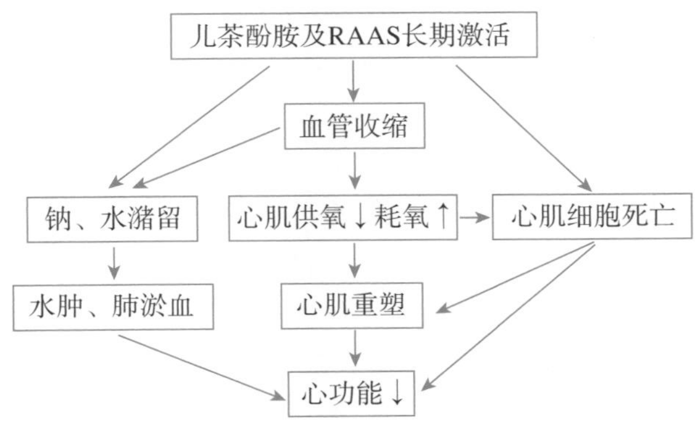

图 11-2　交感神经系统及 RAAS 长期激活对心功能的影响

五、心功能不全的主要临床表现及其病理生理机制

心功能不全的临床表现主要为两类症候群：一类是心排血量减少引起的低输出量综合征，另一类为静脉回流障碍导致的静脉淤血综合征。

（一）心排血量减少

1．心脏泵血功能降低　心脏泵血功能受损时，心力储备降低；心肌收缩性减弱，每搏输出量减少，心室收缩末期余血较多，心室舒张末期容积增大，因此 EF 降低。此外，等容收缩期心室内压上升的最大速率（+dp/dtmax）、等容舒张期心室内压下降的最大速率（-dp/dtmax）等指标，在心功能不全时均有不同程度降低。

EF 降低、收缩末期心室残余血量增多、心室收缩末容积增大，使心室容量负荷加大，引起心室充盈压即心室舒张末压升高和（或）心室舒张末容积增大。心室充盈压升高是心功能不全时较早出现的变化。

心功能不全时由于交感神经系统兴奋性增高，心率加快，所以心悸是心功能不全最早和最明显的症状。静息状态下，持续过快的心率，既是心功能降低时机体代偿机制启动的标志，也是心功能障碍的临床体征。

2．动脉血压变化　急性心力衰竭时，因心排血量急剧减少，使动脉血压下降，组织灌流量减少，甚至发生心源性休克。慢性心力衰竭时，机体可通过外周血管阻力增加和心率加快以及血容量增多等代偿反应，使动脉血压维持在正常范围。

3．器官血流量重新分配　器官血流量的重新分配，是心功能不全患者出现体力活动能力降低的主要机制。心功能不全早期，由于骨骼肌血流量的减少，表现为体力活动受限、易疲劳；可通过减少骨骼肌耗氧量以适应低灌注。长期的低灌注则可导致骨骼肌萎缩、氧化酶活性降低和线粒体减少，使患者体力活动能力不断降低。严重心功能障碍时，多数组织器官持续低灌流并出现功能障碍。例如，皮肤血流量减少，表现为皮肤苍白、皮肤温度降低；部分患者出现头晕、晕厥等直立性低血压的表现；肾血流量减少明显，可出现少尿甚或氮质血症等。

Note

(二)静脉淤血综合征

慢性心力衰竭常以钠水潴留、血容量增加、静脉淤血及组织水肿为突出表现。心排血量减少和血容量增多是造成静脉淤血的主要因素。根据静脉淤血的部位不同，分为体循环淤血和肺循环淤血。

1．体循环淤血 体循环淤血见于右心衰竭和全心衰竭，以体循环静脉系统的过度充盈、静脉压升高、内脏淤血和水肿为主要表现。

(1)静脉淤血和静脉压升高：临床上以受重力影响最大的下肢和内脏淤血表现最明显。严重时出现颈静脉怒张。按压肝后，出现颈静脉异常充盈的现象，称为肝颈静脉回流征阳性。其机制主要为钠水潴留及右室舒张末期压力（right ventricular end-diastolic pressure，RVEDP）升高，使上腔静脉、下腔静脉回流受阻，导致静脉异常充盈。

(2)水肿：水肿是右心衰竭及全心衰竭的主要临床表现之一，可以表现为皮下水肿、腹水及胸腔积液等，一般统称为心源性水肿（cardiac edema)。因受重力作用的影响，下肢毛细血管压升高更为明显，故心源性水肿以下肢出现早、程度重为特点。其机制主要为静脉淤血所致的毛细血管压升高和钠水潴留。此外，摄食减少、肝功能障碍导致的低蛋白血症以及淋巴回流障碍也参与心源性水肿的发生。

(3)肝大及肝功能障碍：右心衰竭患者可出现肝淤血、肿大，局部压痛，肝功能障碍，转氨酶水平升高、黄疸等，严重时可发展为心源性肝硬化。主要机制为下腔静脉回流受阻，肝静脉压升高，肝小叶中央区淤血，导致肝窦扩张、出血及周围水肿。此外，心排血量减少使肝动脉血液灌流不足，肝细胞发生变性、坏死和纤维组织增生等。

(4)胃肠功能的改变：右心衰竭患者由于胃肠淤血和动脉血液灌流不足等，还可发生消化系统功能障碍，出现消化不良、食欲下降、恶心、呕吐、腹泻等。

2．肺循环淤血 肺循环淤血见于左心衰竭，肺淤血可导致呼吸困难及肺水肿。呼吸困难（dyspnea）是左心衰竭最早出现的症状，指患者感到呼吸费力或“喘不过气”的主观感觉，是判断肺淤血严重程度的指标。肺淤血导致肺顺应性降低、肺泡通气减少及气体弥散障碍、肺内通气与血流比例失调，低氧血症使呼吸中枢兴奋、呼吸肌做功和耗氧量增加，支气管黏膜充血肿胀使气道阻力明显增大等，是引起呼吸困难的主要原因。

(1)劳力性呼吸困难（dyspnea on exertion)：劳力性呼吸困难是左心衰竭的最早表现之一，指患者仅在体力活动时出现呼吸困难，休息后消失。主要机制为：①体力活动时四肢血流量增加，回心血量增多，加重肺淤血；②心率加快，舒张期缩短，左心室充盈减少而加重肺淤血；③需氧量增加，使缺氧进一步加重，刺激呼吸中枢使呼吸加深、加快，发生呼吸困难。

(2)夜间阵发性呼吸困难（paroxysmal nocturnal dyspnea)：夜间阵发性呼吸困难是左心衰竭的典型表现，指患者夜间入睡后因突感气闷而被惊醒，坐起咳嗽和喘气后有所缓解。其主要发生机制是：①入睡后迷走神经兴奋性相对升高，使小支气管收缩，气道阻力增大；②平卧体位使下肢静脉血回流及水肿液吸收入血增多，加重肺淤血、肺水肿，并使膈肌上移，降低肺活量；③熟睡后中枢神经系统处于抑制状态，对传入刺激的敏感性降低，当肺淤血较严重、PaO_2降到一定程度时才能刺激呼吸中枢，使患者突感呼吸困难而被憋醒。如果患者在气促、咳嗽时伴有哮鸣音，则称为心源性哮喘（cardiac asthma)。

(3)端坐呼吸（orthopnea)：端坐呼吸是患者在静息时已出现呼吸困难，平卧时加重，被迫采取端坐位或半卧位以减轻呼吸困难。端坐位可减轻呼吸困难的主要机制：①端坐时下肢和腹腔脏器血液回流减少，肺淤血、肺水肿减轻；②膈肌下移，胸腔容积变大，使肺活量增加，呼吸困难得以缓解；③下肢和腹腔水肿液的吸收减少，肺淤血、肺水肿减轻。

Note

(4)急性肺水肿：重度急性左心衰竭患者可出现发绀、气促、端坐呼吸、咳嗽、双肺湿啰音、咳粉红色（或无色）泡沫痰等症状和体征。主要机制为肺毛细血管内压力升高，使毛细血管壁通透性增大，血浆渗出到肺间质和肺泡引起急性肺水肿。

左心衰竭引起的肺淤血、肺循环阻力增加，使右心室后负荷不断增加，久之也可引起右心衰竭。当发展为全心衰竭时，因部分血液淤积在体循环，肺淤血可较单纯左心衰竭时减轻。

（郑 铭）

第二节 治疗心力衰竭的药物

一、治疗心力衰竭药物的分类

神经体液因素的激活和心脏重构是导致心力衰竭发生和加重的重要原因，其他因素还包括自由基的产生、线粒体功能障碍、氧化应激失衡、细胞因子的激活和细胞凋亡、心脏多种受体的下调和（或）上调、细胞内信号转导通路的异常等，并且以上所有因素都可能成为药物治疗和药物研发的新靶点。目前，临床上使用的药物主要包括：血管紧张素转换酶抑制药、血管紧张素受体阻断药、血管紧张素受体脑啡肽酶抑制药、醛固酮受体阻断药、β 肾上腺素受体阻断药、利尿药、血管扩张药和正性肌力药等。

1. 肾素 - 血管紧张素 - 醛固酮系统（RAAS）抑制药

（1）血管紧张素转换酶抑制药（ACEIs）：卡托普利、福辛普利等。

（2）血管紧张素Ⅱ受体阻断药（ARBs）：氯沙坦、缬沙坦、替米沙坦和奥美沙坦等。

（3）血管紧张素受体脑啡肽酶抑制药（ARNI）：沙库巴曲缬沙坦。

（4）醛固酮受体阻断药：螺内酯、依普利酮。

2. 利尿药 呋塞米、氢氯噻嗪等。

3. 血管扩张药

（1）硝基扩血管药：硝普钠、硝酸甘油。

（2）肼屈嗪等。

4. β 肾上腺素受体阻断药

（1）β 肾上腺素受体阻断药：美托洛尔、比索洛尔等。

（2）α 肾上腺素受体阻断药：哌唑嗪、特拉唑嗪等。

（3）α、β 肾上腺素受体阻断药：拉贝洛尔、卡维地洛等。

5. 钠 - 葡萄糖协同转运蛋白 2 抑制剂（sodium-glucose cotransporter 2 inhibitor，SGLT2i） 恩格列净、达格列净等。

6. 正性肌力药

（1）强心苷类药物：地高辛、毛花苷 C 等。

（2）非苷类正性肌力药物

1）拟交感神经药：β 肾上腺素受体激动药（多巴酚丁胺）。

2）新多巴胺受体激动药：异波帕胺。

3）磷酸二酯酶Ⅲ抑制药：米力农、维司力农等。

4）钙增敏剂：左西孟旦等。

Note

7．其他治疗心力衰竭的药物

（1）环核苷酸门控（HCN）通道抑制剂或起搏电流（I_f 电流）抑制剂：伊伐布雷定。

（2）重组人脑利钠肽（rhBNP）：奈西立肽。

（3）选择性血管加压素 V_2 受体阻断药：托伐普坦等。

二、治疗心力衰竭的常用药物及其作用

（一）肾素－血管紧张素－醛固酮系统（RAAS）抑制药

1．血管紧张素转换酶抑制药（ACEIs） ACEI 最初主要作为扩血管药用于心力衰竭的治疗。随着循证医学证据的积累，ACEIs 被证实能够降低心力衰竭患者的病死率。ACEIs 通过降低心脏前、后负荷，不仅能有效缓解心力衰竭症状，还能通过防治心肌和血管重构，提高心脏和血管的顺应性，有效降低心力衰竭患者反复入院频率，提高患者生活质量，改善预后。常用的 ACEIs 有卡托普利（captopril）、依那普利（enalapril）、福辛普利（fosinopril）、雷米普利（ramipril）等。

小测试11-1：
ACEIs/ARBs治疗心力衰竭的药理学机制。

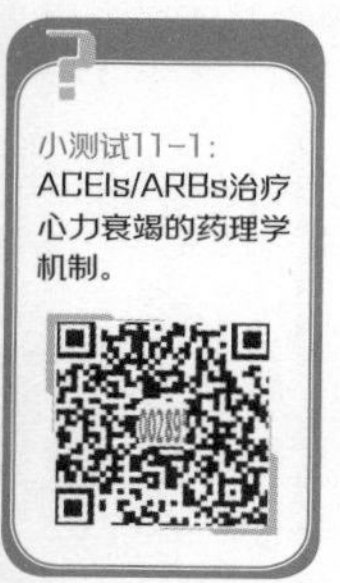

ACEIs 通过抑制 ACE 的活性，减少血液和局部组织中血管紧张素Ⅱ的生成，舒张血管，降低心脏后负荷；通过抑制醛固酮释放、减轻钠水潴留，降低心脏前负荷。通过抑制缓激肽降解，增加缓激肽的水平，进而促进 NO、cGMP、血管活性前列腺素的生成，发挥扩张血管、拮抗血管紧张素Ⅱ和醛固酮活性、抑制血管和心肌生长的作用，防止和逆转心肌及血管的重构，改善心功能。可用于临床症状严重程度不同的各类心力衰竭患者，降低心肌梗死并发心力衰竭患者的死亡率。

小测试11-2：分析ACEIs/ARBs能够改善心力衰竭患者预后的药理学机制。

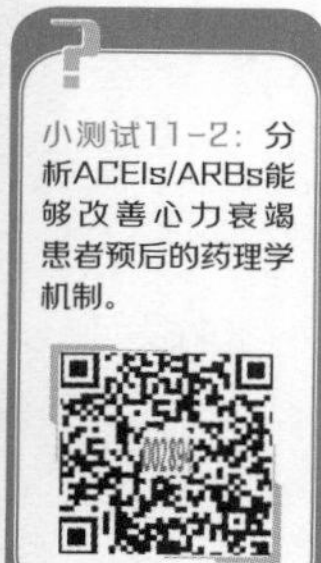

2．血管紧张素Ⅱ受体（AT_1）拮抗药（ARBs） ARBs 直接靶向于 AT_1 受体，可较完全地阻断血管紧张素Ⅱ的作用。本类药物有氯沙坦（losartan）、缬沙坦（valsartan）、厄贝沙坦（irbesartan）、坎地沙坦（candesartan）、奥美沙坦（olmesartan）和替米沙坦（telmisartan）等。

ARBs 直接阻断血管紧张素Ⅱ与其受体（AT_1）的结合，对 ACE 途径及非 ACE 途径产生的血管紧张素Ⅱ均有拮抗作用，从而拮抗 Ang Ⅱ的作用。能够降低心脏的前、后负荷，预防及逆转心血管重构，降低心力衰竭患者的再住院率和病死率。适用于伴有血浆肾素活性高、心肌肥厚的心力衰竭患者。可作为 ACEIs 无效或不能耐受患者的替代用药。目前，ACEIs/ARBs 与 β 肾上腺素受体阻断药被称为心力衰竭治疗的“黄金搭档”。

3．醛固酮受体阻断药（aldosterone receptor antagonists） 长期使用 ACEIs 会导致血浆醛固酮水平升高，即“醛固酮逃逸”现象。慢性心力衰竭时血中醛固酮浓度可明显增高达 20 倍以上。因此，醛固酮被认为是心血管疾病发生发展的独立危险因素之一。目前，醛固酮受体阻断药主要有两类：①非选择性甾体类醛固酮受体阻断药，如螺内酯（spironolactone）；②选择性甾体类醛固酮受体阻断药，如依普利酮（eplerenone）。

（1）药理作用与机制：醛固酮是 RAAS 中血管紧张素Ⅱ激活的下游因子，研究发现醛固酮增多是导致心肌肥厚和心力衰竭的重要病理生理机制之一。在心肌细胞、成纤维细胞、血管平滑肌细胞中存在大量的醛固酮受体，它们参与心肌重构过程，引起心肌间质纤维化。此外，醛固酮的保钠排钾作用可导致钠、水潴留，心脏前负荷增加；使 Mg^{2+} 和 K^+ 丢失，可能诱发心律失常和猝死；减少心肌细胞摄取儿茶酚胺，加强去甲肾上腺素致心律失常和心脏重构的作用；降低压力感受器的敏感性，减弱副交感神经活性，增加猝死的危险；它还可以影响 Na^+ 通道，增加心肌细胞的兴奋性和收缩性。醛固酮的这些作用是促进心脏功能障碍和心力衰竭恶化的重要原因。螺内酯通过阻断醛固酮受体，可以降低心脏前负荷，抑制心肌重构，用于心力衰竭的治疗。

Note

（2）临床应用：用于各种原因引起的心室收缩功能不良导致的心力衰竭，在使用 ACEIs、

ARBs、β 肾上腺素受体阻断药和利尿药后仍有严重症状者，可以给予螺内酯。ACEIs/ARBs、β 肾上腺素受体阻断药和醛固酮受体阻断药被称为心力衰竭治疗的“金三角”。

小测试11-3：醛固酮受体阻断药的分类。

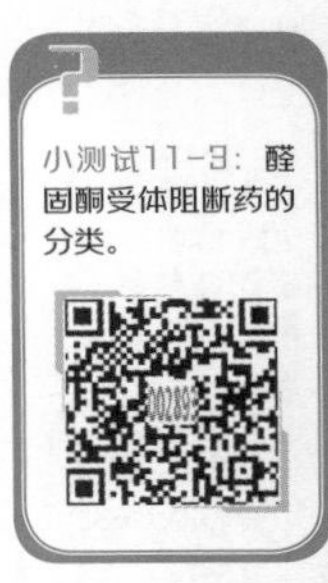

（3）不良反应：醛固酮受体阻断药的主要不良反应是高血钾症。螺内酯并非特异性醛固酮受体阻断药，它可以同时拮抗性激素受体以及促进雄激素转化为雌激素，长期使用可导致男性乳腺增生症和阳痿、女性月经不调。依普利酮（eplerenone）是新型的选择性甾体类醛固酮受体阻断药，因其对醛固酮受体具有高度选择性，并避免了螺内酯与性激素相关的副作用，是治疗心力衰竭安全有效的药物。

小测试11-4：分析两类醛固酮受体阻断药性激素相关副作用不同的主要原因。

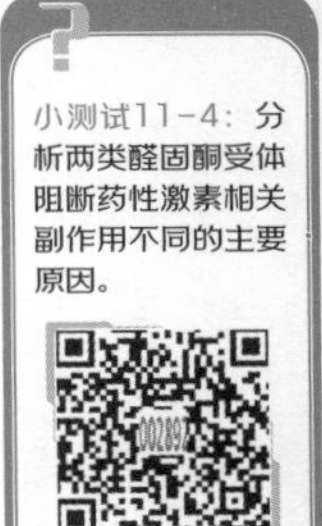

4．血管紧张素受体脑啡肽酶抑制剂（angiotensin receptor neprilysin inhibitor，ARNI） 沙库巴曲缬沙坦是由沙库巴曲和缬沙坦两种成分以 1∶1 摩尔比例结合而成的盐复合物晶体，可同时抑制脑啡肽酶和阻断 AT_1 受体。沙库巴曲是脑啡肽酶抑制剂的前体药物，在肝经羧酸酯酶分解为脑啡肽酶抑制剂沙库比利拉，从而抑制脑啡肽酶对利钠肽的降解，使心房利尿钠肽（ANP）、B 型利尿钠肽（BNP）、C 型利尿钠肽（CNP）及其他血管活性肽增加，发挥舒张血管、增加肾小球滤过率、利钠和利尿的作用。缬沙坦通过阻断 AT_1 受体进而对 RAAS 和交感神经产生抑制作用。在治疗心力衰竭和高血压方面疗效确切且安全性良好。近年来随着 ARNIs 的问世和各项相关研究的不断开展，已经得到包括中国在内的多个国家心衰治疗指南推荐。因此，ARNI 作用于利尿钠肽和 RAAS 双系统，已经成为可替代 ACEI/ARB 的“新三角”成员，广泛用于心力衰竭的治疗。

小测试11-5：心力衰竭治疗“金三角”的组成。

ARNI 经口服后在体内可迅速分解，与血浆蛋白的结合率高（94% ～ 97%），透过血 - 脑脊液屏障程度有限，可通过肝、肾双通道排泄。细胞色素 P450 酶极少介导沙库巴曲缬沙坦的代谢，因此与影响 CYP450 的药物合用时不影响沙库巴曲缬沙坦钠的药动学。

（二）β 肾上腺素受体阻断药（β adrenergic receptor blocker，BB）

拓展：血管紧张素受体脑啡肽酶抑制剂（ARNI）- 沙库巴曲缬沙坦

心力衰竭早期最常见的病理生理学变化是交感神经系统的激活，交感神经长期激活可致心肌肾上腺素 β 受体信号转导发生变化，包括 $β_1$ 受体向下调节、$β_1$ 受体与兴奋性 Gs 蛋白脱耦联或减敏、G 蛋白耦联受体激酶（GRKs）活性增加等。β 受体阻断药是一种很强的负性肌力药，以往一直被禁用于心力衰竭的治疗。研究发现，该药治疗初期对心功能有明显抑制作用，导致左心室射血分数降低；但长期治疗（＞ 3 个月时）则能够明显改善心功能，增加左心室射血分数；治疗 4 ～ 12 个月，能降低心室肌重量、改善心室形状，提示延缓或逆转心肌重构。主要包括 β 肾上腺素受体阻断药比索洛尔（bisoprolol）及美托洛尔（metoprolol）；α、β 肾上腺素受体阻断药卡维地洛（carvedilol）等。

1．药理作用与机制 拮抗心力衰竭时过高的交感神经活性，减慢心率，抗心律失常；抑制外周血管收缩；减少肾素释放，抑制 RAAS 激活；抑制心力衰竭时高浓度的儿茶酚胺类物质对心肌的直接毒性，抑制儿茶酚胺类物质过多导致的钙超载、细胞能量消耗以及线粒体损伤，从而避免心肌坏死。长期应用 β 受体阻断药，可以上调心力衰竭时下调的 $β_1$ 受体数目，恢复其信号转导能力；改善 β 受体对儿茶酚胺类物质的敏感性。心力衰竭时，可出现 $α_1$ 受体上调，因而产生血管收缩并刺激心肌肥厚。卡维地洛阻断 $α_1$ 受体，可扩张血管，抑制心肌重构。此外，卡维地洛具有强烈的抗氧化作用、抗炎作用和抗心肌细胞凋亡的作用。

小测试11-6：β 肾上腺素受体阻断药治疗心力衰竭的药理学作用及其机制是什么？

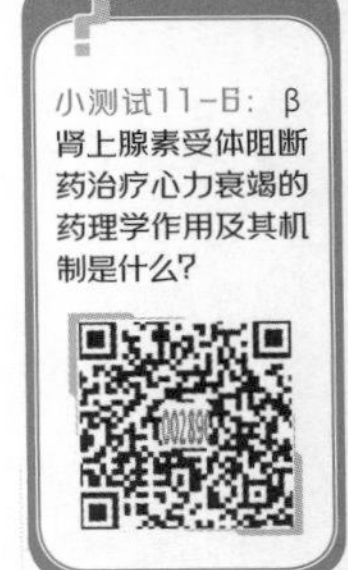

2．临床应用 适用于各种原因导致的心力衰竭，应在患者病情基本稳定时使用该类药物。应用初期可出现短暂的（第 3 ～ 5 周内）心功能恶化，因此 β 受体阻断药的初始剂量很低，从小剂量开始逐渐增加到临床有效剂量。

3．不良反应 β 肾上腺素受体阻断药可使血压降低、心率减慢和暂时的心功能恶化。这些不良反应可以通过采用其他的心力衰竭治疗药物或暂时减少 β 受体阻断药的剂量来避免。要注意长期用药后不能突然停药，以免出现撤药反应。

Note

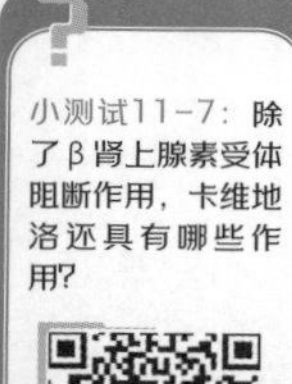

小测试11-7：除了β肾上腺素受体阻断作用，卡维地洛还具有哪些作用?

（三）利尿药（diuretics）

在心力衰竭治疗中，利尿药比其他药物可以更快地改善症状，是唯一能够充分控制和有效消除液体潴留的药物。心力衰竭时如患者有液体潴留，胸部X线检查可见心脏增大和（或）循环充血（肺和周围性水肿），无论是收缩性还是舒张性的心力衰竭，都可以使用利尿药，是有效的对症治疗药物。常用的利尿药有袢利尿药（loop diuretics）、噻嗪类利尿药（thiazides diuretics）和保钾利尿药（包括醛固酮受体阻断药）等。此外，利尿药适用于急性心力衰竭伴肺循环和（或）体循环明显淤血以及容量负荷过重的患者。有液体潴留证据的急性心力衰竭患者均应使用利尿药，首选静脉注射袢利尿药，如呋塞米、托拉塞米、布美他尼，应及早应用。

1．药理作用与机制　排钠排水，降低血容量，减轻心脏前负荷，缓解体循环充血及肺淤血。促进Na^+排出作用，减少血管平滑肌细胞Na^+-Ca^{2+}交换，使细胞内Ca^{2+}减少，进而导致血管张力下降，外周阻力降低，降低心脏后负荷，增加心排血量，减轻心功能不全的症状。

2．临床应用　利尿药适用于轻、中、重度心功能不全的患者，尤其是左、右心室充盈量偏高、伴有水肿或有明显充血和淤血的患者。由于利尿而造成血容量降低，可能会引起神经激素激活，对心力衰竭的预后产生不良影响，所以利尿药应当与ACEIs/ARBs和β肾上腺素受体阻断药合用。

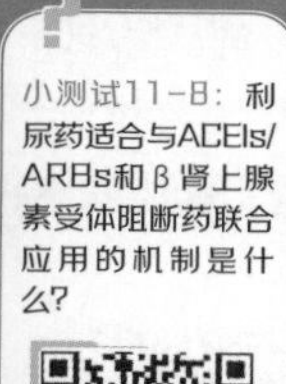

小测试11-8：利尿药适合与ACEIs/ARBs和β肾上腺素受体阻断药联合应用的机制是什么?

轻度心力衰竭可单用噻嗪类利尿药。中度心力衰竭患者，可口服袢利尿药，如呋塞米（furosemide），或与氢氯噻嗪及保钾利尿药合用；重度心力衰竭或心力衰竭急性发作及急性肺水肿时，需静脉给予呋塞米，并加用螺内酯，以有效拮抗醛固酮水平的升高，增强利尿效果及防止失钾，还可逆转心肌及血管重构；严重心力衰竭伴腹水者，常将利尿药与ACEIs及地高辛合用。

3．不良反应　利尿药引起的电解质平衡紊乱，尤其是排钾利尿药引起的低钾血症，是心力衰竭时诱发心律失常的常见原因之一。应注意补充钾盐或合用保钾利尿药，尤其是当联合应用强心苷治疗时。

（四）正性肌力药物（positive inotropic agents）

正性肌力药物是一类可以增加心肌收缩力，使心肌收缩强度和频率增加的药物。心肌收缩功能下降或组织出现低灌注时，正性肌力药物可以增加心输出量，以达到最佳的血容量和氧合状态。根据化学结构可以分为苷类和非苷类正性肌力药物。

1. 作用于兴奋-收缩耦联的正性肌力药物　包括以下几种。

（1）拟交感神经药物：增加细胞内cAMP浓度，如儿茶酚胺类（多巴胺、多巴酚丁胺）、磷酸二酯酶抑制剂（米力农、维司力农）等。

（2）影响离子泵和离子通道：如强心苷类药物地高辛、毛花苷C（西地兰）等。

（3）增加收缩蛋白对钙离子的敏感性，或增加钙离子的释放，如左西孟旦。

（4）新型正性肌力药物：肌球蛋白激动剂（奥卡替美酯），新型口服可溶性鸟苷酸环化酶（sGC）刺激剂（维立西呱），肌质网Na^+/K^+-ATP酶抑制药（straroxime）。

2．正性肌力药物代表药　强心苷（cardiac glycosides）是一类具有正性肌力作用的苷类化合物，主要从植物中提取而来。强心苷有一级、二级之分。植物中原有的为一级心苷，如毛花苷C（cedilanid，西地兰）；提取过程中经水解而得的二级心苷，如地高辛（digoxin）、洋地黄毒苷（digitoxin）等。

强心苷由苷元和糖结合而成；苷元含有一个甾核和一个不饱和内酯环，是发挥正性肌力作用的基本结构。糖是正性肌力的辅助成分，能增加苷元的水溶性，延长苷元的作用时间。各种强心苷的作用性质基本相同，只是由于化学结构上的某些取代基不同而有作用强弱及快慢和久暂之分（图11-3）。

Note

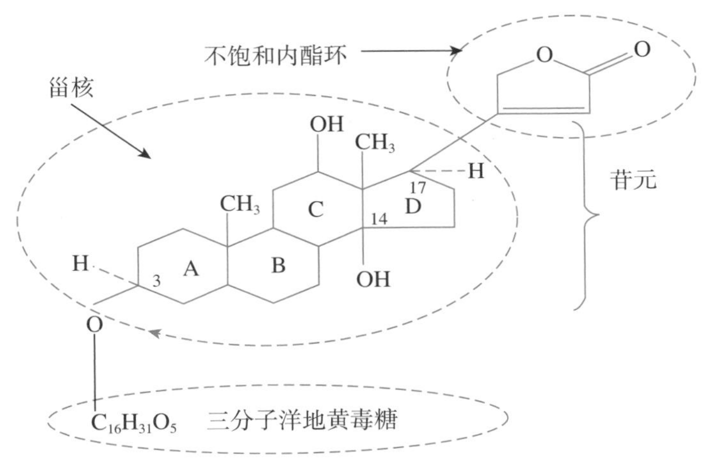

图 11-3　强心苷的化学结构

（1）药理作用与机制

1）正性肌力（增强心肌收缩力）：治疗量强心苷可选择性地作用于心肌，使其收缩力增强，心输出量增多。主要特点：①加快心肌纤维缩短速度，使心室收缩期缩短，心电图上表现为 Q-T 间期缩短，舒张期相对延长，从而增加心肌供血和回心血量；②心肌收缩力加强，心输出量增加，心室残余血量减少，心室容积缩小，室壁张力降低而使心力衰竭患者的心肌耗氧量降低。

正性肌力的作用机制：抑制心肌细胞膜上的 Na^+-K^+-ATP 酶，使细胞内 Na^+ 增多，而影响 Na^+-Ca^{2+} 交换，减少细胞 Na^+ 的内流，促进 Ca^{2+} 内流，心肌收缩力增加。

2）负性频率（减慢心率）：强心苷可使心功能不全患者过快的心率明显减慢。因此，进一步延长心室舒张期，并降低心肌耗氧量。此作用是前述正性肌力作用的结果，由于心肌收缩力增强，心输出量增加，反射性兴奋迷走神经而使心率减慢。

3）负性传导（减慢房室结传导）；强心苷对心脏传导组织的影响是复杂的，因部位和剂量而异。可以加快心房的传导，减慢房室传导。强心苷可因兴奋迷走神经而减慢 Ca^{2+} 内流，使房室传导减慢。此外，强心苷也能延长房室结的有效不应期。大剂量的强心苷可因直接作用而减慢房室结和浦肯野纤维的传导速度。中毒量可以加快浦肯野纤维的传导。

4）利尿作用及扩张血管的作用：其利尿作用主要是通过增加心输出量，使肾血流量和肾小球滤过功能增加所致。

（2）体内过程：强心苷制剂的体内过程主要与其极性或脂溶性有关。强心苷的极性主要取决于甾核上的极性基团（羟基的数目）。只有一个羟基的洋地黄毒苷极性最低，脂溶性最高，因此其口服吸收率、血浆蛋白结合率和被肝代谢程度都较高，且很少以原形经肾排泄。毒毛花苷 K 的甾核上有多个羟基，极性最高，脂溶性最低，所以口服后生物利用度最低，故亦常采用静脉给药方式。具有两个羟基的地高辛，其体内过程特点居于二者之间。

各种强心苷从胃肠道吸收的程度有显著差异。毛花苷 C 和毒毛花苷 K 由肠道吸收少，不宜口服。地高辛的口服吸收率存在较大的个体差异，主要与制剂的制备过程有关。因此，用药时应注意选择同一来源的制剂，并进行血药浓度监测，以免发生中毒。地高辛主要经肾小球滤过和肾小管分泌，有 60% ~ 90% 以原形从尿中排出。肾功能不全、老年人肾功能减退者易发生地高辛蓄积中毒。但肝功能降低的患者可以安全使用。

（3）临床应用

1）各种原因所致的心力衰竭：心衰伴有心房扑动、心房颤动和心室率快者是强心苷的最佳适应证。地高辛能够降低心力衰竭患者住院率，改善症状和生活质量，但不能改善患者心室舒张

Note

小测试11-9：强心苷正性肌力的分子机制。

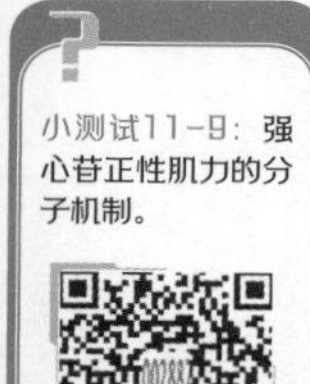

功能及远期预后。用于严重的顽固性心力衰竭，应用利尿剂、ACEIs/ARBs/ARNI、β肾上腺素受体阻断药和醛固酮受体阻断药治疗后，仍持续有症状的心力衰竭患者（LVEF ≤ 45%）可使用地高辛；心力衰竭症状严重的 HFrEF 患者可考虑使用地高辛降低心力衰竭住院风险。

2）某些心律失常：①心房颤动、心房扑动的主要危害在于心室率过快，心室充盈不足，不能有效泵出血液，强心苷可通过抑制房室结传导而减慢心室率，从而缓解心功能不全的症状，但对大多数患者并不能制止心房颤动。心房扑动的冲动虽然较心房颤动为少，但易传入心室，故心室率较快且难以控制，强心苷通过缩短心房肌的有效不应期，使心房扑动转变为心房颤动，然后再通过负性传导作用，减慢心室率，此时若停用强心苷，部分患者可恢复窦性心律；②阵发性室上性心动过速：强心苷还可以通过增强迷走神经的功能，降低心房肌的自律性，而终止阵发性室上性心动过速的发作。

小测试11-10：强心苷正性肌力而不增加心率的原因。

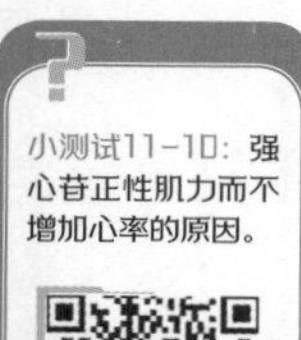

（4）不良反应

1）强心苷的毒性反应：①胃肠道反应：厌食，恶心、呕吐、腹痛和腹泻等。恶心、呕吐是由于强心苷兴奋延髓的催吐化学感受区所致。需注意与心力衰竭引起的胃肠道症状相鉴别，常为中毒先兆。②神经系统反应：可有头痛、头晕、疲倦、失眠和谵妄等。此外，还可见视觉异常如黄视、绿视、视物模糊等，可能与强心苷分布于视网膜有关。视觉异常亦为中毒先兆，也是停药的指征之一。③心脏反应：是强心苷最危险的毒性反应，主要表现为各种类型的心律失常。

强心苷可能引起心律失常的类型：①快速型心律失常：主要表现为室性早搏、二联律、三联律和房性、房室结性、室性心动过速，甚至危及生命的心室颤动。可能是因为中毒量强心苷可高度抑制 Na^+-K^+-ATP 酶，使细胞内严重失钾而使最大舒张电位负值变小，自律性提高。另外，强心苷尚可引起迟后去极。频发室性早搏、二联律、三联律即为停药指征。②房室传导阻滞：强心苷可引起不同程度的传导阻滞，也是因为强心苷高度抑制 Na^+-K^+-ATP 酶，细胞内失钾，静息膜电位负值变小，从而使动作电位 0 期斜率降低，传导阻滞。③窦性心动过缓：因强心苷降低窦房结的自律性而引起，心率低于 60 次 / 分，为停药指征。

小测试11-11：强心苷中毒引起快速型心律失常的机制。

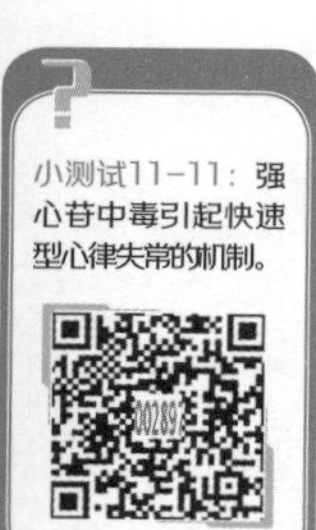

2）强心苷中毒的预防：强心苷的作用在一定范围内有效，达到阈值后，盲目增加剂量无益。治疗窗窄，安全范围窄，中毒剂量和有效剂量相近，而且一旦中毒可能造成致命的危害，故要高度警惕及避免发生强心苷中毒。地高辛的有效血药浓度为 0.5 ～ 0.9 μg/L，浓度≥ 1.2μg/L 时死亡风险高；生物利用度个体差异大，影响血药浓度的因素多，包括剂量、年龄、脂肪存储、血清白蛋白和肾功能降低等。因此，需要从小剂量开始应用，用药期间监测心率和心律、症状和体征，注意有无洋地黄中毒的早期表现，检测肾功能和电解质、监测地高辛血药浓度。

小测试11-12：如何治疗强心苷中毒引起的快速型心律失常？

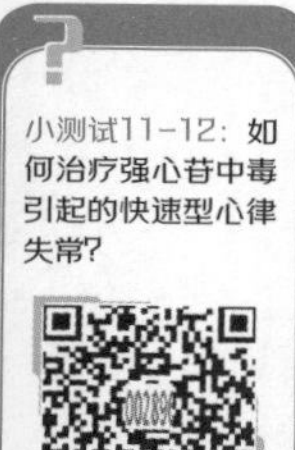

3）强心苷中毒的治疗：轻度中毒者，若及时停用强心苷及排钾利尿药，中毒症状可自行消失。①快速型心律失常：可给予氯化钾或利多卡因，用于治疗强心苷引起的重症室性心动过速和心室颤动；②心动过缓和房室传导阻滞：可应用 M 胆碱受体阻断药阿托品治疗。

拓展：地高辛中毒时的处理措施

（五）血管扩张药（vasodilators）

血管扩张药可以减轻心力衰竭时由于神经 - 内分泌反应引起的水钠潴留和外周血管收缩，从而降低心脏前、后负荷。它们能明显改善难治性心力衰竭的治疗效果和预后，本身很少直接产生正性肌力作用。

常用的血管扩张药包括：硝酸酯类（nitrates），以舒张小静脉为主；肼屈嗪（hydralazine），以舒张小动脉为主；哌唑嗪（prazosin）和硝普钠（sodium nitroprusside），它们可均衡地舒张小动脉和小静脉。

1．药理作用与机制

（1）扩张小动脉：使外周血管阻力即心脏后负荷降低而增加心输出量。适用于心输出量明显减少而又外周阻力升高者。

Note

(2) 扩张小静脉：使回心血量减少，降低左室舒张末压而减轻心脏前负荷。适用于肺静脉压明显升高，肺淤血症状明显的患者。

(3) 均衡性扩张血管：可改善上述两种症状。适用于心输出量低而肺静脉压高、有肺淤血的患者。

(4) 改善左室舒张期顺应性：心力衰竭时，左室舒张末压的增高大于左室舒张末容积的增高，表明左室舒张末期顺应性降低。血管扩张药可降低左室舒张末压，使心肌的收缩与舒张更趋于一致。

2. 临床应用　应根据患者血流动力学效应来选用血管扩张药治疗心力衰竭，见表 11-1。

表 11-1　治疗心力衰竭的血管扩张药分类及主要临床应用

分类	药物	主要临床应用
主要扩张小静脉药	硝酸甘油	肺静脉压明显升高、肺淤血症状明显的急性心力衰竭
	硝酸异山梨酯	肾功能不全及对 ACEI 不能耐受的心力衰竭
主要扩张小动脉药	肼屈嗪	急性心肌梗死、高血压等所致的急性心力衰竭
主要扩张小动脉和小静脉药	硝普钠	缺血性心力衰竭效果好
	哌唑嗪	

（六）钠 - 葡萄糖协同转运蛋白 2 抑制剂（sodium/glucose cotransporter-2 inhibitors，SGLT2i）

作为一种新型降糖药，SGLT2i 主要通过竞争葡萄糖与钠 - 葡萄糖协同转运蛋白的结合，抑制 SGLT2 的活性，起到减少尿糖吸收、降低血糖的作用，可用于 2 型糖尿病的治疗。在心脏病学领域，目前随着一系列临床试验的验证，SGLT2i 已成为心力衰竭治疗领域的常用药物之一，无论患者是否并发 2 型糖尿病。根据大量循证医学证据，许多国家的最新心力衰竭治疗指南中，都提出 ARNI 或 ACEI/ARB、MRA、β 肾上腺素受体阻断药和 SGLT2i 组成心力衰竭治疗“新四联”的观念。除降糖作用外，还可以减少心血管不良事件的发生，延缓肾脏疾病进展，是一种多效性的新型降糖药。SGLT2i 的主要药理作用包括：降低血糖和糖化血红蛋白、减重、降压、促进尿酸和尿钠排泄、调节血脂、延缓肾脏疾病进展等，对糖尿病、心血管疾病及肾脏疾病均有不同程度的改善。

代表药物有恩格列净（empagliflozin）、达格列净（dapagliflozin）、卡格列净（canagliflozin）等。SGLT2i 半衰期长，适合单次给药，其主要不良反应为泌尿系统和生殖系统感染，安全性好，药物相互作用少。

拓展：SGLT2 抑制剂心血管获益的潜在分子机制

SGLT2i 心血管获益的机制包括：① 改善心肌能量代谢模式，增加脂肪酸氧化，促进酮体生成，提高能量生成效率；② 增加供氧量，刺激肾分泌促红细胞生成素，红细胞生成增多，提高红细胞比容，改善氧供；③ 维持离子稳态，降低钠 - 氢转运蛋白 1 活性，减少 Na^+ 内流，增加线粒体中 Ca^{2+} 含量，还可抑制钙调激酶Ⅱ活性，减少肌质网 Ca^{2+} 释放，减轻钙超载，改善心肌收缩功能；④ 减轻氧化应激和炎症反应，改善线粒体功能，降低尿酸水平，活化 AMPK，对抗氧化应激和炎症反应；⑤ 改善血管功能，减轻氧化应激和炎症反应，抑制交感神经活性等均有助于减轻血管内皮损伤，改善微循环功能，提高血管弹性。

（七）重组人脑钠肽（rhBNP）

奈西立肽（nesiritide，rhBNP）是美国 FDA 批准的重组人脑钠肽；新活素是我国自主研发的

拓展：SGLT2抑制剂推动心衰药物治疗迈入“新四联/四驾马车”的新时代

重组人脑钠肽，二者都是利用重组DNA技术合成的重组人B型脑钠肽（recombined human B-type natriuretic peptide，rhBNP），作用与人类BNP类似。输注奈西立肽能够减少心力衰竭患者内源性BNP的生成，可能与其改善了心力衰竭患者的血流动力学，使产生内源性BNP的激发因素减少有关。奈西立肽通过减低心脏前、后负荷，抑制心肌重构和心脏纤维化，能够明显改善心力衰竭患者的临床症状及预后。

1．药理作用　奈西立肽与利钠肽A型受体、B型受体结合后发挥作用。

（1）改善血流动力学：通过激活GC，升高血管平滑肌细胞内cGMP水平；降低交感神经系统活性和抑制RAAS，发挥其均衡扩血管作用。能够明显扩张全身小动脉和小静脉，降低肺毛细血管楔压和右房压，降低心脏前、后负荷，因此，奈西立肽能够明显改善心力衰竭患者的血流动力学紊乱，在无直接正性肌力作用下增加心输出量。奈西立肽还可以降低心肌耗氧量，对冠状动脉具有特异性的扩张作用，在降低收缩压和平均动脉压的同时不引起反射性的心率加快。

（2）排钠利尿作用：可以减少远曲小管对Na^+的重吸收，增加尿Na^+排出。其机制可能与其抑制肾交感神经、抑制RAAS和增加GFR有关。

（3）神经内分泌作用：能够抑制中枢交感神经系统的活性；降低迷走神经传入神经激活的阈值；降低醛固酮、内皮素和去甲肾上腺素的水平。

2．临床应用　适用于急、慢性心力衰竭患者。由于奈西立肽为静脉给药剂型，起效快，所以更适用于急性心力衰竭患者。可用于急性失代偿性慢性心力衰竭伴静息或轻微活动时呼吸困难的患者，可以降低肺毛细血管楔压，改善呼吸困难症状。

3．不良反应　常见不良反应为低血压、胸痛、恶心、腹痛和头痛。此外，还可见心动过速、心房颤动、注射部位反应、腿痛性痉挛、皮疹等不良反应。

4．注意事项　用药期间须密切监测血压。对低血压、瓣膜狭窄、肥厚梗阻型心肌病、限制型心肌病、缩窄性心包炎、心脏压塞、心源性休克及过敏患者不宜使用奈西立肽。妊娠和哺乳期妇女慎用。

（周　虹）

小　结

心功能不全或心力衰竭是由多种原因导致心脏结构或收缩舒张功能障碍引起的一组复杂临床综合征，是多种心血管疾病发展到终末阶段的共同结果。虽然临床针对心力衰竭的药物治疗可使患者预后明显改善，但随着世界人口老龄化加剧，心力衰竭患病率持续增长，为全球带来了严重社会医疗及经济负担。

心功能不全的病因很多，包括缺血性心肌病、结构性心肌病、瓣膜病等；而高血压、冠心病、糖尿病、肥胖、代谢综合征等均为心功能不全的危险因素。心功能不全的发病机制复杂，神经-体液因素在疾病发生发展过程中发挥重要调节作用，而心室重塑则是其发病的重要分子基础。心力衰竭临床表现多样，主要与心排血量减少以及静脉淤血相关，包括运动耐量降低、呼吸困难、水肿等。目前临床上的治疗药物主要针对神经-体液因素或者改善心肌收缩舒张功能，如血管紧张素转化酶抑制药、血管紧张素受体阻断药、β肾上腺素受体阻断药、正性肌力药等。然而，心力衰竭整体死亡率仍很高。未来除研发更有效的新治疗手段外，采取措施控制心力衰竭危险因素可能尤为重要。

Note

整合思考题

1．比较 ACEIs 与 ARB 作用机制的异同；解释 ARB 直接靶向于 AT_1 受体是否具有更好的心力衰竭治疗效果。

2．分析 ARNI 治疗心力衰竭的作用机制。

3．试分析重度心力衰竭或急性心力衰竭时，机体出现水肿及钠水潴留的机制。治疗时，静脉给予呋塞米并联合应用醛固酮受体阻断药的药理学依据是什么？

4．SGLT2 抑制剂是否只适用于伴有糖尿病的心力衰竭患者？是否可用于 HFpEF 的治疗？

5．对症治疗心力衰竭的药物有哪些？能够改善其预后的药物有哪些？

参考答案

Note

第十二章　淋巴系统的结构和功能

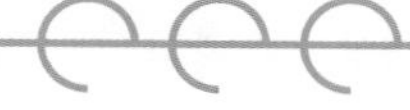

导学目标

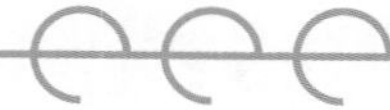

通过本章内容的学习，学生应能够：

※ 基本目标：

1．描述淋巴系统的组成结构。
2．举例说明淋巴系统组成与功能的关系。
3．理解并分析淋巴系统相关疾病。
4．描述胸腺的基本组织学特征。
5．列举胸腺的基本功能。
6．分析胸腺常见疾病。
7．描绘淋巴结和脾的解剖结构。
8．列举淋巴结、脾的主要功能。

※ 发展目标

1．分析淋巴结、脾的结构改变的原因和对功能的影响。
2．对比分析淋巴结和脾参与免疫反应的异同。
3．举例说明淋巴系统不同组成部分异常导致的疾病，并分析其发生的结构基础。
4．根据淋巴系统相关疾病特点，分析定位淋巴系统相关组成的异常。
5．比较胸腺原发和继发的疾病，理解其发生的基本机制。

第一节　淋巴系统的组成

案例 12-1

案例 12-1 解析

患者，男，48 岁。因甲状腺癌行甲状腺癌根治术和左侧颈部淋巴结清扫术，术后 24 ~ 72 h 引流量逐渐增多，呈淡黄色或淡红色透明清亮的液体，进食后转为乳白色混浊糜状液。

问题：

1．请分析患者引流出乳白色混浊糜状液的原因。
2．为何患者在进食后出现以上引流液？

Note

淋巴系统由淋巴管道、淋巴组织和淋巴器官组成（图 12-1）。淋巴管道和淋巴结的淋巴窦内含有淋巴液，简称为淋巴（lymph）。淋巴液是一种稀薄的水样液体，类似于血浆成分。大多数液体从血管中滤过形成组织间液，而不是重新被血管吸收。这些滤过的液体大约每天有 1/3 进入淋巴毛细管形成淋巴液。如果淋巴循环障碍，可造成组织水肿。淋巴液自小肠绒毛中的中央乳糜管至胸导管的淋巴管道中的淋巴因含乳糜微粒而呈白色，其他部位淋巴管道中的淋巴无色透明。血液流经毛细血管动脉端时，一些成分经毛细血管壁进入组织间隙，形成组织液。组织液与细胞进行物质交换后，大部分经毛细血管静脉端吸收入静脉，小部分水和大分子物质进入毛细淋巴管，形成淋巴液。淋巴液沿淋巴管道和淋巴结的淋巴窦向心流动，最后流入静脉。因此，淋巴系统是心血管系统的辅助系统，协助静脉引流组织液。淋巴系统另一个功能是从消化系统吸收脂肪和脂溶性维生素，并将这些物质运输到静脉循环。此外，淋巴系统最广为人知的功能是抵御入侵的微生物和疾病，淋巴结和其他淋巴器官具有产生淋巴细胞、过滤淋巴液和进行免疫应答的功能。

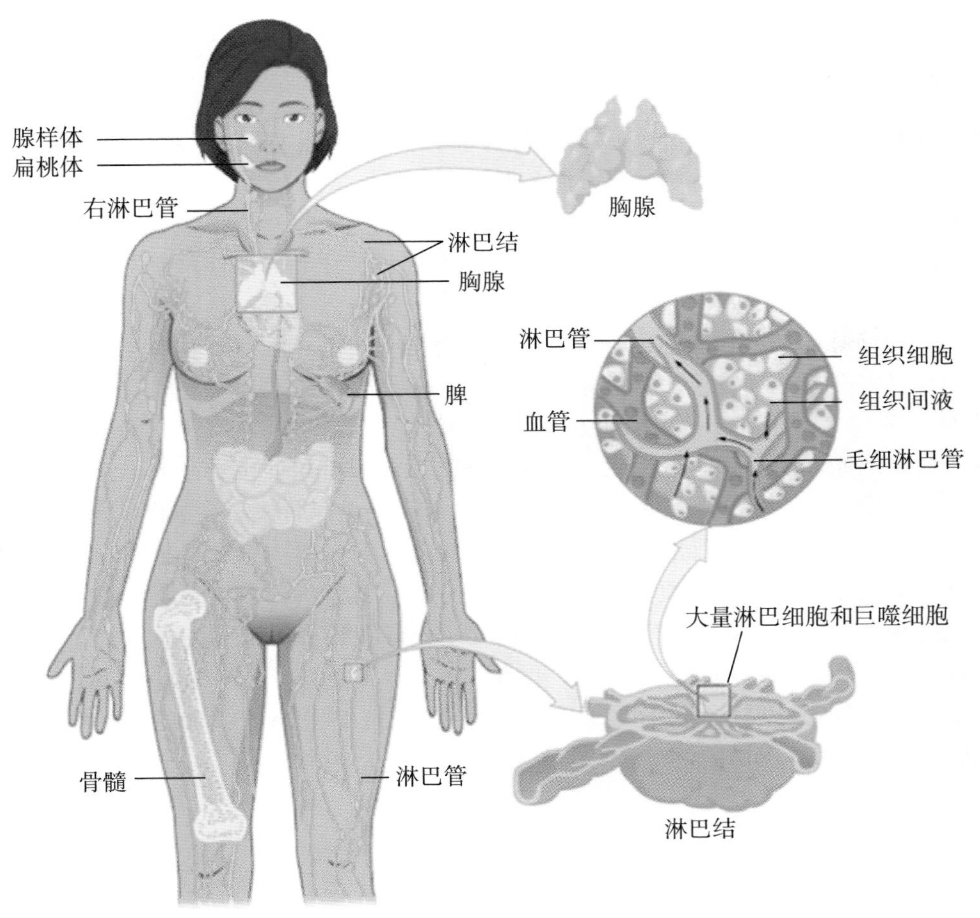

图 12-1　淋巴系统的组成

小测试12-1：淋巴液在体外可以凝固吗？简述其缘由。

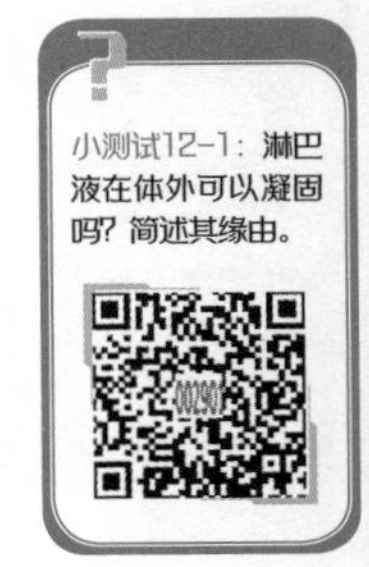

（一）毛细淋巴管（lymphatic capillaries）

毛细淋巴管以膨大的盲端起始，互相吻合成毛细淋巴管网，然后汇合成淋巴管。毛细淋巴管由很薄的内皮细胞构成，内皮细胞之间的间隙较大，无基膜。内皮细胞外面有纤维细丝牵拉，使

Note

毛细淋巴管处于扩张状态。因此，组织中的蛋白质、细胞碎片、异物、细菌和肿瘤细胞等容易通过内皮细胞间隙进入毛细淋巴管。小肠绒毛内的毛细淋巴管称为中央乳糜管（central lacteal）。上皮、角膜、晶状体、软骨等处无毛细淋巴管。

（二）淋巴管（lymphatic vessels）

淋巴管由毛细淋巴管吻合而成，管壁结构与静脉相似。与静脉相比，淋巴管内有较多的瓣膜。淋巴管瓣膜（lymphatic valve）具有引流淋巴和防止淋巴液逆流的功能。由于淋巴管在瓣膜附着处较狭窄，而相邻瓣膜之间的淋巴管段扩张明显，故淋巴管外观呈串珠状或藕节状。淋巴管分为浅淋巴管和深淋巴管两类。浅淋巴管（superficial lymphatic vessels）位于浅筋膜内，与浅静脉伴行。内脏器官的浅淋巴管位于黏膜和浆膜内。深淋巴管（deep lymphatic vessels）位于深筋膜深面和内脏器官深部，多与血管神经伴行。浅、深淋巴管之间存在丰富的交通。

（三）淋巴干（lymphatic trunk）

由淋巴结发出的输出淋巴管在膈下和颈根部汇合成较粗大的淋巴管和淋巴干。全身的淋巴干包括成对的腰干、支气管纵隔干、锁骨下干、颈干和一条肠干，共 9 条。

（四）淋巴导管（lymphatic ducts）

淋巴干最终汇合成两条淋巴导管，即胸导管和右淋巴导管，分别注入左、右静脉角。此外，少数淋巴管注入盆腔静脉、肾静脉、肾上腺静脉和下腔静脉。

1．胸导管（thoracic duct，图 12-2）　全身最大的淋巴管，平第 12 胸椎下缘高度起自乳糜池（cisterna chyli），经膈的主动脉裂孔进入胸腔，沿脊柱右前方上行于胸主动脉与奇静脉之间，至第 5 胸椎高度经食管与脊柱之间向左侧斜行，然后沿脊柱左前方上行，经胸廓上口至颈部，在左颈总动脉和左颈内静脉的后方转向前内下方，注入左静脉角。胸导管也可注入左颈内静脉或左锁骨下静脉。胸导管末端有一对瓣膜，阻止静脉血逆流入胸导管。

小测试12-2：你能简单描述乳糜漏和淋巴漏的区别吗？

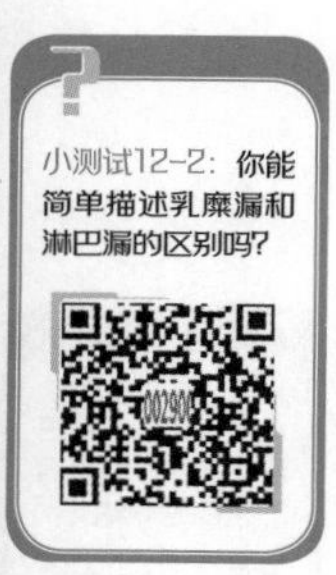

乳糜池（图 12-2）位于第 1 腰椎前方，呈囊状膨大，接受左、右腰干和肠干。肠干内主要含有由肠壁吸收来的脂肪成分，呈乳白色。胸导管在注入左静脉角处接受左颈干、左锁骨下干和左支气管纵隔干。胸导管引流下肢、盆部、腹部、左上肢、左胸部和左头颈部的淋巴，即全身 3/4 区域的淋巴。甲状腺、食管和肝的部分淋巴管可直接注入胸导管。胸导管与肋间淋巴结、纵隔后淋巴结、气管支气管淋巴结和左锁骨上淋巴结之间存在广泛的淋巴侧支通路，胸导管内的肿瘤细胞可转移至这些淋巴结。胸导管常发出较细的侧支注入奇静脉和肋间后静脉。

2．右淋巴导管（right lymphatic duct，图 12-2）　为一短干，长度仅 1 ～ 1.5 cm，由右颈干、右锁骨下干和右支气管纵隔干汇合而成，注入右静脉角。右淋巴导管引流右头颈部、右上肢和右胸部的淋巴，即全身 1/4 区域的淋巴。

框 12-1　脑实质深处存在淋巴管

2023 年 4 月，那德（Nashat Abumaria）研究员的研究团队（复旦大学脑科学研究院）与冯异教授团队（复旦大学中西医结合与神经生物学系）的研究表明，脑膜淋巴管的功能网络存在于大脑中。该团队使用组织透明化技术、免疫染色、光片全脑成像、厚脑切片共聚焦成像和流式细胞术来证明脑实质深处淋巴管的存在，并表征了它们在皮质、小脑、海马体、中脑和脑干中的特征。此外，还发现深部脑淋巴管可以通过压力来调节。

拓展：乳糜液

Note

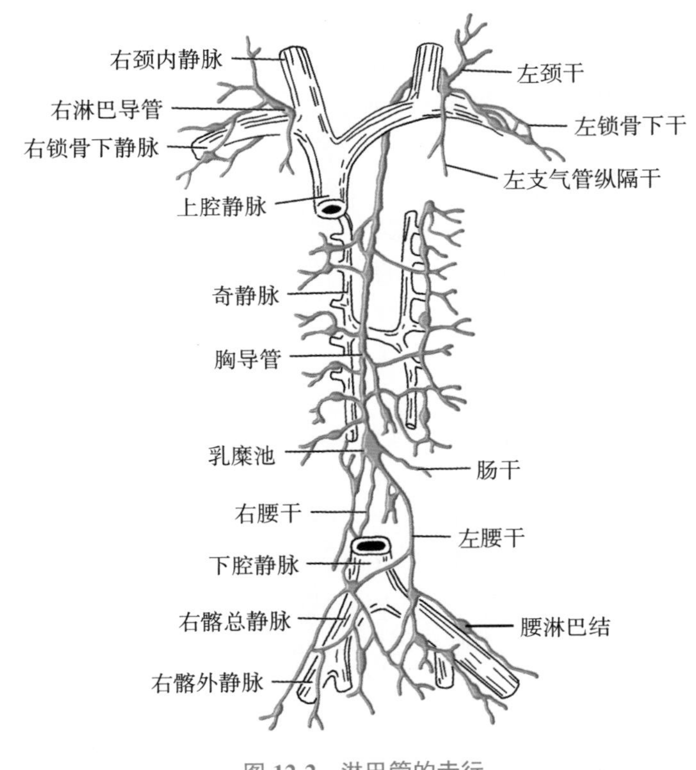

图 12-2　淋巴管的走行

（阎　骅　栾丽菊　王　君）

第二节　胸　　腺

案例 12-2

男，31 岁，3 个月前无诱因出现咳嗽、痰中带血、气短、胸痛，无发热，无夜间阵发性呼吸困难。查体：体温、血压均正常。急性气短面容，右胸叩诊实音，呼吸音减低，双肺可闻及哮鸣音，未闻及湿啰音，心率 90 次 / 分。心律齐，未闻及病理性杂音。双下肢无水肿，无杵状指。

辅助检查：血象正常。尿常规阴性，血沉 14 mm/h。查痰结核分枝杆菌阴性，癌细胞阴性。肺功能检查示混合性通气障碍。心电图正常。超声心动图于右室流出道上方可见巨大肿物。胸部 CT 检查示右胸腔内及前纵隔可见巨大肿块阴影，大小约 24 cm × 18 cm × 15 cm，肿瘤标记物 CYFRA 21 ～ 12.5 μg/L，NSE 9.4 μg/ml，CEA 4.0 mg/L。纤维支气管镜示：气管前壁受压，气管狭窄，隆突增宽固定，右侧各叶段气管外压性水肿。在 B 超定位下行右肺肿物针吸活检。针吸物发现瘤细胞，活检报告为：低分化癌，考虑为小细胞肺癌。给予 CE（卡铂 + 足叶乙甙）方案化疗 2 周期后肿块消失。随访 4 年，仍无病生存。将原肺活检病理切片经上级肿瘤医院会诊，考虑为恶性胸腺瘤。

问题：

1．该患者右胸巨大肿块被诊断为小细胞肺癌的依据有哪些？

2．恶性胸腺瘤明确诊断的主要依据是什么？

案例 12-2 解析

Note

胸腺（thymus）的名称来源于希腊语单词 θυμίς（thumos），意思是灵魂，代表着胸腺是灵魂驻留的地方。胸腺与骨髓同属一级淋巴器官（primary lymphoid organ）。胸腺是从骨髓来的祖细胞（progenitors）分化为成熟胸腺衍生 T 细胞的场所。

（一）胸腺的解剖结构

胸腺位于上纵隔内，胸骨后方，呈蝴蝶形或金字塔形。胸腺被一条纵行裂隙分为不对称的两叶，即较大的右叶和较小的左叶，分别位于身体中线的两侧。胸腺血液由甲状腺下动脉、胸内动脉、心包膈动脉或肋间前动脉供应。

（二）胸腺的组织病理

胸腺的每一叶被纤维性隔膜由外囊向内延伸分成很多小叶（thymic lobule）。每一小叶都含有外周染色深的皮质（cortex）和中央染色浅的髓质（medulla）两部分。皮质不完全包裹髓质，因此相邻小叶的髓质彼此相连成片。皮质中含有细胞核致密深染的胸腺细胞群（发育中的 T 细胞），大小略不均匀，可见散在分布的有丝分裂（mitosis）像。着色较浅的髓质细胞内分布有特征性的胸腺小体或者 Hassall 小体，是由松散排列的成熟胸腺细胞和鳞状的上皮细胞组成的紧密排列的特征性轮状结构，内部富含高分子量细胞角蛋白（keration），在调节性 T 细胞（regulatory T cell）发育中发挥重要作用（图 12-3）。

胸腺内的细胞类型包含胸腺（淋巴）细胞、基质细胞和其他免疫细胞。高度角化的胸腺上皮细胞（thymic epithelial cells，TEC）构成胸腺基质的主要亚成分，包括皮质上皮细胞、髓质上皮细胞和外皮质上皮细胞 3 种类型。TEC 可提供支持胸腺细胞成熟为 T 细胞的有利微环境，包括形成离散的龛（niche），通过与发育中的淋巴细胞的接触和分泌 IL-17 等因子，为胸腺细胞的发育提供支持作用。

在胸腺皮质髓质主要相连接处，含有抗原递呈细胞（antigen presenting cell），包括树突状细胞（dendritic cell）和巨噬细胞（macrophage）。另外，胸腺也有散在的 B 细胞，可能在调节 T 细胞的发育成熟中发挥作用。

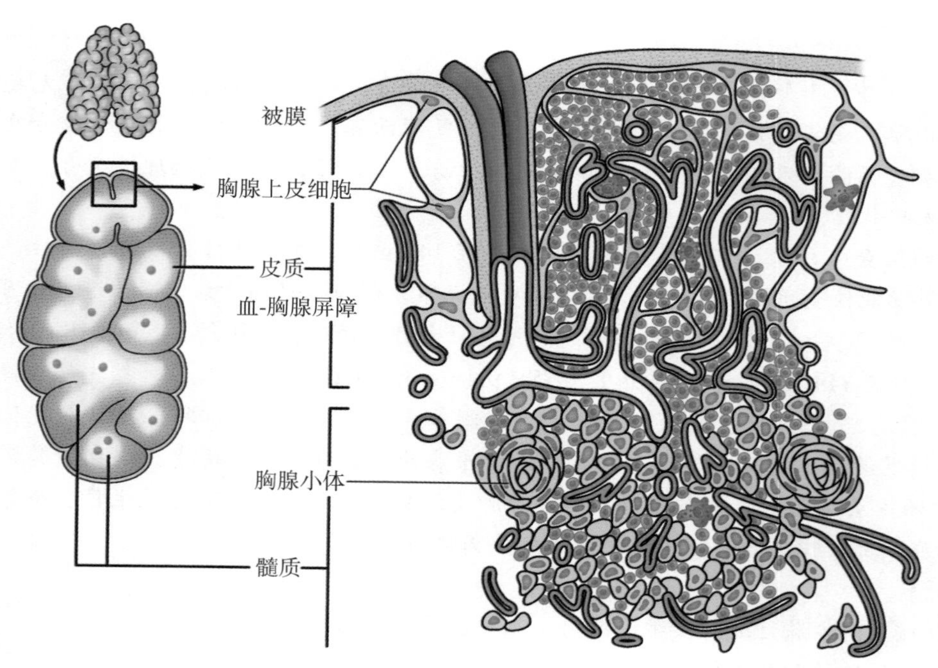

图 12-3　胸腺结构模式图

Note

3．胸腺的功能　成熟中的T细胞能在胸腺内进行阳性和阴性选择。阳性选择（positive selection）是由TEC介导的发育中的T细胞识别主要组织相容性复合物（MHC）分子的过程，即有T细胞受体（TCR）的双阳性（$CD4^{+}CD8^{+}$）胸腺细胞能与TEC表达的主要组织相容性复合物（MHC）分子相互作用，并进行增殖，而TCR缺陷的胸腺细胞则发生凋亡。接下来，这些阳性选择的细胞向髓质迁移时，通过与胸腺髓质上皮细胞相互作用进行阴性选择（negative selection），确保对自身MHC分子反应过强的所有T细胞都被清除。经历两次选择后，只有对自身MHC分子有适当的亲和力以及对自身抗原亲和力低的T细胞才能进入胸腺髓质，经历终末成熟阶段，最后通过输出淋巴管离开胸腺，成为有功能的CD4或CD8单阳性T淋巴细胞。

4．胸腺的发育及退化　胸腺最初来源于腹侧第三咽囊（bursa pharyngea），从胚胎发生到3岁。“慢性胸腺萎缩”被认为是一个古老而保守的进化过程。在新生儿期和幼年期，胸腺作为最重要的T细胞成熟的场所，体积逐渐增大，直到青春期，重量可达约40 g。青春期后，胸腺开始萎缩，停止产生功能性T细胞。这种胸腺消退被认为与青春期血液中雄激素（androgen）水平升高有关。成年后，胸腺逐渐失去有组织的结构，被脂肪组织取代，甚至在某些心脏外科手术中，为了更容易进入心脏而直接将胸腺移除。

框12-2　成人体内胸腺的作用

胸腺的重要性长期以来一直饱受争议。为了评估胸腺在成人体内的重要性，哈佛大学血液学家David Scadden团队分析了马萨诸塞州总医院1420名接受胸腺切除术的患者和6021名对照的医疗记录。结果显示，与其他胸部手术患者相比，接受胸腺切除术的患者在接下来的5年内死于各种原因（包括传染病和癌症）的可能性几乎高出3倍。他们患癌症的风险高出2倍，并且其所患的癌症往往比保留胸腺的人所罹患的癌症更具侵袭性。研究人员进一步比较了T细胞和血浆细胞因子水平，发现接受胸腺切除术的患者体内$CD4^{+}$和$CD8^{+}$淋巴细胞少于对照组，血浆中促炎因子的水平也更高，提示其患自身免疫病的风险增大。因此，该研究表明，接受胸腺切除术的患者的全因死亡率和癌症风险高于对照组，并且胸腺切除术与罹患自身免疫病的风险增加有关。

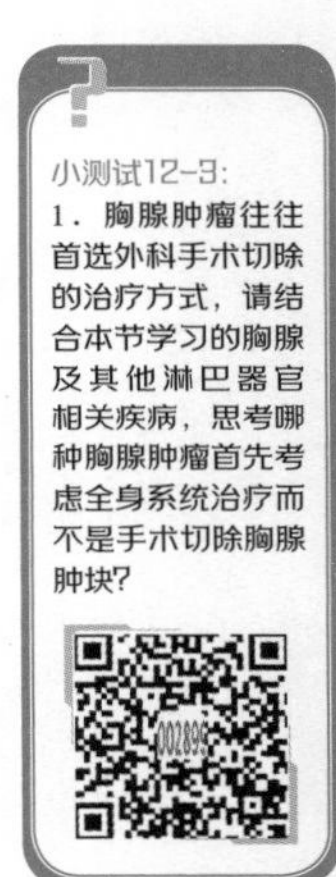

（卢　莹　梅　芳）

第三节　淋巴结和脾

案例12-3

夏某，男，10岁，外出淋雨受凉后，出现发热、咽痛、扁桃体肿大，扁桃体表面有黄白色的小脓点，颈部右侧淋巴结肿大，有压痛感，可活动，淋巴结肿大部位表面皮肤偏红，皮温较高，未化脓，未破溃。实验室检查：血常规显示白细胞增多，以中性粒细胞增高为主。经抗感染治疗后上述症状消失。

案例12-3解析

问题：

1．本例中患者淋巴结肿大的原因是什么？

2．淋巴结内可能发生哪些病理改变？

Note

（一）淋巴结

1．淋巴结的解剖　淋巴结是哺乳动物特有的周围淋巴器官，是对组织抗原产生免疫应答的主要场所。人体全身共有 300 ～ 600 个淋巴结。淋巴结主要分布于脉管分叉、躯体和关节的凹陷处，并形成延伸至全身的广泛淋巴管道网络的一部分。淋巴结多根据其所在部位的脉管和器官的名称命名。如位于腹腔动脉干、肠系膜上动静脉及肠系膜下动静脉周围的淋巴结分别称为腹腔淋巴结、肠系膜上淋巴结和肠系膜下淋巴结；位于腋窝和腹股沟的淋巴结分别称为腋淋巴结和腹股沟淋巴结。

淋巴结的形状为圆形或豆型结构。一侧凸出，一侧凹陷。凹陷的部分称为淋巴结门。此处有血管、神经进出，常发出 1 ～ 3 条输出淋巴管，而凸面处常有数条输入淋巴管。输入淋巴管穿过淋巴结的包膜将局部组织的淋巴液引流至淋巴结，淋巴液又通过门部的输出淋巴管离开淋巴结。机体不同区域的淋巴液从淋巴结进入输出淋巴管，然后汇入较大的淋巴管，最后汇入胸导管和右淋巴导管，两者分别又汇入左锁骨下静脉和右锁骨下静脉，从而使淋巴液返回体循环。淋巴管的分布一般与血管同行。各部位的淋巴引流多遵循就近引流的原则，如颈部淋巴结收集鼻、咽、喉等处的淋巴液；锁骨上淋巴结群左侧收集食管、胃等消化器官的淋巴液，右侧收集气管、肺等处的淋巴液（图 12-4）；腋窝淋巴结群收集乳腺、上肢等处的淋巴液；腹股沟淋巴结群收集下肢及会阴部的淋巴液。淋巴结按其位置可分为浅表淋巴结（颈部、锁骨上、腋窝、腹股沟等）和深部淋巴结（纵隔、腹膜后、盆腔等）。了解淋巴回流和淋巴结的对应关系，对于判断原发病灶的部位及性质有重要临床意义。

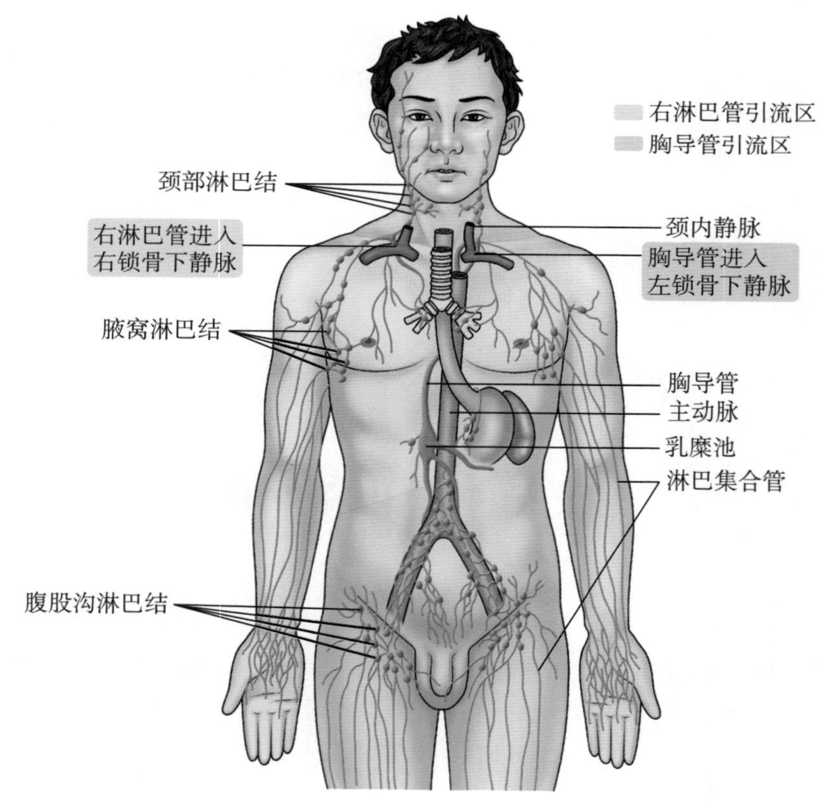

图 12-4　淋巴引流区域

2．淋巴结的组织结构　淋巴结的结构包括滤泡、滤泡间区、髓质等功能区（图 12-5）。

（1）滤泡：淋巴滤泡是 B 细胞定居的场所，包括初级淋巴滤泡和次级淋巴滤泡。不含生发中心的滤泡称为初级淋巴滤泡，而含有生发中心（直径 1 ~ 2 mm 的浅染色区）的滤泡称为次级淋巴滤泡。生发中心是产生记忆 B 细胞，以及通过免疫球蛋白可变区体细胞超突变，使抗体亲和力成熟的特化场所。生发中心可分为明区和暗区，暗区位于生发中心一侧，主要由中心母细胞（centroblast）构成，着色深；明区位于生发中心另一侧，含有较多的巨噬细胞和滤泡树突状细胞，着色浅。在抗原刺激后的 1 周内，次级滤泡中心出现生发中心。抗原刺激消除后，次级滤泡的生发中心可逐步退化。

（2）滤泡间区：又称副皮质区，是 T 细胞定居的场所，位于滤泡之间，呈弥散状分布，主要含有 T 细胞和并指状树突细胞（interdigiting dendritic cell）。其中 70% 是 $CD4^+$T 细胞，其他为 $CD8^+$T 细胞。滤泡间区有一个明显的标记——毛细血管后静脉或高内皮细胞小静脉。这种血管只见于副皮质区，在淋巴细胞的再循环过程中起着关键作用。该处是血液内淋巴细胞进入淋巴结的重要通道，也可有少量的淋巴细胞经此进入血流。

（3）髓质：位于淋巴结中央，由髓索和髓窦组成。髓索是由相邻两条淋巴窦之间的淋巴组织组成的网状结构，包含大量 B 细胞，以及浆细胞、巨噬细胞、肥大细胞、嗜酸性粒细胞等。当抗原刺激引起淋巴结体液免疫后，髓索内的浆细胞会大量增加并产生抗体。髓窦即髓质的淋巴窦，与髓索相间排列，与皮质淋巴窦相通，含有更多的巨噬细胞，有较强的滤过能力。

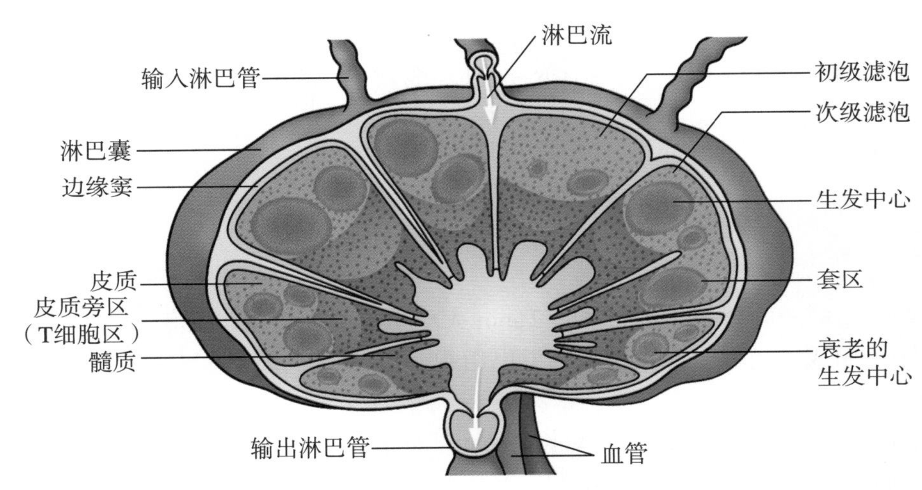

图 12-5　淋巴结的结构模式图

3．淋巴结的功能　淋巴结主要有两大功能：滤过淋巴液，参与免疫反应。

（1）滤过淋巴液：某些大分子物质，如异物、毒素、细菌等可侵入机体，进入毛细淋巴管，并随集合淋巴管进入淋巴结。在流速缓慢的淋巴窦中，通过巨噬细胞等的吞噬作用，将毒素、细菌及异物清除，从而使淋巴得到滤过。

（2）参与免疫反应：淋巴结中不同类型的淋巴细胞、巨噬细胞和树突状细胞彼此相互协调，对淋巴液携带的抗原产生免疫应答。在淋巴结的不同结构区域，功能不同。①滤泡：生发中心形成产生抗体的前体细胞和记忆 B 细胞。在此选择有用的克隆，并进行免疫球蛋白基因重排。选择后的细胞可进入髓索形成浆细胞。②滤泡间区：是 T 细胞反应的区域，生成抗原特异的 T 细胞及记忆 T 细胞，产生细胞因子；③ 髓索：在此处，浆细胞产生免疫球蛋白。

（二）脾

1．脾的解剖　脾呈椭圆形，暗红色，位于腹膜内腹部左上象限，在胃底和膈之间。脾的血液供应来自体循环的脾动脉，脾动脉分支成腹干分支和左胃网膜动脉。从脾回流的血液经脾静脉

Note

注入门静脉循环。因此，当发生门静脉高压时，脾可充血肿大。正常人的脾在肋下不能触及。约30% 的人在脾门、脾尾、大网膜处有一个或多个副脾。副脾的结构、功能和正常脾相似。

2．脾的结构　脾是人体最大的次级淋巴器官，含有机体 1/4 的淋巴细胞，是对血源性抗原免疫反应的主要场所。脾的结构主要由被膜下的白髓（white pulp）、边缘区（marginal zone）和红髓（red pulp）组成（图 12-6）。脾内血管丰富，淋巴组织沿血管有规律地分布。

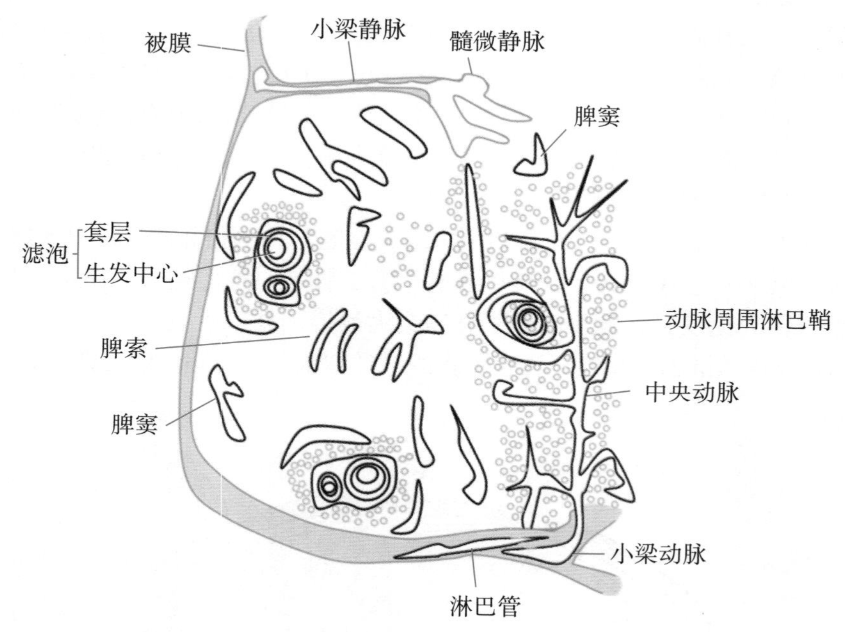

图 12-6　脾的结构模式图

（1）白髓：新鲜的脾切面，可见 1 ～ 2 mm 大小不等的灰白色小点状，故称为白髓。白髓由密集的淋巴细胞组成，类似于淋巴结中的淋巴组织。包括动脉周围淋巴鞘（periarterial lymphatic sheath，PALS）和淋巴滤泡。

1）动脉周围淋巴鞘：由位于中央动脉（central artery）周围的厚层弥散淋巴组织构成。主要含有大量 T 细胞，其中 2/3 为 $CD4^{+}T$ 细胞，属于胸腺依赖区（相当于淋巴结副皮质区），同时含有巨噬细胞、交错突细胞等，但无毛细血管后微静脉，T 淋巴细胞增殖时，淋巴鞘也增厚。

2）淋巴滤泡：即脾小结，位于淋巴鞘与边缘区之间，大部分嵌入淋巴鞘内。相当于淋巴结的淋巴滤泡，主要由大量 B 细胞组成，还有树突状细胞等。受抗原刺激后，生发中心扩大，其帽部朝向红髓。免疫抑制治疗后，淋巴滤泡萎缩或消失，中央动脉发生玻璃样变。

（2）边缘区：边缘区围绕 PALS 和淋巴滤泡，是白髓向红髓移行的区域。它由一网状组织构成，形成一个细网眼滤过床，是很多血液流经脾的门户。边缘区含有的淋巴细胞较红髓多，较白髓少，主要是记忆 B 细胞和 $CD4^{+}T$ 细胞，特别适于对血源性抗原产生快速抗体免疫反应。还含有大量的巨噬细胞，具有很强的吞噬滤过作用。中央动脉末端在白髓和边缘区之间膨大形成边缘窦（marginal sinus），它是血液内抗原和淋巴细胞进入淋巴组织的重要通道。白髓内的淋巴细胞也可经此通道进入血窦，参与再循环。

（3）红髓：红髓位于被膜下，约占脾实质的 2/3，因为有丰富的血液，切面呈暗红色，所以被称为红髓。该区域主要含红细胞，大量的巨噬细胞和树突细胞，而淋巴细胞和浆细胞相对少见。红髓由脾索（splenic cord）和脾血窦（splenic sinusoid）组成。

1）脾索：脾索是由毛细血管、内皮细胞裂隙、成纤维细胞间质共同组成的血液网状过滤床。纤维细胞间质包括网状细胞和肌成纤维细胞，这些细胞相互融合编织成海绵状结构，切片观呈条索状，立体观呈海绵网状。衰老和变形红细胞、血小板、微生物、异物在此处被巨噬细胞吞噬；正常血细胞经血窦和脾静脉重新回到循环系统；抗原和淋巴细胞通过脾索进入血窦。

2）脾（血）窦：脾（血）窦是一个相互联通的长管状或不规则形的静脉窦，直径 12 ～ 40 μm，由长柱状的内皮细胞和不完整的基膜组成，其外围绕网状纤维。纵行内皮与环绕的网状纤维可形成多孔隙窦壁，当脾收缩时，空隙变窄或消失。

3．脾的功能

（1）免疫应答：血液内的淋巴细胞有约 50% 通过脾再循环，因此脾是淋巴细胞再循环的中心。脾内的淋巴细胞中，T 细胞约占 40%，B 细胞约占 60%，它们分别参与机体的细胞免疫和体液免疫。脾和淋巴结都有免疫功能，区别在于脾主要对血液中的抗原发生反应，而淋巴结主要对淋巴系统内的抗原发生反应。

（2）滤过血液：脾内含有大量的巨噬细胞，当血液流经脾的边缘区和脾索时，巨噬细胞可吞噬和清除血液中的病菌、异物、抗原和衰老的细胞、血小板等。当脾功能亢进时，血细胞破坏过多，可导致贫血、白细胞减少和血小板减少。

（3）造血：脾在胚胎时期有造血功能，出生后脾逐渐转变为免疫应答器官，产生 T 细胞和 B 细胞。但成人脾中仍有少量造血干细胞，在发生严重的慢性贫血时，脾可重新成为主要的代偿性髓外造血器官。

（4）储存血液：脾窦、脾索和其他部位可储存 20 ～ 40 ml 的血液。当机体需要血液时，脾的弹性纤维和平滑肌收缩可将所储存的血液排出，并加速脾内的血流，使其进入血液循环，补充血容量。

框 12-3　脾的功能异常与疾病

各种原因导致脾血液灌流增加，静脉回流受阻，以及血细胞异常和浸润都能引起脾大和脾功能亢进，导致粒细胞、血小板和红细胞减少。长期肿大可引起脾纤维化，进一步导致血小板和红细胞减少，造血干、祖细胞减少。对于脾明显肿大、脾功能亢进严重和脾坏死患者，脾切除对红细胞、血小板破坏减少有一定治疗作用。相反，脾先天发育不全、萎缩和脾切除后常导致脾功能低下，吞噬、血液清理功能缺陷和免疫功能异常。

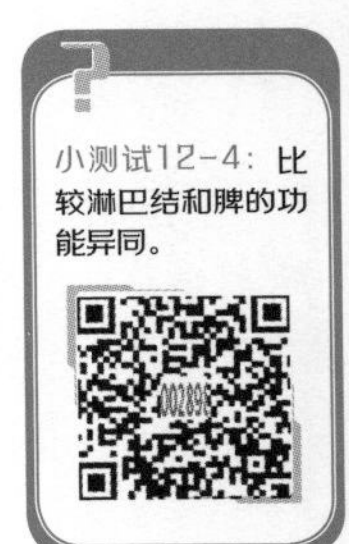

（吴英理）

小　结

淋巴系统由淋巴管道、淋巴组织和淋巴器官组成。淋巴管道和淋巴结的淋巴窦内含有淋巴液，淋巴液沿淋巴管道和淋巴结的淋巴窦向心流动，最后流入静脉。淋巴组织分为弥散淋巴组织和淋巴小结两类。弥散淋巴组织主要位于消化管和呼吸道的黏膜固有层。淋巴小结即淋巴滤泡，包括小肠黏膜固有层内的孤立淋巴滤泡和集合淋巴小滤泡以及阑尾壁内的淋巴小结等。淋巴器官根据发生和功能的不同，可以分为周围淋巴器官和中枢淋巴器官。中枢淋巴器官包括胸腺和骨髓。周围淋巴器官包括淋巴结、脾和扁桃体。淋巴结为实质性器官，多成群分布，数目不恒定，主要作用是滤过淋巴液和参与免疫应答。脾是防御微生物进入血液循环的重要场所，也是清除衰老红细胞的场所，主要作用为滤过血液、进行免疫应答、储存血液和潜在的造血功能。

Note

整合思考题

L12-5u
参考答案

1．请简述胸导管的行程，接受的淋巴干和引流范围。

2．请描述乳糜池的定义。

3．请简述淋巴循环障碍导致水肿的主要机制。

4．请思考并简述乳糜胸发生的主要原因。

5．胸腺位于纵隔内，请思考临床上发现的“纵隔占位”可能的疾病类型有哪些。

6．一位15岁的女性患者，发现贫血和黄疸5年。其父亲也有轻度黄疸。脾肋下2.5 cm，血红蛋白86 g/L，网织红细胞2.7%，白细胞和血小板正常。骨髓显示增生活跃，红系造血增生明显。肝不大，无胆结石，总胆红素和间接胆红素升高。Coombs试验阴性，红细胞渗透脆性试验显示红细胞脆性增加。外周血血涂片可见小球形红细胞15%。

（1）患者脾大的可能原因是什么？

（2）该患者是否需要脾切除？

Note

第十三章　淋巴系统的基本病理过程与疾病

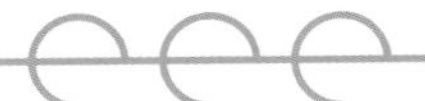

导学目标

通过本章内容的学习，学生应能够：

※ **基本目标**

1．描述淋巴结的良性病变的病理特征。
2．举例说明淋巴结良性病变的病理生理学改变和机制。
3．描述淋巴组织肿瘤分类及常见淋巴瘤的病理特征。
4．分析淋巴造血分化与淋巴组织肿瘤的关系。
5．定义白血病并对其进行分类。
6．分析白血病的发生机制。
7．阐释白血病的治疗原则，常用治疗药物的作用和机制。
8．举例说明靶向治疗的原理和应用。
9．阐释造血干细胞移植的原理和“北京方案”。

※ **发展目标**

1．比较特异性和非特异性淋巴结良性病变的区别。
2．结合病例分析良性和恶性淋巴结病变的主要区别。
3．能够根据淋巴细胞分化簇（cluster of differentiation，CD）区分不同淋巴瘤的免疫表型。
4．举例说明常见淋巴瘤中的癌基因易位，并理解其致病的分子机制。
5．举例说明如何区分反应性（多克隆）和恶性（单克隆）淋巴细胞增殖。
6．举例说明淋巴组织肿瘤的免疫靶向治疗及其作用机制。
7．举例说明基础研究如何推动白血病的诊断和治疗。
8．举例说明生物免疫治疗在白血病中的应用。
9．应用 MICM 对白血病进行诊断。

第一节 淋巴结良性病变

案例 13-1

女，27 岁，公司白领。既往体健，最近工作压力大，频繁加班。1 周前出现发热，左颈部淋巴结肿大，最大径约 1 cm，伴轻压痛。抗生素治疗后淋巴结无明显缩小，且进行性增大、增多。遂进行常规颈部淋巴结活检，病理诊断为组织细胞坏死性淋巴结炎，后未进行治疗，淋巴结肿大自行消退。

案例 13-1 解析

问题：

1. 患者发生组织细胞坏死性淋巴结炎的原因可能是什么？为什么抗生素治疗后淋巴结无明显缩小？简述临床引起淋巴结肿大的原因。

2. 简述组织细胞坏死性淋巴结炎的临床病理学特点。

淋巴结疾病常表现为淋巴结肿大。肿大的原因在于各种因素引起的淋巴结内的细胞成分增生。这些因素包括病原微生物感染、化学药物、异物刺激、自身免疫反应等。按照淋巴结肿大的范围可分为局部淋巴结肿大和全身性淋巴结肿大。从病因学和病理学上可以分为良性和恶性病变。良性病变又包括非特异性淋巴结炎和特异性淋巴结炎两种。在多数情况下，淋巴结的组织学改变完全是非特异的，统称为淋巴结反应性增生。特异性淋巴结炎包括结核、真菌感染、组织细胞坏死性淋巴结炎、猫抓病等。本章只涉及淋巴结的良性病变。

（一）局部淋巴结肿大

良性局部淋巴结肿大往往是局部淋巴结引流所属部位脏器、组织的炎症引起。通常是浅表淋巴结组群肿大，与对应的引流部位有关（图 13-1）。按照疾病性质和病因主要包括以下几种。

1．急性非特异性淋巴结炎 大多数由淋巴结引流区组织内的细菌感染沿淋巴管蔓延所致。最常见的病原菌为金黄色葡萄球菌、溶血性链球菌、大肠埃希菌、肺炎球菌及厌氧菌等。根据淋巴引流的解剖部位，来自口腔、牙齿及扁桃体的急性化脓性炎症常引起急性颈部淋巴结炎；来自下肢的化脓性炎，常引起急性腹股沟淋巴结炎；急性阑尾炎和急性肠炎往往引起急性肠系膜淋巴结炎。患者局部淋巴结肿大并有压痛。如果淋巴结发生广泛坏死和脓肿形成，病变淋巴结可出现波动，偶尔可穿破皮肤形成窦道。患者常有畏寒、发热、头痛等全身症状。

病理改变：肉眼可见病变淋巴结充血水肿，体积变大，质地较软。光镜下淋巴结被膜水肿，淋巴滤泡增生，生发中心扩大。在发生化脓菌感染时，滤泡中心可能会发生坏死，形成脓肿；当感染不重时，淋巴窦内可见一些中性粒细胞浸润和纤维素渗出。

2．慢性非特异性淋巴结炎（chronic nonspecific lymphadenitis） 慢性非特异性淋巴结炎是由于局部组织器官的慢性感染以及组织破坏产物的吸收影响引流区淋巴结所致。例如，牙齿或扁桃体的慢性感染可引起慢性颈部淋巴结炎。表现为相应淋巴结肿大，可以无症状或轻度压痛。肿大淋巴结随原发病控制而消失，但也有遗留下坚硬无触痛的淋巴结。此种病变在淋巴结活检中最常见，但应首先排除各种特异性淋巴结炎。

肉眼可见淋巴结中度肿大，质硬。光镜下，由于致病因子不同，淋巴结可主要表现为 3 种不同的增生方式，即：淋巴滤泡增生、副皮质区淋巴组织增生及窦组织细胞增生。

Note

（1）滤泡增生：滤泡增生是最常见的反应模式，最常见于头颈部淋巴结。导致滤泡增生的抗

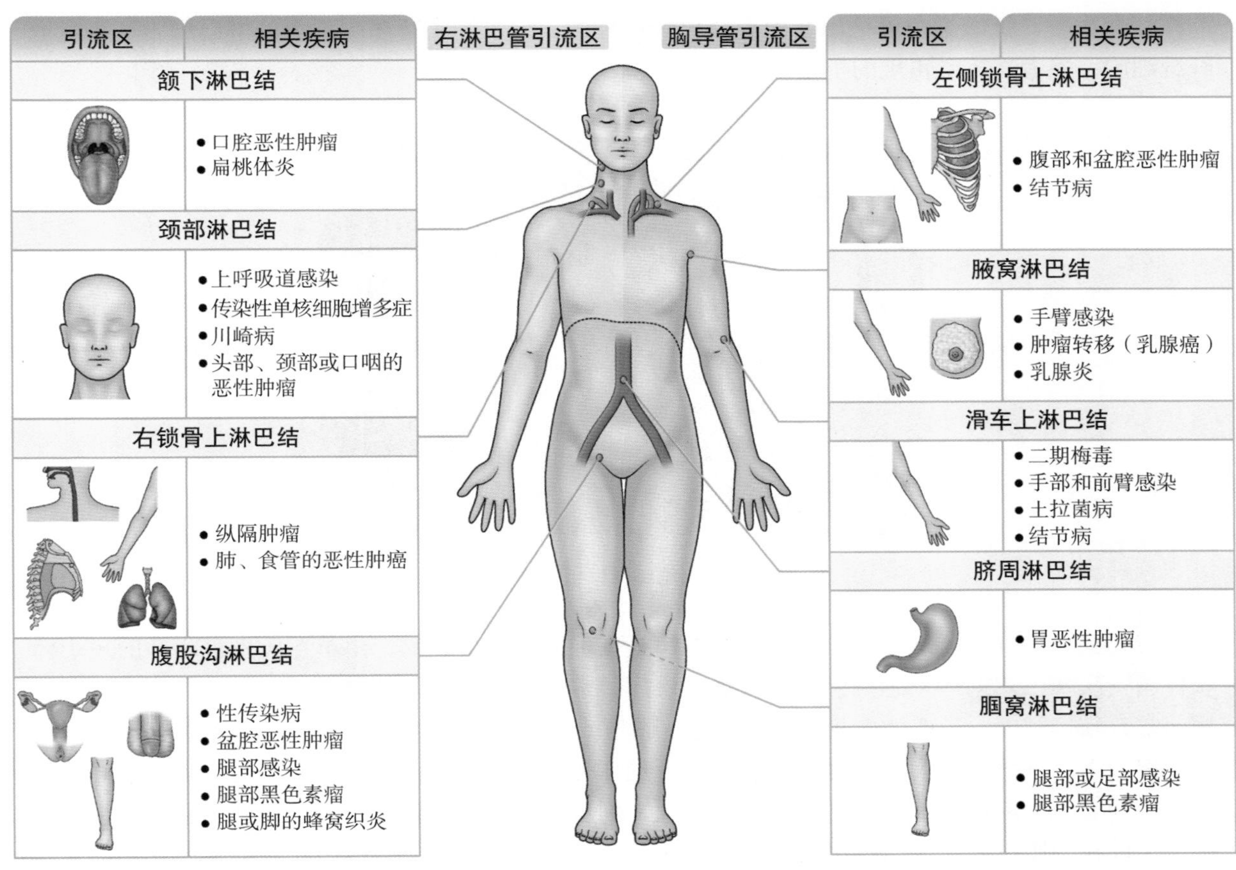

图 13-1　淋巴引流区和相关疾病

原通常未知。风湿性关节炎、弓浆虫病和 HIV 感染早期可导致滤泡增生。表现为淋巴滤泡数量增多、体积增大、大小和形状不一、生发中心扩大。生发中心内可见不同分化阶段的 B 淋巴细胞增生，由比例不等的中心母细胞和中心细胞构成，其比例取决于免疫反应的持续时间。可见散在的巨噬细胞和树突细胞，和含有凋亡细胞碎片的淡染巨噬细胞，使得生发中心呈现“星空”现象。增生的滤泡具有极性，但有时需要与滤泡性淋巴瘤鉴别。

（2）副皮质区淋巴组织增生：部分病毒感染或天花疫苗接种后，以及某些药物诱导的免疫反应（如用于治疗惊厥和精神病的苯妥英），表现为淋巴结副皮质区 T 细胞的反应性增生。组织学上，淋巴滤泡间距增大，滤泡数目减少、体积缩小甚至消失。副皮质区增生的细胞包括小淋巴细胞、免疫母细胞和交指状树突细胞，常伴有高内皮小静脉的增生。有时 T 细胞增生过于活跃，需要与 T 细胞淋巴瘤鉴别。

（3）窦组织细胞增生：是一种常见的非特异性反应性增生，常见于肿瘤引流区域的淋巴结，可能与肿瘤或其产物的免疫刺激有关，表现为淋巴结髓质淋巴窦扩张，开放数量增多。窦内皮细胞大量增生，窦内充满大量组织细胞。

3．特异性淋巴结炎　特异性淋巴结炎是由特殊的病原微生物引起的，有特殊的病理学改变，在病变组织，分泌物或体液中可能找到相关的病原微生物，临床上可能需要特殊的治疗。有些病变虽由未知原因引起，但因其具有特异的临床和病理特征，也被归为特异性淋巴结炎。

（1）结核性淋巴结炎：是最常见的慢性淋巴结炎，由结核分枝杆菌引起。最常见于颈部和颌下淋巴结，也可见于肺门、纵隔、腋下和肠系膜淋巴结。受累的淋巴结缓慢增大并伴有轻度压痛，互相粘连，形成多个淋巴结组成的团块。如不及时治疗，干酪样坏死穿透皮肤形成窦道。光镜下典型的病变为结核结节的形成（图 13-2）。结核结节是一种特殊的肉芽肿病变，其中央有干

Note

酪样坏死物质，抗酸染色可检出其内有结核分枝杆菌，结节周围有多少不等的淋巴细胞和少量成纤维细胞。患者需接受正规的抗结核治疗。

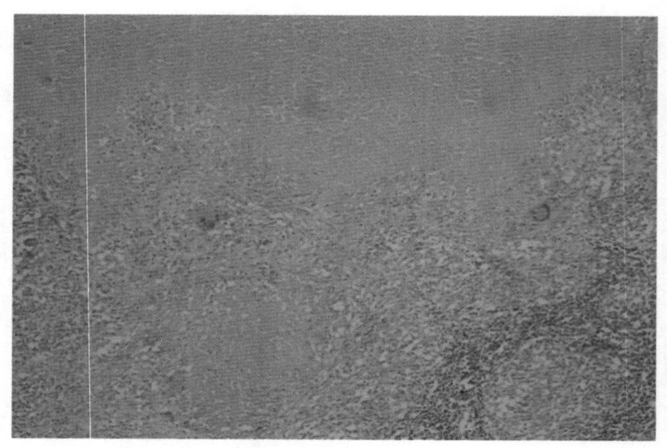

图 13-2　淋巴结结核（低倍镜 10 × 10）

（2）猫抓病（cat-scratch disease）：猫抓病是一种原发于皮肤的，由革兰氏染色阴性的短小棒状杆菌（汉赛巴尔通体）感染、宠物传播的疾病，常伴有腋窝或颈部淋巴结肿大，儿童多见。发病前常有猫接触史。猫抓处皮肤可发生丘疹、脓疱或结痂，受累的淋巴结可有轻微疼痛。

肉眼上，淋巴结轻度或中度肿大，切面可见坏死灶。组织学上，随病程不同可出现不同的病变。早期表现为淋巴滤泡增生，生发中心扩大，副皮质区细胞、毛细血管后静脉增生，伴组织细胞、中性粒细胞浸润。进而可出现特征性的化脓性肉芽肿病变，中心由中性粒细胞和坏死的细胞碎片组成，周围增生的组织细胞或类上皮细胞呈放射状排列。

（3）真菌性淋巴结炎：多见于慢性病、长期使用广谱抗生素、各种原因引起的免疫缺陷患者。HIV 感染患者常引起广泛的机会性感染，除淋巴结外，还累及肺、肝、脾等内脏器官。患者表现为局部或全身淋巴结不同程度的肿大。常见的真菌性淋巴结炎包括隐球菌性淋巴结炎、组织胞浆菌性淋巴结炎等。

病理改变为淋巴结内出现组织细胞或类上皮细胞增生构成的肉芽肿，可伴有多核巨细胞反应和坏死，细胞内可见病原体。隐球菌为多核巨细胞胞质内出现较厚荚膜的菌体，呈球形的芽孢。组织胞浆菌为巨噬细胞胞质内吞噬的呈圆形的孢子体。过碘酸雪夫、六胺银等组织化学染色可显示病原体。

（二）全身淋巴结肿大

全身淋巴结肿大指有两组以上的淋巴结组群肿大。可见于多种良性和恶性疾病（如淋巴瘤、白血病、恶性组织细胞病等）。本节只涉及良性疾病。

1. 感染性疾病

（1）传染性单核细胞增多症（infectious mononucleosis）：传染性单核细胞增多症是一种以发热、咽炎和颈后淋巴结病为特征的病毒综合征，以 B 淋巴细胞增生为主。通常由 Epstein-Barr 病毒（EBV）引起。多发于 15 ～ 24 岁的青少年，主要传播途径是与感染者密切接触，尤其是接触其唾液。因此，又被称为“接吻病”。潜伏期 4 ～ 10 天。肿大淋巴结不超过 2 ～ 2.5 cm，有轻压痛。外周血可检见异常淋巴细胞、EB 病毒抗体以及嗜异性凝集抗体滴度升高等。传染性单核细胞增多症的治疗是支持性的，不建议常规使用抗病毒药物和皮质类固醇。预后多数良好。免疫抑制人群发病率较高。

Note

光镜下可见淋巴结正常结构大多保存，部分淋巴结结构被不同程度破坏。副皮质区增宽，大量小至中等大小的细胞混杂增生，包括免疫母细胞、浆细胞、组织细胞、嗜酸细胞等。淋巴滤泡不同程度增生和淋巴窦扩张。有时增生的免疫母细胞数量非常多，形态上易与弥漫大 B 细胞淋巴瘤混淆。若 T 淋巴细胞功能缺陷不能清除感染的 B 淋巴细胞及 EB 病毒，则会导致 EB 病毒感染的淋巴细胞持续存在，引起 B 或 T 细胞转化为淋巴瘤。

框 13-1　EBV 的感染与治疗

EBV 是一种疱疹病毒，感染后可在宿主细胞内长期潜伏。EBV 主要感染的是 B 细胞和上皮细胞。EBV 可作为癌基因促进霍奇金淋巴瘤、非霍奇金淋巴瘤、伯基特淋巴瘤、鼻咽癌等肿瘤的发生。EBV 还会增加系统性红斑狼疮，多发性硬化等自身免疫病的风险。抗 EBV 治疗仍然是一个未被满足的医疗需求，特别是对于免疫系统受损的患者。目前，批准用于其他疱疹病毒的抗病毒药物在 EBV 相关疾病中效果不佳。EBV 疫苗对于减轻原发性 EBV 感染的沉重负担和减少某些人类恶性肿瘤的发病率有益，但 EBV 疫苗的开发却非常缓慢。最近的研究显示，通过 *CRISPR/Cas9* 基因组编辑技术靶向 EBV 病毒适应性所需的病毒遗传元件，几乎完全清除了潜伏感染的 EBV 转化细胞中的病毒，这为 EBV 的治疗开辟了新的途径。

（2）结核：多数为颈部淋巴结肿大（见局部淋巴结肿大），少数为血行感染，可出现全身淋巴结肿大（往往以增生病变为主，很少伴发干酪样坏死），质软，很少伴有肝、脾大。

2．自身免疫性疾病

（1）系统性红斑狼疮（systemic lupus erythematosus，SLE）：多数 SLE 患者有淋巴结肿大，以颈部、腋下、腹股沟处多见，其次是肠系膜和气管、气管旁淋巴结，质软，无压痛，表面光滑、无粘连。淋巴结活检显示局部滤泡增生和坏死，皮质坏死，可见苏木素小体。

（2）类风湿性关节炎（rheumatoid arthritis）：呈慢性、反复出现浅表淋巴结（颌下、颈部、锁骨上下、腋下、滑车上和腹股沟等处）肿大，有的可明显肿大，呈扁豆至核桃大小，质软，如反复增大则变硬（结缔组织增生），活动，有时压痛。淋巴结活检示慢性炎症。

（3）组织细胞坏死性淋巴结炎（histiocytic necrotizing lymphadenitis）：组织细胞坏死性淋巴结炎又称 Kikuchi 病，多见于年轻女性，80% 的病例以颈部淋巴结肿大为首发症状，常伴有发热、微痛或轻压痛，抗生素治疗无效，临床上可反复发作。少数病例有系统性病变。多数患者临床经过良好，病程 4 周～ 4 个月，多数患者在 2 ～ 3 个月内自愈，但也有很快致死者。

肉眼观，一般淋巴结轻度肿大（最大径常不超过 2 cm），有的直径可达 5 ～ 6 cm，质地软，切面可见暗红色点状区。组织学检查示，病变主要位于淋巴结的副皮质区，有时侵犯皮质。早期呈多个、散在、大小不一的病灶，常波及被膜下，呈三角形，底向被膜，尖端指向门区。后期融合成不规则的巨大病灶，淋巴结结构完全被破坏。病变主要由增生的组织细胞、转化的淋巴细胞及凋亡碎片组成，并见活跃的吞噬核碎片现象。病灶中以及周边无中性粒细胞、嗜酸性粒细胞和浆细胞浸润。即便坏死可在病变中出现，但并非是诊断的必需条件。残存淋巴组织可有滤泡结构，甚至有滤泡增生，滤泡体积扩大。

小测试13-1：如何区别淋巴结炎性改变和淋巴瘤？

（4）人类免疫缺陷病毒（HIV）引起的淋巴结肿大：部分 HIV 感染者在病毒侵入人体后 2 ～ 4 周会出现全身性淋巴结肿大。其特点是除腹股沟外有两个或两个以上部位的淋巴结肿大；淋巴结直径≥ 1 cm，质地坚实，可以活动，无压痛和粘连，一般持续时间在 3 个月以上。

（吴英理　刘翠苓　王　君）

Note

第二节　淋巴组织肿瘤

案例 13-2

L13-2a
案例 13-2 解析

患者，男，26 岁，因“腹胀伴左侧颈部淋巴结肿大 1 周余”就诊。入院查体左侧颈部淋巴结肿大，大小约 4.5 cm × 2 cm，质偏硬，无明显压痛，行腹部 CT 检查提示腹膜后占位。遂至普外科门诊行左侧颈部淋巴结活检术。术后初步病理提示：伯基特淋巴瘤。后进一步完善 PET-CT 检查（SUVmax 27.5）：左侧颈部、腹膜后淋巴结肿大，伴 FDG 代谢增高。明确诊断和分期后，积极行抗淋巴瘤治疗，腹胀症状好转。

问题：

1．伯基特淋巴瘤的病理特征及其免疫表型有哪些？

2．伯基特淋巴瘤的特征性基因异位是什么？简述其致病机制。

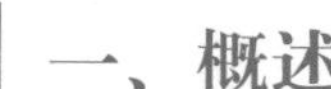

一、概述

淋巴组织肿瘤（lymphoid neoplasms）由处于不同发育、分化阶段的淋巴细胞恶性转化而来。大多数淋巴组织肿瘤仍保留正常淋巴细胞不同发育分化阶段的特征性形态、免疫表型、表观遗传和基因表达特征，据此可分为不同的亚型。区分这些亚型具有重要的诊断、预后和治疗意义。因此在某种程度上，淋巴组织肿瘤可以根据相对应的正常细胞分化阶段进行分类：前体淋系肿瘤、成熟淋巴细胞肿瘤（包括浆细胞肿瘤）。前体淋系肿瘤是指起源于前体 B、T 细胞分化阶段的肿瘤，包括急性淋巴细胞白血病，B、T 淋巴母细胞白血病 / 淋巴瘤（acute lymphoblastic leukemia/lymphoblastic lymphoma，ALL/LBL）。

淋巴瘤（lymphoma，词根 -oma，源自希腊语 *-oma*，在医学用语中被用作“瘤，肿瘤”）是一组原发于淋巴结、结外淋巴组织及其他组织（骨髓、皮肤、软组织和脑等）的具有淋巴细胞分化特点的恶性肿瘤，是人类十大最常见的恶性肿瘤之一。世界卫生组织 GLOBOCAN 显示，2022 年全球新发非霍奇金淋巴瘤 553 010 例，居全部恶性肿瘤新发病例的第 10 位；全球新发霍奇金淋巴瘤 82 409 例，居全部恶性肿瘤新发病例的第 26 位。世界卫生组织 GLOBOCAN 显示，2022 年中国新发非霍奇金淋巴瘤 80 829 例，死亡 39700 例，新发霍奇金淋巴瘤 4 363 例，死亡 1 931 例；淋巴瘤发病率在所有血液系统肿瘤中排名第一，近年来发病率有上升趋势。淋巴组织肿瘤的一个令人困惑的方面涉及“淋巴细胞性白血病”和“淋巴瘤”这两个术语的使用。白血病用于描述骨髓广泛受累（通常是，但并不总是）以及外周血液受累的肿瘤。而淋巴瘤则用于描述作为淋巴结或结外组织肿块出现的肿瘤。最初，这些术语被赋予了不同疾病实体的含义，但随着时间的推移和对其理解的加深，这些区分已经变得模糊起来。许多被称为“淋巴瘤”的实体有时会表现出类似白血病的方式，并且在无法治愈的“淋巴瘤”进展过程中转化为“白血病”也并非罕见。相反，表现为“白血病”的肿瘤有时会作为软组织肿块出现。因此“白血病”和“淋巴瘤”这两个术语只是反映每种疾病初始的组织分布。

（一）淋巴瘤的病因与发病机制

1．病毒和细菌　EB 病毒感染与淋巴瘤的发生关系密切，EB 病毒检测阳性率在霍奇金淋巴瘤中可高达 75%，在鼻型 NK/T 细胞淋巴瘤可达 90% ～ 100%，非洲地方性伯基特（Burkitt）淋

Note

巴瘤 EB 病毒感染率几乎为 100%。EB 病毒感染宿主后，病毒癌基因整合到宿主基因组中，其编码的产物可诱导和促进肿瘤的发生，如 EB 病毒编码的 LMP1 是一种致瘤性潜伏膜蛋白，能抑制细胞 DNA 损伤修复，并能激活多条信号转导通路。人类 T 细胞白血病病毒 -1（human T cell leukemia virus type 1，HTLV-1）被认为是成人 T 细胞白血病 / 淋巴瘤的病因。幽门螺杆菌（*H. pylori*）的感染与胃黏膜相关淋巴组织肿瘤的发生有关。

2．免疫缺陷或抑制　淋巴瘤是机体免疫系统肿瘤，机体免疫功能低下是淋巴瘤的重要原因和发病条件。先天性免疫缺陷（如共济失调性毛细血管扩张症）、获得性免疫缺陷（如人类免疫缺陷病毒感染者）、自身免疫性疾病（如系统性红斑狼疮、桥本甲状腺炎）及长期使用免疫抑制剂者（如接受器官移植的患者），淋巴瘤的发病率明显高于正常人。

3．职业暴露和环境因素　长期接触杀虫剂、除草剂、染料、溶剂等会增加患淋巴瘤的风险。木工行业中木尘和苯的暴露史与霍奇金淋巴瘤的发病率高度相关。

4．遗传因素　淋巴瘤有时有明显的家族聚集性，如慢性淋巴细胞性白血病 / 小淋巴细胞淋巴瘤和浆细胞骨髓瘤患者直系亲属的患病率都高于普通人。

（二）淋巴细胞的分化与肿瘤的关系

B 细胞和 T 细胞都来自骨髓干细胞，分别在骨髓和胸腺发育为初始细胞后迁出并进入外周淋巴器官。初始 B 细胞迁徙定居于外周淋巴器官初级滤泡的套区，当受到外来抗原刺激时，其活化、增殖形成次级滤泡，最终成熟为具有抗体分泌功能的浆细胞和记忆 B 细胞。T 细胞也由造血干细胞发育而来，在骨髓内的前期发育过程与 B 细胞具有共同祖先——共同淋巴祖细胞（common lymphoid progenitor cell，CLP）。部分 CLP 离开骨髓，随血液循环来到胸腺（thymus），受到胸腺上皮细胞刺激分化成 T 细胞。初始 T 细胞与抗原接触后，活化、增殖并分化为具有不同效应功能的 T 细胞。淋巴细胞在分化过程的任何阶段都可能发生恶变而形成肿瘤，淋巴组织肿瘤可理解为被阻断在 B 细胞和 T 细胞分化的某一阶段的淋巴细胞克隆性增生形成的肿瘤（图 13-3）。肿瘤性淋巴细胞具有正常淋巴细胞分化过程中某个阶段的细胞形态特点和免疫表型，因此可以从细胞形态、免疫表型和基因水平来判断肿瘤细胞的属性，这也是病理诊断的基础。在免疫表型上，CD2、CD3、CD4、CD7 和 CD8 是 T 细胞及其肿瘤的标志，CD19、CD20、CD79a 和 PAX5 是 B 细胞及其肿瘤的标记，CD56 是 NK 细胞的标记，幼稚的 B 细胞和 T 细胞表达 TdT。

淋巴细胞在其分化成熟的过程中，抗原受体基因会发生重排（即 B 细胞中 Ig 基因和 T 细胞中 TCR 基因的重排），这一机制保证了每个分化成熟的淋巴细胞具有独一无二的抗原受体。正常免疫反应是多克隆性增生，增生的淋巴细胞群体表达多种不同的抗原受体。在多种淋巴组织肿瘤中，肿瘤细胞由恶变的细胞克隆性增生而来，表达相同类型的抗原受体（单克隆）。因此，抗原受体基因及其蛋白产物的分析可用于区别反应性淋巴增生和淋巴组织肿瘤。基因重排指的是不同淋巴细胞的 Ig 或者 TCR 片段在细胞分化过程中发生的重新排列组合。在正常淋巴细胞未受到任何刺激的情况下，其基因重排是随机的，细胞表现为多家族和多克隆性，具有发挥各种细胞免疫作用的潜能。而在淋巴组织肿瘤发生过程中，淋巴细胞在某一个或几个特定的 TCR 或 Ig 基因性重排的细胞中发生转化，导致 TCR 或 Ig 基因单克隆性表达，使淋巴细胞呈现为克隆性增殖，造成在淋巴结、外周血或骨髓细胞中出现 1 个或 2 个主要淋巴细胞克隆，为单克隆性。TCR 和 Ig 基因家族的单克隆重排是淋巴瘤细胞群的重要特征。B 细胞淋巴瘤常常伴有免疫球蛋白轻链限制性表达（注意：限制性表达不等于肿瘤性）：①只表达一种轻链（κ 或 λ 链）；② κ/λ 均不表达（双阴性）；③ κ/λ 比值异常（＞ 3∶1 或＜ 0.3∶1）。成熟 B 细胞接受抗原刺激后，在抗原提呈细胞和 Th 细胞的辅助下成为活化 B 细胞，进而分化为浆细胞，合成和分泌各类免疫球蛋白（多克隆）。M 蛋白是浆细胞或 B 淋巴细胞单克隆恶性增殖所产生的一种大量的异常免疫球蛋白，其本质是一种免疫球蛋白或免疫球蛋白的片段（单克隆，图 13-4）。

Note

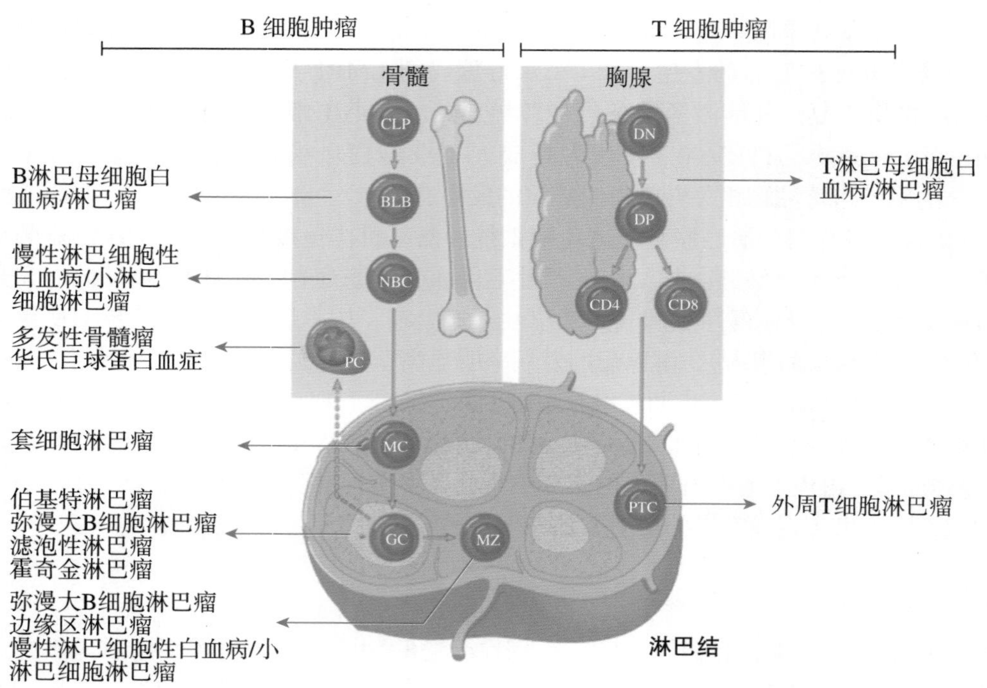

图 13-3　淋巴组织肿瘤的起源

图中显示了在 B 细胞和 T 细胞不同分化阶段出现特定类型的淋巴组织肿瘤。CLP．共同淋巴祖细胞；BLB．前 B 淋巴母细胞；DN．CD4/CD8 双阴性 pro-T 细胞；DP．CD4/CD8 双阳性 pre-T 细胞；GC．生发中心 B 细胞；MC．套区 B 细胞；MZ．边缘区 B 细胞；NBC．幼稚 B 细胞；PTC．外周 T 细胞

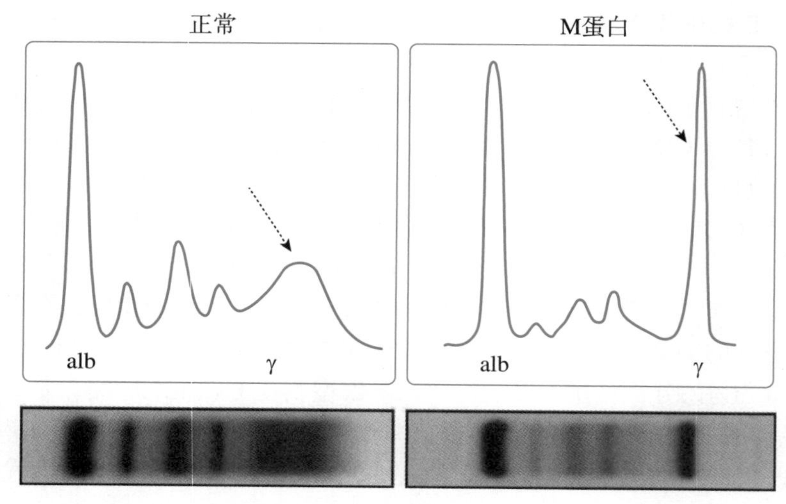

图 13-4　多发性骨髓瘤患者血清蛋白电泳与正常对比

（三）WHO 关于淋巴组织肿瘤的分类

2001 年 WHO 淋巴组织肿瘤分类在世界范围内被广泛应用，第 4 版于 2008 年发行，2017 年出版了第 4 版修订版分类，2022 年发行第 5 版，在 2017 版分类的基础上更新了一些淋巴瘤的分类名称，并提出了一些新的类型。WHO 分类采用多参数分类方法，综合了临床表型、形态学、免疫表型及分子遗传学，可重复性高、操作性强。根据肿瘤的组织病理学特点，将淋巴瘤分为霍

奇金淋巴瘤和非霍奇金淋巴瘤两大类。霍奇金淋巴瘤分为经典型霍奇金淋巴瘤和结节性淋巴细胞为主型霍奇金淋巴瘤；非霍奇金淋巴瘤又根据其免疫表型分为 B 细胞淋巴瘤、T 和 NK 细胞淋巴瘤（由于 NK 细胞和 T 细胞关系密切，且部分免疫表型和功能相同，故放在一起）两大类，根据细胞起源进一步分为 4 类：①前体 B 细胞肿瘤（未成熟 B 细胞肿瘤）；②成熟 B 细胞肿瘤；③前体 T 细胞肿瘤（未成熟 T 细胞肿瘤）；④成熟 T 细胞和 NK 细胞肿瘤（表 13-1）。根据淋巴组织肿瘤的临床经过和生物学行为，将其分为惰性（indolent）、侵袭性（aggressive）和高侵袭性（highly aggressive）淋巴瘤（表 13-2）。成人淋巴结发病率最高的 NHL 是弥漫大 B 细胞淋巴瘤，其次是滤泡性淋巴瘤，淋巴结外主要是黏膜相关淋巴组织淋巴瘤和鼻型 NK/T 细胞淋巴瘤（图 13-5）。

表 13-1　WHO 淋巴组织肿瘤分类

B 淋巴细胞	T 和 NK 淋巴细胞	霍奇金淋巴瘤
前体 B 细胞肿瘤	**前体 T 细胞肿瘤**	**结节性淋巴细胞为主型**
B 淋巴母细胞白血病 / 淋巴瘤	T 淋巴母细胞白血病 / 淋巴瘤	**霍奇金淋巴瘤**
成熟 B 细胞肿瘤	**成熟 T 细胞和 NK 细胞肿瘤**	**经典型霍奇金淋巴瘤**
伯基特淋巴瘤	外周 T 细胞淋巴瘤，非特指型	结节硬化型
弥漫大 B 细胞淋巴瘤（包括各亚型）	结外 NK/T 细胞淋巴瘤	混合细胞型
滤泡性淋巴瘤	滤泡辅助 T（TFH）细胞淋巴瘤	淋巴细胞消减型
套细胞淋巴瘤	间变性大细胞淋巴瘤	富于淋巴细胞型
边缘区淋巴瘤	原发皮肤 T 细胞淋巴瘤	
慢性淋巴细胞性白血病 / 小淋巴细胞淋巴瘤	成熟 T 细胞和 NK 细胞白血病	
淋巴浆细胞淋巴瘤 / 华氏巨球蛋白血症	T 大颗粒淋巴细胞性白血病	
毛细胞白血病	NK 大颗粒淋巴细胞性白血病	
浆细胞肿瘤	成人 T 细胞白血病 / 淋巴瘤	
多发性骨髓瘤	侵袭性 NK 细胞白血病	
副肿瘤综合征相关浆细胞肿瘤等		

表 13-2　主要类型淋巴瘤的生物学行为

惰性淋巴瘤	侵袭性淋巴瘤	高侵袭性淋巴瘤
滤泡性淋巴瘤	弥漫大 B 细胞淋巴瘤（包括各亚型）	伯基特淋巴瘤
套细胞淋巴瘤	外周 T 细胞淋巴瘤，非特指型	B 淋巴母细胞白血病 / 淋巴瘤
边缘区淋巴瘤	结外 NK/T 细胞淋巴瘤	T 淋巴母细胞白血病 / 淋巴瘤
慢性淋巴细胞性白血病 / 小淋巴细胞淋巴瘤	滤泡辅助 T（TFH）细胞淋巴瘤	
淋巴浆细胞淋巴瘤 / 华氏巨球蛋白血症	间变性大细胞淋巴瘤	
毛细胞白血病等	霍奇金淋巴瘤	

Note

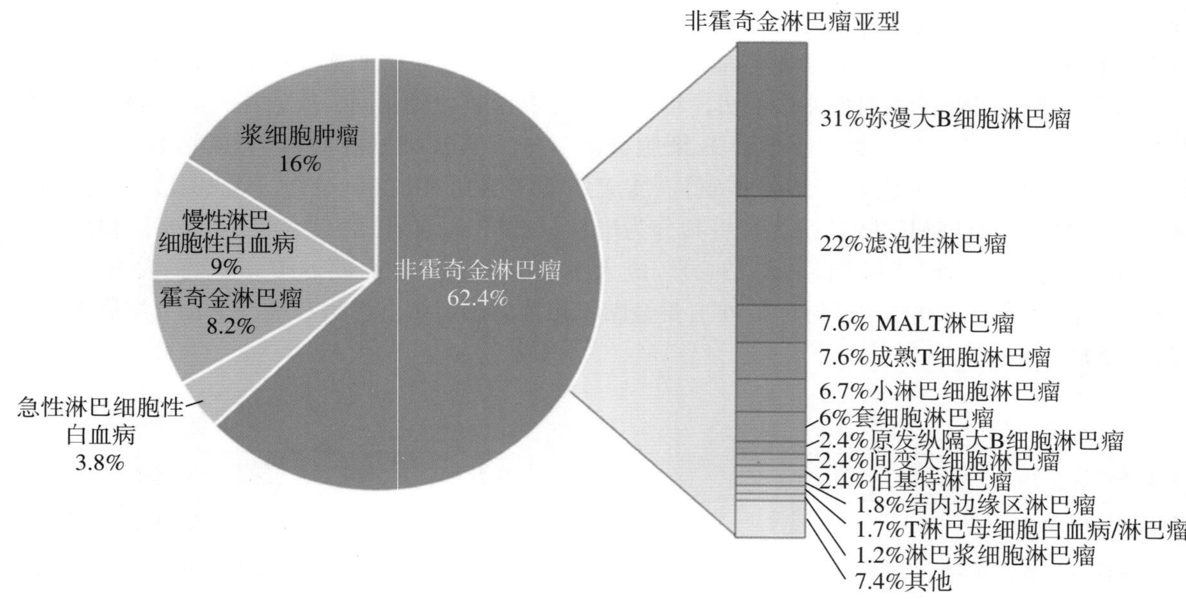

图 13-5 淋巴组织肿瘤发生的相对比例
MALT，黏膜相关淋巴组织

（四）淋巴组织肿瘤的临床表现

淋巴瘤的临床表现与病变部位关系密切，大多数患者会出现局部或全身性无痛性、进行性淋巴结肿大，肿大淋巴结的直径常大于 2 cm，不明原因的淋巴结肿大也常是患者就诊的主要原因。

1．全身症状 发热、盗汗、体重减轻，统称为“B 组症状”，是淋巴瘤引起的全身消耗所表现出的症状。发热可能是淋巴瘤的早期症状之一（亦称肿瘤热），也可能是病情恶化的表现。患者可能会出现不明原因的发热（体温＞ 38℃），体温波动较大；夜间盗汗（汗流浃背，需要换床单）、半年内体重减轻＞ 10% 基础体重，同时可能伴有乏力、食欲减退等症状。这些症状可能会因人而异，据统计，侵袭性淋巴瘤患者中有 30% 或以下合并 B 组症状（发热、盗汗、体重减轻），惰性淋巴瘤中比例则更低（＜ 20%），大部分患者无全身症状。

2．局部症状 淋巴瘤根据侵犯的部位可以分为结内、结外淋巴瘤，或兼而有之。结内顾名思义就是淋巴瘤侵犯的淋巴组织（淋巴结、韦氏环、纵隔和脾），结外器官是淋巴结以外的组织器官（如胃、肠、鼻腔与鼻窦、睾丸、肺、皮肤、甲状腺、中枢神经系统、乳房、骨骼、唾液腺、卵巢、宫颈等）。①淋巴结肿大对应的压迫症状：如淋巴瘤侵犯韦氏环可引起异物感、吞咽困难，侵犯纵隔可能引起胸闷、气短等压迫症状；侵犯腹膜后淋巴结可能引起腹胀不适；侵犯腹股沟淋巴结可能导致对应下肢的水肿。如果仅表现为无痛性进行性的淋巴结肿大，没有引起明显压迫症状的淋巴瘤往往容易被忽视。②结外器官侵犯对应的症状：比如胃肠道淋巴瘤可能会导致腹痛、腹泻、恶心、呕吐、出血、穿孔等消化道症状；肺淋巴瘤可能会导致咳嗽、咯血、胸痛等症状；皮肤淋巴瘤可能会导致皮肤瘙痒、溃疡、出血等症状；鼻腔淋巴瘤可能出现鼻塞、流涕等症状；中枢淋巴瘤可能出现运动、感觉、精神异常、癫痫发作等；眼内淋巴瘤可能出现视力受损、视物模糊等症状。由于淋巴瘤是免疫细胞来源的肿瘤，患者常会出现各种免疫功能异常的现象，如对感染的易感性或出现自身免疫反应等。因肿瘤细胞在骨髓内增生和浸润，引起造血功能障碍，导致淋巴细胞白血病患者出现贫血和出血等表现。淋巴瘤的诊断主要依靠淋巴结或其他受累器官的病理组织学检查。

Note

3. 其他　一些淋巴组织肿瘤的临床表现还与肿瘤细胞所产生或分泌的物质有关，如浆细胞肿瘤患者因产生过量的免疫球蛋白而致继发性肾损害。多发性骨髓瘤常见的症状包括骨髓瘤相关器官功能损伤的表现，即“CRAB”症状：血钙增高（**c**alcium elevation）、肾功能损害（**r**enal insufficiency）、贫血（**a**nemia）、骨病（**b**one disease）。

（五）淋巴瘤分期与治疗

1. 临床分期　目前广泛应用的分期方法是在 Rye 会议（1965）的基础上经 Ann Arbor 会议（1971）修订后确定的。Ann Arbor 分期系统经过 Cotswold 修订（1989）后将 HL 分为四期。其中Ⅰ～Ⅳ期按淋巴结病变范围区分，脾和韦氏环淋巴组织分别计为一个淋巴结区域。结外病变定为Ⅳ期，包括骨髓、骨或肝受侵犯。此分期方案非霍奇金淋巴瘤（NHL）也可参照使用。

Ⅰ期：单个淋巴结区域（Ⅰ）或局灶性单个结外器官（IE）受侵犯。

Ⅱ期：在膈肌同侧的两组或多组淋巴结受侵犯（Ⅱ）或局限性单个结外器官及其区域淋巴结受侵犯，伴或不伴横膈同侧其他淋巴结区域受侵犯（Ⅱ E）。

Ⅲ期：横膈上下淋巴结区域同时受侵犯（Ⅲ），可伴有局灶性相关结外器官（Ⅲ E）、脾受侵犯（Ⅲ S），或两者均有（Ⅲ E+S）。

Ⅳ期：弥漫性（多灶性）单个或多个结外器官受侵犯，伴或不伴相关淋巴结肿大，或孤立性结外器官受侵犯伴远处（非区域性）淋巴结肿大。如肝或骨髓受累，即使局限也属Ⅳ期。

全身症状分组：分为 A、B 两组。凡无以下症状者为 A 组，有以下症状之一者为 B 组：不明原因发热，体温大于 38℃；盗汗；半年内体重下降 10% 以上。

临床上除了 Ann Arbor 分期系统外，还有 Lugano 分期系统。Lugano 分期标准对 Ann Arbor-Cotswold 分期进行了改良。

2. 治疗策略　淋巴组织肿瘤病理类型复杂，异质性强，治疗原则各有不同。患者能否耐受治疗一般取决于年龄、一般状况、并发症等。在综合患者条件、病理学特征、疾病分期等因素后决定。不同类型的 NHL，其生物学行为亦不同，临床的转归也不一致，可以将其分为惰性、侵袭性和高度侵袭性三大类。除少数局限性惰性 NHL 可采用局部放疗，以及非局限性的惰性 NHL 没有治疗指征可以观察等待外，多数患者应以联合化疗为主。近年来靶向治疗、免疫治疗、自体或异体造血干细胞移植等新型治疗手段极大提升了淋巴组织肿瘤的治愈率。

（1）化疗方案：淋巴组织肿瘤的化疗骨架是由长春新碱（VCR）和泼尼松（prednisone）组成的 VP 方案，由此衍生出来的化疗方案有霍奇金淋巴瘤的 ABVD、BV-AVD、剂量递增 BEACOPP 方案。其中 ABVD 方案应用最广：（A，adriamycin）多柔比星 25 mg/m^2，（B，bleomycin）博来霉素 10 mg/m^2，（V，vinblastine）长春花碱 6mg/m^2，（D，dacarbazine）达卡巴嗪 375 mg/m^2。4 种药均在第 1 天及第 15 天静脉注射 1 次，疗程间休息 2 周；非霍奇金淋巴瘤的 CHOP 方案：（C）环磷酰胺，（H）多柔比星，（O）长春新碱，（P）泼尼松龙；浆细胞肿瘤的 VAD 化疗方案：（V）长春新碱，（A）多柔比星，（D）地塞米松。二线方案有 DHAP、ESHAP、ICE、IGEV 等。

（2）放疗：对于局限性惰性 NHL 可采用局部放疗，Ⅰ～Ⅱ期霍奇金淋巴瘤和 NK/T 细胞淋巴瘤患者在化疗基础上联合放疗可以达到根治的结果。对治疗后的残留病灶也可采用放疗，部分复发难治的淋巴瘤的姑息治疗也可考虑放疗。

（3）免疫靶向治疗

1）利妥昔单抗（rituximab）是一种作用于人 CD20 的人鼠嵌合单克隆抗体。此抗原主要表达在前 B 和成熟 B 淋巴细胞，但在造血干细胞、后 B 细胞、正常血浆细胞或其他正常组织中不存在。该抗原表达于 95% 以上的 B 淋巴细胞型的非霍奇金淋巴瘤。利妥昔单抗与 B 淋巴细胞上的 CD20 结合，并引发 B 细胞凋亡的免疫反应。细胞凋亡的可能机制包括补体依赖性细胞毒性（CDC）和抗体依赖性细胞的细胞毒性（ADCC），因此 R-CHOP 免疫靶向化疗方案是 B-NHL 的

Note

一线治疗方案。

2）首个靶向CD79b的抗体药物偶联物（ADC）维泊妥珠单抗（polatuzumab vedotin）由抗体、连接子和细胞毒性药物三部分组成，其抗体对于B淋巴细胞表面广泛表达的CD79b抗原具有高亲和力，可实现精准定位；在血液中高度稳定的“新型可裂解连接子”，在进入淋巴瘤细胞后通过裂解，释放出高杀伤力的细胞毒性药物，诱导肿瘤细胞凋亡。其独有的治疗靶点、独特的作用机制和创新的药物结构决定了其精准、高效的治疗优势。

3）基于HL病理免疫表型（R-S细胞中CD30近乎100%高表达）和发病机制（各种信号通路的异常活化导致AP-1激活，上调R-S细胞CD30表达），提示霍奇金Reed-Sternberg细胞表面的CD30是一个重要的药物靶标，brentuximab vedotin（BV）是一种抗体偶联药物（antibody-drug conjugate，ADC），包含抗CD30单克隆抗体，附带一种蛋白酶可切割连接物。该连接物与微管破坏药物单甲基澳瑞他汀E（MMAE）连接。该ADC采用的连接物系统能在血流中保持稳定，但于CD30阳性肿瘤细胞摄入后会释放出MMAE，进而特异性杀死肿瘤细胞。目前BV-AVD在有高危因素的患者中的疗效优于ABVD化疗策略，已经成为一线治疗的优选。此外，在间变大细胞淋巴瘤中CD30近乎100%表达，BV-CHP方案对IPI ≥ 2分的间变大细胞淋巴瘤目前也走向了临床一线。

4）BTK是B细胞受体信号传导通路的重要组分，而B细胞受体信号传导通路在B细胞生长发育以及B细胞介导的适应性体液免疫应答过程中均发挥着至关重要的作用。在多种B细胞肿瘤中也发现了BTK异常表达是B细胞恶性肿瘤靶向治疗的优良靶点。已上市的BTK的靶向药物有伊布替尼（ibrutinib）、泽布替尼（zanubrutinib）、奥布替尼（orelabrutinib）和阿卡替尼（acalabrutinib）等，在如慢性淋巴细胞白血病、套细胞淋巴瘤、华氏巨球蛋白血症中疗效优异。

5）免疫疗法，如免疫检查点抑制剂PD-1（programmed death1）单抗、PD-L1单抗可用于治疗复发性或难治性（R/R）CHL、复发性或难治性（R/R）NK/TCL，亦取得了很好的治疗效果。

（4）自体造血干细胞移植：通常65岁以下（有的中心设到70岁以下）、重要器官功能正常、复发的霍奇金淋巴瘤患者取得完全缓解（CR）后，可行大剂量联合化疗后进行自体干细胞移植，以期最大限度地杀灭肿瘤细胞，取得较长期缓解和无病存活。自体外周血干细胞移植用于淋巴瘤治疗时，移植物受淋巴瘤细胞污染的机会小，造血功能恢复快，对复发难治霍奇金淋巴瘤患者来说是一个重要的治疗手段。

（5）CAR-T细胞治疗：CAR-T治疗又称嵌合抗原受体T细胞治疗，是将人的T细胞经过基因工程手段体外修饰改造后，回输患者体内，用于治疗疾病。嵌合抗原受体T细胞是抗体的单链可变区域（scFv）与T细胞表面受体嵌合于T细胞上，主要由三部分组成，即胞外区、跨膜区和胞内区。胞外区常为单链抗体（scFv），负责识别并结合靶抗原；跨膜区是铰链或间隔区，可将scFv锚定于细胞膜上；胞内信号域由共刺激因子和CD3信号域组成。当抗原被识别和结合后，产生刺激信号传至胞内信号域，T细胞被激活并发挥抗肿瘤效应功能（图13-6）。目前针对CD19和BCMA的CAR-T治疗已获批临床，用于复发或难治性大B细胞淋巴瘤、复发或难治性滤泡性淋巴瘤和复发或难治性多发性骨髓瘤。

（6）异基因造血干细胞移植：造血干细胞来源于正常供者（无关供者、全相合、半相合），无肿瘤细胞污染，且移植物有免疫抗肿瘤效应，故复发率低，长期无病生存率（也可以理解为治愈率）高，对多次复发的霍奇金淋巴瘤患者可以考虑，但易发生移植物抗宿主病，移植并发症多，导致移植相关的死亡率高，患者需长期使用免疫抑制剂，长期生存者生活质量可能较差。

Note

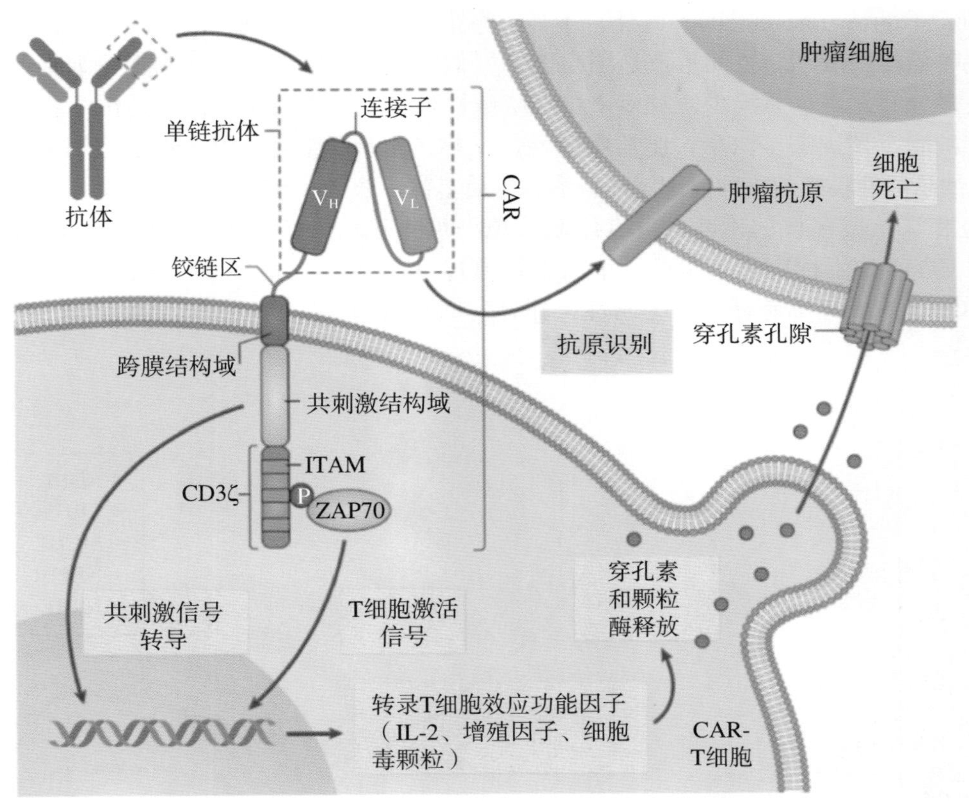

图 13-6　嵌合抗原受体（CAR）的结构及细胞杀伤模式

二、霍奇金淋巴瘤

1832 年，Thomas Hodgkin 报告了一种淋巴结肿大合并脾大的疾病后，Wiks 将其命名为霍奇金病（Hodgkin disease，HD），现称为霍奇金淋巴瘤（Hodgkin lymphoma，HL）。霍奇金淋巴瘤是一种来源于 B 细胞的淋巴瘤，其特征是肿瘤微环境中恶性细胞较少，但被大量反应性非恶性 T 细胞、浆细胞和嗜酸性粒细胞包围。根据组织学类型将霍奇金淋巴瘤分为：经典型霍奇金淋巴瘤和结节性淋巴细胞为主型霍奇金淋巴瘤，前者占所有霍奇金病例的 95%。通常发生于淋巴结，特别好发于颈部淋巴结、纵隔。HL 在欧美国家的发病率为 2 ~ 4/10 万，在我国最新统计数据约为 0.6/10 万，发病率呈双峰型，第一个发病高峰为 15 ~ 30 岁的青年，第二个高峰在 60 岁以上，临床预后较好。随着治疗的改善，多数患者获得较高的治愈率，在 2006—2010 年诊断的患者中，44 岁以下患者的 10 年预期生存率超过 90%，54 岁以下者超过 80%；64 岁以下者超过 70%（图 13-7）。

（一）病理特点

1．经典型霍奇金淋巴瘤（classic Hodgkin lymphoma，CHL）　组织学上主要表现为淋巴结正常结构全部或部分被破坏；多种炎细胞混合浸润背景上可见数量不等、形态不一的肿瘤细胞（Reed-Sternberg，R-S 细胞）散在分布，不成巢；典型的 R-S 细胞是直径 15 ~ 45 μm 的瘤巨细胞，瘤细胞胞质丰富，略嗜酸或嗜碱性，核圆形或椭圆形，双核或多核；核膜厚，核内有一大而醒目的、包涵体样的嗜酸性核仁，双核 R-S 细胞核面对面排列，彼此对称，形似镜中之影，称为

Note

“镜影细胞”（mirror image cell）。此外，还有一些变异型的 R-S 细胞：①陷窝细胞：甲醛固定组织，胞质收缩与周围细胞之间形成透明空隙，好似细胞位于陷窝内；②爆米花细胞：瘤细胞体积大，核多分叶，染色质稀少，有多个小的嗜碱性核仁，胞质淡染；③木乃伊细胞：变性或凋亡的 R-S 细胞，核固缩、浓染，胞质嗜酸性，又称“干尸”细胞。混合性细胞增生为背景，可见较明显的嗜酸性粒细胞。肿瘤细胞体积大，胞质丰富，核大、核膜厚、核仁明显，有单个核的 HRS 细胞和双核或多核的诊断性 R-S 细胞。免疫组化显示肿瘤细胞 CD30、CD15 和 PAX5 阳性（国内 CD15 的阳性表达率明显低于西方报道），其中 CD30 和 CD15 阳性有诊断意义；其他 B 细胞（CD20）或 T 细胞标志常为阴性；部分病例 EBV 阳性；98% 以上的病例有 *IG* 基因克隆性重排。

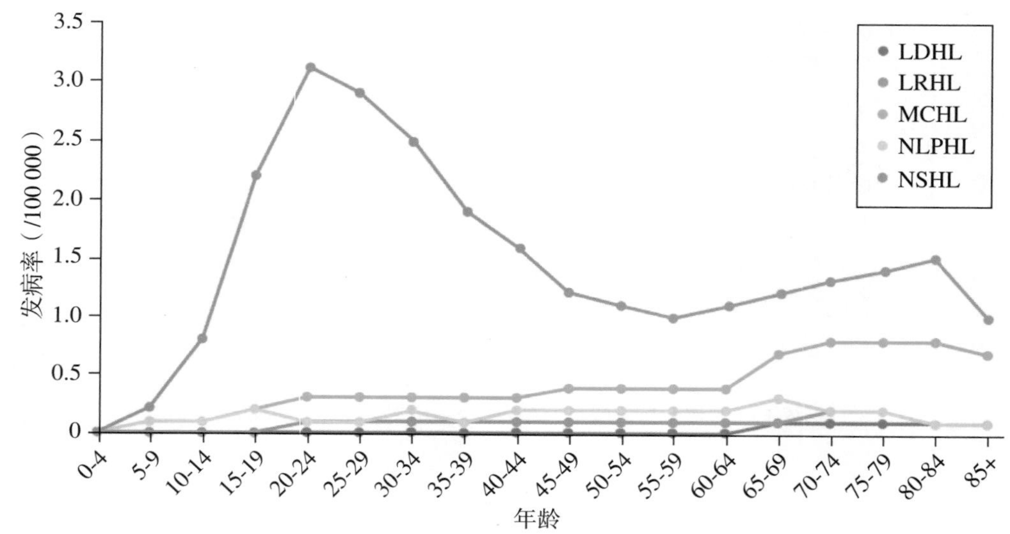

图 13-7　不同亚型的霍奇金淋巴瘤好发年龄和发病率

LDHL：淋巴细胞削减型经典型霍奇金淋巴瘤；LRHL：富于淋巴细胞型经典型霍奇金淋巴瘤；MCHL：混合细胞型经典型霍奇金淋巴瘤；NLPHL：结节性淋巴细胞为主型霍奇金淋巴瘤；NSHL：结节硬化型经典型霍奇金淋巴瘤

根据背景细胞成分与肿瘤细胞形态可分为 4 个亚型：①结节硬化型：占 CHL 的 40% ～ 70%，组织学显示粗大的胶原纤维束分割淋巴结为大小不等的结节，嗜酸性粒细胞常见，肿瘤细胞为陷窝细胞。EBER 阳性率 10% ～ 40%；②混合细胞型：较常见，占 CHL 的 20% ～ 25%。肿瘤细胞与炎细胞混合存在，诊断性 R-S 细胞及单核型 R-S 细胞均多见。约 75% 的病例存在 EB 病毒感染；③富于淋巴细胞型：较少见，约占 CHL 的 5%。组织学可见大量反应性淋巴细胞，诊断性 R-S 细胞散在分布，嗜酸性粒细胞、中性粒细胞和浆细胞很少，约 40% 病例存在 EB 病毒感染；④淋巴细胞消减型：最少见，占 CHL 的 1% ～ 5%，组织学仅见少量淋巴细胞，而有大量 R-S 细胞或多形性瘤细胞。EBV 感染阳性率接近 100%，与其他亚型的 CHL 相比预后最差。随着现代放化疗技术的进步，CHL 各亚型的预后差异已不甚明显。

2．结节性淋巴细胞为主型霍奇金淋巴瘤（nodular lymphocyte predominant Hodgkin lymphoma，NLPHL）　该类型约占所有霍奇金淋巴瘤的 5%。形态学显示在小淋巴细胞背景中可见模糊的较大结节状结构，结节内可见散在肿瘤性大细胞，胞质丰富，核大、呈爆米花样，核仁多个、嗜碱性，称为“Popcorn（爆米花）”细胞（LP 细胞，表达 B 细胞抗原 CD20），另见体积较大的单核细胞，似转化淋巴细胞或组织细胞样细胞，称为 L&H 细胞。绝大多数不见诊断性的 R-S 细胞。肿瘤细胞 LCA、CD20、CD79a 阳性，但 CD30 和 CD15 阴性，CD57 阳性的小 T 细胞围绕在肿瘤

Note

细胞周围。绝大多数患者预后极好，10 年生存率高达 80%。3% ~ 5% 的病例可转化为弥漫性大 B 细胞淋巴瘤。

（二）发病机制

1．分子遗传学和信号通路异常　由于霍奇金 Reed-Sternberg 细胞缺乏功能性 B 细胞表面受体表达，逃脱凋亡可能是其生存的重要机制之一。霍奇金 Reed-Sternberg 细胞最常见的基因异常包括 2 个信号通路：Janus 激酶（JAK）-STAT 和核因子 -κB（NF-κB）。霍奇金 Reed-Sternberg 细胞通常存在 JAK2 过表达、JAK-STAT 负性调节物的失活。约半数霍奇金淋巴瘤存在 NF-κB 的遗传学改变，包括 NF-κB 转录因子 REL 的扩增和重复。约 20% 的患者出现编码 NF-κB 抑制物（IκBα）的体细胞突变。A20 是 NF-κB 的负性调节物，约 40% 的病例可发现编码 A20 的基因的失活性突变和缺失。此外，自分泌和旁分泌信号事件也参与细胞 JAK-STAT 通路和 NF-κB 信号的异常激活。霍奇金 Reed-Sternberg 细胞也存在 PI3K-AKT、ERK 通路的调节异常和全面激活，以及下游激活蛋白 1（AP1）诱导靶基因 CD30 的高表达。

2．EB 病毒（Epstein-Barr virus，EBV）感染　EBV 参与约 40% 的经典型霍奇金淋巴瘤的发病。病毒蛋白潜伏膜蛋白 1（LMP1）和潜伏膜蛋白 2（LMP2）可以促进感染 EBV 的霍奇金 Reed-Sternberg 细胞的存活。通过模仿 CD40 受体，LMP1 诱导全面的 NF-κB 信号通路，并激活 JAK-STAT、PI3K 和 AP1 信号，这是 EBV 的致癌机制之一。

3．肿瘤微环境的作用　霍奇金 Reed-Sternberg 细胞的生存依赖于其所处的微环境，而这些细胞占肿瘤细胞成分的 95% ~ 99%。霍奇金 Reed-Sternberg 细胞通过分泌趋化因子，吸引 T 细胞、B 细胞、中性粒细胞、浆细胞、嗜酸性粒细胞和肥大细胞。CCL5、CCL17 和 CCL22 吸引辅助 T 细胞 2 和调节性 T 细胞。其他化学因子吸引嗜酸性粒细胞和肥大细胞，白介素 -8 吸引中性粒细胞。这些趋化因子也可能直接对霍奇金 Reed-Sternberg 细胞产生作用。霍奇金淋巴瘤微环境的免疫抑制特征得到了广泛关注，T 细胞代表最大的可能也是最重要的细胞群。$CD4^+$T 细胞触发 CD40 信号，同时 $CD4^+$ 调节性 T 细胞对浸润细胞毒 T 细胞具有强烈的免疫抑制功能。霍奇金 Reed-Sternberg 细胞产生大量免疫抑制因子，如白介素 -10、转化生长因子 -β 等。霍奇金 Reed-Sternberg 细胞表达程序化细胞死亡蛋白 1（PD1）配体，这些配体与 T 细胞结合并抑制 T 细胞的细胞毒功能，促进淋巴瘤存活。

（三）临床表现

1．淋巴结肿大　首发症状常是无痛性颈部或锁骨上淋巴结进行性肿大（占 60% ~ 80%），其次为腋下淋巴结肿大。肿大的淋巴结可以活动，也可互相粘连，融合成块，触诊有软骨样感觉。

2．淋巴结外器官受累　表现为少数 HL 患者可浸润器官组织，或因深部淋巴结肿大压迫，引起各种相应症状（如纵隔压迫可出现胸闷、咳嗽、呼吸困难等症状）。

3．全身症状　发热、盗汗及消瘦等全身症状较多见（临床亦称为 B 组症状）。30% ~ 40% 的 HL 患者以原因不明的持续发热为起病症状。这类患者一般年龄稍大，男性较多，常有腹膜后淋巴结累及。周期性发热约见于 1/6 的患者。可有局部及全身皮肤瘙痒，多为年轻女性。瘙痒可为 HL 的唯一全身症状。

4．其他　饮酒后引起的淋巴结疼痛是 HL 患者所特有，但并非每一个 HL 患者都出现。

（四）临床分期、治疗与预后

HL 的临床分期目前使用的是修订后的 Ann Arbor 分期法。HL 的临床分期在估计患者的预后和选择治疗方案上有重要的指导意义。近年由于诊断和治疗的进步，HL 的预后有显著改善，使得 HL 成为临床可治愈的疾病。对局部病变者采用 ABVD+/- 放疗，早期患者的治愈率接近 90%。

Note

近年来靶向药物 Brentuximab Vedotin、anti-PD-1 单抗的使用，极大提升了霍奇金淋巴瘤的预后，使Ⅲ、Ⅳ期患者中有 60% ~ 70% 可获得 5 年无病生存，部分患者甚至可达到治愈。

三、非霍奇金淋巴瘤

非霍奇金淋巴瘤（non-Hodgkin lymphoma，NHL）可原发于淋巴结或结外淋巴组织，尤其是 T 细胞淋巴瘤多数情况累及结外组织，导致淋巴结或结外组织正常结构的破坏。肉眼上，肿瘤组织与霍奇金淋巴瘤类似。组织学上，肿瘤细胞形态单一，可形成结节样结构或弥漫性增生浸润，细胞形态类似于某一分化阶段的淋巴细胞。克隆分析显示肿瘤细胞为单克隆性增生，B 细胞淋巴瘤多存在 *IG* 基因的克隆性重排，T 细胞淋巴瘤多有 *TCR* 基因的克隆性重排。非霍奇金淋巴瘤肿瘤繁多、分类复杂，根据细胞来源分为 B-NHL（图 13-8）和 T/NK-NHL；根据疾病病程分为惰性淋巴瘤和侵袭性淋巴瘤。下面就几种常见类型进行介绍。

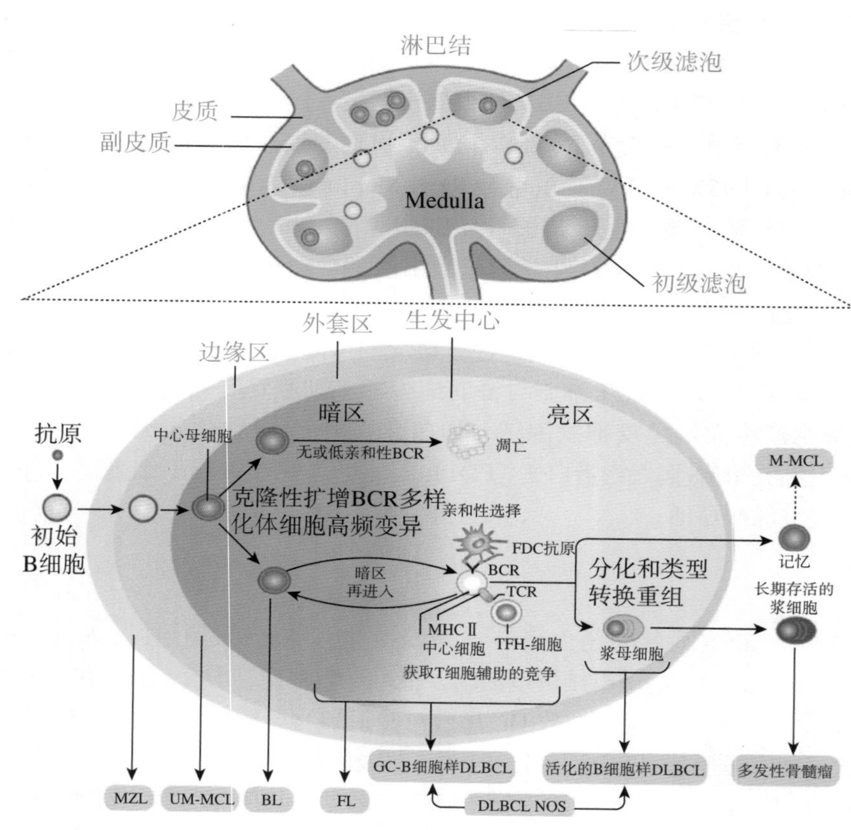

图 13-8　B 淋巴细胞的分化与 B-NHL 的关系

（一）弥漫性大 B 细胞淋巴瘤

弥漫性大 B 细胞淋巴瘤（diffuse large B-cell lymphoma，DLBCL）是成人最常见的淋巴瘤类型，是指由细胞核大于或等于正常反应性组织细胞核，或大于 2 个正常淋巴细胞体积的大 B 淋巴细胞构成的、呈弥漫性生长的肿瘤。DLBCL 是一组异质性疾病，根据形态学、生物学行为及临床表现，2017 年 WHO 分类将 DLBCL 分为三大类：非特指型（not otherwise specified，NOS）、特殊亚型和其他独立型，其中以弥漫大 B 细胞淋巴瘤，非特指型（diffuse large B-cell lymphoma,

Note

not otherwise specified，DLBCL-NOS）最为常见，占所有非霍奇金淋巴瘤的 30% ～ 40%，多见于 60 岁以上的老年人，也可见于儿童；男性比女性稍多。

1．组织学特点　DLBCL 可发生于淋巴结或结外组织。发生于淋巴结时，淋巴结全部或部分结构被弥漫增生的瘤细胞所取代。肿瘤细胞为大的转化淋巴样细胞，体积在不同的病例或同一病例中可有很大差异，但核都较大，一般大于或等于反应性组织细胞的核，染色质空泡状或粗颗粒状，常有核仁，大小、数量不等。从细胞形态上，DLBCL-NOS 可以分为中心母细胞型、免疫母细胞型、间变型及少见的形态学变异型，包括肉瘤样、神经内分泌癌样结构和分叶状核分化等。但研究发现，形态学分型与肿瘤的生物学行为及患者预后无明显相关性，故目前对于形态学分型不作为要求。

2．免疫表型　肿瘤细胞表达全 B 细胞标记物，如 CD20、CD19、CD22、CD79a 和 PAX5，但可能缺失其中的一种或多种 T 细胞标记物，如 CD3 为阴性。部分病例表达细胞表面或胞质中免疫球蛋白（IgM > IgG > IgA），且与浆细胞表达无关。少量 DLBCL 可表达 CD30。Ki-67 在绝大多数病例中有较高表达率，一般表达率超过 40%，部分病例甚至可接近 100%。

根据免疫组化表型，联合使用 CD10、BCL6 和 MUM1 抗体（Hans 模型），需要对 DLBCL-NOS 进行细胞起源（cell of origin，COO）分型，可分为以下 2 种亚型：生发中心来源亚型（germinal center B cell，GCB）和非生发中心来源亚型（Non-GCB）。GCB 亚型的预后较 Non-GCB 亚型的预后好。对于所有 DLBCL 病例，要求一定要明确其 COO 分型。

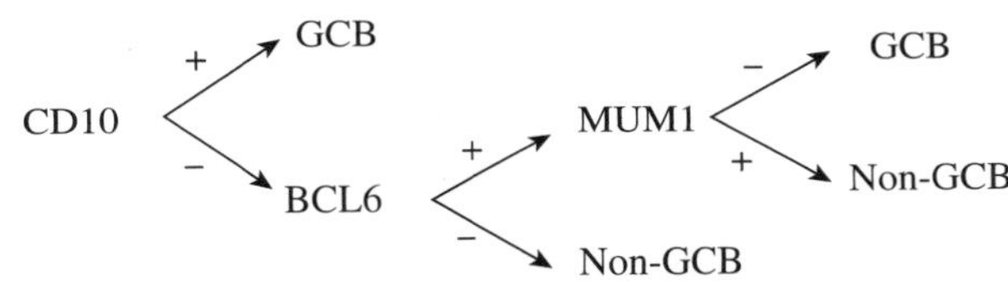

3．分子遗传学

（1）基因表达谱：基因表达谱研究确定了 DLBCL 的 3 个亚型。GCB 亚型、ABC（活化 B 细胞）亚型及第三型（现将 ABC 亚型与第三亚型统称为 Non-GCB 亚型）。不同亚型存在不同的基因异常。

（2）双重打击与三重打击淋巴瘤：*MYC* 基因重排和 *BCL2* 重排和（或）*BCL6* 重排之一或两者并存，即所谓的双重打击（double-hit lymphoma，DHL）或三重打击（triple-hit lymphoma，THL）淋巴瘤，这部分病例在 2017 版 WHO 分类中被作为一个独立的分类呈现，即伴 *MYC* 和 *BCL2* 和（或）*BCL6* 重排的高级别 B 细胞淋巴瘤（HGBL），占 DLBCL 的 3% ～ 5%，预后极差。

（二）滤泡性淋巴瘤

滤泡性淋巴瘤（follicular lymphoma，FL）是来源于滤泡生发中心的成熟 B 细胞淋巴瘤，恶性度较低，在美国和欧洲，FL 约占新发 NHL 的 22%，惰性淋巴瘤的 70%。多见于中老年患者，平均发病年龄 60 ～ 65 岁，男女比例 1 ： 1.7。

1．组织学特点　淋巴结结构全部或部分破坏，肿瘤细胞呈多发滤泡样结构生长，结节大小相近，密集分布，套区常变薄或缺乏。肿瘤细胞有不同比例的生发中心样细胞和中心母细胞。WHO 分类根据滤泡中心母细胞的数目将 FL 分为Ⅰ、Ⅱ、Ⅲ级，详见表 13-3。

Note

表 13-3　滤泡性淋巴瘤的分级

级别	标准［中心母细胞数量（个）/HPF*］		
	18 mm 目镜	20 mm 目镜	22 mm 目镜
Ⅰ级	< 6	< 7	< 7.5
Ⅱ级	6 ~ 15	7 ~ 18	7.5 ~ 22.5
Ⅲ级	> 15	> 18	> 22.5
Ⅲ a	仍有中心细胞		
Ⅲ b	中心母细胞呈实性片状，无中心细胞残留		

注：*HPF=high power field（高倍视野，指 40× 物镜）

2．免疫表型　肿瘤细胞表达 CD19、CD22、CD20 等 B 细胞标记物，生发中心标记物 CD10 和 BCL6 阳性，CD5 和 CCND1 阴性，CD21 染色显示有滤泡树突细胞网存在。BCL2 蛋白检测在大部分病例生发中心为阳性，部分高级别 FL 的病例可为阴性。

3．分子遗传学　80% 以上的病例存在 t（14；18）（q32；q21），导致 BCL2 蛋白表达。

（三）边缘区淋巴瘤

边缘区淋巴瘤（marginal zone lymphoma，MZL）是起源于能够分化为边缘区细胞和浆细胞的记忆 B 细胞，MZL 异质性明显，包含 4 个亚群：结外黏膜相关淋巴组织边缘区淋巴瘤（extranodal marginal zone lymphoma，EMZL）、结内边缘区淋巴瘤（extranodal marginal zone lymphoma of mucosa-associated lymphoid tissue，MALT 淋巴瘤）、儿童边缘区淋巴瘤（paediatric nodal marginal zone lymphoma，PNMZL）和原发皮肤边缘区淋巴瘤（primary cutaneous marginal zone lymphoma，PCMZL）。尽管 EMZL、NMZL 和 PCMZL 有着相似的形态学及免疫表型特点，但病因学和发病机制存在显著差异，且不同部位 EMZL 的基因学改变也存在显著差异。

MALT 淋巴瘤是 MZL 中最为常见的类型，占全部 MZL 的 2/3。大量研究显示，EMZL 与慢性感染和自身免疫性疾病密切相关，不同部位 EMZL 的基因学改变亦不相同。如幽门螺杆菌感染与胃 EMZL 发生的相关性已被广泛认可。此外，亦有研究发现其他特定部位的 EMZL 发生可能也与特定的微生物感染相关，包括眼附属器 MZL（鹦鹉热衣原体）、皮肤 MZL（伯氏疏螺旋体）、小肠 MZL（例如免疫增殖性小肠病，immuno proliferative small intestinal disease，IPSID，空肠弯曲杆菌）和肺部 MZL（木糖氧化无色杆菌）。此外，自身免疫病，如干燥综合征和桥本甲状腺炎，则分别与涎腺和甲状腺 MZL 的发生相关。

1．组织学特点　肿瘤细胞通常为小到中等大小的淋巴细胞，胞质宽而淡染，核不规则；其间可散在分布少量的转化性母细胞（免疫母细胞、中心母细胞样的大细胞），肿瘤细胞还可见浆细胞分化。肿瘤细胞浸润破坏腺体，形成淋巴上皮病变。

2．免疫表型　肿瘤细胞阳性表达 B 细胞标记物（CD19、CD20、CD79a），而不表达 CD5、CD10、CD23 和 Cyclin D1，同时表达 IgM，并表现为轻链限制性表达。

3．分子遗传学　MALT 淋巴瘤常伴有染色体易位，t（11；18）（q21；q21）/API2-MALT1 是发生于 MALT 淋巴瘤的最常见特异性染色体易位 / 融合基因，常发生于胃 MALT 淋巴瘤及肺 MALT 淋巴瘤，具有该染色体易位的患者可能对 *H. pylori* 根治不反应。

Note

表 13-4　小 B 细胞淋巴瘤免疫表型的特征

	CD5	CD20	CD43	CD10	CD103	sIg	CyclinD1
滤泡性淋巴瘤	−	+	+	+	−	+	−
慢性淋巴细胞白血病 / 小淋巴细胞白血病	+	+	+	−	−	+	−
B 幼淋巴细胞白血病	+	+	+	−	−	+	+
套细胞淋巴瘤	+	+	+	−	−	+	+
边缘区淋巴瘤	−	+	−	−	−	+	−
毛细胞白血病	−	+	?	−	+	+	−

拓展：弥漫性大 B 细胞淋巴瘤的分子分型

（四）伯基特淋巴瘤（Burkitt lymphoma，BL）

伯基特淋巴瘤是起源于生发中心或生发中心后 B 细胞、与 *C-MYC* 基因和 EB 病毒感染密切相关的高度侵袭性成熟 B 细胞淋巴瘤，常表现为结外侵犯和白血病形式。WHO 分类将该病分为 3 个亚型：地方性、散发性、免疫缺陷相关性。这 3 种亚型的组织学改变相同，但临床表现、基因型和病毒学方面有所差别。地方性 BL 在非洲赤道圈高发，是该地区最常见的儿童恶性肿瘤，也可在巴布亚岛、新几内亚岛多发，这种地域发病特点可能与地理及气候因素有关。本病 4 ～ 7 岁儿童高发，男女比例 2 ∶ 1。散发性 BL 可以发生于世界各地，以儿童和年轻人为主。本类型发病率低，在西欧和美国仅占淋巴瘤的 1% ～ 2%。BL 占所有儿童淋巴瘤的 30% ～ 50%。成人的平均发病年龄为 30 岁，男女比例（2 ～ 3）: 1，在儿童中男性更常见。30% ～ 40% 的免疫缺陷相关性 BL 患者伴 HIV 感染，25% ～ 40% 的患者伴 EB 病毒感染。

1．组织学特点　肿瘤呈弥漫性浸润生长，细胞形态单一、体积中等，胞质少，核圆形，有几个位于核膜下的小核仁。核分裂象及凋亡明显。瘤细胞灶中散在着吞噬有核碎片的巨噬细胞，形成“星天现象”，是特征性改变。

2．免疫表型　肿瘤细胞表达 B 细胞抗原，如 CD19、CD20、CD22、CD79a；表达滤泡生发中心细胞标记 BCL6 和 CD10 等；表达表面免疫球蛋白 IgM 及单一 Ig 轻链蛋白。不表达 CD5、CD23、CD34、TdT 和 BCL2 等。核增殖指数（Ki-67）常大于 95%，提示肿瘤细胞增殖速度很快。几乎所有地方性 BL 都存在 EB 病毒隐性感染，有 25% ～ 40% 的 HIV 相关 BL 和 30% 的散发性 BL 也伴有 EBV 病毒感染，EBV 病毒 EBER1/2 探针原位杂交检测阳性。

3．分子遗传学　大部分的 BL 都存在 8 号染色体上 *MYC* 基因易位，常见 t（8；14）、t（2；8）及 t（8；22）。染色体易位导致 MYC 过表达。

转录因子 TCF3 或其负向调控因子 ID3 突变率在散发性及免疫缺陷性 BL 中高达 70%，在地方性 BL 中亦有 40%，突变的 TCF3 可能通过活化 BCR/P13K 信号通路促进淋巴细胞增殖和生存，同时也调控 cyclin D3 的表达，cyclin D3 在 BL 中的突变率也高达 30%。其他常见的突变基因有 *TP53* 和 *PTEN*。

（五）结外 NK/T 细胞淋巴瘤，鼻型

结外 NK/T 细胞淋巴瘤，鼻型（extra-nodal NK/T-cell lymphoma，nasal type）是来源于成熟 NK 细胞或 NK 样 T 细胞的侵袭性淋巴瘤。欧美少见，亚洲较多见，男性明显多于女性，男女比例为 2 : 1，中位发病年龄为 44 ～ 55 岁。以结外病变为主，主要侵及鼻或面中线部，其次常累及皮肤、肠道等，临床呈高度侵袭性、进行性、破坏性病变。病理改变以血管损害、破坏、坏死为特征，伴细胞毒性表型。与 EB 病毒感染具有高度相关性。

1．组织学特点　病变累及各部位的形态学改变相似。黏膜部位常有广泛溃疡和弥漫性的异型淋巴细胞浸润，破坏黏膜腺体，瘤细胞围绕或侵入血管内，导致广泛凝固性坏死。肿瘤细胞多

Note

形性明显，甚至出现间变性细胞。细胞核不规则，染色质呈细颗粒状，大细胞有泡状核，核仁不明显或小。胞质中等，淡染或透亮。核分裂象易见。一般炎症背景较重，易误诊为炎症。肿瘤还可伴有明显的假上皮瘤样增生，可误诊为鳞癌。

2．免疫表型 肿瘤细胞表达 NK 细胞相关抗原 CD56；也表达 T 细胞抗原，如胞质 CD3、CD43、CD2、CD7，而胞膜 CD3、CD5、CD4、CD8 及胸腺淋巴细胞抗原 CD1a 通常阴性；表达细胞毒分子相关蛋白 TIA-1、颗粒酶 B 和（或）穿孔素；EBV-EBER 检出率高达 95% 以上。在常见部位，有典型的形态学及免疫表型，即使 EBV-EBER（–），也可以给出 NK/T 细胞淋巴瘤的诊断。

（六）外周 T 细胞淋巴瘤，非特指型

外周 T 细胞淋巴瘤，非特指型（peripheral T-cell lymphoma，not otherwise specified，PTCL-NOS）是来源于胸腺后成熟 T 细胞的一组异质性侵袭性肿瘤，占 NHL 的 7% ～ 10%，占所有成熟 T 细胞淋巴瘤的 50%。在 WHO（2017 版）分类中，除已单列的、有独特临床病理表现的 T 细胞淋巴瘤以外的所有外周 T 细胞淋巴瘤都归于 PTCL-NOS。

1．组织学特点 PTCL-NOS 的形态学改变多样，主要表现为瘤细胞在副皮质区浸润或弥漫浸润，淋巴结结构不同程度破坏，有较多高内皮血管和瘤细胞侵袭血管现象，背景中见数量不等的非肿瘤性反应性细胞，如嗜酸性粒细胞、浆细胞、巨噬细胞等。瘤细胞异型性明显，核形态极不规则，可见扭曲核和多分叶状核，核染色质呈粗颗粒状，部分瘤细胞有明显核仁，核分裂象多见。瘤细胞胞质可透明、淡染、嗜酸性或嗜碱性。

2．免疫表型和细胞遗传学 瘤细胞表达 T 细胞分化抗原 CD2、CD3、CDS 和 CD7 等，某些病例丢失部分 T 细胞分化抗原（如 CD5、CD7），大多数病例表达 CD4 或 CD8，并存在 T 细胞受体（TCR）基因的克隆性重排。

3．临床表现 老年男性患者相对多见，发病高峰年龄为 60 ～ 70 岁，部分患者有自身免疫病病史，临床表现多样，多数患者有全身淋巴结肿大，伴有或仅有结外病变（如皮肤、胃肠道、肺、肝、脾等）。患者对治疗反应差，常见复发，5 年生存率为 20% ～ 30%。少数伴有噬血细胞综合征的患者预后极差，在 6 ～ 12 个月内死亡。

四、浆细胞肿瘤

浆细胞肿瘤（plasma cell neoplasms，PCNs）是一种 B 细胞单克隆增殖性疾病，具有浆细胞的形态学特征，并伴有单克隆免疫球蛋白基因重排。绝大部分浆细胞肿瘤会产生单克隆免疫球蛋白及其片段。同一浆细胞肿瘤的所有肿瘤细胞都产生完全相同的完整免疫球蛋白及其片段。自 160 年前 Henry Bence Jones 首次发现骨髓瘤患者尿单克隆轻链以来，在所有肿瘤中，单克隆免疫球蛋白分子（或其片段）仍然是肿瘤特异性抗原的最佳标志。这些蛋白即蛋白“M”一直被认为是表示“malignant 或 myeloma”，而现今的含义为“monoclonal”。浆细胞肿瘤中有些疾病进展缓慢或无进展（意义不明的单克隆丙种球蛋白血症，MGUS），另一些则进展迅速，并伴有器官功能损害（多发性骨髓瘤，MM；华氏巨球蛋白血症，WM）。本节重点介绍多发性骨髓瘤。

多发性骨髓瘤（multiple myeloma，MM）是浆细胞恶性增殖性疾病。其特征为骨髓中克隆性浆细胞异常增生，绝大部分病例存在单克隆免疫球蛋白或其片段（M 蛋白）的分泌，导致相关器官或组织损伤。常见临床表现为骨痛、贫血、肾功能损害、血钙增高和感染等。随着我国老龄人口的逐年增加，其发病率也逐年升高，现已达到 2/10 万左右，低于西方国家（约 5/10 万）。此病多发于中老年人，男性多于女性，目前仍无法治愈。

Note

（一）发病机制

多发性骨髓瘤的病因不明，研究表明，在单克隆丙种球蛋白血症或骨髓瘤患者的一级亲属中，此类疾病的发病风险增加 1 ~ 2 倍，这可能与共同的环境因素和（或）遗传易感性有关。每年约有 1% 的单克隆丙种球蛋白血症会进展为骨髓瘤，随着时间的增长，其进展率并不增加，这符合多次打击遗传模式的原则，即原发性单克隆丙种球蛋白血症是初始事件，骨髓瘤为二次事件。

目前认为 B 淋巴细胞分化为浆细胞过程中遗传基因发生突变是重要的发病机制之一。约半数病例发生染色体易位，即癌基因易位到 14 号染色体的免疫球蛋白重链基因（*IgH* 基因易位），目前已鉴定出 5 种涉及 *IgH* 基因（14q32）位点的原发性、重现性染色体重排，包括：①t（11；14），11q13，cyclin D1；②t（4；14），4p16.3，成纤维细胞生长因子 FGF-R3 和 MMSET；③t（6；14），6p21，cyclin D3；④t（14；16），16q23，c-MAF；⑤t（14；16），20q11，MAF-B。与 *IgH* 相关的易位约占骨髓瘤基因异常的 40%，且在非超二倍体基因型的患者中更为常见，这些异位导致癌基因过表达和细胞增殖失控。其他遗传学特征是细胞具有奇数染色体三倍体，即染色体 3、5、7、9、11、15、19 和 21，这些众多三体的表现称为超二倍体骨髓瘤，占骨髓瘤的约 60%。基因拷贝数的变化包括 1q 获得、1p 丢失、13p 和 17p 缺失。*AGO2* 基因位于 8q24，对微小 RNA 的调节和表达有着重要影响。*AGO2* 的基因获得也是预后不良因素，这同时提示微小 RNA 对骨髓瘤细胞生长有重要的调节作用。*NRAS* 或 *KRAS* 癌基因的突变性激活，*CDKN2A*、*CDKN2C*、*CDKN1B* 和（或）*PTEN* 肿瘤抑制基因的失活也与疾病进展有关，*TP53* 失活和 *c-MYC* 继发性易位则是晚期分子事件。

研究发现，IL-6 作为骨髓瘤生长、存活因子有重要的作用，进而认识到基质细胞对骨髓瘤的促进作用，在骨髓瘤发病学研究中具有里程碑式的意义。骨髓瘤细胞和骨髓微环境之间存在着强大的信息交互作用网络（由很多细胞生长因子和趋化因子及其受体介导，如 IL-6、IL-15、胰岛素样生长因子等，骨髓瘤细胞表达的趋化因子受体包括 CXCR4、CXCR3、CCR1 等），介导骨髓瘤生长和存活的 PI3K/AKT、STAT3、RAS/MAPK 和 NF-κB 等信号通路。CD138 是浆细胞的表面标记，脱落并大量沉积于细胞外基质中，可与生长因子和血管生长因子结合，促进骨髓瘤的进展和侵袭，高可溶性 CD138 水平提示预后不良。

溶骨性骨病源于破骨细胞和成骨细胞数量和功能的失衡，有 70% ~ 80% 的患者最终会发生骨病，是进展性骨髓瘤的标志。发生骨病的潜在机制包括：NF-κB 受体激活剂配体（RANKL）介导的破骨细胞前体细胞的活化、MIP-1α/β 趋化因子以及 IL-3 通路。

（二）临床表现

多发性骨髓瘤常见的症状包括骨髓瘤相关器官功能损伤的表现，即“CRAB”症状：血钙增高（calcium elevation），肾功能损害（renal insufficiency），贫血（anemia），骨病（bone disease）。

1．血钙增高　食欲缺乏、呕吐、乏力、意识模糊、多尿等，主要由广泛的溶骨性破坏和肾功能不全所致。

2．肾功能损害　蛋白尿、管型尿和急慢性肾衰竭。急性肾衰竭多因脱水、感染、静脉肾盂造影等引起，慢性肾衰竭的原因是多方面的：①游离轻链（本周蛋白）被近曲小管吸收后沉积在上皮细胞胞质内，使肾小管细胞变性，功能受损，如蛋白管型阻塞，则导致肾小管扩张；②高血钙引起肾小管和集合管损害；③尿酸过多，沉积在肾小管，导致尿酸性肾病；④肾淀粉样变性高黏滞综合征和骨髓瘤细胞浸润等。

3．贫血　贫血为本病的另一常见表现，因贫血发生缓慢，贫血症状多不明显，多为轻、中度贫血。贫血的发生主要为红细胞生成减少所致，与骨髓瘤细胞浸润抑制造血、肾功能不全等有关。

Note

4．骨病 骨痛为主要症状，以腰部最多见，其次为胸部和下肢。活动或扭伤后剧痛者有病理性骨折的可能。MM 骨病的发生主要是由于破骨细胞和成骨细胞活性失衡所致。

继发症状：感染、高黏滞综合征、淀粉样变性等相关表现。

（三）治疗策略

有症状的多发性骨髓瘤（有 CRAB 或 SLiM 表现）需要启动治疗。如年龄≤ 70 岁，体能状态好，或虽＞ 70 岁，但经全身体能状态评分良好的患者，经有效的诱导治疗后应将自体造血干细胞移植（autologous hematopoietic stem cell transplantation，ASCT）作为首选。对于年龄在 65 ～ 70 岁的患者，应在经验丰富的治疗团队进行仔细的体能状态评估后再进行 ASCT。拟行 ASCT 的患者，在选择诱导治疗方案时需避免选择对造血干细胞有毒性的药物，含来那度胺的疗程数应≤ 4 个，尽可能避免使用烷化剂，以免随后的干细胞动员采集失败和（或）造血重建延迟。

1．诱导治疗 目前诱导多以蛋白酶体抑制剂联合免疫调节剂及地塞米松的三药联合方案为主，三药联合优于二药联合方案，为达到更好的诱导后疗效，尤其是 MRD 转阴率，可考虑加入达雷妥尤单抗的四药联合方案，但目前在中国尚未批准为初诊适于移植 MM 患者的一线治疗。硼替佐米皮下使用可减少周围神经病变发生率。

2．自体造血干细胞移植 诱导后主张早期序贯 ASCT，对中高危的患者早期序贯 ASCT 意义更为重要。ASCT 前需进行干细胞的动员，动员方案可用大剂量 CTX 联合粒细胞集落刺激因子或 CXCR4 的拮抗剂，每次 ASCT 所需 $CD34^+$ 细胞数建议≥ 2×10^6/kg，理想细胞数是 5×10^6/kg，建议采集可行 2 次移植所需的细胞数供双次或挽救性第 2 次移植所需。预处理常用方案美法仑 140 ～ 200 mg/m^2。对于高危的 MM 患者，可考虑在第 1 次移植后 6 个月内行 2 次移植。

3．巩固治疗 移植后是否需巩固治疗尚存争议，建议在 ASCT 后进行再分层。对于高危患者使用巩固治疗，采用巩固治疗后一般再用有效的诱导方案 2 ～ 4 个疗程，随后进入维持治疗。对于不行巩固治疗的患者，待良好造血重建后需进行维持治疗。

4．维持治疗 可选择来那度胺、硼替佐米、伊沙佐米、沙利度胺等，对于有高危因素的患者，主张用联合蛋白酶体抑制剂的方案进行维持治疗 2 年或以上。高危患者不可单独使用沙利度胺。来那度胺的维持治疗对细胞遗传学标危及中危患者获益更多。

5．复发 / 难治多发性骨髓瘤的治疗 首次复发：治疗目标是获得最大程度的缓解，延长无进展生存（PFS）期。尽可能选用含蛋白酶体抑制剂（卡非佐米、伊沙佐米、硼替佐米）、免疫调节剂（泊马度胺、来那度胺）、达雷妥尤单抗以及核输出蛋白抑制剂（塞利尼索）等的 3 ～ 4 药联合化疗。再次获得 PR 及以上疗效且有冻存自体干细胞者，可进行挽救性 ASCT。多线复发：以提高患者的生活质量为主要治疗目标，在此基础上尽可能获得最大程度缓解。应考虑使用含蛋白酶体抑制剂、免疫调节剂、达雷妥尤单抗以及核输出蛋白抑制剂、细胞毒药物等的 2 ～ 4 药联合化疗。

6．嵌合抗原受体 T 细胞（CAR-T） Abecma 是全球首款靶向 BCMA 的 CAR-T 细胞疗法，2020 年 5 月率先在欧盟获批上市，后于 2021 年 3 月在美国获批，用于 4 线治疗后（包括免疫调节剂、蛋白酶体抑制剂以及抗体类药物治疗）的复发或难治性多发性骨髓瘤的成年患者。西达基奥仑赛（cilta-cel）是 BCMA CAR-T 产品，于 2022 年 2 月获得美国 FDA 批准上市，用于治疗复发或难治性多发性骨髓瘤（R/RMM）患者，这些患者既往接受过 4 种或 4 种以上的治疗，包括蛋白酶体抑制剂、免疫调节剂和抗 CD38 单克隆抗体。这也是 FDA 批准的第二款靶向 BCMA 的 CAR-T 疗法。值得一提的是，这是首款国产的 CAR-T 免疫疗法获得 FDA 批准上市，意味着中国的 CAR-T 疗法正式登上世界舞台，是中国抗癌史上又一值得纪念的里程碑。

2023 年 6 月 30 日，中国国家药监局（NMPA）官网最新公示，B 细胞成熟抗原（BCMA）靶向 CAR-T 产品伊基奥仑赛注射液（equecabtageneautoleucel）已获批上市，用于治疗复发或难

Note

治性多发性骨髓瘤（MM）成人患者，既往经过至少 3 线治疗后进展（至少使用过 1 种蛋白酶体抑制剂及免疫调节剂）。值得一提的是，这是首款在中国获批的 BCMA 靶向 CAR-T 疗法。在疗效可评估的 101 例受试者中，总体缓解率（ORR）为 96.0%，其中 91.1% 受试者达到非常好的部分缓解及以上（≥ VGPR），严格意义的完全缓解 / 完全缓解率（sCR/CR）为 74.3%。中位达缓解时间为 16 天，中位缓解持续时间（DOR）和中位无进展生存期（PFS）均未达到，12 个月的 PFS 率为 78.8%。95.0% 的受试者达到微小残留病灶（MRD）阴性，其中所有 sCR/CR 受试者均达到 MRD 阴性，82.4% 的受试者持续维持 MRD 阴性超过 12 个月，MRD 阴性的中位持续时间尚未达到。

小测试13-2：举例说明如何区分反应性（多克隆）和恶性（单克隆）淋巴增殖。

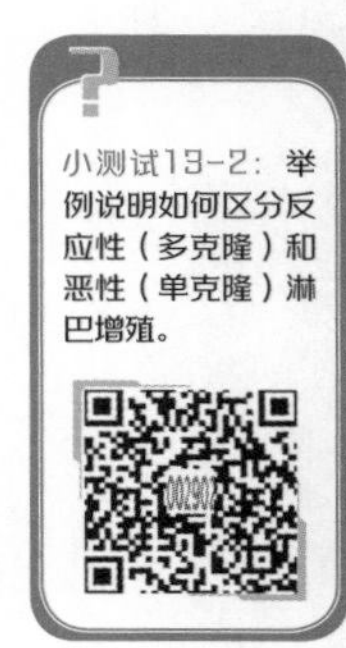

7．异基因造血干细胞移植　年轻、高危、复发难治患者可考虑异基因造血干细胞移植。

8．新药临床研究　符合临床试验条件者，推荐进入适合的新药临床试验。

（刘传绪　李　敏）

第三节　白血病概述

案例 13-3

刘某，男，20 岁，无诱因出现牙龈出血，下肢皮肤瘀点，面色苍白，低热 1 周。颈部可触及多个肿大淋巴结，胸骨压痛，肝、脾肋下可及。血常规：WBC 32×10^9/L，原始淋巴细胞 19%，幼稚淋巴细胞 32%，淋巴细胞 30%，Hb 64 g/L，Plt 19×10^9/L。

问题：

1．总结患者的临床特点并分析导致这些临床表现的可能原因。

2．患者还应该做哪些检查以明确诊断？

3．试述该病目前的主要治疗方法。

案例 13-3 解析

（一）白血病的概念和分类

白血病（leukemia）是一种起源于造血干 / 祖细胞的恶性克隆性疾病。其发生与细胞的增殖失控、死亡受阻和分化障碍相关。此类细胞丧失正常生理功能，并广泛地浸润骨髓、肝、脾、淋巴结等全身各脏器和组织。在临床上表现为发热、贫血、出血以及受浸润脏器功能的改变等。

一般根据肿瘤细胞的分化程度和病程长短，可以将白血病分为急性和慢性两大类别。急性白血病的细胞分化停留在较早阶段，多为原始细胞及早期幼稚细胞，自然病程短，仅数周或数月。慢性白血病的细胞分化则停留在较晚阶段，多为较成熟幼稚细胞，自然病程较长，为数年至数十年。此外，根据肿瘤细胞类别可分为急性髓系细胞白血病（acute myeloid leukemia，AML）、急性淋巴细胞白血病（acute lymphocytic leukemia，ALL）、慢性髓系细胞白血病（chronic myeloid leukemia，CML）、慢性淋巴细胞白血病（chronic lymphocytic leukemia，CLL）及少见类型的白血病，如毛细胞白血病、幼淋巴细胞白血病等。

（二）白血病的病因

白血病的发生是一个多因素、多阶段的复杂生物学过程，其中既有细胞内在的遗传异常，也有外在环境的改变。细胞在内外因素的交互作用下，经历不同阶段的克隆化演进而最终导致白血病的发生。目前白血病的病因并不完全清楚。通常认为与电离辐射、化学毒物和药物、遗传因素及病毒感染等相关。

1．电离辐射　流行病学调查表明，原子弹爆炸幸存者、核事故受辐射者、医源性照射以及从事放射工作的群体白血病的发生率升高。

2．化学毒物和药物因素　致白血病的化学毒物和药物主要是苯和烷化剂。苯和烷化剂可以以剂量依赖的方式增加急性白血病的发病率，主要是急性髓系细胞白血病（AML），但不增加慢性髓系细胞白血病（CML）的发病率。

（1）化学毒物：苯是一种工业常用的有机溶剂，极易挥发，通过肺和皮肤进入体内，是目前较公认的可诱发白血病的化学品。研究发现，苯可导致骨髓毒性和增生障碍，职业接触主要涉及石化、橡胶、制革、制鞋等，我国对接触苯的工人进行调查，发现其发生白血病的危险是一般人群的 4 ～ 7 倍，平均潜伏期为 11.4 年。苯所致的白血病多有前期不同程度的骨髓病态造血，常见 5 号、7 号染色体异常丢失。国外有研究数据表明，在防范苯暴露有着严格规章制度的工业点中，AML 的发生率没有增加，因此劳动防护非常重要。

吸烟、染发剂、家庭装修中的有害物质以及孕妇酗酒也可能会增加白血病患病风险。

（2）药物：抗肿瘤药物是治疗相关白血病（therapy-related leukemia）的主要病因。其中烷化剂最为常见。烷化剂通过与 DNA 链发生交联，导致基因突变。受累患者常有 5 号和 7 号染色体异常。拓扑异构酶Ⅱ抑制剂也被报道可致白血病，主要包括表鬼臼素类药物如依托泊苷和替尼泊苷，其机制为上述药物同 DNA 拓扑异构酶Ⅱ形成三联体阻断该酶的连接活性，使 DNA 链断裂，常导致 11q23 或 21q22 染色体易位。此外，有报道治疗银屑病的免疫抑制剂乙双吗啉也有较强的致白血病作用。

3．遗传因素　与体细胞染色体非整倍体性相关的某些综合征与白血病的发病率增高有关。包括 Down 综合征、Bloom 综合征、共济失调毛细血管扩张症、Fanconi 综合征、神经纤维瘤等。此外，CCAAT/ 增强子结合蛋白 α（CEBPα），Runt 相关转录因子 1（RUNX1）和抑癌蛋白 P53（TP53）等的种系突变者有高倾向发展为白血病。

4．病毒感染　早已有研究证实，逆转录病毒与人类白血病有关。目前较为确切的是成人 T 细胞白血病由 C 型 RNA 病毒 HTLV-1 引起。成人 T 细胞白血病发生在 HTLV-1 流行区域，高发于日本西南部，加勒比海区域及中部非洲。然而在地方流行区域，人群病毒感染率很高，但只有很少数的感染者发展为白血病。EB 病毒属于 DNA 病毒，被认为和 Burkitt 白血病（成熟 B-ALL）发病有关。

（三）白血病的发病机制

白血病的发生与细胞的增殖失控、死亡受抑和（或）分化受阻有关。其中，细胞遗传学异常（包括基因突变、缺失、易位等）和表观遗传学异常（包括 DNA 甲基化、组蛋白的修饰、非编码 RNAs 等）会导致原癌基因活化、抑癌基因失活、转录因子异常等，进而引起细胞的增殖和分化异常，最终导致白血病的发生。下文将通过一些例子阐述在白血病发病过程中，细胞遗传学异常和（或）表观遗传学异常在白血病增殖、分化中的作用。

在造血细胞的增殖过程中，生长因子及其受体起着非常重要的作用。生长因子受体多属于酪氨酸激酶受体，在结合生长因子后，可活化下游信号通路引起细胞的增殖。在白血病细胞中，可见到多种生长因子受体的表达异常和持续活化。比如，*FLT3* 基因位于 13q12 号染色体臂上，编

Note

码一个膜结合蛋白，结构上与 KIT、FMS 和血小板衍生生长因子等Ⅲ型酪氨酸激酶受体类似。在 AML 及核型正常的白血病患者中，有 30% 可以检测到 *FLT3* 基因的近膜区域的内部串联重排（FLT3-ITD）。此外，7% 的患者存在错义点突变，影响了 *FLT3* 第 20 位外显子编码的 FLT3 酪氨酸激酶域（TKD）。*FLT3-ITD* 突变和 *FLT3* 突变导致多种信号通路激活，包括 STAT5，抑制髓系转录因子的表达，如 PU.1 和 C/EBPα。此外，FLT3 还可激活 PI3K/AKT 及 MAPK 信号通路。通过这些机制促进细胞增殖，抑制细胞分化。目前，临床有多种 FLT-3 抑制剂（索拉非尼、吉瑞替尼、奎扎替尼等）用于治疗有 *FLT3-ITD* 和 *FLT3* 突变的患者。

造血细胞的分化过程受到多种分化相关转录因子（如 AML1、PU.1、C/EBPα、RARα、GATA1、IKAROS、C-MYC 等）的调控。白血病的发生往往与这些分化相关转录因子异常有关。例如，在 M2b 型 AML 中，可见 t（8；21）染色体异位产生 AML1-ETO 融合基因，转录翻译成 AML1-ETO 融合蛋白。研究发现，正常的 AML1 蛋白通过结合靶基因启动子序列而激活 M-CSF 受体、*GM-CSF*、*IL-3*、*MPO* 等基因的转录表达。AML1-ETO 融合蛋白募集转录抑制复合物 N-CoR/mSin3/HDAC，使组蛋白去乙酰化，引起染色质结构改变，阻止 AML1 的下游靶基因与其相结合，进而干扰 AML1 的正常功能，抑制造血干 / 祖细胞分化成熟，促进 M2b 型 AML 的发生。

另一个分化异常的例子涉及维甲酸受体（RAR）α 的改变。RARα 是一种配体依赖的转录激活因子。生理状态下，RARα 与另一类维甲酸受体 RXR 形成异二聚体 RARα/RXR。RARα/RXR 不结合配体时，与 NCoR/mSin3/HDAC 转录抑制复合物结合，呈转录抑制作用。当与配体结合后，它们的构象发生改变，从转录抑制复合物上解离，进而与转录共激活子（CBP、p300 及 p/HDAC）结合。CBP、p300 及 p/HDAC 均具有组蛋白乙酰基转移酶（HAT）的活性，使组蛋白赖氨酸乙酰化，中和其正电荷，与 DNA 结合松散，转录易于起始，进而激活靶基因的转录。在急性早幼粒细胞白血病中存在多种 RARα 染色体易位情况，包括 t（15：17）（q22：q11）、t（11：17）（q23：q21）、t（5：7）（q35：q21），分别形成 PML/RARα，PLZF/RARα 和 NPM/RARα。其中 PML/RARα 导致细胞分化阻滞的机制已基本清楚。与 CBF 融合蛋白作用相似，PML-RARα 癌蛋白显性负抑制 PML 蛋白、RARα 蛋白以及 RXRα 蛋白。PML-RARα 募集并与一些共抑制子如 N-CoR 组成复合物。N-CoR 通过募集 sin3 和组蛋白去乙酰化酶，抑制转录因子和转录机器在启动子区的结合，从而抑制 RARα 调控的造血分化相关基因的表达。类似的，PML-RARα 融合蛋白的 PML 部分也通过与 DAXX 共抑制子相互作用而抑制转录。阻止 DAXX 募集的突变，虽然不能抑制 PML-RARα 发生二聚化，但却消除了 PML-RARα 阻止造血分化和永生化细胞的能力。全反式维甲酸（ATRA）治疗急性早幼粒细胞白血病（acute promyelocytic leukemia，APL），使 APL 型白血病的完全缓解率在 95% 以上。其分子机制是 ATRA 在生理剂量时（10^{-9} ～ 10^{-8}mol/L）不能使 PML/RARα 与 NCoR/mSin3/HDAC 转录抑制复合物解离，呈转录抑制作用，而当 ATRA 达到药理剂量（10^{-7} ～ 10^{-6}mol/L）时，能与受体结合从而解除转录抑制复合物的作用。

从上述例子可以看出，白血病是在多种致病基因的共同作用下，在细胞的分化、增殖和存活等多个方面异常的综合结果。一些新的突变包括 IDH2、DNMT3 的发现及其作用机制的阐明，既加深了人们对白血病发病机制的认识，也为今后研发白血病的特异性药物提供了新的作用靶标。

（四）急性白血病的诊断和分型

急性白血病的诊断主要经历了 3 个发展阶段：① 20 世纪 70—80 年代以血液细胞形态学（morphology，M）为基础的 FAB 分型，但单纯依靠形态不能揭示恶性血液病的发病机制，也不能提供治疗方案的优化选择和预后参考信息；② 20 世纪 90 年代逐渐加入了细胞免疫学（immunology，I）和细胞遗传学（cytogenetic，C）的细胞学诊断；③ 2000 年后融入分子生物学（molecular，M）后，形成以 WHO 诊断标准为代表的细胞形态 - 免疫表型 - 细胞和分子遗传学特征（MICM）综合诊断体系。需要指出的是，重现性的遗传异常在 WHO 分类中的地位十分重要。

Note

WHO 分类与 FAB 分类两个最基本的区别在于：WHO 分类综合了 MICM 和患者的临床特征作为分类诊断标准，尽可能使每一亚型成为具有不同实验、临床、预后特点的特定病种，而 FAB 是简单的形态学分类；WHO 分类中诊断 AML 的血或骨髓原始细胞下限从 FAB 的 30% 降低到 20% 或更低。并且，根据新的基础和临床研究成果，这种诊断标准在不断地更新（2022 年已更新至第五版）。这使得白血病的诊断更加精细，准确地反映疾病的本质，可以更有效地评估疾病进展的风险，进而形成与治疗手段相适应的分层方法，从而优化分层治疗和个性化治疗。

（五）白血病的治疗

随着对白血病病因和发病机制认识的深入，白血病的治疗正从传统的细胞毒药物治疗转向诱导分化治疗、分子靶向治疗、细胞免疫治疗和造血干细胞移植等综合治疗。

1．细胞毒药物治疗 传统的细胞毒药物仍然是白血病治疗的主要手段。在 AML 中，一种蒽环类药物联合阿糖胞苷（“3+7”方案）仍是主要的诱导缓解方案。蒽环类药物是 DNA 嵌入剂，其主要作用方式是抑制拓扑异构酶Ⅱ从而导致 DNA 断裂。阿糖胞苷是一种细胞周期 S 期特异的抗代谢药，在胞内磷酸化后转为活化的三磷酸盐以干扰 DNA 的合成。在 ALL 中，则以长春新碱（VCR）和糖皮质激素（Pred）为骨架（VP 方案），联合蒽环类药物（DNR）和门冬酰胺酶组成的化疗方案为主。

2．诱导分化治疗 20 世纪 80 年代，上海血液研究所王振义教授等在国际上率先应用全反式维甲酸（All-trans retinoic acid，ATRA）治疗 APL 患者取得成功。随后，张亭栋等发现三氧化二砷（arsenic trioxide，ATO）治疗 APL 有效。临床实践证明，ATRA 和 ATO 联合应用疗效卓著，使 APL 成为第一个可治愈的成人白血病。为此，国际血液学界特将此方案誉为“上海方案”。目前的研究显示，ATRA 联合 ATO 除了在转录水平纠正 PML-RARα 融合蛋白造成的转录失调以外，两者可以协同诱导 PML-RARα 融合蛋白降解，从而诱导白血病细胞分化和死亡。然而，诱导分化疗法在其他类型的白血病中尚未取得成功。

框 13-2 “上海方案”

虽然 ATRA 诱导分化治疗 APL 取得了巨大的成功，但是长期应用 ATRA 可使患者产生耐药性，复发率高。哈尔滨医科大学张亭栋教授发现三氧化二砷（As_2O_3）对已产生 ATRA 耐药而复发的 APL 患者仍然有效。随后，上海血液学研究团队首创了 ATRA 和 As_2O_3 治疗 APL 的协同靶向方案，使 APL 的 5 年无复发生存率达到 90% 以上，成为第一个可基本治愈的 AML。该治疗方案被国际同行称为“上海方案”，并广泛应用于世界多个血液/肿瘤学中心，挽救了国内外成千上万名 APL 患者的生命，实现了基础研究与临床研究的双向转化。“上海方案”的成功，证明了基础研究与临床治疗结合可以取得开创性的成果。

3．分子靶向治疗

（1）伊马替尼治疗 CML：CML 的特征性细胞遗传学改变是费城染色体（Philadelphia chromosome，Ph 染色体），即 t（9；22）（q34.1；q11.21）染色体异位。1987 年，分子遗传学研究发现该染色体异位导致了 *BCR-ABL* 融合基因的产生。该融合基因可以编码一个分子量为 210 kD 的融合蛋白 BCR-ABL。融合蛋白 BCR-ABL 具有持续活化的酪氨酸激酶活性。通过激活下游 RAS 途径，活化 JAK2 等促进细胞的增殖和存活。针对 BCR-ABL 的小分子酪氨酸激酶抑制剂——伊马替尼在 2001 年被 FDA 正式批准上市。伊马替尼的主要作用机制是通过与 ATP 竞争结合 BCR-ABL 融合蛋白，使得后者得不到磷酸基团而无法磷酸化活化，从而不能使下游的酪氨酸激酶底物

Note

发生磷酸化，切断其信号转导，最终抑制 CML 细胞的增殖和存活。伊马替尼的应用彻底改变了 CML 的预后，使 CML 转变成为一种慢性疾病。这也是第一个成功的靶向治疗案例。

(2) IDH1 抑制剂治疗 AML：异柠檬酸脱氢酶（IDH）在人体内的主要作用为催化异柠檬酸氧化脱羧。IDH 有 IDH1、IDH2、IDH3 三种亚型。IDH 可催化异柠檬酸脱氢产生 α- 酮戊二酸（α-KG），α-KG 不仅作为三羧酸循环中下一级反应的底物，也对参与调节表观遗传和分化的 α-KG 依赖性双加氧酶（TET2）活性产生重要影响。同时，IDH 也能产生 NADPH，维持细胞内的氧化还原稳态。在 10% 左右的 AML 患者中，存在 *IDH1/2* 突变，该突变改变了 IDH 的催化活性，导致其催化 α-KG 生成 2-HG。2-HG 在细胞内蓄积超过生理水平，抑制 TET2 活性，抑制正常细胞分化。*IDH1/2* 突变是 AML 的致癌性驱动因子。靶向 IDH1/2 可通过促进细胞分化来治疗 AML。目前，IDH1/2 的抑制剂艾伏尼布、恩西地平已在临床应用。

除了上面提到的药物外，FLT-3 抑制剂、BCL-2 抑制剂和一些表观遗传调控药物也在 AML 的应用日益广泛，并取得了较好的效果。由此，靶向治疗显示出了非常好的发展前景。

4．细胞免疫治疗　嵌合抗原受体修饰的 T 细胞（chimeric antigen receptor，CAR-T）通过基因改造患者自身或者供者来源 T 细胞实现对肿瘤相关抗原的特异性识别，使效应 T 细胞充分发挥抗肿瘤作用，是目前细胞治疗的焦点。针对难治复发的 B-ALL 表面抗原 CD19 的 CAR-T 疗法取得了 70% ～ 90% 的临床缓解率。

5．造血干细胞移植　造血干细胞移植是通过大剂量放化疗，最大限度地摧毁受者造血和免疫系统，接着输入健康供者的造血细胞，利用造血干细胞重建造血和免疫功能。按供者来源可将造血干细胞移植分为：自体骨髓移植；同基因异体移植：造血干细胞来自同卵双生的双胞胎；异基因异体移植。在异基因异体移植中，只有不到 40% 的患者有 HLA 相合的同胞供者，限制了其广泛应用。近年来，单倍体相合造血干细胞移植已经成为我国缺乏 HLA 相合同胞供者的移植候选者的主流移植方式。北京大学黄晓军等建立的基于粒细胞集落刺激因子诱导免疫耐受的骨髓和外周血混合移植体系（“北京方案”）获得了与 HLA 相合同胞移植同样的疗效，在单倍体相合移植方面走在了世界前列。

框 13-3　“北京方案”

2004 年以来，黄晓军教授带领团队创建了首个非体外去 T 单倍型相合造血干细胞移植体系——被国际同行认可的“北京方案”。该方案成功突破了移植禁区，解决了供者来源匮乏这一世界性的医学难题。由此，骨髓移植的供者范围从直系血亲扩大到叔表亲属，进入了“人人都有移植供者”的新时代。如今，“北京方案”已经覆盖中国 95%、全球 50% 以上半相合移植病例，成为目前全球治疗白血病的主流方案，用以造福全世界的血液病患者。

（吴英理　黄　欣）

小　结

淋巴结疾病包括良性的反应性增生和恶性淋巴瘤等。淋巴结在受到细菌、真菌、病毒等抗原的刺激下，可发生反应性增生。其中，刺激 B 细胞的抗原物质主要引起淋巴滤泡增生、增大；刺激 T 细胞的抗原物质主要引起滤泡旁区淋巴细胞增生。反应性增生的症状与淋巴结肿瘤相似，需仔细鉴别。淋巴瘤具有高度异质性，分型复杂，治疗上主要依赖综合手段，包

Note

括化疗、放疗和免疫治疗等。白血病是发生于造血干/祖细胞的恶性克隆增殖性疾病。其发生与白细胞的分化阻滞、死亡受抑和增殖失控密切相关。随着对白血病发病机制认识的深入和基础-临床之间的互相转化的加强，白血病诊断分型、预后分层、靶向治疗、细胞免疫治疗、造血干细胞移植等方面都取得了显著的进步。

整合思考题

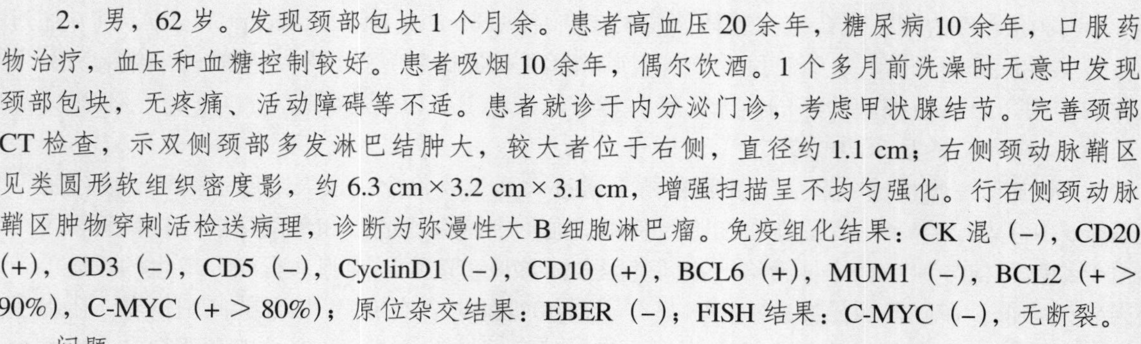

1．女，52岁。反复发热，全血细胞减少，左侧颈部淋巴结肿大。骨髓检查显示骨髓增生明显活跃，各系比例正常。淋巴结活检可见较多淋巴细胞浸润，少量中性粒细胞。穿刺后伤口反复流脓，但不红肿。抗酸染色（+），T-SPOPT（+）。

问题：试分析引起该患者淋巴结肿大的原因。

参考答案

2．男，62岁。发现颈部包块1个月余。患者高血压20余年，糖尿病10余年，口服药物治疗，血压和血糖控制较好。患者吸烟10余年，偶尔饮酒。1个多月前洗澡时无意中发现颈部包块，无疼痛、活动障碍等不适。患者就诊于内分泌门诊，考虑甲状腺结节。完善颈部CT检查，示双侧颈部多发淋巴结肿大，较大者位于右侧，直径约1.1 cm；右侧颈动脉鞘区见类圆形软组织密度影，约6.3 cm × 3.2 cm × 3.1 cm，增强扫描呈不均匀强化。行右侧颈动脉鞘区肿物穿刺活检送病理，诊断为弥漫性大B细胞淋巴瘤。免疫组化结果：CK混（–），CD20（+），CD3（–），CD5（–），CyclinD1（–），CD10（+），BCL6（+），MUM1（–），BCL2（+ > 90%），C-MYC（+ > 80%）；原位杂交结果：EBER（–）；FISH结果：C-MYC（–），无断裂。

问题：

（1）哪些因素与该患者发生淋巴瘤有关？

（2）该例DLBCL的COO起源是什么？

（3）该例FISH检测结果示*C-MYC*基因无断裂，而免疫组化C-MYC蛋白 + > 80%。试分析，引起C-MYC蛋白高表达的可能机制是什么？

3．举例说明重现性遗传学异常与白血病发病和治疗的关系。

参考文献

[1] 张卫光，张雅芳，武艳．系统解剖学．4 版．北京：北京大学医学出版社，2018.

[2] 柏树令，丁文龙．系统解剖学．9 版．北京：人民卫生出版社，2018.

[3] 王庭槐．生理学．9 版．北京：人民卫生出版社，2018.

[4] 管又飞，朱进霞，罗自强．医学生理学．4 版．北京：北京大学医学出版社，2018.

[5] 李玉林．病理学．9 版．北京：人民卫生出版社，2018.

[6] 王建枝．病理生理学．9 版．北京：人民卫生出版社，2020.

[7] 吴立玲，刘志跃．病理生理学．4 版．北京：北京大学医学出版社，2019.

[8] 来茂德，申洪．病理学．2 版．北京：高等教育出版社，2019.

[9] 中国高血压防治指南修订委员会，高血压联盟（中国），中华医学会心血管病学分会，等．中国高血压防治指南（2018 年修订版）．中国心血管杂志，2019，24（1）：24-56.

[10] 杨宝峰．药理学．3 版．北京：人民卫生出版社，2018.

[11] 李学军．药理学．4 版．北京：北京大学医学出版社，2018.

[12] 李桂源．病理生理学．2 版．北京：人民卫生出版社，2010.

[13] 杨成民，刘进，赵桐茂．中华输血学．2 版．北京：人民卫生出版社，2022.

[14] Tortora G. Principles of anatomy and physiology. 15th ed.Hoboken：Wiley Publication，2017.

[15] Guyton A C，Hall J E. Textbook of medical physiology. 14th ed. Philadelphia：WB Saunders，2015.

[16] Kumar V，Abbas A K，Aster J C. Robbins basic pathology. 11th ed. Philadelphia：Elsevier Saunders，2023.

[17] Fan J，Watanabe T. Atherosclerosis：known and unknown. Pathology International，2022，72（3）：151.

[18] Blumlein D，Griffiths I. Shock：aetiology，pathophysiology and management. Br J Nurs，2022，31（8）：422-428.

[19] Tsao C W，Aday A W，Almarzooq Z I，et al. Heart disease and stroke statistics-2023 update：a report from the American Heart Association. Circulation，2023，147（8）：e93-e621.

[20] Claudia C，Meghan D，Susan T J，et al. Technical manual. 21st ed. Bethesda：American Association of Blood Banks（AABB），2023.

[21] Lichtman，Marshall A. Williams manual of hematology. 10th ed. New York：McGraw Hill Education，2022.

[22] Zdrojewicz Z，Pachura E，Pachura P. The thymus：a forgotten，but very important organ. Adv Clin Exp Med，2016（25）：369-375.

[23] Kooshesh K A，Foy B H，Sykes D B，et al. Health consequences of thymus removal in adults. N Engl J Med，2023（389）：406-417.

Note

中英文专业词汇索引

Note

H

J

Note

K

L

M

Note

Note

T

W

X

Note

Note

Note